卓越医学考博英语应试教材
ZHUOYUE ENGLISH TEST PREPARATION FOR FATMD

第8版

2017
全国医学博士英语统考

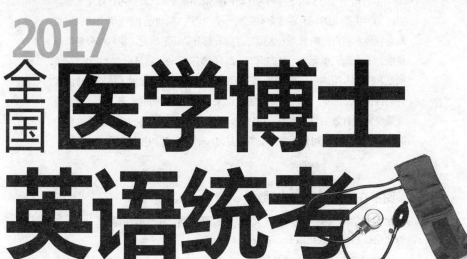

词汇巧战通关

组 编：环球卓越医学考博命题研究中心

主 编：梁莉娟　张秀峰

参 编：黄一瑜　赵　钧　任　雁　李文斌　王　京　张彦斌　蔺宏伟

　　　　吴兆红　周　全　李　珊　陈怡东　石　蕊　陈慧媛　梁莉娟

　　　　张秀峰　刘启升　初　萌　郑玉全　吴碧宇　史湘琳　武瑞玲

　　　　(美)Xinyin Li

机械工业出版社
CHINA MACHINE PRESS

本书是卫生部组织的全国医学博士英语统一考试辅导丛书之一。

　　本书充分考虑了医学考博考生时间紧张、战线长、攻克考试难度大等特点，为考生提供的词汇备考方案突出一个"巧"字。我们将医学考博词汇按难易程度和考查范畴分为六大部分，前五部分是词汇单元，第六部分是词组搭配。五个词汇单元为：基础词汇、高频词汇（一）、高频词汇（二）、高级词汇和医学专用词汇，在基础词汇和高频词汇的开始都设置了精心安排的有针对性的词汇测试，考生可通过测试结果了解自己的词汇水平，并据此为自己量身定做有效的复习策略。可以说，这是一本不可多得的高效且人性化的医学词汇书，不仅可供医学博士备考复习，平时工作中也很实用。

图书在版编目（CIP）数据

全国医学博士英语统考词汇巧战通关/梁莉娟，张秀峰主编. —8 版. —北京：机械工业出版社，2016.9

卓越医学考博英语应试教材

ISBN 978-7-111-55110-2

Ⅰ．①全… Ⅱ．①梁… ②张… Ⅲ．①医学—英语—词汇—博士生入学考试—升学参考资料 Ⅳ．①R-42

中国版本图书馆 CIP 数据核字（2016）第 238376 号

机械工业出版社（北京市百万庄大街 22 号　邮政编码 100037）
责任编辑：孙铁军　　　版式设计：墨格文慧
责任印制：李　洋
保定市中画美凯印刷有限公司印刷

2016 年 10 月第 8 版第 1 次印刷
148mm×210mm・18.875 印张・973 千字
0 001—5 000 册
标准书号：ISBN 978-7-111-55110-2
定价：49.80 元

丛 书 序

　　这是一套由全国知名医学博士英语统考培训机构"环球卓越"策划，联手医学博士英语资深辅导专家，为众多志在考取医学博士的考生量身定做的应试辅导用书。

　　全国医学博士外语统一考试共设置了听力对话、听力短文、词语用法、完形填空、阅读理解和书面表达 6 种题型。考试时间为 3 个小时。为了帮助广大考生在较短的时间内系统备考，在听、说、读、写 4 个方面得到强化训练，全面提高英语应用和交际能力，顺利通过考试，环球卓越为广大考生倾情奉献本套"卓越医学考博英语应试教材"。本丛书紧密结合 2007 至 2016 年卫生部组织的医学博士英语统一考试命题情况，针对最新考试大纲编写而成。丛书在《全国医学博士英语统考词汇巧战通关》《全国医学博士英语统考综合应试教程》和《全国医学博士英语统考实战演练》3 个传统分册的基础上，特意增加了《医学考博阅读理解高分全解》和《医学考博听力、完形、写作高分全解》2 个分册，专门解决不同基础的读者的应试问题。传统分册从基础到综合再到真题实战演练，让考生在有限的时间里快速准确地把握进度，新增分册则根据医学博士英语试卷模块，专攻分项。对分值较大的阅读理解，则单立分册进行详解精练，使考生在考前作好全面细致的准备，顺利攻克考试难关，力求获得高分。

　　本丛书的特点如下：

　　一、名师执笔，实用性强

　　策划编写本丛书的作者主要是首都医科大学等名校的教师，他们常年在环球卓越北京总校以及上海、杭州、南京、天津、郑州、广州等分校授课，是出色的医学博士英语辅导专家。丛书内容是他们多年辅导经验的提炼和结晶，实用性非常强，专为医学考博考生定制，是目前市面上较全面、系统的医学考博英语应试教材。

　　二、紧扣新大纲，直击考试真题

　　本丛书紧扣最新大纲，体例设置与大纲保持一致；各部分考点紧密结合最新历年真题，完全还原真题考场，命题思路分析透彻，重点突出，讲解精湛；各部分内容严格控制在大纲规定的范围之内，让考生准确把握考试的重点、难点及命题趋势。本版修订特增加了全套 2016 年真题及其解析。

　　三、内容精练，讲练结合

　　传统分册《全国医学博士英语统考词汇巧战通关》、《全国医学博士英语统考综合应试教程》和《全国医学博士英语统考实战演练》简单精练，通过突破词汇基础关、学习各个题型应试方法以及在高质量实战中历练，考生可在有限的时间内进行全面复习，把握重点，比较系统地完成考前准备。新增的《医学考博阅读理解高分全解》和《医学考博听力、完形、写作高分全解》则是根据考生的具体情况，分模块予以详解，提升基础，总结技巧，各个击破，力争高分。

四、超值服务，锦上添花

本丛书附带超值赠送服务，由北京环球卓越在线（www.geedu.com）为每位购书读者提供专业的服务和强大的技术支持。具体为：

1.《全国医学博士英语统考词汇巧战通关》附赠内容：环球卓越"2017 医学博士统考英语辅导语词专项班（12 学时，价值 380 元）"网络视频课程。使用方法：2016 年 10 月 20 日后，刮开封面上的账号和密码，登录 www.geedu.com，按照"图书赠送课程学习流程"进行学习。

2.《全国医学博士英语统考综合应试教程》附赠内容：环球卓越"2017 医学博士统考英语辅导阅读专项班（8 学时，价值 380 元）"网络视频课程。使用方法：2016 年 10 月 20 日后，刮开封面上的账号和密码，登录 www.geedu.com，按照"图书赠送课程学习流程"进行学习。

3.《全国医学博士英语统考实战演练》附赠内容：环球卓越"2017 医学博士统考英语辅导模考串讲班（8 学时，价值 500 元）"网络视频课程。使用方法：2016 年 12 月 20 日后，刮开封面上的账号和密码，登录 www.geedu.com，按照"图书赠送课程学习流程"进行学习。

4.《医学考博阅读理解高分全解》附赠内容：环球卓越"2017 医学博士统考英语辅导阅读专项班（8 学时，价值 320 元）"网络视频课程。使用方法：2016 年 10 月 20 日后，刮开封面上的账号和密码，登录 www.geedu.com，按照"图书赠送课程学习流程"进行学习。

5.《医学考博听力、完形、写作高分全解》附赠内容：环球卓越"2017 医学博士统考英语辅导听力及写作专项班（8 学时，价值 320 元）"网络视频课程。使用方法：2016 年 10 月 20 日后，刮开封面上的账号和密码，登录 www.geedu.com，按照"图书赠送课程学习流程"进行学习。

环球卓越技术支持及服务热线：010-51658769；环球卓越医学博士英语统考试题与学习资料请登录 www.geedu.com。本丛书脉络清晰，内容丰富，针对性强，通俗易懂。相信广大考生在学习时会有在辅导班现场一般的感受；真诚希望本丛书能大大提高众考生的应试能力和实际水平，助每位考生在考场上轻松驰骋，快乐过关！

最后，感谢北京环球卓越为本丛书提供的专业服务和技术支持，愿他们精益求精，为社会提供更多、更好、更专的服务！

编　者

2016 年 7 月于北京

Preface 前 言

本书是卫生部组织的全国医学博士英语统一考试辅导丛书之一，在结合最新考试大纲和对最新真题分析的基础上进行了修订。

本书充分考虑了医学考博考生时间紧张、战线长、攻克考试难度大等特点，将医学考博词汇按难易程度和考查范畴分为基础词汇、高频词汇、高级词汇和医学专用词汇，便于考生根据自身的英语水平选择合适有效的复习策略。英语水平较好的读者可以重点复习高频和高级词汇；医学专用词汇不适合背诵记忆，只是在考试复习时便于术语的查找，同时也可成为工作中的好帮手。

本书打破了现在很多词汇书主次不清、难易不分、从 A-Z 直接从头到尾排列等编排方式，直接引导考生合理分配备考的时间和精力，考生可以得到更明确的指导，因此更具应试性。本书具有以下特点：

1. 科学测试，合理规划复习进度

各部分词汇测试成绩与复习建议对照表，对不同程度的考生给出不同的复习建议和策略。在基础词汇、高频词汇和核心词汇前各提供了一定数量的测试题，考生在学习词汇之前可先自我测试，根据测试成绩，参照本书提供的建议和策略，制订出自己的复习计划。高频词汇部分在开始部分特意提供了词汇复习 8 周分工计划，根据记忆特点科学规划，既方便考生快速记忆，还能作为快速自查复习效果的工具。高级词汇中大部分为在历年考试中专门作为词汇题考查的单词，以便于考生复习时能更加有的放矢。

2. 等级分明，有效把握复习重点

正文划分为四个等级：基础词汇、高频词汇（一）、高频词汇（二）、高级词汇。高频词汇（一）是考试频率较高但较为简单的词汇，高频词汇（二）则是难度较大的高频词，更需要考生关注用法。本书对各部分重点词汇给出了经典例题和经典例句。高级词汇收录的是常作为词汇题考查且较为生僻的单词。另外，英语中有许多特殊用法、习惯搭配和重要语法等考点，本书在相关词条下设有【名师导学】栏目，虽寥寥数语，却能一针见血地解开许多考生百思不解的疑惑。【名师导学】栏目中增加了"近义词"内容，不仅便于考生扩大词汇量，同时直击考试中的词汇考题，迅速提分。【经典例句】或【经典例题】来展示重点词汇的用法及在考试中出现的形式。例句或者例题大多出自于历年真题，以帮助考生将词汇复习与考试有机结合起来。

本次修订还加上了"常见同义词一览表",以便考生能从容应对词汇考题中同义词替换部分,同时还能帮助考生扩展词汇量。

3．专业突出，科学掌握医学专用词汇

医学专业词汇在医学考博中至关重要,是考生不容忽视的一面。本书将医学专业词汇进行了全面、完善的整理、归类和扩充。对常见单词的普通含义及医学含义进行了对比归类,便于考生尽快熟悉并掌握专业词汇,也可作为考生平时医护工作中理解医学英语时速查之用。

4．记忆有方，快速攻克词汇堡垒

本书词汇充分发挥【联想记忆】的功效,运用前后缀、联想记忆等方法,采用以词带词的编排方式,让考生开阔视野,举一反三,成串记忆,横向扩充词汇量。另外,本书还给出很多了【巧记】方法,通俗易懂,生动形象,能够有效地帮助考生快速记忆词汇。

因编者水平有限,书中错误之处在所难免,敬请同行和广大读者批评指正!

编　者

2016 年 7 月于北京

Contents 目　录

各部分词汇测试成绩与复习建议对照表（适合时间充裕的读者）

测试内容	测试要求	测试成绩	复习建议
基础词汇	测试时间：45分钟 测试题量：100题 分值计量：1分/题 测试要求：独立、连续闭卷测试	测试成绩≥90	基本不用专门复习，对于复习时间不多的读者，可直接进入高频词汇部分
		90>测试成绩≥80	建议迅速整理出没有掌握的词汇，重点复习，一天为一个周期，反复循环2~4个周期
		80>测试成绩≥67	建议迅速整理出没有掌握的词汇，重点复习，2~3天为一个周期，反复循环3~5个周期
		67>测试成绩	建议全面复习，3~5天为一个周期，坚持循环4~6个周期
高频词汇	测试时间：55分钟 测试题量：100题 分值计量：1分/题 测试要求：独立、连续闭卷测试	测试成绩≥85	基本不用专门复习，对于复习时间多的读者，可直接进入核心词汇部分
		85>测试成绩≥67	建议迅速整理出没有掌握的词汇，重点复习，2~3天为一个周期，反复循环4~6个周期
		67>测试成绩	建议全面复习，一周为一个周期，坚持循环2~4个周期，对于复习时间不多的读者，可直接进入核心词汇部分
核心词汇	测试时间：1分钟 测试题量：100题 分值计量：1分/题 测试要求：在规定时间内 独立、连续闭卷测试	80>测试成绩≥67	建议迅速整理出没有掌握的词汇，重点复习，2~3天为一个周期，反复循环4~6个周期
		67>测试成绩	建议全面复习，一周为一个周期，坚持保持记忆的新鲜感

复习提示：

1. 表中所指的一个周期指的是部分没有完整地复习一遍所用的时间。

2. 在每个周期中，将每天的单词分成2~3个时间段来复习，多少量比一次多量的效果要好。

3. 在每次记词的过程中，一定要对不同熟悉程度的单词做上不同的标记，在反复记忆的过程中，反复筛选出生词。

4. 每次在记忆新词之前，一定要浏览一下已记的词汇，非单词不是简单的重复记忆，同一个周期中，应尽可能地多利用零碎时间，在不同的场合下反复记忆。

5. 背单词的第一步，最好是能够大声地朗读出来，同时也可以变着背单词的方式，如在纸上写，如邮件中……随时保持记忆的新鲜感。

6. 记忆新词一定要理解各含义和用法，认真研读经典例句和例句中的。

7. 本复习方案是根据基本的结构点，结合测试学习课题的研究和应试话题来设计编制而成，供广大读者参考，不一定适合于所有读者。

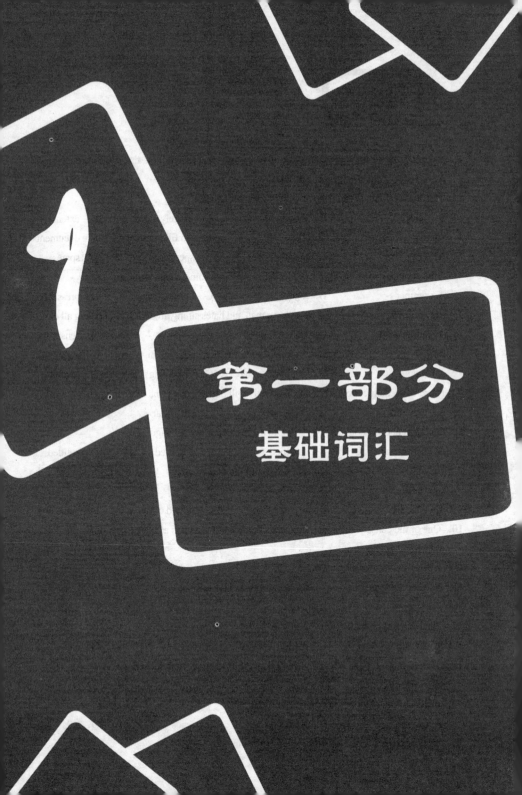

第一部分

基础词汇

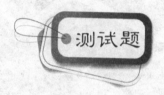

1. "I don't think it's my _____ that the TV blew up, I just turned it on, that's all," said the boy.

   A. error   B. mistake   C. fault   D. duty

2. Broadly speaking, I would agree with Shirley, though not _____.

   A. widely   B. thoroughly   C. entirely   D. extensively

3. Some passengers complain that it usually _____ so long to fill in travel insurance documents.

   A. costs   B. takes   C. spends   D. spares

4. Life is tough in the city. In order to lose their _____, some people drink alcohol.

   A. temper   B. mood   C. consciousness D. pressure

5. My grandfather is as _____ as a young man and hates sitting around doing nothing all day.

   A. enthusiastic   B. energetic   C. talkative   D. sensitive

6. Tony is _____ the guidebook, looking for information about Japan, where he will travel soon.

   A. tracing   B. skipping   C. inspecting   D. scanning

7. Those who change mobile phones frequently will pay a heavy price for being _____.

   A. graceful   B. fashionable   C. particular   D. feasible

8. Her talent and experience _____ her to the respect of her colleagues.

   A. permitted   B. qualified   C. deserved   D. entitled

9. The engine of the ship was out of order and the bad weather _____ the helplessness of the crew at sea.

   A. added to   B. resulted from   C. turned out   D. made up

10. One of the consequences of our planet's being warming up is a(n) "_____" in the number of natural disasters.

    A. result   B. account   C. reason   D. increase

11. The child was told to _____ for being rude to his classmate.

    A. excuse   B. forgive   C. apologize   D. pardon

12. Quite a lot of people watch TV only to _____ time.

    A. waste   B. spend   C. kill   D. enjoy

13. The lady _____ the boy with two dollars for bringing back her lost dog.

    A. rewarded   B. paid   C. offered   D. presented

14. In the middle of the grass stands a little board that _____ "Keep off the grass".

    A. writes   B. speaks   C. reads   D. tells

15. Moore is the only person who _____ my opinion.

A. shares   B. agrees   C. holds   D. keeps

16. The young performers _____ the audience's attention the moment the curtain went up.

     A. caught   B. took   C. gathered   D. paid

17. When I saw Smith, I stopped and smiled, but he _____ me and walked on.

     A. ignored   B. refused   C. denied   D. missed

18. In Britain today women _____ 44% of the workforce, and nearly half the mothers with children are in paid work.

     A. build up   B. make up   C. stand for   D. send for

19. We had to _____ the match as the ground was too wet to play on.

     A. call off   B. call up   C. call out   D. call for

20. The young man who stood a few meters away _____ to me and said, "You can't park here."

     A. came back   B. came down   C. came up   D. came about

21. I read the papers to _____ what's happening in the outside world.

     A. keep off   B. keep back   C. keep up with   D. keep out of

22. David likes country life and has decided to _____ farming.

     A. go in for   B. go through   C. go on to   D. go with

23. Minster Street is being widened. They'll have to _____ a lot of lovely old houses.

     A. pull away   B. pull down   C. pull up   D. pull out

24. — What time will you go off to Washington, D. C.?

     — I'm not sure. It _____ the weather.

     A. depends on   B. lies in   C. asks for   D. deals with

25. The college is planning to offer more English courses to _____ the needs of beginners of English.

     A. continue   B. meet   C. deal   D. solve

26. We can't wait. We have to _____ the direction and the distance before we take action.

     A. pull out   B. figure out   C. think out   D. turn out

27. It _____ to look after these naughty grandchildren of mine for a whole day.

     A. puts me down   B. drives me out

     C. wears me out   D. pulls me through

28. The host stood at the door and _____ every guest a welcome.

     A. nodded   B. wished   C. shouted   D. moved

29. We _____ what we have said at the meeting.

     A. lead to   B. see to   C. get to   D. hold to

30. At first _____, the bag seems made of real leather. But actually it is just an imitation.

     A. sight   B. look   C. appearance   D. view

31. During a successful business career he gained a great amount of _____.

A. force　　　　　B. wealth　　　　　C. health　　　　　D. power

32. Niagara Falls is a great tourist _____ drawing millions of visitors from all parts of the world every year.

　　A. interest　　　B. view　　　　　C. scene　　　　　D. attraction

33. You must get there within an hour. There should be no _____ in sending this information to him.

　　A. point　　　　B. problem　　　　C. quarrel　　　　D. delay

34. — Where is the new dictionary?

　　— It's on the top shelf, out of _____.

　　A. reach　　　　B. sight　　　　　C. touch　　　　　D. order

35. — Mum, I'm going to visit my aunt. What about a week?

　　— A week is too long. Try to be back in a _____ of days.

　　A. number　　　B. dozen　　　　　C. few　　　　　　D. couple

36. We are ready to start at short _____.

　　A. information　　B. advice　　　　C. message　　　　D. notice

37. Have a _____ of these apples. They are sweet and delicious.

　　A. look　　　　　　　　　　　　　　B. taste

　　C. smell　　　　　　　　　　　　　D. feel

38. If you drive from the airport, go on the motorway and follow the _____.

　　A. designs　　　　　　　　　　　　B. signs

　　C. ways　　　　　　　　　　　　　D. points

39. One of the advantages of living on the top floor of a high rise is that you can get a good _____.

　　A. sight　　　　B. spare　　　　　C. view　　　　　D. look

40. He can speak English, German, French and Japanese. He is really a man with a(n). _____ for language.

　　A. gift　　　　　B. present　　　　C. ability　　　　D. skill

41. The _____ a teacher has on children is usually greater than that of their parents.

　　A. use　　　　　B. effort　　　　　C. effect　　　　　D. energy

42. It doesn't make _____ to buy that expensive coat when these cheaper ones are just as good.

　　A. decision　　　B. promise　　　　C. sense　　　　　D. peace

43. I should like to try that coat on, for I want to know if it is my _____.

　　A. shape　　　　B. model　　　　　C. design　　　　　D. size

44. They sold their house for only 12,000 dollars, so the buyer got a wonderful _____.

　　A. cost　　　　　B. bargain　　　　C. amount　　　　　D. value

45. Shelly prepared carefully for her English examination so that she could be sure of passing it at

her first _____.

    A. term   B. purpose   C. attempt   D. time

46. It's hard to imagine a large city without policemen, but such was the_____ in London in the early 18th century.

    A. situation   B. condition   C. affair   D. matter

47. The need for an operation, especially an immediate operation, almost always comes as a _____ to the patient and his family.

    A. result   B. happiness   C. disappointment   D. shock

48. He left _____ with my secretary that he would call again in the afternoon.

    He said he would keep _____.

    A. words; his words   B. word; his word

    C. word; word   D. the word; his words

49. These young people are now making an active _____ to beautify our city.

    A. part   B. effort   C. decision   D. plan

50. He is always full of _____ as though he never knew tiredness.

    A. strength   B. energy   C. force   D. power

51. See what you have done! Don't you have a _____ of right or wrong?

    A. thought   B. feeling   C. sense   D. knowledge

52. — John is very bright and studies very hard.

    — It's no _____ he always gets the first place in any examination.

    A. doubt   B. problem   C. surprise   D. wonder

53. For the sake of her daughter's health, she decided to move to a warm _____.

    A. weather   B. temperature   C. season   D. climate

54. Don't be afraid of asking for help _____ it is needed.

    A. unless   B. since   C. although   D. when

55. Allen had to call at taxi because the box was _____ to carry all the way home.

    A. much too heavy   B. too much heavy

    C. heavy too much   D. too heavy much

56. If anybody calls, tell them I'm out and ask them to _____ their name and address.

    A. pass   B. write   C. take   D. leave

57. News reports say peace talks between the two countries _____ with no agreement reached.

    A. have broken down   B. have broken out

    C. have broken in   D. have broken up

58. — I think you should phone Jenny and say sorry to her.

    — _____. It was her fault.

    A. No way   B. Not possible   C. No chance   D. Not at all

59. We had tried everything to improve their living conditions, but it made little _____.

    A. good   B. use   C. result   D. difference

60. As the popular saying _____, "Laugh and the whole world laugh with you. Cry and you cry alone."

    A. speaks   B. goes   C. tells   D. talks

61. — What do you think of Andrew?

    — There are some things that are not easy to _____, and his coldness is one.

    A. put aside   B. get along with   C. think of   D. put up with

62. Mr. Smith used to smoke _____, but he has given it up.

    A. seriously   B. heavily

    C. badly   D. hardly

63. If people keep polluting the rivers, no fish there will survive _____.

    A. at all costs   B. once in a while   C. in the long run   D. by no means

64. Juliana worked harder to _____ for the time she had lost when she was ill.

    A. keep up   B. catch up   C. make up   D. take up

65. As the Spring Festival is drawing _____, people are getting busier and busier.

    A. near   B. closely   C. back   D. far

66. I can't advise you what to do; you must use your own _____.

    A. opinion   B. purpose   C. suggestion   D. judgment

67. With the _____ of Mary, all the girl students are eager to go to the party.

    A. exhibition   B. exception   C. except   D. reception

68. I hope she gives up her job _____ it makes her crazy.

    A. before   B. until   C. as soon as   D. in that case

69. As there was no spare bedroom, Susan had to _____ her friend for a night in the sitting-room.

    A. build up   B. fix up   C. take up   D. pick up

70. Carl is starting college in September. _____, he's traveling around Europe.

    A. Therefore   B. Meanwhile   C. Though   D. However

71. — Excuse me. Can I borrow your _____ pencil-box?

    — Certainly, here it is.

    A. blue cheap plastic   B. plastic blue cheap

    C. cheap blue plastic   D. plastic cheap blue

72. — Some people believe that robots will take over the world one day.

    — What if that is the _____?

    A. thing   B. condition   C. case   D. end

73. He always has a lot of _____ ideas in his mind, and sometimes we do not even know what

he is thinking about.

   A. novel   B. spoil

   C. acceptable   D. additional

74. ＿＿＿＿ there are only five minutes to go, I'll talk about the project short.

   A. As if   B. Even if

   C. Because of   D. Now that

75. — How will I ＿＿＿＿ you at the station?

   — Well, I'm wearing a hat and I've got a big black umbrella with me.

   A. recognize   B. notice   C. see   D. realize

76. Almost everything a manager does ＿＿＿＿ decisions; indeed, some suggest that the management process is decision-making.

   A. imposes   B. improvises   C. involves   D. indicates

77. Astronomers and scientists think that a black hole is a region of space ＿＿＿＿ which matter has fallen and ＿＿＿＿ which nothing can escape.

   A. towards; towards   B. into; from

   C. out of; from   D. through; through

78. American men don't cry because it is considered not ＿＿＿＿ of men to do so.

   A. characteristic   B. tolerant   C. symbolic   D. independent

79. At the end of 1994 the British Government introduced new measures to ＿＿＿＿ domestic workers from abuse by their employers.

   A. protect   B. suspect   C. expect   D. inspect

80. The specific use of leisure ＿＿＿＿ from individual to individual.

   A. ranges   B. distinguishes   C. varies   D. covers

81. Nations are ＿＿＿＿ as "aged" when they have 7 per cent or more of their people aged 65 or above.

   A. limited   B. classified   C. originated   D. processed

82. It is touching to see how a cat or dog — especially a dog — ＿＿＿＿ itself to family and wants to share in all its goings and comings.

   A. attributes   B. applies   C. assigned   D. attaches

83. I always take something to read when I go to the doctor's ＿＿＿＿ I have to wait.

   A. in case   B. so that   C. in order   D. as if

84. We hadn't planned to meet. We met ＿＿＿＿ chance.

   A. of   B. in   C. for   D. by

85. Before building a house, you will have to ＿＿＿＿ the government's permission.

   A. get from   B. follow   C. receive   D. ask for

86. ＿＿＿＿, the more expensive the camera, the better its quality.

   A. General speaking   B. Speaking general

C. Generally speaking　　　　　　　D. Speaking generally

87. John, look at the time. _____ you play the piano at such a late hour?

A. Must　　　　　B. Can　　　　　C. May　　　　　D. Need

88. If you're driving there, I wonder if you can give me a _____.

A. hand　　　　　B. seat　　　　　C. drive　　　　　D. lift

89. In the United States, the foreign policy is decided by the _____ government, not by each state.

A. federal　　　　B. figure　　　　C. scientific　　　　D. service

90. Last winter was extremely cold. _____, most people say it was the coldest winter of their lives.

A. At last　　　　B. As a result　　　　C. In a word　　　　D. In fact

91. I had _____ entered the classroom when I noticed the headmaster was sitting at the back.

A. still　　　　　B. yet　　　　　C. sooner　　　　　D. hardly

92. John _____ to be a polite man. But in fact he is very rude.

A. pretends　　　　B. assures　　　　C. affords　　　　D. melts

93. We must figure out how to solve the problem as soon as possible. So _____, we haven't got much time.

A. arrive at the spot　　　　　　　B. have an idea

C. get to the point　　　　　　　　D. come to an end

94. No one helped me. I did it all _____ myself.

A. for　　　　　B. by　　　　　C. from　　　　　D. to

95. The doctors _____ the medicines to the people in the flood area.

A. distributed　　　B. packed　　　C. prayed　　　D. undertook

96. The Chinese are good at table tennis _____ the English are interested in football.

A. if　　　　　B. as　　　　　C. while　　　　　D. since

97. _____ every mistake you make, you'll lose half a mark.

A. For　　　　　B. At　　　　　C. To　　　　　D. By

98. Thank you, but I'll have to _____ your offer.

A. turn away　　　B. turn down　　　C. turn back　　　D. turn off

99. Students with _____ problems may apply for student loans.

A. economic　　　B. financial　　　C. male　　　　D. economical

100. It is not _____ for me to return all the books to the library now because I still need some of them for my research.

A. continuous　　　B. difficult　　　C. convenient　　　D. sufficient

答案：

1—10	CCBDB	DBDAD	11—20	CCACA	AABAC
21—30	CABAB	BCADA	31—40	BDDAD	DBBCA

41—50	CCDBC	ADBBB		51—60	CDDDA	DAADB
61—70	DBCCA	DBABB		71—80	CCADA	CBAAC
81—90	BDADD	CADAD		91—100	DACBA	CABBC

巧战提示：

您测试的正确率是_____%。

如果您的正确率＜90%，建议您要从【基础词汇】部分开始认真学起；

如果您的正确率≥90%，您可以对【基础词汇】做简要的筛选式复习，用扫读的方式过一遍即可，然后开始更高层次的词汇备考。

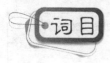

A

able ['eibl]	a. 有能力的；能干的
about [ə'baut]	prep. 关于，对于；在……周围，在……附近 ad. 在周围，附近；大约，差不多
above [ə'bʌv]	prep. 在……上面，超过　a. 上面的，上述的　ad. 在上面，以上
accept [ək'sept]	vt. 同意，认可；接受，领受
acceptable [ək'septəbl]	a. 可接受的；合意的
accident ['æksidənt]	n. 事故；意外的事，偶然的事
ache [eik]	n. / vi. 疼痛，酸痛
achieve [ə'tʃi:v]	vt. 完成，达到；获得
across [ə'krɔs]	ad. / prep. 横越，横断　prep. 在……对面
acre ['eikə]	n. 英亩
act [ækt]	n. 行为，动作；（一）幕；法令，条例　v. 行动，举动；起作用；表演
action ['ækʃən]	n. 行动；作用
active ['æktiv]	a. 活动的，活跃的；积极的，主动的
actor ['æktə]	n. 男演员
actress ['æktris]	n. 女演员

actual [ˈæktjuəl]	*a.* 实际的，事实上的
ad [æd]	= advertisement [ədˈvəːtismənt] [口]广告
add [æd]	*vt.* 加，加上；增加，增进；进一步说/写 *vi.* 增添
address [əˈdres]	*n.* 地址；通信处 *vt.* / *n.* 致辞，讲话 *vt.* 致函；写地址
admire [ədˈmaiə]	*vt.* 羡慕，赞赏，钦佩
admit [ədˈmit]	*vt.* 允许进入；接纳，承认
advance [ədˈvɑːns]	*vt.* 推进，促进；提升，提高 *vi.* 前进，进展 *n.* 前进，进展；预付
adventure [ədˈventʃə]	*n.* 冒险，惊险活动；奇遇
advice [ədˈvais]	*n.* 忠告，意见
advise [ədˈvaiz]	*v.* 忠告，建议
aeroplane [ˈɛərəplein]	*n.* 飞机 = airplane [ˈɛə,plein]
aerospace [ˈɛərəuspeis]	*a.* 航天的，太空的；宇宙空间的，宇宙航行的 *n.* （大气圈及其以外的）宇宙空间
affair [əˈfɛə]	*n.* 事，事情，事件
afford [əˈfɔːd]	*vt.* 提供，给予；供应得起
afraid [əˈfreid]	*a.* 怕的，害怕的；唯恐的，担心的
Africa [ˈæfrikə]	*n.* 非洲
African [ˈæfrikən]	*a.* 非洲（人）的 *n.* 非洲人
after [ˈɑːftə]	*prep.* / *conj.* 在……之后 *ad.* 以后，后来
afternoon [ˌɑːftəˈnuːn]	*n.* 下午，午后
afterward(s) [ˈɑːftəwəd(z)]	*ad.* 以后，后来
again [əˈgein]	*ad.* 再，再次；又，重新
against [əˈgenst, əˈgeinst]	*prep.* 对（着），逆；反对，违反；靠，靠近；和……对比
age [eidʒ]	*n.* 年龄；时代 *vi.* 变老
ago [əˈgəu]	*ad.* 以前；……前

agree [ə'gri:]	*vi.* 同意，赞同；（to）一致，适合；商定，约定
agreement [ə'gri:mənt]	*n.* 同意，一致；协议，协定，契约
agriculture ['ægrikʌltʃə]	*n.* 农业
ahead [ə'hed]	*ad.* 前头，在前，向前
aim [eim]	*vt.* 瞄准，把……对准 *vi.* 志在，旨在；瞄准，针对 *n.* 目标，目的
air [ɛə]	*n.* 空气，大气；天空 *v.* 晾干；使通气
airplane ['ɛə,plein]	*n.* 飞机
aircraft ['ɛəkrɑ:ft]	*n.* 飞机，飞行
airmail ['ɛəmeil]	*n.* 航空邮件，航空邮政
airline ['ɛəlain]	*n.* 航空公司；（飞机的）航线
airport ['ɛəpɔ:t]	*n.* 机场
alien ['eiljən]	*a.* 外国的，外来的；陌生的；性质不同的，不相容的 *n.* 外国人，外星人
alive [ə'laiv]	*a.* 活着的；活跃的，活泼的
all [ɔ:l]	*a.* 全部的，所有的；非常的，极度的 *pron.* 全部，一切 *ad.* 完全地，很
allocate ['æləukeit]	*vt.* 分配，分派，派给，拨给
allow [ə'lau]	*vt.* 允许，准许；给予 *vi.* 容许
almost ['ɔ:lməust]	*ad.* 几乎，差不多
alone [ə'ləun]	*a.* [不用在名词前] 单独的，仅 *ad.* 单独地，孤单地
along [ə'lɔŋ]	*prep.* 沿着 *ad.* 向前
aloud [ə'laud]	*ad.* 大声地，响亮地
already [ɔ:l'redi]	*ad.* 已，已经
alphabet ['æ:lfəbet]	*n.* 字母表
also ['ɔ:lsəu]	*ad.* 也，同样；而且，还
although [ɔ:l'ðəu]	*conj.* 虽然，尽管

altogether [ɔːltə'geðə]	*ad.* 完全；总之，全部
always ['ɔːlwəz, 'ɔːlweiz]	*ad.* 总是，永远
America [ə'merikə]	*n.* 美洲；美国
American [ə'merikən]	*a.* 美洲（人）的；美国（人）的 *n.* 美洲人；美国人
among [ə'mʌŋ]	*prep.* 在……之中，在……之间
ampere ['æmpεə(r); (*US*) 'æmpiər]	*n.* 安培
anarchy ['ænəki]	*n.* 无政府状态；混乱状态
and [ænd; ənd, nd]	*conj.* 和，与，及；那么，则
anger ['æŋgə]	*n.* 气怒，愤怒 *vt.* 使发怒，激怒
angle ['æŋgl]	*n.* 角，角度；观点
angry ['æŋgri]	*a.* 愤怒的，生气的
animal ['æniməl]	*n.* 动物，野兽，牲畜 *a.* 动物的，野兽的
ankle ['æŋkl]	*n.* 踝，踝关节
announce [ə'nauns]	*v.* 宣布，通告
another [ə'nʌðə]	*a.* 另一个的，再一个的；别的 *prep.* 另一个
answer ['ɑːnsə]	*n.* 回答，答复；答案 *v.* 回答，答复
ant [ænt]	*n.* 蚁
Antarctic [æn'tɑːktik]	*n.* 南极洲，南极地区 *a.* 南极（区）的
anxious ['æŋkʃəs]	*a.* 担心的，焦虑的；渴望的
any ['eni]	*a.* 任何的，任一的；（否定、疑问、条件句中）什么，一些 *pron.* 无论哪个，无论哪些，任一
anybody ['eni,bɔdi]	*prep.*（否定、疑问、条件句中）任何人；（肯定句中）随便哪一个人
anyhow ['enihau]	*ad.* 无论如何，不管怎样；不管以什么方法；总之
anyone ['eniwʌn]	= **anybody** ['eni,bɔdi]

anything [ˈeniθiŋ]	*pron.*（否定、疑问、条件句中）任何事（物）；无论什么事（物）
anyway [ˈeniwei]	*ad.* 无论如何，总之 = anyhow [ˈenihau]
anywhere [ˈeniwɛə]	*ad.* 无论哪里；（否定、疑问、条件句中）任何地方
apartment [əˈpɑ:tmənt]	*n.* 公寓住宅，套间
apologize [əˈpɒlədʒaiz]	*vi.* 道歉，认错；辩护，辩解
appear [əˈpiə]	*vi.* 出现，出场，问世；好像是
apple [ˈæpl]	*n.* 苹果
appreciative [əˈpri:ʃiətiv]	*a.* 有鉴别力的，有欣赏力的；感激的
April [ˈeiprəl]	*n.* 四月
Arab [ˈærəb]	*n.* 阿拉伯人
Arabian [əˈreibiən]	*a.* 阿拉伯（人）的
Arctic [ˈɑ:ktik]	*n.* 北极 *a.* 北极的
area [ˈɛəriə]	*n.* 面积；地区；范围；领域
argue [ˈɑ:gju:]	*vi.* 辩论，争论 *vt.* 辩论，论证；说服
arithmetic [əˈriθmətik]	*n.* 算术
arm [ɑ:m]	*n.* 手臂；臂状物；(*pl.*)武器 *vt.* 武装，装备
army [ˈɑ:mi]	*n.* 军队，军；大群，大批
around [əˈraund]	*ad.* 周围，在附近；到处；大约 *prep.* 在……周围，四处
arouse [əˈrauz]	*vt.* 唤起，激起
arrival [əˈraivəl]	*n.* 到来，到达；到达物
arrive [əˈraiv]	*vi.* 到来，到达；（at）达成，得出
art [ɑ:t]	*n.* 艺术，美术；技术，技艺；(*pl.*)文科
article [ˈɑ:tikl]	*n.* 文章；物件
artist [ˈɑ:tist]	*n.* 艺术家，美术家

13

artistic [ɑː'tistik]	*a.* 艺术的；艺术家的
as [æz; əz]	*conj.* 在/当……的时候；如……一样；由于，因为 *prep.* 作为，当作
ashamed [ə'ʃeimd]	*a.* 惭愧的，害臊的
Asia ['eiʃə]	*n.* 亚洲
Asian ['eiʃ ən]	*a.* 亚洲（人）的 *n.* 亚洲人
aside [ə'said]	*ad.* 在旁边，到/向一边
ask [ɑːsk]	*vt.* 问，询问；要求，请求；邀请，约请
asleep [ə'sliːp]	*a.* 睡着的
assistant [ə'sistənt]	*a.* 助手的；辅助的 *n.* 助手，助理；助教
Atlantic [ət'læntik]	*a.* 大西洋的 *n.*（the A-）大西洋
attack [ə'tæk]	*vt. / n.* 攻击，进攻；抨击；（病）发作
attempt [ə'tempt]	*vt. / n.* 试图，努力
attend [ə'tend]	*vt.* 出席，参加；照顾，护理 *vi.*（to）注意；留意
attention [ə'tenʃ ən]	*n.* 注意，留心；注意力
August ['ɔːɡəst]	*n.* 八月（略作 Aug.）
august [ɔː'ɡʌst]	*a.* 令人敬畏的，威严的
aunt [ɑːnt]	*n.* 伯母，婶母，姑母，舅母，姨母
Australia [ɔs'treiljə]	*n.* 澳大利亚
Australian [ɔs'treiliən]	*a.* 澳大利亚的 *n.* 澳大利亚人
autumn ['ɔːtəm]	*n.* 秋，秋季
average ['ævəridʒ]	*n.* 平均，平均数 *a.* 平均的；平常的，普通的
awake [ə'weik]	*a.* 醒着的；意识到的 *vt.* 唤醒，唤起 *vi.* 醒来，醒悟，觉悟
away [ə'wei]	*ad.* 离开，远离
ax(e) [æks]	*n.* 斧子

14

B

baby ['beibi]	*n.* 婴儿，孩子
back [bæk]	*ad.* 向后，后退；回复 *n.* 背，背面，后面 *a.* 后面的，背后的 *vt.* 使后退；支持
background ['bækgraund]	*n.* 背景；经历
backup ['bækʌp]	*n.* 备用品，后备，备份
backward ['bækwəd]	*a.* 向后的；相反的；落后的 *ad.* 向后地，倒，逆
bad [bæd]	*a.* 坏的，恶的；有害，不利的；低劣的，拙劣的；腐败的，臭的；不舒服的，病的；严重的，厉害的
badly ['bædli]	*ad.* 坏地，恶地；严重地，非常
bag [bæg]	*n.* 袋，提包，背包
baggage ['bægidʒ]	*n.* 行李
bake [beik]	*vt.* 烘烤；烧硬，焙干
baker ['beikə]	*n.* 面包师
ball [bɔːl]	*n.* 球，球状物；大型舞会
balloon [bə'luːn]	*n.* 气球
bamboo [bæm'buː]	*n.* 竹，竹类
banana [bə'nɑːnə]	*n.* 香蕉
bank [bæŋk]	*n.* 银行；堤，岸；沙洲，浅滩；一堆（土）；（云）层；储藏所（库） *vt.* 存（款）于银行，储蓄；（车或飞机）倾斜转弯
banker ['bæŋkə]	*n.* 银行家
bar [bɑː(r)]	*n.* 棍，横木，闩；酒吧
barber ['bɑːbə]	*n.* 理发师
bargain ['bɑːgin]	*v.* 讨价还价 *n.* 便宜货；交易
bark [bɑːk]	*vi.* 吠；叫骂 *n.* 树皮；吠声
barn [bɑːn]	*n.* 谷仓，饲料仓，牲口棚

barrel ['bærəl]	n. 枪管，炮管；桶
base [beis]	n. 基（础），底（座）；基地 vt. 把……建立在……基础上
baseball ['beisbɔ:l]	n. 棒球，棒球运动
basic ['beisik]	a. 基本的，基础的，根本的；主要的，首要的 n. 基础，基本
basin ['beisn]	n. 盆；盆地
basket ['ba:skit]	n. 篮子，篓
basketball ['ba:skitbɔ:l]	n. 篮球（运动）
bat [bæt, ba:t]	n. 棒球，球拍；蝙蝠
bath [ba:θ]	n. 洗澡，沐浴；浴缸，浴盆，浴池
bathe [beið]	vt. 洗澡；把……浸在液体中 vi. 洗澡，沐浴；游泳
bathroom ['ba:θru:m]	n. 浴室，厕所
battery ['bætəri]	n. 电池（组）
battle ['bætl]	n. 战斗，战役，斗争 vi. 战斗，斗争，搏斗
bay [bei]	n. 海湾
beach [bi:tʃ]	n. 海滨，海滩
bean [bi:n]	n. 豆，菜豆
bear [bɛə]	n. 熊 vt. 忍受，容忍；负荷，负担；生育；心怀（爱憎等感情）
beat [bi:t]	vt./n. 打，敲，战胜 vi. 跳动 n. 跳动，拍子，节拍
beautiful ['bju:təful, -tiful]	a. 美的，美丽的
beauty ['bju:ti]	n. 美，美丽；美人，美的东西
beast [bi:st]	n. 兽，牲畜；凶残的人
because [bi'kɔz, bə'kɔz, bi'kəz]	conj. 因为
become [bi'kʌm]	vi. 成为，变成

16

bed [bed]	*n.* 床，床位；苗圃，花坛；河床，海底
bee [bi:]	*n.* 蜜蜂
beef [bi:f]	*n.* 牛肉
beer [biə]	*n.* 啤酒
before [bi'fɔ:]	*prep. / conj.* 在……之前　*prep.* 在……前面　*ad.* 从前，早些时候
beforehand [bi'fɔ:hænd]	*ad.* 预先，事先
beg [beg]	*v.* 乞求；请求，恳求
beggar ['begə]	*n.* 乞丐
begin [bi'gin]	*v.* 开始，着手
beginner [bi'ginə]	*n.* 初学者
beginning [bi'giniŋ]	*n.* 开始，开端；起因
behind [bi'haind]	*prep.* 在……后面，落后于　*ad.* 在后，落后
believe [bi'li:v]	*vt.* 相信，认为　*vi.* 相信，信任，信奉
bell [bel]	*n.* 钟，铃
belong [bi'lɔŋ]	*vi.*（to）属，附属；归类于
beloved [bi'lʌvd, bi'lʌvid]	*a.* 心爱的
below [bi'ləu]	*prep.* 在……下面，在……以下　*ad.* 在下面，以下，向下
belt [belt]	*n.* 带，腰带
bench [bentʃ]	*n.* 长凳，条凳；工作台；台，座
bend [bend]	*n.* 弯曲，曲折处　*vt.* 折弯，使屈曲
beneath [bi'ni:θ]	*prep.* 在……下方，在……之下　*ad.* 在下方
bent [bent]	*a.* 弯曲的
berry ['beri]	*n.* 浆果

17

beside [bi'said]	*prep.* 在……旁边，和……相比
best [best]	*a.* 最好的 *ad.* 最，最好
better ['betə]	*a.* 较好的，更好的 *ad.* 更好 *vt.* 改良，改善
between [bi'twi:n]	*prep.* 在……中间，在……之间 *ad.* 当中，中间
beyond [bi'jɔnd]	*prep.* 在……那边，在……以外；超出，超过 *ad.* 在那边，在远处
bicycle ['baisikl]	*n.* 自行车
big [big]	*a.* 大的，重要的
bike [baik]	= bicycle ['baisikl]
bill [bil]	*n.* 账单；票据；纸币；提案
billion ['biljən]	*n.* <美>十亿；<英>万亿
biology [bai'ɔlədʒi]	*n.* 生物学
biological [baiə'lɔdʒikəl]	*a.* 生物学的
bird [bə:d]	*n.* 鸟，禽
birth [bə:θ]	*n.* 出生；出身；起源
birthday ['bə:θdei]	*n.* 生日
biscuit ['biskit]	*n.* 饼干
bit [bit]	*n.* 一片，一点，一些
bite [bait]	*v.* 咬，叮
bitter ['bitə]	*a.* 苦味的；痛苦的；严寒的
black [blæk]	*a.* 黑的，黑色的；黑人的 *n.* 黑色；黑人
blackboard ['blækbɔ:d]	*n.* 黑板
blame [bleim]	*vt.* 责备，怪，怨；（on）把……归咎于 *n.*（过错，事故等的）责任；责怪，责备
blanket ['blæŋkit]	*n.* 毛毯，毯子

blind [blaind]	*a.* 盲的，瞎的；盲目的　*vt.* 使失明；蒙蔽
block [blɔk]	*vt.* 阻塞，封锁　*n.* 街区，街段；大块（木料，石料，金属，冰等）；阻塞物，路障
blood [blʌd]	*n.* 血，血液；血统，血亲
blow [bləu]	*vi.* 吹，吹气，打气；爆炸，爆裂　*n.* 打，殴打，打击
blue [bluː]	*a.* 蓝色的；脸色发灰的；忧郁的，沮丧的　*n.* 蓝色
board [bɔːd]	*n.* 板，木板，纸板；董事会，理事会
boat [bəut]	*n.* 船，小船
body [ˈbɔdi]	*n.* 身体，躯体；主体，物体；尸体；（一）群，（一）批
boil [bɔil]	*vi.* 沸腾　*vt.* 煮沸
bold [bəuld]	*a.* 勇敢的；冒失的；醒目的，（线、字等）粗的
bone [bəun]	*n.* 骨，骨骼
book [buk]	*n.* 书，书籍　*vt.* 预订
boot [buːt]	*n.* 靴子
born [bɔːn]	*a.* 出生的；天生的，生来的
borrow [ˈbɔrəu]	*vt.* 借，借用
boss [bɔs]	*n.* 老板，上司，头儿
both [bəuθ]	*pron.* 两者，双方　*a.* 两，双
bother [ˈbɔðə]	*vt.* 打扰，麻烦　*vi.* 担心，烦恼　*n.* 烦恼，着急
bottle [ˈbɔtl]	*n.* 瓶子
bottom [ˈbɔtəm]	*n.* 底，底部
bowl [bəul]	*n.* 碗，钵
box [bɔks]	*n.* 箱子，盒子　*vi.* 拳击，打耳光
boxing [ˈbɔksiŋ]	*n.* 拳击

boy [bɔi]	n. 男孩，儿子
brain [brein]	n. 大脑，脑髓；(pl.) 心智，智力
branch [brɑ:ntʃ]	n. 枝，树枝；分支，分科
brave [breiv]	a. 勇敢的，英勇的
bread [bred]	n. 面包，生计
break [breik]	vt. 打破，打碎；损坏，破坏，违反；中止 n. (课间或工间)休息时间 vi. 破，破裂
breakfast ['brekfəst]	n. 早饭，早餐
breath [breθ]	n. 呼吸，气息
breathe [bri:ð]	v. 吸入，呼吸
brick [brik]	n. 砖，砖状物
bridge [bridʒ]	n. 桥，桥梁；桥牌
bright [brait]	a. 明亮的，光明的；聪明的，伶俐的；快活的，美好的；(颜色)鲜艳的
brighten ['braintn]	v. 发光，发亮
bring [briŋ]	vt. 拿来，带来；产生，引起；使处于某种状态
British ['britiʃ]	a. (大)不列颠(人)的，英国(人)的 n. 英国人
broad [brɔ:d]	a. 宽的，广的，广阔的；宽宏的
broadcast ['brɔ:dkɑ:st]	n./v. 广播，播音
broken ['brəukən]	a. 破碎的，折断的；破裂的
brook [bruk]	n. 溪流，涧
brother ['brʌðə]	n. 兄弟，同胞
brow [brau]	n. 眉，眉毛
brown [braun]	n./a. 棕色(的)，褐色(的)
brush [brʌʃ]	vt./n. 刷，毛刷；画笔
bucket ['bʌkit]	n. 吊桶，水桶

20

build [bild]	*vt.* 修建，建造，建设
building ['bildiŋ]	*n.* 建筑物，大楼
bulb [bʌlb]	*n.* 电灯泡；球状物，球茎
bulk [bʌlk]	*n.* 体积，容积；大块，大批；大部分，主体
bullet ['bulit]	*n.* 枪弹，子弹
bump [bʌmp]	*n.* 撞击；肿块 *v.* 碰撞；颠簸
bunch [bʌntʃ]	*n.* 一束，一串
bundle ['bʌndl]	*n.* 捆，包，束
burn [bə:n]	*vi.* 燃烧，烧毁 *n.* 灼伤，烧伤
burst [bə:st]	*n.* 破裂，爆炸 *vi.* (into) 突然发生，突然发作
bury ['beri]	*vt.* 埋，安葬
bus [bʌs]	*n.* 公共汽车
bush [buʃ]	*n.* 灌木，灌木丛
business ['biznis]	*n.* 生意，业务；事务；职责；行业
businessman ['biznismæn]	*n.* 商人
busy ['bizi]	*a.* 忙的，忙碌的；热闹的，繁忙的；(电话) 占线的
but [bət, bʌt]	*conj.* 但是，可是，然而 *prep.* 除……之外 *ad.* 只，仅仅
butcher ['butʃə]	*n.* 屠夫，卖肉者
butter ['bʌtə]	*n.* 黄油；奶油
butterfly ['bʌtəflai]	*n.* 蝴蝶
button ['bʌtn]	*n.* 扣子；按钮 *vt.* 扣，扣紧
buy [bai]	*vt.* 买，购买
by [bai]	*prep.* 在……旁，靠近；被，由；在……前，到……为止；经，沿，通过；[表示方法，手段]靠，用，通过；按照，根据 *ad.* 在旁，近旁，经过

C

cab [kæb]	*n.* 出租车
cabbage ['kæbidʒ]	*n.* 卷心菜，甘蓝
cabin ['kæbin]	*n.* 小木屋；船舱，机舱
cabinet ['kæbinit]	*n.* 橱柜；内阁
cable ['keibl]	*n.* 缆，索；电缆；海底电报
cafe ['kæfei; (*US*) kæ'fei]	*n.* 咖啡馆；酒吧
cage [keidʒ]	*n.* 笼，鸟笼
cake [keik]	*n.* 饼，糕，蛋糕
calendar ['kælində]	*n.* 日历，月历
call [kɔ:l]	*vt.* 叫做，称为；叫，招呼；打电话 *vi.* 拜访，访问；叫，招呼；打电话 *n.* 叫，招呼；号召；拜访，访问；打电话
calm [kɑ:m]	*a.* 平静的，镇静的 *v.* (使)镇静，(使)镇定 *n.* 平静，风平浪静
camel ['kæməl]	*n.* 骆驼
camera ['kæmərə]	*n.* 照相机，摄影机
camp [kæmp]	*n.* 野营，营地，帐篷 *vi.* 设营，宿营
can [kæn, kən]	*aux. v.* 能，会；可能；可以 *n.* 罐头，铁罐，易拉罐
Canadian [kə'neidjən]	*a.* 加拿大（人）的 *n.* 加拿大人
canal [kə'næl]	*n.* 运河，渠
candle ['kændl]	*n.* 蜡烛
cannon ['kænən]	*n.* 大炮
candy ['kændi]	*n.* <美>糖果
cap [kæp]	*n.* 便帽，军帽；帽状物
capital ['kæpitəl]	*n.* 首都；资本，资金 *a.* 主要的，基本的

captain ['kæptin]	*n.* 首领，队长；船长，舰长；陆军上尉，海军上校
care [kɛə]	*n.* 注意，小心；挂念；照顾，照料 *vi.* 关心，计较；喜欢，愿意
careful ['kɛəful]	*a.* 信心的，仔细的
careless ['kɛəlis]	*a.* 粗心的，草率的
carpet ['kɑ:pit]	*n.* 地毯
carrot ['kærət]	*n.* 胡萝卜
carry ['kæri]	*vt.* 搬运，运送，携带；传送，传播
carrier ['kæriə]	*n.* 搬运人；携带者；运载工具
cartoon [kɑ:'tu:n]	*n.* 卡通画，漫画；卡通片，动画片
case [keis]	*n.* 事实，情况；案件；病例；箱子，盒子
cassette [kɑ:'set]	*n.* 盒子；盒式磁带
cast [kɑ:st]	*vt.* 投，掷，抛；铸造 *n.* 演员表
castle ['kɑ:sl]	*n.* 城堡
catch [kætʃ]	*vt.* 捕，捉；赶上；感染，染上病；听清楚
cattle ['kætl]	*n.* (*pl.*) 牛
cause [kɔ:z]	*n.* 原因，理由，缘故；事业，奋斗目标 *vt.* 引起
cave [keiv]	*n.* 洞，窑洞
ceiling ['si:liŋ]	*n.* 天花板
celebrate ['selibreit]	*vt.* 庆祝，庆贺
cent [sent]	*n.* 分，分币；(作单位用) 百
center ['sentə]	*n.* 中心，中央 *v.* 集中
central ['sentrəl]	*a.* 中心的，中央的，中枢的；主要的
century ['sentʃuri, -tʃəri]	*n.* 世纪，百年
certain ['sə:tən]	*a.* 确实的，可靠的；某一，某些；一定的，必然的

certificate [sə'tifikit]	n. 证（明）书
chain [tʃein]	n. 链，链条；一连串，连锁
chair [tʃɛə]	n. 椅子
chairman ['tʃɛəmən]	n. 主席；议长；会长
champion ['tʃæmpjən]	n. 冠军，得胜者
chance [tʃɑːns]	n. 机会，机遇；可能性，偶然性，运气
charge [tʃɑːdʒ]	vt. 控诉，控告；要价，收费；装（满），充电；袭击，冲锋 n. 罪名，指控；收费；主管；看管；充电
chat [tʃæt]	vi. / n. 聊天
cheap [tʃiːp]	a. 便宜的，贱的；低劣的，劣质的
check [tʃek]	vt. / n. 检查，核对；制止，控制 n. 支票，账单
cheek [tʃiːk]	n. 面颊
cheer [tʃiə]	v. / n. 喝彩，欢呼 vt. 使高兴，使振作
cheese [tʃiːz]	n. 干酪，奶酪（不可数）
chemistry ['kemistri]	n. 化学
cheque [tʃek]	n. 支票，账单（＝check）
chest [tʃest]	n. 柜子，橱；胸脯，胸腔
chicken ['tʃikin]	n. 小鸡，鸡肉
chief [tʃiːf]	a. 主要的，首要的 n. 领袖，首领
child [tʃaild]	n. (pl. children) 孩子，儿童，子女
chimney ['tʃimni]	n. 烟囱，烟筒
chin [tʃin]	n. 下巴
china ['tʃainə]	n. 瓷器
Chinese [tʃaiˈniːz]	a. 中国（人/话）的 n. 中国人，汉语
chocolate ['tʃɔkəlit]	n. 巧克力

24

choice [tʃɔis]	n. 选择；选择机会
choose [tʃu:z]	vt. 选择，挑拣
Christ [kraist]	n. 耶稣，基督
Christian [ˈkristjən]	n. 基督教徒　a. 基督教（徒）的
Christmas [ˈkrisməs]	n. 圣诞节
church [tʃə:tʃ]	n. 教堂，教会
cigaret(te) [sigəˈret]	n. 香烟，纸烟
cinema [ˈsinimə]	n. 电影院
circle [ˈsə:kl]	n. 圆，圈，圆周；圈子，集团；周期，循环　v. 环绕，盘旋；划圈
citizen [ˈsitizn]	n. 公民，市民，居民
class [klɑ:s]	n. 种类，等级，阶级；班，班级，年级；（一节）课　vt. 把……分类（或分等级）
classmate [ˈklɑ:smeit]	n. 同班同学
classroom [ˈklɑ:srum]	n. 教室
claw [klɔ:]	n. 爪
clay [klei]	n. 泥土，黏土
clean [kli:n]	a. 清洁的，干净的　vt. 弄清洁，擦干净
cleaner [ˈkli:nə]	n. 清洁器，除尘器；除垢剂
clear [kliə]	a. 明亮的，清澈的；晴朗的　ad. 清楚，清晰　vt. 清除；澄清；晴朗起来
clerk [klɑ:k; klə:k]	n. 办事员，职员，店员
climb [klaim]	n. 爬，攀登　vi./vt. 攀爬，上升
clever [ˈklevə]	a. 聪明的，伶俐的；机敏的，灵巧的
click [klik]	n. 咔哒声，喀嚓声
clinic [ˈklinik]	n. 诊所
clinical [ˈklinikəl]	a. 门诊的，临床的

clock [klɔk]	*n.* 钟
close [kləuz]	*v.* 关，关闭，结束，停止；使靠近，靠拢，会合；包围 *n.* 结束 *a.* 近的，紧密的，精密的，封闭的，亲密的 *ad.* 接近地，紧密地
closet ['klɔzit]	*n.* 橱，壁橱 *a.* 私下的，隐蔽的 *vt.* 把……引进密室会谈
cloth [klɔ(:)θ]	*n.* 布，织物，布料；（一块）布
clothe [kləuð]	*v.* 给……穿衣
clothes [kləuðz]	*n.* 衣服
clothing ['kləuðiŋ]	*n.*（总称）衣服
cloud [klaud]	*n.* 云，云状物
cloudy ['klaudi]	*a.* 多云的，阴的；似云的；模糊不清的
clown [klaun]	*n.* 小丑，丑角；举止滑稽可笑的人，傻瓜 *vi.* 扮小丑，装傻
club [klʌb]	*n.* 俱乐部，社；棒，球棒
clumsy ['klʌmzi]	*a.* 笨拙的
coal [kəul]	*n.* 煤，煤块
coast [kəust]	*n.* 海岸，海滨
coat [kəut]	*n.* 外套，外衣；涂层 *v.* 涂上，包上
cock [kɔk]	*n.* 公鸡，雄鸡；旋塞，开关
code [kəud]	*n.* 代码，代号；密码，编码
coffee ['kɔfi]	*n.* 咖啡
coke [kəuk]	*n.* 焦炭；可口可乐
coin [kɔin]	*n.* 硬币；货币
cold [kəuld]	*a.* 冷的，寒冷的；冷淡的 *n.* 寒冷；感冒
collar ['kɔlə]	*n.* 衣袖，领子；（狗的）项圈
collect [kə'lekt]	*vt.* 收集，收（税等）*vi.* 聚集，堆积

26

college ['kɔlidʒ]	n. 学院，大学
colo(u)r ['kʌlə]	n. <美>（= colour）颜色，色彩，脸色，风格，外貌 vt. 给……涂颜色，改变……的颜色，粉饰，脸红 vi. 获得颜色，变色
colorful ['kʌləful]	a. 多色的；丰富多彩的
comb [kəum]	vt. 梳，梳理 n. 梳子
come [kʌm]	vi. 来，来到；出现，产出
comfort ['kʌmfət]	vt./n. 慰问，安慰 n. 安逸，舒适
comfortable ['kʌmfətəbl]	a. 舒适的，舒服的
commit [kə'mit]	v. 犯（罪）；干（错事）
common ['kɔmən]	a. 普通的，平常的；公共的，共同的
communism ['kɔmjunizəm]	n. 共产主义
communist ['kɔmjunist]	n. 共产党员 a. 共产主义的，共产党的
companion [kəm'pænjən]	n. 同伴，伴侣
company ['kʌmpəni]	n. 公司，商号；陪伴，同伴
compare [kəm'pɛə]	a. 比较，相比，对照
complete [kəm'pli:t]	a. 全的，完全的；已完成的；彻底的 vt. 完成，结束
computer [kəm'pju:tə]	n. 计算机，电脑
comrade ['kɔmrid]	n. 同志，伙伴
concert ['kɔnsət]	n. 音乐会，演奏会
condition [kən'diʃən]	n. 状况，状态；(pl.) 环境，情形；条件
conditioner [kən'diʃənə]	n. 调节装置，空调
could [kud]	aux. v. can 的过去式
connect [kə'nekt]	vt. 连接，联系
consider [kən'sidə]	vt. 考虑，细想；认为，以为；关心，顾及

27

contain [kənˈtein]	vt. 容纳,含有,装有;克制,抑制
content [ˈkɔntent, kənˈtent]	n. (pl.) 内容,目录 a. 满足的,满意的
continent [ˈkɔntinənt]	n. 大陆,洲
continue [kənˈtinjuː]	v. 继续,连续
control [kənˈtrəul]	vt./n. 控制,操纵;抑制
convenient [kənˈviːnjənt]	a. (to) 便利的,方便的
conversation [ˌkɔnvəˈseiʃən]	n. 会话,谈话
cook [kuk]	v. 烹调,煮,烧 n. 炊事员,厨师
cool [kuːl]	a. 凉的,凉爽的;冷静的,沉着的,冷淡的 v. (使) 冷却;(使) 镇静 (=calm)
copy [ˈkɔpi]	n. 抄件,副本;本,册 v. 抄写,复印,临摹
corn [kɔːn]	n. 谷物;<美>玉米;<英>小麦
corner [ˈkɔːnə]	n. 角落;街角;困境
correct [kəˈrekt]	a. 正确的;恰当的,合适的 vt. 改正,修改,矫正
corridor [ˈkɔridɔː]	n. 走廊
cost [kɔst]	n. 成本,费用,代价 v. 值,花费
cottage [ˈkɔtidʒ]	n. 农舍,小屋;小型别墅
cotton [ˈkɔtn]	n. 棉花,棉
couch [kautʃ]	n. 睡椅,长沙发椅 vt. 表达,隐含
cough [kɔːf]	n. 咳嗽
count [kaunt]	vt. 数,计算;看作,认为 vi. 数;指望
country [ˈkʌntri]	n. 国家;农村,乡间
countryside [ˈkʌntrisaid]	n. 乡下,农村
county [ˈkaunti]	n. 郡,县

28

couple ['kʌpl]	n. 对，双；夫妇
courage ['kʌridʒ]	n. 勇气，胆量
course [kɔ:s]	n. 进程，过程；课程；（一）道（菜）
cousin ['kʌzn]	n. 堂/表兄弟，堂/表姐妹
cover ['kʌvə]	v. 盖，覆；包括，涉及 n. 覆盖物，套，封面
cow [kau]	n. 母牛，奶牛
cowboy ['kaubɔi]	n. 牛仔，牧童
craft [krɑ:ft]	n. 技巧，手艺；飞机，飞船
crane [krein]	n. 鹤；起重机
crazy ['kreizi]	a. 疯狂的；蠢的；狂热爱好的，着迷的
cream [kri:m]	n. 奶油；奶油色
credit ['kredit]	n. 信贷，赊欠；信用，信誉；名誉，名望；光荣，功劳；学分 vt. 记入贷方
crop [krɔp]	n. 农作物，庄稼；收成
cross [krɔs]	v. 越过，穿过；使交叉，使相交 n. 十字形，十字架 a. 交叉的，横穿的
crossing ['krɔsiŋ]	n. 横越，横渡；交叉点，渡口
crowd [kraud]	n. 人群，群众 v. 挤满，拥挤
cruel ['kruəl]	a. 残忍的，残酷的
cry [krai]	v. / n. 叫，喊，哭泣
cupboard ['kʌbəd]	n. 柜橱
cure [kjuə]	n. / v. 医治，治愈 n. 良药，疗法
curtain ['kə:tən]	n. 窗帘，幕（布）
custom ['kʌstəm]	n. 习惯，风俗，惯例；（pl.）海关
customer ['kʌstəmə]	n. 顾客，主顾
cut [kʌt]	v. / n. 切，剪，割，削；删，缩减 n. 伤口

daily ['deili]	a. 每日的，日常的　ad. 每日，天天　n. 日报
daylight ['deilait]	n. 白昼，日光
damage ['dæmidʒ]	vt. 损害，毁坏　n. 损害，(pl.) 毁坏、损害赔偿费
damp [dæmp]	a. 潮湿的
dance ['dɑ:ns]	vi. 跳舞　n. 舞蹈，舞会
danger ['deindʒə]	n. 危险，威胁
dangerous ['deindʒərəs]	a. 危险的，不安全的
dare [dɛə]	vt. 敢，竟敢；向……挑战　aux. v. 敢，胆敢
dark [dɑ:k]	a. 暗的，黑暗的；深色的，黑色的　n. 黑暗，暗处
date [deit]	n. 日期，年代；约会　v. 注明……的日期；约会
daughter ['dɔ:tə]	n. 女儿
dawn [dɔ:n]	n. 黎明，曙光　vi. 破晓；开始发展
day [dei]	n. 白昼，白天；(一) 天
dead [ded]	a. 死的，无感觉的
deal [di:l]	v. 处理，应付；给予　n. 交易，买卖；契约
dear [diə]	a. 贵的；亲爱的，可爱的　int. 啊，哎呀
death [deθ]	n. 死，死亡；消亡，毁灭
December [di'sembə]	n. 十二月
decide [di'said]	v. 决定，裁决
decision [di'siʒən]	n. 决定，决心；果断
declare [di'klɛə]	v. 断言，宣称；宣布，宣告；声明；申报
deed [di:d]	n. 行为，行动；功绩，事迹

30

deep [di:p]	*a.* 深的，深刻的；深奥的；深切的　*ad.* 深深地，深入地，深刻地
deer [diə]	*n.* 鹿
defeat [di'fi:t]	*vt. / n.* 战胜，挫败
defence [di'fens]	*n.* 防御，保卫；答辩
defend [di'fend]	*vt.* 保卫，防守；答辩
degree [di'gri:]	*n.* 度，程度；等级；学位
delay [di'lei]	*n. / v.* 推迟；耽搁，延误
delicious [di'liʃəs]	*a.* 美味的，芬芳的
delight [di'lait]	*n.* 快乐，高兴　*vt.* 使高兴，使欣喜
deliver [di'livə]	*vt.* 交付，递送；释放，解救
demand [di'ma:nd]	*v.* 要求；需要　*n.* 要求；需要
department [di'pa:tmənt]	*n.* 部门，系
depend [di'pend]	*vi.*（on / upon）依靠，依赖；信任；决定于
depth [depθ]	*n.* 深度；深厚，深切
describe [dis'kraib]	*vt.* 描述，形容
description [dis'kripʃən]	*n.* 描写，形容；说明书
desert [di'zə:t] *v.* ['dezət] *n. a.*	*n.* 沙漠；应得的赏罚，功过　*a.* 沙漠的，不毛的，荒凉的　*vt.* 放弃，遗弃，逃跑　*vi.* 逃掉，逃亡，开小差
design [di'zain]	*vt.* 计划，设计，制图　*n.* 图纸；图案，花样；设计
desire [di'zaiə]	*v. / n.* 愿望，欲望；要求
destroy [dis'trɔi]	*vt.* 破坏，摧毁；消灭，扑灭；打破，粉碎
determine [di'tə:min]	*v.* 决定；决心
devote [di'vəut]	*vt.* 奉献，献身，致力
devotion [di'vəuʃən]	*n.* 献身，忠诚；热爱

dialog ['daiələg]	*n.* 对话，对白
diamond ['daiəmənd]	*n.* 金刚石，钻石
diary ['daiəri]	*n.* 日记
dictation [dik'teiʃən]	*n.* 听写，口述
dictator [dik'teitə]	*n.* 独裁者；口述者
dictionary ['dikʃənəri]	*n.* 词典，字典
die [dai]	*vi.* 死，死亡
difference ['difərəns]	*n.* 差别，差异；分歧，争论
different ['difrənt]	*a.* 差异的，不同的
difficult ['difikəlt]	*n.* 困难，艰难；难应付的，难满足的
difficulty ['difikəlti]	*n.* 困难，难事；困境
dig [dig]	*v.* 掘，挖；探究
dine [dain]	*v.* 就餐，进餐
dinner ['dinə]	*n.* 吃饭；正餐，主餐；宴会
direct [di'rekt, dai'rekt]	*a. / ad.* 径直的（地），直接的（地）；率直的（地） *vt.* 把……对准；指示；管理，指导
direction [di'rekʃən, dai'rekʃən]	*n.* 方向，方位；指导，指令；(*pl.*) 用法说明
director [di'rektə, dai'rektə]	*n.* 主任，处长，局长；主管，董事；导演
dirt [də:t]	*n.* 污垢，泥土
dirty ['də:ti]	*a.* 脏的，卑鄙的
disadvantage [ˌdisəd'vɑ:ntidʒ]	*n.* 不利，不利条件；损失，损害
disagree [ˌdisə'gri:]	*vi.* 不符，不一致；不同意，争执；不适合
disappear [ˌdisə'piə]	*v.* 消失，消散，失踪
disappoint [ˌdisə'pɔint]	*vt.* 令失望，使扫兴

disappointing [ˌdisə'pɔintiŋ]	*a.* 令人失望的
disapprove [ˌdisə'pru:v]	*v.* (of) 不答应，不赞成
disaster [di'zɑ:stə]	*n.* 灾害，灾难，灾祸
disk [disk]	*n.* 圆盘，盘状物；磁盘
discard [dis'kɑ:d]	*vt.* 丢弃，舍弃，抛弃
discern [di'sə:n]	*vt.* 看出，觉察出；识别，认出
discharge [dis'tʃɑ:dʒ]	*v. / n.* 卸（货），解除，排出；释放，允许离开；放电
discipline ['disiplin]	*n.* 纪律，风纪；学科；训练　*vt.* 训练，训导；惩罚
disclose [dis'kləuz]	*v.* 透露，泄露
disco ['diskəu]	*n.* 迪斯科舞厅
discount ['diskaunt]	*n.* 折扣，贴现（率）　*vt.* 打折扣
discourage [dis'kʌridʒ]	*vt.* 使泄气，使失去信心
discover [dis'kʌvə]	*vt.* 发现；暴露，显示
discovery [dis'kʌvəri]	*n.* 发现
disease [di'zi:z]	*n.* 疾病
dish [diʃ]	*n.* 碟子，盘子；菜肴
dishonest [dis'ɔnist]	*a.* 不诚实的
distance ['distəns]	*n.* 距离，路程；远方，远处
distant ['distənt]	*a.* 远的，疏远的，冷漠的
district ['distrikt]	*n.* 区，地区，行政区
diversity [dai'və:siti]	*n.* 多样化，差异，变化
divide [di'vaid]	*vt.* 分，划分，隔开；分配，分享，分担；除
do [du:]	*v.* （构成疑问句和否定句）；（代替动词）；（用于加强语气）　*vt.* 做，干，办；完成，做完；产生　*vi.* 做，行动，进行；行，合适

33

doctor ['dɔktə]	*n.* 医生，大夫；博士
doll [dɔl]	*n.* 玩偶，玩具娃娃
dollar ['dɔlə]	*n.* 美元，元
dolphin ['dɔlfin]	*n.* 海豚
donor ['dəunə]	*n.* 捐献者，馈赠者
door [dɔ:, dɔə]	*n.* 门，通道，家，户
doorway ['dɔ:wei]	*n.* 出入口
double ['dʌbl]	*a.* 两倍的；双的，双重的 *vt.* 使加倍，翻一番
doubt [daut]	*n.* 怀疑，疑问，疑虑 *v.* 怀疑，不相信
down [daun]	*ad.* 下，向下；由多到少；往南；处于低落状态 *prep.* 下，顺……而下
downstairs [daun'steəz]	*ad.* 在楼下，往楼下 *a.* 楼下的
downtown ['dauntaun]	*a.* 市区的 *ad.* 在市区，往市区
downward(s) ['daunwədz]	*a. / ad.* 向下的（地），下行的（地）
dozen ['dʌzn]	*n.* （一）打，十二个
draw [drɔ:]	*v.* 拉，曳，牵，画，绘制，拖曳 *vt.* 汲取，领取，提取，引起，吸引 *vi.* 向……移动，挨近 *n.* 平局，和局，拖曳
drawing ['drɔ:iŋ]	*n.* 图画，素描；机械图
dream [dri:m]	*n.* 梦；梦想，幻想 *v.* 做梦，幻想
dress [dres]	*n.* 服装，女装，童装 *v.* 给……穿衣，打扮
drill [dril]	*v. / n.* 练习，操练，训练；钻孔，打孔
drilling ['driliŋ]	*n.* 演练；钻孔
drink [driŋk]	*v.* 饮，喝 *n.* 饮料，酒
drive [draiv]	*vt.* 驾驶，开动，驱，赶；驱使，迫使 *vi.* 驾驶，开车
drop [drɔp]	*n.* 下降，滴，水滴 *vt.* 投下，落下；降低 *vi.* 落下，下降

drown [draun]	*v.* 淹死，淹没
drug [drʌg]	*n.* 药品；(*pl.*) 麻醉药，毒药
drum [drʌm]	*n.* 鼓；鼓状物
dry [drai]	*a.* 干的，干旱的；口干的，干渴的；干巴巴的，枯燥的　*vt.* 使干燥，晒干
duck [dʌk]	*n.* 鸭，鸭肉
due [dju:]	*a.* 预定的；应付的；到期的；应给的，应得的；应有的，适当的
dull [dʌl]	*a.* 钝的；愚笨的，迟钝的；阴暗的，沉闷的，单调的；暗淡的，阴郁的
during ['djuərin]	*prep.* 在……期间，在……时候
dust [dʌst]	*n.* 尘土，灰尘　*v.* 拂，掸
duty ['dju:ti]	*n.* 职责；义务，责任；税，关税
during ['djuərin]	*prep.* 在……期间，在……的时候

each [i:tʃ]	*a.* / *pron.* 每个，各，各自
eager ['i:gə]	*a.* 渴望的，热切的
eagle ['i:gl]	*n.* 鹰
ear [iə]	*n.* 耳朵，耳状物；听力，听觉
early ['ə:li]	*a.* 早的，早日的，及早的　*ad.* 早，初
earn [ə:n]	*vt.* 赚得，赢得，获得
earnings ['ə:niŋz]	*n.* 收入，收益
earth [ə:θ]	*n.* 地球；土壤；土地
easily ['i:zili]	*ad.* 容易地；顺利地
east [i:st]	*n.* / *a.* 东方（的），东部（的）　*ad.* 向/自/在东方

eastern ['i:stən]	a. 东方的，东部的，朝东的
easy ['i:zi]	a. 容易的；舒适的，安心的
eat [i:t]	v. 吃 a. 可以食用的
economics [ˌi:kə'nɔmiks, ˌekə-]	n. 经济学，经济情况
ecosystem ['i:kəusistəm]	n. 生态系统
edge [edʒ]	n. 刃；边缘 v. 侧身移动，挤进
education [ˌedju(:)'keiʃən]	n. 教育，培养
effect [i'fekt]	n. / vt. 效果，作用，影响
effort ['efət]	n. 努力，尽力
e.g.=for example	例如
egg [eg]	n. 蛋，卵
eight [eit]	num. 八
eighteen [ei'ti:n]	num. 十八
eighth [eitθ]	num. 第八 n. 八分之一
eighty ['eiti]	num. 八十
either ['aiðə(r)]	pron.（两者中）任何一方，任何一个 ad.（与 not 连用）也（不）；（与 or 连用） 或……或，不是……就是
electric [i'lektrik]	a. 电的，带电的，电动的
electricity [ilek'trisiti]	n. 电，电学，电流
electronics [ilek'trɔniks]	n. 电子学
elephant ['elifənt]	n. 象
eleven [i'levən]	num. 十一
eleventh [i'levnθ]	num. 第十一
else [els]	ad. 其他，另外；（与 or 连用）否则

36

e-mail ['i:meil]	*n.* 电子邮件
emission [i'miʃən]	*n.* 散发，发射；发出物，发射物
empty ['empti]	*a.* 空的；空洞的　*vt.* 倒空，搬空
encode [in'kəud]	*vt.* 编码
encourage [in'kʌridʒ]	*vt.* 鼓励，助长，促进
encouragement [in'kʌridʒmənt]	*n.* 鼓励，激励
end [end]	*n.* 端，尾；目标，目的　*vt.* 终止，结束
endanger [in'deindʒə]	*vt.* 危及，危害
enemy ['enimi]	*n.* 敌人，仇敌
energetic [,enə'dʒetik]	*a.* 精神饱满的，精力充沛的
energy ['enədʒi]	*n.* 活力，精力，气力；能，能量
engineer [,endʒi'niə]	*n.* 工程师
English ['iŋgliʃ]	*a.* 英语的，英国（人）的　*n.* 英语，英国人
enjoy [in'dʒɔi]	*vt.* 欣赏，喜爱；享受，享有
enough [i'nʌf]	*a.* 足够的，充足的　*ad.* 足够地
enter ['entə]	*v.* 走进，进入；参加，加入；写入，登录
entire [in'taiə]	*a.* 完全的，全部的，完整的
entrance ['entrəns]	*n.* 入口，门口；入场，入会，入学
envelope ['enviləup]	*n.* 信封，信皮
equal ['i:kwəl]	*a.* 同等的，相等的；平等的；胜任的　*n.* （地位等）相同的人，匹敌者 *v.* 等于，比得上
equilibrium [,i:kwi'libriəm]	*n.* 平衡
equipment [i'kwipmənt]	*n.* 装备，设备，器材
eraser [i'reizə]	*n.* 橡皮

37

error ['erə]	*n.* 错误，过失
escape [is'keip]	*vi.* 逃跑；逃避，避免；逸出
especially [is'peʃəli]	*ad.* 特别，尤其，格外
etc.	<拉丁语> 等等
ethos ['i:θɔs]	*n.* 民族精神，社会思潮，风气
euro ['juərəu]	*n.* 欧元
Europe ['juərəp]	*n.* 欧洲
European [ˌjuərə'pi(:)ən]	*a.* 欧洲的 *n.* 欧洲人
even ['i:vən]	*ad.* 甚至，连……都 *a.* 平的，平坦的；均匀的；平等的，均等的；偶数的
evening ['i:vniŋ]	*n.* 傍晚，黄昏，晚上
event [i'vent]	*n.* 事件，大事，事变；比赛项目
eventually [i'ventjuəli]	*ad.* 终于，最后
ever ['evə]	*ad.* 曾经，在任何时候
evergreen ['evəgri:n]	*a.* 常绿的 *n.* 常绿植物
everlasting [ˌevə'lɑ:stiŋ]	*a.* 永久的，不朽的
every ['evri]	*a.* 每，每个；每隔……的
everybody ['evribɔdi, 'evribədi]	*pron.* 每人，人人
everyday ['evridei]	*a.* 每天的，日常的
everyone ['evriwʌn]	= everybody ['evribɔdi, 'evribədi]
everything ['evriθiŋ]	*pron.* 事事，凡事，一切东西
everywhere ['evriwɛə]	*ad.* 到处，处处
exact [ig'zækt]	*a.* 确切的，精确的
exactly [ig'zæktli]	*adv.* 正确地，精确地；恰好地，正好地；正是，一点不错
examination [igˌzæmi'neiʃən]	*n.* 考试，测验；检验，检查，审查

examine [igˈzæmin]	*vt.* 检查，审查，调查；考试
example [igˈzɑːmpl, igˈzæm-]	*n.* 例，实例；范例，榜样
exasperate [igˈzæspəˌreit]	*v.* 使恼怒，激怒
excellent [ˈeksələnt]	*a.* 优秀的，杰出的，卓越的
except [ikˈsept]	*vt.* 除，把……除外，反对，不计 *vi.* 反对 *prep.* 除了……之外，若不是，除非 *conj.* 只是，要不是
exchangeable [iksˈtʃeindʒəbl]	*a.* 可交换的，可转换的
excite [ikˈsait]	*vt.* 激动，使兴奋；激发，刺激，唤起
excited [ikˈsaitid]	*a.* 兴奋的
exciting [ikˈsaitiŋ]	*a.* 令人兴奋的，使人激动的
excitement [ikˈsaitmənt]	*n.* 刺激，兴奋
exclusive [iksˈkluːsiv]	*a.* 排外的，排斥的；独占的，专有的，排他的
excuse [iksˈkjuːz]	*vt.* 原谅 *n.* 借口，理由
exercise [ˈeksəsaiz]	*n.* 练习，习题 *vt.* 运用，行使，实行
exhibition [ˌeksiˈbiʃ ən]	*n.* 展览会；展览，显示
exist [igˈzist]	*vi.* 在，存在
existing [igˈzistiŋ]	*a.* 现存的，目前的
expect [iksˈpekt]	*vt.* 期待，盼望；料想，预期
expensive [iksˈpensiv]	*a.* 昂贵的，高价的，花钱多的
experience [iksˈpiəriəns]	*n.* 经验，感受，体验；经历，体验
experiment [iksˈperimənt]	*n.* （on / with）试验，实验
explain [iksˈplein]	*vt.* 解释，说明
explanation [ˌekspləˈneiʃ ən]	*n.* 解释，说明
express [iksˈpres]	*vt.* 表示，表达 *a.* 特快的，快速的 *n.* 快车，快运

expression [iks'preʃən]	*n.* 表示，表现，表达；措辞，词句；表情，脸色
extra ['ekstrə]	*a.* 额外的，附加的 *n.* 附加物，额外的东西 *ad.* 特别地
extremely [iks'tri:mli]	*ad.* 极，非常
eye [ai]	*n.* 眼睛，眼光，眼力 *vt.* 看，注视

F

face [feis]	*n.* 脸，面，表面 *vt.* 面临，面向
fact [fækt]	*n.* 事实，实际，真相
factory ['fæktəri]	*n.* 工厂，制造厂
Fahrenheit ['færənhait, 'fɑ:r-]	*a.* 华氏的
fail [feil]	*vi.* 失败，不及格；衰退，减弱 *vt.* 未能；使失望；没通过
faint [feint]	*vi.* 发晕，昏过去 *a.* 微弱的，模糊的
fair [fɛə]	*a.* 公平的，合理的；相当的，尚好的；晴朗的；美丽的，金发的 *n.* 定期集市，交易会，博览会
fairly ['fɛəli]	*ad.* 公平地，公正地；相当，完全
faith [feiθ]	*n.* 信任，信用；信念，信心；信仰
fall [fɔ:l]	*vi.* 落下，跌落，降落；跌倒，坠落，陷落 *n.* 秋天
false [fɔ:ls]	*a.* 假的；假造的，人造的；虚伪的
familiar [fə'miljə]	*a.* 熟悉的，通晓的；亲密的，交情好的
family ['fæmili]	*n.* 家，家庭；氏族，家族；系，族
famous ['feiməs]	*a.* 著名的
fan [fæn]	*n.* 扇子，风扇；狂热爱好者，……迷
far [fɑ:]	*a.* 远，遥远，久远 *ad.* 到……程度，……得多
farm [fɑ:m]	*n.* 农场，农庄，牧场 *v.* 耕作，经营作物

40

farmer ['fɑ:mə]	*n.* 农夫，农场主
farming ['fɑ:miŋ]	*n. / a.* 农业（的）
farther ['fɑ:ðə]	*a. / ad.* 更远，进一步
fast [fɑ:st]	*a. / ad.* 快，迅速；紧，牢
fat [fæt]	*n.* 脂肪，肥肉 *a.* 肥胖的，多脂肪的
father ['fɑ:ðə]	*n.* 父亲；创始人；（F-）神父
fault [fɔ:lt]	*n.* 缺点，缺陷；过失，过错
favo(u)r ['feivə]	*a.* 好感，喜爱；恩惠，帮助，支持 *vt.* 赞成，支持
fax [fæks]	*n.* 传真 *vt.* 发传真，把……传真给
fear [fiə]	*n. / v.* 恐惧，害怕；担心
feather ['feðə]	*n.* 羽毛
February ['februəri]	*n.* 二月
feed [fi:d]	*vt.* 喂养，饲养 *vi.* （牛，马）吃东西 *n.* 饲料
feel [fi:l]	*vt.* 触，摸；认为，以为 *vi.* 感觉，感到；摸起来，给人以……感觉；摸索，寻找 *n.* 感觉，觉得，触摸
feeling ['fi:liŋ]	*n.* 感觉，知觉；情感；心情，情绪
fellow ['feləu]	*n.* 家伙，小伙子；同辈，同事，伙伴
fence [fens]	*n.* 篱笆，围栏，栅栏
fetch [fetʃ]	*vt.* （去）拿来；请来，带来
fever ['fi:və]	*n.* 发热，发烧；热病，狂热，兴奋
few [fju:]	*n. / a.* 不多，少数，很少，几乎没有几个
field [fi:ld]	*n.* 原野，田野；活动范围，领域，界；（电/磁）场
fifteen ['fif'ti:n]	*num.* 十五
fifteenth ['fif'ti:nθ]	*num.* 第十五
fifth [fifθ]	*num.* 第五 *n.* 五分之一

fifty ['fifti]	*num.* 五十
fight [fait]	*v. / n.* 打架，战斗，斗争
figure ['figə]	*n.* 外形，轮廓，体形；图形，图表；数字，数值；形象，人物
fill [fil]	*v.* 装满，充满，填充；占据，担任，补缺
film [film]	*n.* 电影，胶卷；膜，薄层 *vt.* 把……摄成电影
final ['fainəl]	*a.* 最后的，最终的；决定性的
finally ['fainəli]	*ad.* 最后，终于
find [faind]	*v.* 找，找到；发现，发觉，感到
finder ['faində]	*n.* 发现者；探测器
fine [fain]	*a.* 美好的，优良的；晴朗的，明朗的；纤细的；精致的 *n. / vt.* 罚款
finger ['fingə]	*n.* 手指，指头
fingerprint ['fingəprint]	*n.* 指纹，手印 *vt.* 采指纹
finish ['finiʃ]	*vt. / n.* 完毕，结束，完成
fire ['faiə]	*n.* 火，炉火 *vi. / n.* 开火，射击 *vt.* 解雇
fireman ['faiəmən]	*n.* 消防队员
fisherman ['fiʃəmən]	*n.* 渔夫
firm [fə:m]	*a.* 坚固的，结实的，稳固的；坚定的，坚决的，坚强的 *n.* 公司，商号
first [fə:st]	*num.* 第一 *ad.* 最初，首先
fish [fiʃ]	*n.* 鱼 *vi.* 捕鱼，钓鱼
fit [fit]	*a.* 适合，恰当，合身；健康，健壮 *vt.* 适合，适应，配合
fitness ['fitnis]	*n.* 适当，恰当，合理；健康
five [faiv]	*num.* 五（个）
fix [fiks]	*vt.* 固定，安装，装配；整理，安排；修理；确定，决定
flag [flæg]	*n.* 旗

42

flat [flæt]	*a.* 平坦的，扁平的；平淡的，乏味的；单调的　*n.* 一套房间，公寓套房
flavo(u)r ['fleivə]	*n.* 滋味，风味；情趣
flexibility [,fleksə'biliti]	*n.* 柔韧性，弹性；（光的）折射性；灵活性
flight [flait]	*n.* 飞行，飞翔；航班；逃跑；一段楼梯
float [fləut]	*v.* 浮动，漂浮　*n.* 漂浮物，浮子，浮标
flood [flʌd]	*n.* 洪水，水灾　*v.* 泛滥，淹没
floor [flɔ:, flɔə]	*n.* 地面，地板；楼梯，楼面
flour ['flauə]	*n.* 面粉，粉状物
flow [fləu]	*vi.* 流，流动；漂浮，飘扬　*n.* 流动，流量，流速
flower ['flauə]	*n.* 花，花卉　*vi.* 开花
fly [flai]	*v.* 飞，飞行；（放）风筝　*n.* 苍蝇
foam [fəum]	*v. / n.* 起泡沫，泡沫
foggy ['fɔgi]	*a.* 有雾的，模糊的
fold [fəuld]	*v. / n.* 折叠；合拢；褶痕
folder ['fəuldə]	*n.* 文件夹
fog [fɔg]	*n.* 雾
follow ['fɔləu]	*vt.* 跟随，追随，追求；顺……走；听从，遵循；理解，听清楚
fond [fɔnd]	*a.* 喜爱的，爱好的；宠爱的，溺爱的
food [fu:d]	*n.* 食物，粮食；养料
fool [fu:l]	*n.* 笨蛋，傻瓜　*vt.* 玩弄，愚弄　*a.* 傻的
foolish ['fu:liʃ]	*a.* 愚笨的，愚蠢的
foot [fut]	*n.* 脚，足；英尺；最下部，底部
football ['futbɔ:l]	*n.* 足球，足球运动

43

for [fɔː; fə]	*prep.* 就……而言，对于；代，替，代表；（表示对象，愿望、爱好、活动等）为，为了，对于，给；（表示时间、数量、距离）达，计；（表示目的、方向）向，对；（表示等值关系换）（表示身份）当作，作为；（表示赞成、支持）拥护
forefather ['fɔː,fɑːðə]	*n.* 祖先；前辈
forehead ['fɔrid, 'fɔːhed]	*n.* 额头，前额
foreign ['fɔrin]	*a.* 外国的，对外的；外国产的，外国来的；外来的，异质的
foreigner ['fɔrinə]	*n.* 外国人，外地人
forest ['fɔrist]	*n.* 森林；森林地带
forever [fə'revə]	*ad.* 永远，总是
forget [fə'get]	*v.* 忘记，遗忘
forgive [fə'giv]	*n.* 原谅，饶恕，宽恕
fork [fɔːk]	*n.* 叉，叉子；分叉，岔口
form [fɔːm]	*n.* 形式，形状，方式；类型，结构；表格，格式 *vt.* 形成，构成，组成
fortunate ['fɔːtʃənit]	*a.* 幸运的，侥幸的
fortune ['fɔːtʃən]	*n.* 命运，运气；财富，财产
forty ['fɔːti]	*num.* 四十
forward ['fɔːwəd]	*a.* 前部的，向前的；进步的，激进的 *ad.* 向前，前进；向将来 *vt.* 转交，转递
found [faund]	*vt.* 成立，建立，创办
four [fɔː]	*num.* 四
fourteen ['fɔː'tiːn]	*num.* 十四
fourth [fɔːθ]	*num.* 第四 *n.* 四分之一
fox [fɔks]	*n.* 狐狸
free [friː]	*a.* 自由的，无约束的；（of）免费的，免除的；自由开放的，畅通的；空闲的，空余的 *vt.* 使自由，解放
freedom ['friːdəm]	*n.* 自由；自主
freely ['friːli]	*ad.* 自由地，随意地

freeze [fri:z]	v. 结冰，凝固
freezer ['fri:zə]	n. 冷藏箱/库
French [frentʃ]	法国（人）的，法语的　n. 法国人，法语
frequent ['fri:kwənt]	a. 频繁的
fresh [freʃ]	a. 新的，新鲜的；有生气的，健壮的；清新的，凉爽的；新颖的，独特的；淡水的
Friday ['fraidi]	n. 星期五
fridge [fridʒ]	n. 电冰箱＝refrigerator
friend [frend]	n. 朋友，友人
friendly ['frendli]	a. 友好的，友谊的
friendship ['frendʃip]	n. 友谊，友好
frighten ['fraitn]	vt. 使惊恐，吓唬
frightful ['fraitful]	a. 可怕的
frog [frɔg]	n. 蛙
from [frɔm, frəm]	prep. （表示起点）从，自从；（表示离开，脱离）离；（表示出处，来源）根据，按；（表示原因，动机）由于，出于；去除，阻止
front [frʌnt]	n./a. 前面（的），前部（的）　n. 前线，战线，阵线　v. 面向，面对
fruit [fru:t]	n. 水果，果实；成果，结果
frustration [frʌs'treiʃən]	n. 挫折，失败；失效，落空
fuel [fjuəl]	n. 燃料　vt. 加燃料，供给燃料
full [ful]	a. 满的，充满的；完全，充分
fun [fʌn]	n. 玩笑，乐趣；有趣的人/事
funny ['fʌni]	a. 滑稽的，可笑的，有趣的；稀奇的，古怪的
furniture ['fə:nitʃə]	n. 家具
further ['fə:ðə]	ad. （far 的比较级）更远地，更大程度上，而且，此外；进一步地　a. 另外的，更多的；更远的　vt. 促进，增进
future ['fju:tʃə]	n./a. 将来，未来　n. 前途，远景

45

G

gain [gein]	v. 获得，赢得；增加，增进；（钟表）走快 n. 赢利；收益，利润；增加，增进，获利
game [geim]	n. 游戏，玩耍；比赛，(pl.) 运动会；猎物，野味
garage ['gæra:(d)ʒ]	n. 车库，飞机库；汽车修理站，加油站
garden ['ga:dn]	n. 花园，菜园 vi. 从事园艺
gardener ['ga:dnə(r)]	n. 花匠，园艺工
garlic ['ga:lik]	n. 大蒜
gate [geit]	n. 大门，城门
gather ['gæðə]	vi. 聚集，集合；收集，采集；逐渐增加
gay [gei]	a. 快活的，愉快的，色彩鲜艳的
general ['dʒenərəl]	a. 普通的，通用的；总的，大体的 n. 将军
generation [,dʒenə'reiʃən]	n. 产生，发生，代，世代
genetics [dʒi'netiks]	n. 遗传学
gentle ['dʒentl]	a. 和蔼的，文雅的，有礼貌的；轻柔的，徐缓的；坡度小的
gentleman ['dʒentlmən]	n. 绅士，先生
geography [dʒi'ɒgrəfi, 'dʒi:ɒg-]	n. 地理，地理学
German ['dʒə:mən]	a. 德国（人）的，德语的 n. 德国人，德语
get [get]	vt. 获得，得到；使得，使变得，成为；感染（疾病） vi. 到达，抵达
gift [gift]	n. 礼物，赠品；天赋，才能
give [giv]	v. 给，提供，授予；举行，举办；交给，托付；传授；进行；赠送
glad [glæd]	a. 高兴的，愉快的；乐意的
glance [gla:ns]	n. 一看，一瞥 vi. 看一眼，看一看
glass [gla:s]	n. 玻璃，玻璃杯；镜子，(pl.) 眼镜

globalization [ˈgləubələiˈzeiʃən;-liˈz-]	*n.* 全球化
glue [glu:]	*n.* 胶水　*vt.*（用胶水）粘贴
go [gəu]	*vi.* 去，离去，走；开动，运行，进行；变为，成为；（时间）过去，（事情）进行；被放置
goal [gəul]	*n.* 终点，球门；目标，目的；进球得分
goat [gəut]	*n.* 山羊
goddess [ˈgɔdis]	*n.* 女神
gold [gəuld]	*n.* 金，黄金；金币；金黄色　*a.* 金的，金制的
golden [ˈgəuldən]	*a.* 金色的；黄金的；金制的；贵重的，极好的
golf [gɔlf]	*n.* 高尔夫球
good [gud]	*a.* 好的，美好的；好心的，善良的；有本事的，擅长的；乖的，恭顺的　*n.* 善，好事；好处，利益
goodby(e) [ˌgudˈbai]	*int.* 再见
goods [gudz]	*n.* 货物，商品；财产
goose [gu:s]	*n.* 鹅
government [ˈgʌvənmənt]	*n.* 政府，内阁；管理，支配；政治，政体
grade [greid]	*n.* 等级，级别，年级；分数，成绩　*vt.* 分级，记成绩
gramophone [ˈgræməfəun]	*n.* 留声机，唱机
grandfather [ˈgrænd.fɑ:ðə]	*n.*（外）祖父
grandmother [ˈgrænd.mʌðə]	*n.*（外）祖母
grandson [ˈgrændsʌn]	*n.* 孙子，外孙
grape [greip]	*n.* 葡萄
graphics [ˈgræfiks]	*n.* 制图法，制图学；图形显示
grasp [grɑ:sp]	*vt.* 抓紧（住），紧握，领会，掌握
grass [grɑ:s]	*n.* 草，牧草

47

gray [grei]	= grey[grei] *a.* 灰色的 *n.* 灰色
great [greit]	*a.* 大的，极大的；重大的；伟大的；美妙的
Greek [gri:k]	*a.* 希腊（人）的，希腊语的 *n.* 希腊人，希腊语
green [gri:n]	*a.* 绿色的；生的，未成熟的；缺乏经验的，生疏的 *n.* 绿色
greet [gri:t]	*vt.* 致敬，敬意，迎接
greeting ['gri:tiŋ]	*n.* 致敬，问候，祝贺
grey [grei]	*n. / a.* 灰色（的）
grocery ['grəusəri]	*n.* 杂货业；(*pl.*) 食品（店），杂货商（店）
ground [graund]	*n.* 地面，土地；场地，场所；根据，理由
group [gru:p]	*n.* 群，小组 *vt.* 分组聚集
grow [grəu]	*vi.* 生长，发育；增长，发展，渐渐变得，成为；种植，栽培 *vt.* 种植，栽种
grown-up	*a.* 成长的，成熟的，成人的 *n.* 成年人
guard [gɑ:d]	*v. / n.* 守卫，保卫，提防 *n.* 哨兵，警卫，看守
guess [ges]	*v.* 猜测，推测 *n.* 以为，相信
guest [gest]	*n.* 客人，宾客；旅客
guide [gaid]	*n.* 向导，导游者；入门书，手册 *vt. / n.* 引导，指导
guilt [gilt]	*n.* 有罪，内疚
guitar [gi'tɑ:]	*n.* 吉他
gulf [gʌlf]	*n.* 海湾
gum [gʌm]	*n.* 香糖；树胶
gun [gʌn]	*n.* 枪，炮
guy [gai]	*n.* 家伙，人
gypsy ['dʒipsi]	*n.* 吉普赛人；流浪汉

48

H

habit ['hæbit]	*n.* 习惯，习性，脾性
hair [hɛə]	*n.* 头发，毛发；汗毛
hairdresser ['heədresə(r)]	*n.* 美发师，理发师
half [hɑ:f]	*n. / ad. / a.* 半，一半
hall [hɔ:l]	*n.* 穿堂，门厅，大厅；会堂，礼堂；办公大楼
ham [hæm]	*n.* 火腿
hammer ['hæmə]	*n.* 锤，榔头 *v.* 锤击，敲打
hand [hænd]	*n.* 手；人手，职工，雇员；指针 *v.* 交出，传递
handbag ['hændbæg]	*n.* （女用）手提包；（旅行用）手提包
handkerchief ['hæŋkətʃi:f]	*n.* 手帕
handsome ['hænsəm]	*a.* （男子）漂亮的，俊俏的；（女子）端正健美的；慷慨的，可观的
handwriting ['hænd,raitiŋ]	*n.* 笔迹，手迹
hang [hæŋ]	*vt.* 吊，悬挂；吊死，绞死 *vi.* 悬挂，吊着
happen ['hæpən]	*vi.* 发生；（后接不定式）碰巧
happy ['hæpi]	*a.* 幸福的，快乐的；乐意的
hard [hɑ:d]	*a.* 硬，坚硬；困难的，艰苦的；冷酷无情的 *ad.* 努力地，猛烈地；严厉地
hardly ['hɑ:dli]	*ad.* 几乎不，简直不，仅仅
harvest ['hɑ:vist]	*n. / v.* 收获，收割
hat [hæt]	*n.* 帽子
hate [heit]	*n.* 恨，憎恨 *vt.* 不喜欢，不愿
have [hæv]	*aux. v.* 已经，曾经 *vt.* （后接不定式）必须，不得不；有，具有；从事，进行；体会，经受；使，让；吃，喝，吸（烟）
head [hed]	*n.* 头，头顶；顶部，前部；首脑，首长 *vt.* 领导，主管；居……之首；（朝特定方向）行进

49

headache [ˈhedeik]	*n.* 头痛
headmaster [hedˈmɑːstə(r)]	*n.* （中小学）校长
health [helθ]	*n.* 健康，卫生
healthy [ˈhelθi]	*a.* 健康的，健壮的；有益健康的，合乎卫生的
hear [hiə]	*vt.* 听见；听说，得知；倾听，听取；审讯，听证
heart [hɑːt]	*n.* 心，心脏；中心，要点；内心，心肠
heat [hiːt]	*n.* 热，热烈，激烈 *vt.* 加热，发热
heater [ˈhiːtə]	*n.* 加热器，发热器
heating [ˈhiːtiŋ]	*n.* 加热，供暖；暖气装置
heaven [ˈhevən]	*n.* 天堂，天国；天，天空；(H-) 上帝，神
heavenly [ˈhevənli]	*a.* 天国的，天空的，天上的
heavy [ˈhevi]	*a.* 重的，沉重的，繁重的；大量的；猛烈的
hedge [hedʒ]	*n.* 树篱
heel [hiːl]	*n.* 脚后跟
height [hait]	*n.* 高，高度，身高；高处，高地，顶点
hell [hel]	*n.* 地狱，阴间；苦境，极大的痛苦
help [help]	*v. / n.* 帮助；援助
helpful [ˈhelpful]	*a.* 有帮助的；有益的
helpless [ˈhelplis]	*a.* 无助的；无依靠的
hen [hen]	*n.* 母鸡，雌禽
here [hiə]	*ad.* 这里，到这儿，在这一点上；这时
hero [ˈhiərəu]	*n.* 英雄，勇士；男主角，男主人公
heroin [ˈherəuin]	*n.* 海洛因
hers [həːz]	*pron.* 她的（东西）

herself [həˈself, həˈself]	*pron.* 她自己；她亲自
Hi [hai] / **hey** [hei]	*int.* 嗨
hierarchy [ˈhaiəraːki]	*n.* 等级制度；统治集团，领导层
hide [haid]	*vt.* 隐藏，躲藏；隐瞒 *vi.* （躲）藏
high [hai]	*a.* 高的；高度的；高级的，高尚的 *ad.* 高地
highland [ˈhailənd]	*n.* （*pl.*）高地，山地
high-tech	*a.* 高科技的
hill [hil]	*n.* 小山，丘陵
him [him]	*pron.* （宾格）他
himself [himˈself]	*pron.* 他自己；他亲自
hire [ˈhaiə]	*v.* / *n.* 雇用，租用
history [ˈhistəri]	*n.* 历史；来历，经历，履历；病历，病史
hit [hit]	*v.* / *n.* 打击，击中，碰撞
hobby [ˈhɔbi]	*n.* 业余爱好，嗜好，兴趣
hold [həuld]	*vt.* 拿住，握住，持有；掌握（权力），担任（职务）；举行；召开（会议）；认为，相信；吸引；占据，守住，托住，支撑；包含，容纳 *vi.* 持续，保持；有效，适用 *n.* 船舱；握住；控制，掌握
hole [həul]	*n.* 洞，窟窿
holiday [ˈhɔlədi, ˈhɔlidei]	*n.* 假日，假期，休假
home [həum]	*n.* 家，家乡；本国 *a.* 家的，家乡的；本国的 *ad.* 在家，回家
homesick [ˈhəumsik]	*a.* 想家的，患思乡病的
hometown [ˈhəumtaun]	*n.* 故乡，家乡
homework [ˈhəumwəːk]	*n.* 家庭作业
honest [ˈɔnist]	*a.* 诚实的，老实的，正直的
honesty [ˈɔnisti]	*n.* 诚实，忠实
hono(u)r [ˈɔnə]	*n.* 荣誉，光荣，敬意 *v.* 尊敬，给以荣誉

hope [həup]	*n. / v.* 希望
hopeful ['həupful]	*a.* 有希望的
hopeless ['həuplis]	*a.* 没有希望的，绝望的
hormone ['hɔ:məun]	*n.* 激素，荷尔蒙
horse [hɔ:s]	*n.* 马
hose [həuz]	*n.* 长筒袜；软管，水龙带
hospital ['hɔspitl]	*n.* 医院
hostess ['həustis]	*n.* 女主人
hot [hɔt]	*a.* 热的；辣的；热烈的，激烈的
hotel [həu'tel]	*n.* 旅馆
hour ['auə]	*n.* 小时；钟点，时刻，课时，工作时间
house [haus]	*n.* 房子，住宅，议院，大楼，会议厅，公司，商号
housework ['hauswə:k]	*n.* 家事，家务
how [hau]	*ad.* 怎么，怎样；多少，多么
however [hau'evə]	*ad.* 无论，不管 *conj.* 然而，可是，不过
huge [hju:dʒ]	*a.* 巨大的，庞大的
hull [hʌl]	*n.* 船身，船体；（果、实等的）外壳 *vt.* 去（谷物、豆等的）壳
human ['hju:mən]	*a.* 人的，人类的 *n.* 人
humanitarian [hju(:),mæni'teəriən]	*a.* 人道主义的，人道主义者
humid ['hju:mid]	*a.* 湿的，湿气重的
hundred ['hʌndrəd, '-drid]	*num / n.* 百；（*pl.*）数以百计
hunger ['hʌŋgə]	*n. / vi.* 饥饿；渴望
hungry ['hʌŋgri]	*a.* 饥饿的；渴望的
hurry [hʌri]	*v. / n.* 赶忙，匆忙，慌忙

52

hurt [hə:t]	*vt.* 伤害，刺痛；伤……感情；损害，伤害　*vi.* 痛，受痛苦　*n.* 损害，伤害
husband ['hʌzbənd]	*n.* 丈夫
hydraulic [hai'drɔ:lik]	*a.* 水力的，水压的
hydrocarbon ['haidrəu'kɑ:bən]	*n.* 碳氢化合物
hydrogen ['haidrədʒən]	*n.* 氢

ice [ais]	*n.* 冰，冰饮
ice-cream ['aiskri:m]	*n.* 冰淇淋
idea [ai'diə]	*n.* 想法，念头；概念，观念；意见，主意
i.e.(=that is)	即，就是
if [if]	*conj.* 如果，假使；是不是
ignore [ig'nɔ:]	*vt.* 不理，不顾，忽视
ill [il]	*a.* 有病的；坏的，恶意的　*ad.* 坏地，不利地
illiterate [i'litərit]	*a. / n.* 无文化的（人）；文盲
illness ['ilnis]	*n.* 病，疾病
imagine [i'mædʒin]	*vt.* 想象，设想；料想
immediate [i'mi:djət]	*a.* 立即的，即时的；直接的，最接近的
immigrate ['imigreit]	*vi.* 移居（入境）
immigration [,imi'greiʃən]	*n.* 移居，移民
impartial [im'pɑ:ʃəl]	*a.* 公正的，无偏袒的
impatience [im'peiʃəns]	*n.* 不耐烦，急躁，急切
importance [im'pɔ:təns]	*n.* 重要；重要性
important [im'pɔ:tənt]	*n.* 重要的，重大的；有地位的，显要的
imposing [im'pəuziŋ]	*a.* 难忘的；外表强大的，体积巨大的

impossible [im'pɔsəbl]	*a.* 不可能的，不会发生的，难以忍受的
in [in]	*prep.*（表示地点、场所、位置）在……里，在……中；（表示时间）在……期间，在……以后；（表示工具、方式）以……方式；（表示状态，情况）处于；（表示范围、领域、方向）在……之内，在……方面 *ad.* 向里，向内
inch [intʃ]	*n.* 英寸
include [in'klu:d]	*vt.* 包括，包含，计入
income ['inkəm]	*n.* 收入，所得，进款
increase [in'kri:s]	*v. / n.* 增加，增长，增进
indeed [in'di:d]	*ad.* 的确，确实
Indian ['indjən]	*a.* 印度（人）的，印第安人的 *n.* 印度人，印第安人
indifference [in'difrəns]	*n.* 冷淡
indoor ['indɔ:]	*a.* 户内的，室内的
induction [in'dʌkʃən]	*n.*（电、磁）感应，感应现象；（逻辑）归纳法，推论
industry ['indəstri]	*n.* 工业，产业
influenza [,influ'enzə]	*n.* 流行性感冒
informal [in'fɔ:məl]	*a.* 非正式的，非正规的；通俗的，口语的
information [,infə'meiʃən]	*n.* 消息，资料，情报
innocence ['inəsns]	*n.* 无罪；天真；无害
innovate ['inəveit]	*vi.* 创新，改革
insect ['insekt]	*n.* 昆虫，虫
inside ['in'said]	*prep.* 在……里，在……内 *a.* 内部的，里面的，内幕的 *ad.* 在内部，在里面 *n.* 内部，里面，内侧
insist [in'sist]	*vi.* 坚持，坚持主张，强烈要求 *vt.* 坚持，坚决主张，坚决认为
instead [in'sted]	*ad.* 代替，顶替；反而，却
intermittent [,intə(:)'mitənt]	*a.* 间歇的，断断续续的
instruction [in'strʌkʃən]	*n.*（*pl.*）指令，指示，说明；教学，教导

54

instructor [in'strʌktə]	*n.* 指导员，教员，教练
interact [,intər'ækt]	*vi.* 相互作用/影响
interaction [,intər'ækʃən]	*n.* 交互作用，交感
interchange [,intə'tʃeindʒ]	*v.* 交换，互换；轮流进行 *n.* 交换，交替；立体交叉道路
interconnect [,intə(:)kə'nekt]	*vt.* 使互相连接
interest ['intrist]	*n.* 兴趣，关心，注意；利息，利率；(*pl.*) 利益
interesting ['intristiŋ]	*a.* 有趣的，令人关注的
international [,intə(:)'næʃənəl]	*a.* 国际的，世界的
interplanetary [,intə(:)'plænitəri]	*a.* 行星间的；太阳系内的
interpreter [in'tə:pritə]	*n.* 译员，口译者
interruption [,intə'rʌpʃən]	*n.* 打断，干扰；中断
introduce [,intrə'dju:s]	*vt.* 介绍；引进，传入；提出
inventive [in'ventiv]	*a.* 发明的，有发明才能的
inventor [in'ventə(r)]	*n.* 发明者，发明家，创造者
investor [in'vestə]	*n.* 投资者，出资者
invite [in'vait]	*vt.* 邀请，招待
iron ['aiən]	*n.* 铁；烙铁，熨斗 *v.* 烫（衣），熨平
irregular [i'regjulə]	*a.* 不规则的，无规律的，大小不一的；不规范的
irrigate ['irigeit]	*vt.* 灌溉，修水利 *vi.* 进行灌溉
Islam ['izlɑ:m,-læm,-ləm]	*n.* 伊斯兰教
island ['ailənd]	*n.* 岛
Italian [i'tæljən]	*a.* 意大利（人/语）的 *n.* 意大利人/语
itself [it'self]	*pron.* 它自己，它本身

jacket ['dʒækit]	*n.* 短上衣，夹克衫
January ['dʒænjuəri]	*n.* 一月
Japanese [dʒæpə'ni:z]	*a. / n.* 日本（人/语）的 *n.* 日本人，日语
jar [dʒɑ:]	*n.* 罐，坛
jaw [dʒɔ:]	*n.* 颌，颚
jazz [dʒæz]	*n.* 爵士乐
jean [dʒein]	*n.* 斜纹布；(*pl.*) 斜纹布，工装裤，牛仔裤
jeep [dʒi:p]	*n.* 吉普车，小型越野汽车
jet [dʒet]	*n.* 喷气发动机，喷气式飞机；喷口，喷嘴
jewel ['dʒu:əl]	*n.* 宝石；宝石饰物
jewel(le)ry ['dʒu:əlri]	*n.* (总称) 珠宝；珠宝饰物
job [dʒɔb]	*n.* 职业，工作；一件工作，活儿
join [dʒɔin]	*v.* 结合，接合，连接；参加，加入
joke [dʒəuk]	*n.* 笑话，玩笑 *vi.* 说笑话，开玩笑
journey ['dʒə:ni]	*n.* 旅行，旅程 *vi.* 旅行
joy [dʒɔi]	*n.* 欢乐，喜悦；乐事，乐趣
judge [dʒʌdʒ]	*n.* 法官，裁判员；评判员，裁判 *vt.* 评价，鉴定；认为，断定，判断；审判，裁判，裁决
juice [dʒu:s]	*n.* 汁，液
July [dʒu(:)'lai]	*n.* 七月
jump [dʒʌmp]	*v. / n.* 跳跃，跳动 *n.* 猛增
June [dʒu:n]	*n.* 六月
Jupiter ['dʒu:pitə]	*n.* 木星
just [dʒʌst]	*ad.* 正好，恰好；刚刚，刚才；只是，仅仅是，只不过 *a.* 公正的，公平的

56

keep [ki:p]	*vi.* 保持，坚持 *vt.* 保留，保存；保持，继续；保守，遵守；防守，保卫；抑制，防止；扣留，留住；赡养，饲养；经营，管理
keeper ['ki:pə]	*n.* 看守人，看护人，管理员，饲养员
kettle ['ketl]	*n.* 水壶
kid [kid]	*n.* 小孩，儿童 *vi.* 戏弄
key [ki:]	*n.* 钥匙；答案，解答；键，琴键；方法，关键 *a.* 主要的，关键的
keyboard ['ki:bɔ:d]	*n.* 键盘
kick [kik]	*n. / v.* 踢
kill [kil]	*vt.* 杀死，消灭；破坏，毁灭；消磨（时间）
kilo / **kilogram (me)** ['kiləugræm]	*n.* 千克，公斤
kilometer ['kiləmi:tə]	*n.* 千米；公里
kind [kaind]	*n.* 种类 *a.* 仁慈的，和善的，亲切的
king [kiŋ]	*n.* 国王
kindergarten ['kində,ga:tn]	*n.* 幼儿园
kingdom ['kiŋdəm]	*n.* 王国
kiss [kis]	*vt. / n.* 接吻
kitchen ['kitʃin]	*n.* 厨房
knee [ni:]	*n.* 膝，膝盖
knife [naif]	*n.* 刀，餐刀 *vt.* 用刀切，用匕首刺
knight [nait]	*n.* 骑士，武士；爵士
knock [nɔk]	*n. / v.* 敲，敲打；碰撞
know [nəu]	*vt.* 知道，了解，懂得；认识，熟悉；识别，认出 *vi.* 了解，知道
knowledge ['nɔlidʒ]	*n.* 知识，学识；知道，了解

L

lab [læb]	= laboratory [ləˈbɔrətəri, ˈlæbərətəri]
labo(u)r [ˈleibə]	n. 劳动，工作；劳力，劳方 v. 劳动，苦干
lack [læk]	n. / v. 缺乏，没有，缺少
ladder [ˈlædə]	n. 梯子，阶梯
lady [ˈleidi]	n. 夫人，小姐，女士
lake [leik]	n. 湖
lamb [læm]	n. 羔羊，小羊；羔肉
lamp [læmp]	n. 灯
land [lænd]	n. 陆地；土地；国土，国家 v. 使靠岸，使登陆，使着陆
landing [ˈlændiŋ]	n. 登陆，着陆；楼梯平台
language [ˈlæŋgwidʒ]	n. 语言
large [lɑ:dʒ]	a. 大的，广大的；大规模的，众多的
last [lɑ:st]	a. 最后的；最近的，紧接的，前面的 ad. 最后，最近 vi. 持续，持久
late [leit]	a. / ad. 迟的，迟到的
lately [ˈleitli]	ad. 最近，近来
later [ˈleitə]	ad. 后来；过一会儿
Latin [ˈlætin]	a. 拉丁（人/语）的 n. 拉丁语（人）
laugh [lɑ:f]	n. / vi. 笑
law [lɔ:]	n. 法律，法规；规律，法则，定律
lawyer [ˈlɔ:jə]	n. 律师
lay [lei]	vt. 放，搁；下（蛋）；铺设，敷设；设置，布置

58

lazy ['leizi]	*a.* 懒惰的
lead [led]	*n.* 铅
leader ['li:də]	*n.* 领袖，领导者
leadership ['li:dəʃip]	*n.* 领导
leading ['li:diŋ]	*a.* 指导的，领导的；领先的；第……位的，最主要的
lead [li:d]	*v.* 领导，率领，领先；引导，带领；导致，通向　*n.* 领导，领先
leaf [li:f]	*n.* 叶，叶子；页，张
league [li:g]	*n.* 同盟，联盟；协会，社团
learn [lə:n]	*v.* 学习，学会，记住；听说，获悉
least [li:st]	*a.* 最小的，最少的
leave [li:v]	*vi.* 离开，出发　*vt.* 离开，动身，留下，剩下，使处于；忘带，让，听任；交给，托付　*n.* 许可，同意；告假，休息
lecture ['lektʃə]	*n. / v.* 演讲，讲课
left [left]	*a. / n.* 左的，左面的，左边的；往左的，向左的
leg [leg]	*n.* 腿，腿脚
legislature ['ledʒisˌleitʃə]	*n.* 立法机构，议会
lemon ['lemən]	*n.* 柠檬
lend [lend]	*vt.* 出借，借给
length [leŋθ]	*n.* 长，长度
lengthen ['leŋθən]	*vt.* 伸长，延长
less [les]	*a. / ad.* 更少，较少，更小
lesson ['lesn]	*n.* 一节课；功课；课程；教训
let [let]	*vt.* 允许，让；使；出租
letter ['letə]	*n.* 信；函件；字母

level ['lev(ə)l]	*n.* 水平；水准，等级 *a.* 水平的 *vt.* 弄平，铺平
liar ['laiə]	*n.* 说谎的人
library ['laibrəri]	*n.* 图书馆；丛书，文库
lid [lid]	*n.* 盖
lie [lai]	*vi.* 躺，平放；位于；处于，在于 *n.* 谎言 *v.* 说谎
life [laif]	*n.* 生命；寿命，一生；生活，生计；生物
lifestyle ['laifstail]	*n.* 生活方式
lifetime ['laiftaim]	*n.* 一生，终身
lift [lift]	*v.* 提起，举起；消散，（云雾）升起 *n.* 举起；升起；电梯，升降机；搭便车
light [lait]	*n.* 光，光线，光亮，灯，灯光 *vt.* 点，点燃；照亮，照耀 *a.* 轻的；轻捷的，轻快的；淡（色）的；明亮的
lighting ['laitiŋ]	*n.* 照明；照明设备；舞台灯光；点火
like [laik]	*v.* 喜欢，喜爱；想要 *prep.* 像，同……一样 *a.* 同样的，相像的
limb [lim]	*n.* 肢，手足；大树枝
limit ['limit]	*n.* 界限，限度；(*pl.*) 范围 *vt.* 限制，限定
line [lain]	*n.* 线，线条；界线；行，行列；航线，交通线，通信线 *v.* 排队，排列
lion ['laiən]	*n.* 狮子
lip [lip]	*n.* 嘴唇
list [list]	*n.* 表，目录，名单 *vt.* 列举，把……编列成表
listen ['lisn]	*vi.* 听，听从
little ['litl]	*a.* 小的，幼小的；矮小的；渺小的；不多的，少到几乎没有的 *ad.* / *n.* 不多，几乎没有
live [liv] *v.* [laiv] *a.*	*vi.* 住，居住；生活，过活；生存 *vt.* 过生活 *a.* 活的，有生命的；实况播送的
livelihood ['laivlihud]	*n.* 生计，谋生之道
lively ['laivli]	*a.* 活泼，活跃；逼真

60

liver ['livə]	*n.* 肝；肝脏
living ['liviŋ]	*a.* 活的，现存的 *n.* 生活，生计
load [ləud]	*v.* 装，装载，装填 *n.* 负荷，负担
lock [lɔk]	*n.* 锁 *v.* 上锁，锁住
lonely ['ləunli]	*a.* 孤独的，寂寞的；荒凉的，人迹稀少的
long [lɔŋ]	*a.* 长的，长远的；长期的 *ad.* 长久地，长期地 *vi.* 渴望，极想
look [luk]	*vi. / n.* 看，注视 *v.* 好像，显得 *n.* 脸色，外表
lord [lɔ:d]	*n.* (L-) 上帝，主；主人，长官
lorry ['lɔri]	*n.* 运货汽车，卡车
lose [lu:z]	*vt.* 丢，失去，丧失；失败，输；迷（路）
loss [lɔs]	*n.* 丧失，丢失；亏损，损失；失败
lost [lɔst]	*a.* 失去的；错过的，浪费掉的；无望的，迷路的
lot [lɔt]	*n.* 许多；签，抽签
loud [laud]	*a.* 响亮的，大声的；吵闹的，喧嚣的 *ad.* 响亮，大声地
loudish ['laudiʃ]	*a.* 声音稍高的
loudspeaker ['laud'spi:kə]	*n.* 扩音器，喇叭
love [lʌv]	*n. / vt.* 爱，热爱，爱戴；喜欢，爱好
lovely ['lʌvli]	*a.* 可爱的，秀丽的；令人愉快的，美好的
lover ['lʌvə]	*n.* 爱好者；情人
low [ləu]	*a.* 低的，矮的；低级的，下层的，卑贱的；低声的
lower ['ləuə]	*a.* 较低的；下级的；下游的 *vt.* 放下，降低
luck [lʌk]	*n.* 运气；好运，侥幸
lucky ['lʌki]	*a.* 幸运的；侥幸的
lunch [lʌntʃ]	*n.* 午饭

M

machine [məˈʃiːn]	n. 机器；机械
mad [mæd]	a. 发疯的；恼火的
madam [ˈmædəm]	n.（对妇女的尊称）女士，夫人
magazine [ˌmæɡəˈziːn]	n. 杂志，期刊
mail [meil]	n. 邮件 vt. 邮寄
main [mein]	a. 主要的，最重要的
mainly [ˈmeinli]	ad. 主要地
major [ˈmeidʒə]	a. 较大的 n. 专业
majority [məˈdʒɔriti]	n. 多数，大多数
make [meik]	vt. 使；做，制造
manage [ˈmænidʒ]	vt. 管理；设法；对付
manager [ˈmænidʒə]	n. 经理，管理人
manly [ˈmænli]	a. 有男子气概的，果断的 ad. 男子般地，果断地
many [ˈmeni]	a. 许多的 n. 许多（人）
map [mæp]	n. 图；地图
marathon [ˈmærəθən]	n. 马拉松赛跑
March [mɑːtʃ]	n. 三月
march [mɑːtʃ]	vi. 行进，行军；游行示威 n. 进行曲
mark [mɑːk]	n. 记号，标记，痕迹；分数 vt. 记分，打分；做标记，标志
market [ˈmɑːkit]	n. 市场，集市；销路，需求 vt. 销售
marketing [ˈmɑːkitin]	n. 行销，买卖
marriage [ˈmæridʒ]	n. 结婚，婚姻；结婚仪式

62

marry ['mæri]	*vt.* 结婚，嫁，娶
Mars [mɑ:z]	*n.* 火星
mass [mæs]	*n.* 团，块，堆；(*pl.*)群众，民众；众多，大量；质量
master ['mɑ:stə]	*n.* 主人，雇主；能手，名家，大师；(M-)硕士 *vt.* 掌握，精通
match [mætʃ]	*n.* 火柴；比赛，竞赛；对手，敌手 *v.* 匹配，相配
material [mə'tiəriəl]	*n.* 材料，原料；资料 *a.* 物质的，实物的，具体的
mathematics [ˌmæθi'mætiks]	*n.* 数学
maths [mæθs]	= mathematics[ˌmæθi'mætiks]
matter ['mætə]	*n.* 物质，物体；事情，情况，事态；毛病，麻烦事 *vi.* 要紧，有关系
maturity [mə'tjuəriti]	*n.* 成熟；完成；到期
May [mei; me]	*n.* 五月
may [mei; me]	*aux. v.* 可能，或许；可以，不妨；祝愿
maybe ['meibi]	*ad.* 大概，或许
mayor [mɛə]	*n.* 市长
mean [mi:n, min]	*vt.* 意指，意味着；意欲，打算 *a.* 低劣的，平庸的；卑鄙的，吝啬的；平均的 *n.* 平均值
meaning ['mi:niŋ]	*n.* 意义，意思，含义
meanwhile ['mi:nwail]	*n.* 其时，其间 *ad.* 同时，当时
measure ['meʒə]	*vt.* 量，测量 *n.* 量度，测量；(*pl.*)措施，办法
mechanics [mi'kæniks]	*n.* 力学，机械学
medical ['medikəl]	*a.* 医学的，医疗的；医药的；内科的
medication [ˌmedi'keiʃən]	*n.* 添加药物，药物治疗
medicine ['medsin, -disin]	*n.* 内服药，医药；医学，医术
Mediterranean [ˌmeditə'reinjən]	*n. / a.* 地中海（的）

63

meet [mi:t]	*v.* 遇见；会见，迎接；会合，开会；遭到；经历；满足 *n.* 聚会，运动会
meeting ['mi:tiŋ]	*n.* 会议，集会
member ['membə]	*n.* 成员，会员
memorable ['memərəbl]	*a.* 值得回忆的，难忘的；特别的，显著的
memorandum [ˌmemə'rændəm]	*n.* 备忘录（缩略为 memo）
memory ['meməri]	*n.* 记忆力，记忆；回忆；内存
mend [mend]	*vt.* 修理，修补，缝补
mental ['mentl]	*a.* 思想的，精神的；智力的，脑力的
mention ['menʃən]	*vt. / n.* 提及，说起，讲述
merely ['miəli]	*ad.* 仅仅，只不过
merger ['məːdʒə]	*n.*（企业等的）合并
merit ['merit]	*n.* 优点，价值
message ['mesidʒ]	*n.* 消息，音信，文电，口信，便条；启示，要旨
metal ['metl]	*n.* 金属；金属制品
meteor ['mi:tjə]	*n.* 流星；大气现象
meteorite ['mi:tjərait]	*n.* 陨星
meter ['mi:tə]	*a.* 公尺，米；仪表
method ['meθəd]	*n.* 方法，办法
Mexican ['meksikən]	*n. / a.* 墨西哥（的）*n.* 墨西哥（人）
microbe ['maikrəub]	*n.* 微生物，细菌
microcomputer ['maikrəukəmˌpju:tə(r)]	*n.* 微型电子计算机
microprocessor [maikrəu'prəusesə(r)]	*n.* 微处理
microwave ['maikrəuweiv]	*n.* 微波

midday ['middei]	*n.* 正午，中午 *a.* 正午的
middle ['midl]	*n.* 中间，当中 *a.* 中间的，中部的
midnight ['mid,nait]	*n.* 午夜，子夜
might [mait]	*aux. v.* （may 的过去式） *n.* 力量，威力
migration [mai'greiʃən]	*n.* 迁移，迁居；（候鸟）移栖
mile [mail]	*n.* 英里
milestone ['mailstəun]	*n.* 里程碑
militia [mi'liʃə]	*n.* 民兵
milky ['milki]	*a.* 牛奶的，多奶的；乳白色的
miller ['milə]	*n.* 磨坊主
million ['miljən]	*n.* 百万
mind [maind]	*n.* 头脑，精神；理智，智能；想法，意见；心情，情绪 *v.* 留心，当心，注意；介意，在乎；照料
mine [main]	*pron.* （所有格）我的 *n.* 矿，矿山，矿井 *vt.* 采掘，开矿
miner ['mainə]	*n.* 矿工
mineral ['minərəl]	*n.* 矿物，矿石 *a.* 矿物的，矿质的
minister ['ministə]	*n.* 部长，大臣
minute ['minit]	*n.* 分，分钟；一会儿，片刻
mirror ['mirə]	*n.* 镜子
misconduct [mis'kɔndʌkt]	*n.* 行为不检
miss [mis]	*n.* 小姐；（M-）小姐（加于姓或姓名前） *vt.* 未击中，没达到；未看到，未注意到；没赶上；遗漏，省去；惦念
mistake [mis'teik]	*n.* 错误，过失，误会 *vt.* 误解，弄错，错认
mix [miks]	*vt.* 混合，掺和；混淆，混乱
model ['mɔdl]	*n.* 样式；模型，原型；模特儿；模范，典型 *vt.* 做……的模型；模仿，依……仿造

modern ['mɔdən]	*a.* 现代的，近代的；新式的
modernization [,mɔdənai'zeiʃən]	*n.* 现代化
modesty ['mɔdisti]	*n.* 谦虚，虚心
modification [,mɔdifi'keiʃən]	*n.* 修改，改进；缓和，减轻
moment ['məumənt]	*n.* 片刻，瞬间，时刻
Monday ['mʌndi, 'mʌndei]	*n.* 星期一
money ['mʌni]	*n.* 货币，金钱
monitor ['mɔnitə]	*n.* 班长；监测器，显示器 *v.* 监听，监测
monkey ['mʌŋki]	*n.* 猴子
moon [mu:n]	*n.* 月球，月亮；卫星
more [mɔ:(r)]	*a.* 更多的，较多的 *ad.* 更，更多 *n.* 更多的人（或东西）
morning ['mɔ:niŋ]	*n.* 早晨，上午
Moslem ['mɔzlem, 'mɔzlim]	*n./a.* 穆斯林（的），伊斯兰教（的）
most [məust]	*a.* 最多的，最大的 *ad.* 最，非常，极 *n.* 大多数，大部分
mother ['mʌðə]	*n.* 母亲，妈妈
motherland ['mʌðəlænd]	*n.* 祖国
motor ['məutə]	*n.* 发动机，电动机，马达
motoring ['məutəriŋ]	*n.* 驾驶汽车
motorist ['məutərist]	*n.* 驾车的人，乘车旅行的人
motorway ['məutəwei]	*n.* 高速公路，快车道
mountain ['mauntin]	*n.* 山
mouse [maus]	*n.* 鼠，耗子；鼠标
mouthful ['mauθ,ful]	*n.* 满口，一口

66

move [mu:v]	*vt.* 移动，搬动，迁移；感动 *vi.* 动，走动；搬家 *n.* 动，动作，行动
movement ['mu:vmənt]	*n.* 运动，活动；移动
movie ['mu:vi]	*n.* 电影，电影院
much [mʌtʃ]	*ad.* 非常，更，……很多 *a.* / *n.* 许多，大量
mud [mʌd]	*n.* 泥，泥浆
mug [mʌg]	*n.* （有柄的）大杯
multinational [mʌlti'næʃən(ə)l]	*a.* 多国的，跨国公司的，多民族的 *n.* 跨国公司，多国籍公司
mum [mʌm]	*n.* 母亲，妈妈
museum [mju(:)'ziəm]	*n.* 博物馆，展览馆
mushroom ['mʌʃrum]	*n.* 蘑菇
music ['mju:zik]	*n.* 音乐，乐曲
musical ['mju:zikəl]	*a.* 音乐的，悦耳的；喜欢音乐的，有音乐才能的 *n.* 音乐剧（以音乐为主的电影等）
musician [mju:'ziʃən]	*n.* 音乐家，乐师
must [mʌst; məst]	*aux. v.* 必须，应当；必定，谅必

N

nail [neil]	*n.* 钉；指甲，爪 *vt.* 钉，使牢固
name [neim]	*n.* 名字，名称；名声，名望；名义 *vt.* 给……取名；列举；任命，提名
narrow ['nærəu]	*a.* 狭的，狭窄的；狭隘的
nation ['neiʃən]	*n.* 民族，国家
national ['næʃənəl]	*a.* 民族的；国家的；国立（有）的
nationalist ['næʃənəlist]	*n.* / *a.* 民族主义者（的）；国家主义（的）
nationwide ['neiʃənwaid]	*a.* 全国性的
native ['neitiv]	*n.* 土著，当地人 *a.* 本国的，本地的，土生的

natural ['nætʃərəl]	a. 自然界的，天生的；天赋的，固有的
nature ['neitʃə]	n. 自然，自然界；本性，性质，天性
near [niə]	ad. 接近，靠近；大约，差不多 a. 近，接近；亲密 prep. 在……近旁，接近 v. 接近
nearly ['niəli]	ad. 差不多，几乎
neat [ni:t]	a. 整洁的，简洁的；优美的，精致的；利索的
neck [nek]	n. 颈，脖子
need [ni:d]	v. / n. 必须，必要；缺少 aux. v. 需要，必须
needle ['ni:dl]	n. 针，指针，针状物
neighbor(u)r ['neibə]	n. 邻居
neither ['naiðə, US 'ni:ðə]	a.（两者）没有一个的 pron. 两者都不 conj. / ad. 也不
nephew ['nevju(:), 'nefju(:)]	n. 侄儿，外甥
nest [nest]	n. 巢，窝
Neptune ['neptju:n]	n. 海王星
nervous ['nə:vəs]	a. 神经的；神经过敏的，紧张不安的
net [net]	n. 网，网状物 a. 净的，纯净的
never ['nevə]	ad. 永不，从不；决不
new [nju:]	a. 新的，新近的；新来的；不熟悉的，没经验的
news [nju:z]	n. 新闻，消息
newsletter ['nju:z,letə(r)]	n. 时事通讯，新闻简报
newspaper ['nju:speipə]	n. 报纸
next [nekst]	a. 紧接的，其次的；贴近的 ad. 其次，然后，下次；居后
nice [nais]	a. 好的，美的，令人愉快的
nicely ['naisli]	ad. 很好地；精确地，细微地
night [nait]	n. 夜，夜晚

niece [ni:s]	*n.* 侄女，外甥女
nightfall ['naitfɔ:l]	*n.* 黄昏，傍晚
nine [nain]	*num.* 九
ninety ['nainti]	*num.* 九十
nineteen ['nain'ti:n]	*num.* 十九
ninth [nainθ]	*num.* 第九 *n.* 九分之一
noble ['nəubl]	*a.* 贵族的；高尚的
nobody ['nəubədi]	*pron.* 谁也不，没有人
nod [nɔd]	*vt. / n.* 点头；表示同意；打盹，瞌睡
noise [nɔiz]	*n.* 吵嚷声，杂音，噪声
noisy ['nɔizi]	*a.* 吵闹的
nomination [nɔmi'neiʃən]	*n.* 提名，任命；推荐
none [nʌn]	*pron.* 谁也不，哪个都不 *ad.* 一点也不
noodle ['nu:dl]	*n.* 面条；笨蛋
noon [nu:n]	*n.* 正午，中午
nor [nɔ:]	*conj.* 也不，又不
normal ['nɔ:məl]	*a.* 正常的，标准的；正规的；精神健全的
north [nɔ:θ]	*n.* 北，北方 *ad.* 向/自/在北方
northeast ['nɔ:θ'i:st]	*n. / a.* 东北（的），东北部（的） *ad.* 向东北，在东北
northern ['nɔ:ðən]	*a.* 北的，北方的
northwest ['nɔ:θ'west]	*n. / a.* 西北（的），西北部（的） *ad.* 向西北，在西北
Norwegian [nɔ:'wi:dʒən]	*a.* 挪威（人）的 *n.* 挪威人/语
nose [nəuz]	*n.* 鼻，（飞机、船等的）前端 *v.* 侦察出

69

not [nɔt]	*ad.* 不，没，不是
note [nəut]	*n.* 笔记，短信，（外交）照会，注解，注释，票据，纸币，音符 *vt.* 注意，记录，笔记
notebook ['nəutbuk]	*n.* 笔记本；笔记本电脑
nothing ['nʌθiŋ]	*n.* 微不足道的人或事 *pron.* 没有东西，什么也没有；无，小事
notice ['nəutis]	*vt.* 注意到，看到 *n.* 注意，认识；通知，通告，布告
novelist ['nɔvəlist]	*n.* 小说家
November [nəu'vembə]	*n.* 十一月
now [nau]	*ad.* 现在，当前，如今；这时候；现在就，马上；（用以改变口气，加强语气）
nowadays ['nauədeiz]	*ad.* 现今，现在
number ['nʌmbə]	*n.* 数，数字；号码，编号
nurse [nə:s]	*n.* 保姆，护士，保育员
nut [nʌt]	*n.* 坚果；螺母，螺帽；（俗）疯子

obey [ə'bei]	*vt.* 顺从，服从
object ['ɔbdʒikt]	*n.* 物体；目的；对象 *v.* 反对
obsess [əb'ses]	*v.* 经常在（某人）脑海中萦绕；（恐怖、妄想等）困扰，缠住人
occur [ə'kə:]	*vi.* 发生，出现；想起，想到
ocean ['əuʃən]	*n.* 海洋
Oceania [ˌəuʃi'einiə]	*n.* 大洋洲
October [ɔk'təubə]	*n.* 十月
off [ɔ:f, ɔf]	*ad.* 离，距，离开；切断，停止；中止；完，光；剪掉，扣掉，消除 *prep.* 从……离开，离，偏离
offence [ə'fens]	*n.* 犯罪，犯规，过错；冒犯，触怒

offender [ə'fendə]	*n.* 冒犯者；违反者；犯罪者
offer ['ɔfə]	*v.* 提供，提出；愿意做；奉献　*n.* 提供，提议；报价，出价
office ['ɔfis]	*n.* 办公室，办事处；部，处，局；职务，公职
officer ['ɔfisə]	*n.* 工作人员，公务员；军官
official [ə'fiʃəl]	*a.* 官方的，正式的，公务的　*n.* 官员，行政人员
offline [ɔf'lain]	*n.* 脱机，挂线
often ['ɔ(:)fn, 'ɔ:fən]	*ad.* 常常，屡次
old [əuld]	*a.* 老的，年老的；以前的，陈旧的，古老的；……岁的，……久的
Olympics [əu'limpiks]	*(pl.)*（= Olympic Games）奥林匹克运动会
on [ɔn]	*prep.* 在……上；靠近，在……旁；关于，有关；在……时候，在……后立即；朝，向，针对；凭，根据；向前，（继续）下去；在从事……中，处于……情况；在……供职，（是）……成员　*ad.*（放/穿/接续）上；向前，（继续）下去
once [wʌns]	*ad.* 一次，一度，曾经　*n.* 一次　*conj.* 一旦……就
one [wʌn]	*num.* 一个，一个　*pron.* 一个人；任何人　*a.* 一个的；某一……的；同一……的
oneself [wʌn'self]	*pron.* 自己，自身；亲自
ongoing ['ɔngəuiŋ]	*a.* 进行中的
onion ['ʌnjən]	*n.* 洋葱
online ['ɔnlain]	*a.* 联机；在线
onlooker ['ɔnlukə(r)]	*n.* 旁观者
only ['əunli]	*ad.* 只，仅仅　*a.* 唯一的
onto ['ɔntu]	*prep.* 到……之上，在……之上
onward(s) ['ɔnwə:dz]	*ad. / a.* 向前（的）
open ['əupən]	*a.* 开着的，开放的；营业的；开阔的，空旷的　*vt.* 打开；开始，开张，开放　*vi.* 开，打开；开始，开放
opener ['əupənə]	*n.* 开……的人，开局人；开启用的工具
openly ['əupənli]	*ad.* 公然地，公开地；直率地，坦白地

71

opera ['ɔpərə]	n. 歌剧
opinion [ə'pinjən]	n. 意见，看法，主张
opposite ['ɔpəzit]	a. 对面的，对立的；相反的　n. 对立物，对立面　prep. 在……对面
optician [ɔp'tiʃən]	n. 眼镜商，光学仪器制造商
or [ɔ:,ə]	conj. 或，或者；即；否则，要不然
orange ['ɔrindʒ]	n. 橙，橘
order ['ɔ:də]	v. 定制，订/购；命令　n. 顺序，次序；等级；秩序，治安；整齐，有条理；订货，订货单；命令
ordinary ['ɔ:dinəri]	a. 平常，普通；平凡，平淡
organism ['ɔ:gənizəm]	n. 生物，有机体
other ['ʌðə]	a. 另外的，别的；另一，其他的　pron. 别的东西，别人
otherwise ['ʌðəwaiz]	conj. 否则，要不然　ad. 另外，别样
ought [ɔ:t]	aux. v.（~to）应当，应该
out [aut]	ad. 在外，向外，出外，不在家；熄灭，完结；出现
outdoor [aut'dɔ:z]	a. 户外的，野外的
outside ['aut'said]	n. / a. 外面，外部　ad. 向外，在外　prep. 在……外
outsider ['aut'saidə]	n. 局外人，外人；第三者，生人
outward ['autwəd]	a. 向外的　ad. 向外，在外
oven ['ʌvən]	n. 炉，灶，烤箱
over ['əuvə]	prep. 在……上方；高于，超过；在（做）……时候；越过，横跨；关于，在……方面；到处，遍及　ad. 翻过来；以上，超过；越过；在/向那边　a. 完了，结束；太，过度
overcoat ['əuvəkəut]	n. 外衣，大衣
overdo ['əuvə'du:]	v. 做得过头，过火
overestimate ['əuvə'estimeit]	vt. / n. 过高估计/评价
overload ['əuvə'ləud]	vt. 使超载　n. 超载

overtime [ˈəuvətaim]	*a.* 超时的，加班的　*ad.* 加班地
owe [əu]	*vt.* 欠，应向……付出；得感谢，应归功于
own [əun]	*a.* 自己的；特有的　*vt.* 拥有
ox [ɔks]	*n.* 牛，公牛

Pacific [pəˈsifik]	*a.* 太平洋的　*n.* 太平洋
pack [pæk]	*vt.* 包装，打包；塞满，挤满　*n.* （一）包，（一）群，（一）幅
packet [ˈpækit]	*n.* 包，盒
pail [peil]	*n.* 桶，水桶
pain [pein]	*n.* 痛苦，疼痛；(*pl.*) 努力，劳苦
paint [peint]	*v.* 涂，漆；画；绘，描述　*n.* 油漆，颜料
painter [ˈpeintə]	*n.* 油漆工；画家
painting [ˈpeintiŋ]	*n.* （一幅）油画，绘画；画法；（上）油漆
pair [pεə]	*n.* （一）对，（一）双，（一）副；一对男女/夫妇等　*v.* 成对，配对
palace [ˈpælis]	*n.* 宫殿
pale [peil]	*a.* 苍白的；浅的，淡的
pan [pæn]	*n.* 平底锅
panda [ˈpændə]	*n.* 熊猫
pants [pænts]	*n.* 裤子，衬裤
paper [ˈpeipə]	*n.* 纸；报纸；(*pl.*) 文件；论文，文章；试卷
par [pɑ:]	*n.* 同等，同位
pardon [ˈpɑ:dn]	*n.* 原谅，请再说一遍　*vt.* 原谅，饶恕，豁免

parent ['peərənt]	*n.* 父，母
park [pɑːk]	*n.* 公园，停车场 *v.* 停放（汽车等）
part [pɑːt]	*n.* 部分，份儿；角色，作用；一方；零件 *v.*（使）分开，分离，分别
partially ['pɑːʃəli]	*ad.* 部分地；局部地；某种程度上地；不完全地；偏袒地
partly ['pɑːtli]	*ad.* 部分地，不完全地，在一定程度上
party ['pɑːti]	*n.* 党，政党；聚会；一方，当事人
pass [pɑːs]	*vt.* 经过，走过，通过，穿过；传，传递，度过，通过（考试等） *n.* 通行证，护照；关隘；考试及格
passage ['pæsidʒ]	*n.* 通过，经过，通路，走廊，段，节
passenger ['pæsindʒə]	*n.* 乘客，旅客
password ['pɑːswəːd]	*n.* 口令
past [pɑːst]	*a.* 过去的 *n.* 过去，昔时，往事 *prep.* 过，经过
path [pɑːθ]	*n.* 小路，路线，途径
patient ['peiʃənt]	*a.* 能忍耐的，有耐心的 *n.* 病人，患者
pattern ['pætən]	*n.* 模式，样式；图案，花样
pause [pɔːz]	*n. / v.* 中止，暂停
pavement ['peivmənt]	*n.* [英]人行道，[美]硬路面
paw [pɔː]	*n.* 爪
pay [pei]	*v.* 付款，缴纳；付清；给予，致以（问候），进行（访问） *n.* 工资，薪饷；报酬
payable ['peiəbl]	*a.* 可支付的，应支付的
pea [piː]	*n.* 豌豆
peace [piːs]	*n.* 和平；平静
peaceful ['piːsful]	*n.* 平静；爱好和平的
peach [piːtʃ]	*n.* 桃，桃树

pear [pεə]	n. 梨，梨树
peasant ['pezənt]	n. 农民
pencil ['pensl]	n. 铅笔
penny ['peni]	n. 便士
pensioner ['penʃənə(r)]	n. 领养老金的人
pentagon ['pentəgən]	n. 五角形，五边形；(the P～) 五角大楼，美国国防部
people ['pi:pl]	n. 人，人们，人民；民族
pepper ['pepə]	n. 胡椒粉，胡椒，辣椒
percent [pə'sent]	n. 百分之……
perfect ['pə:fikt]	a. 完善的，完美的；完全的，十足的　vt. 使完美，改进
perfectly ['pə:fiktli]	ad. 完美地，无可非议地；彻底地
perhaps [pə'hæps]	ad. 也许，恐怕，大概
period ['piəriəd]	n. 期间，一段时间；时期，时代
permit [pə(:)'mit]	v. 允许，许可　n. 执照，许可证
perpendicular [ˌpə:pən'dikjulə]	n. 垂直线，垂直的位置　a. 垂直的，直立的
person ['pə:sn]	n. 人
personal ['pə:sənl]	a. 私人的；本人的，亲自的
personally ['pə:sənəli]	ad. 亲自地，由本人
persuade [pə'sweid]	vt. 劝说，说服
pet [pet]	n. 爱畜，宠儿　a. 宠爱的，亲昵的
phone [fəun]	n. 电话　vt. 打电话
photo ['fəutəu]	= photograph
photocopy ['fəutəuˌkɔpi]	n. / v. 影印，照相复印

75

photoelectric [ˌfəutəuiˈlektrik]	*a.* 光电的
photograph [ˈfəutəgrɑːf, -græf]	*n.* 照片，相片
photographer [fəˈtɔgrəfə]	*n.* 摄影师
photography [fəˈtɔgrəfi]	*n.* 摄影术
physically [ˈfizik(ə)li]	*ad.* 物质上；身体上；完全地
physics [ˈfiziks]	*n.* 物理学
physiology [ˌfiziˈɔlədʒi]	*n.* 生理学
piano [piˈɑːnəu, ˈpjɑː-]	*n.* 钢琴
pick [pik]	*n.* 镐 *v.* 拾，采，摘；挑选
picnic [ˈpiknik]	*n.* 郊游，野餐 *vi.* （去）野餐
picture [ˈpiktʃə]	*n.* 画，图片；照片；电影 *vt.* 想象，描述
pie [pai]	*n.* 馅饼
piece [piːs]	*n.* 一件，一片，一篇；碎片，片段 *vt.* 拼合，修补
pig [pig]	*n.* 猪
pigeon [ˈpidʒin]	*n.* 鸽子
pill [pil]	*n.* 药丸
pile [pail]	*n.* 堆 *v.* 堆积
pillow [ˈpiləu]	*n.* 枕头
pilot [ˈpailət]	*n.* 领航员；飞行员，驾驶员 *v.* 驾驶（飞机等）；领航
pin [pin]	*n.* 大头针；别针；销，栓 *vt.* 钉住，别住
pinch [pintʃ]	*v. / n.* 捏，拧
pine [pain]	*n.* 松树
pink [piŋk]	*n.* 粉红色

pint [paint]	*n.* 品脱
pioneer [ˌpaiə'niə]	*n.* 先驱，先锋，开拓者 *vt.* 开拓，开创
pipe [paip]	*n.* 管子，导管；烟斗；笛
pipeline ['paip,lain]	*n.* 管道
pit [pit]	*n.* 坑，窖
pitch [pitʃ]	*n.* 投，掷
pity ['piti]	*n. / v.* 怜悯，惋惜 *n.* 可惜的事，憾事
place [pleis]	*n.* 地方，地点，位置；职位，职责；住所，寓所；地位，等级，名次 *vt.* 放，置；安排，任命；发出（订单等）
plain [plein]	*n.* 平原 *a.* 平易的，易懂的；简单的，朴素的
plan [plæn]	*n.* 计划，打算；平面图 *vt.* 计划，制订计划 *vi.* 计划
plane [plein]	*n.* 平面；飞机
planet ['plænit]	*n.* 行星
plant [plɑ:nt]	*n.* 植物；工厂 *vt.* 种，植，播
plate [pleit]	*n.* 盘子，盆子；板，钢板 *vt.* 镀，电镀
play [plei]	*vi.* 玩，游玩，演奏，表演，比赛 *n.* 游戏，娱乐，剧本，戏剧，比赛，运动
player ['pleiə]	*n.* 选手，队员；演员；演奏者；唱机
playground ['pleigraund]	*n.* 操场；运动场
pleasant ['plezənt]	*a.* 令人愉快的，舒适
please [pli:z]	*vt.* 使愉快，使满意；喜欢，愿意 *int.* 请
pleasure ['pleʒə]	*n.* 愉快，欢乐；乐事，乐趣
plenty ['plenti]	*n.* 丰富，富裕
plough [plau]	*n.* 犁 *v.* 犁耕
Pluto ['plu:təu]	*n.* 冥王星

pocket ['pɔkit]	*n.* 衣袋　*a.* 袖珍的
poem ['pəuim, 'pəuem]	*n.* 诗
poet ['pəuit, 'pəuet]	*n.* 诗人
poetry ['pəuitri, 'pəuetri]	*n.* 诗歌，诗集
point [pɔint]	*n.* 尖端，头；点，小数点；论点，观点，要点；分数，得分　*v.* 指
pole [pəul]	*n.* 杆，柱；地极，磁极
police [pə'liːs]	*n.* 警察，警察局
policeman [pə'liːsmən]	*n.* 警察
polite [pə'lait]	*a.* 有礼貌的，客气的；斯文的，有教养的
polymer ['pɔlimə]	*n.* 聚合物，聚合体
pond [pɔnd]	*n.* 池塘
pool [puːl]	*n.* 水塘，池子，水潭　*vt.* 合伙经营；共享，共有；集中（钱、力量等）
poor [puə]	*a.* 穷；可怜的；低劣的，不好的
popular ['pɔpjulə]	*a.* 广受欢迎的，有名的；通俗的，流行的，大众的
popularity [.pɔpju'læriti]	*n.* 普及，流行，声望
population [.pɔpju'leiʃən]	*n.* 人口
populous ['pɔpjuləs]	*a.* 人口众多的
pork [pɔːk]	*n.* 猪肉
porridge ['pɔridʒ]	*n.* 粥，麦片粥
port [pɔːt]	*n.* 港口；舱门；避风港
portfolio [pɔːt'fəuljəu]	*n.* 文件夹，纸夹；部长职务
position [pə'ziʃən]	*n.* 位置；职务，职位；姿势，姿态，见解，立场
possession [pə'zeʃən]	*n.* (*pl.*) 所有物；拥有，占有

78

possible ['pɔsəbl]	*a.* 可能的，做得到的
possibly ['pɔsəbli]	*ad.* 可能地，也许
post [pəust]	*n.* （支）柱；邮政；哨所；岗位，职位 *vt.* 贴出，宣布，公告；邮寄，投寄
postal ['pəustəl]	*a.* 邮政的，邮寄的
postcard ['pəustkɑ:d]	*n.* 明信片
postman ['pəustmən]	*n.* 邮递员
postulate ['pɔstjuleit]	*n.* 假定；基本条件 *vt.* 要求；假定
pot [pɔt]	*n.* 壶，罐，盆
potato [pə'teitəu]	*n.* 马铃薯
potentially [pə'tenʃəli]	*ad.* 潜在地
pound [paund]	*n.* 磅；英镑 *v.* 猛击，击碎
pour [pɔ:, pɔr]	*v.* 灌，倒，注；泻，流出
power ['pauə]	*n.* 能力，力，精力；权力，势力，政权；功率，动力，电力；乘方
precious ['preʃəs]	*a.* 珍贵的，贵重的
prefer [pri'fə:]	*vt.* 更喜欢，宁愿
prepare [pri'pɛə]	*v.* 准备，预备；制作，制备
present ['prezənt] *a* ['preznt] *n* [pri'zent] *vt.*	*a.* 出席的，在场的；目前的，现在的 *n.* 目前，现在；礼物，礼品 *vt.* 赠送给予；提出，呈递，出示；介绍，引见
presenter [pri'zentə]	*n.* 主持人，报幕员；赠与者，提出者
presidency ['prezidənsi]	*n.* 总统（校长，总经理）的职位（任期）
president ['prezidənt]	*n.* 主席，总统，校长，会长；总裁，董事长
press [pres]	*vt.* 压，挤，按；催促 *n.* 压，挤，按；压榨机，印刷机；报刊，出版界/社
prestigious [.pres'ti:dʒəs]	*a.* 一般评价很高的，有声誉的，一流的
pretend [pri'tend]	*vt.* 假托，假装

pretty ['priti]	*a.* 漂亮的，俊俏的　*ad.* 相当地
prevent [pri'vent]	*vt.* 预防，防止
prevention [pri'venʃən]	*n.* 预防，防止
price [prais]	*n.* 价格，价钱；代价　*vt.* 标价
pricey ['praisi]	*a.* 价格高的，昂贵的
pride [praid]	*n.* 骄傲，自豪，自满；自尊心；引以为豪的东西　*vt.* 使自夸，使自豪
prince [prins]	*n.* 王子，亲王
princess [prin'ses, 'prinses]	*n.* 公主，王妃
print [print]	*v.* 印刷；出版；用印刷体写　*n.* 印刷品，字体
printer ['printə]	*n.* 打印机
prison ['prizn]	*n.* 监狱
prisoner ['priznə]	*n.* 囚徒
privately ['praivitli]	*ad.* 以私人的身份；悄悄地，私下地
prize [praiz]	*n.* 奖，奖金，奖品　*vt.* 珍视，珍惜
probably ['prɔbəb(ə)li]	*ad.* 或许，大概，很可能
problem ['prɔbləm]	*n.* 问题，难题
processor ['prəusesə]	*n.* （农产品的）加工业者；（电脑数据）处理机
produce [prə'dju:s]	*n.* 生产，制造，产生；显示，出示；上演，演出　*n.* 农产品
producer [prə'dju:sə]	*n.* 生产者
production [prə'dʌkʃən]	*n.* 生产，产量；产品，作品
professor [prə'fesə]	*n.* 教授
program(me) ['prəugræm]	*n.* 计划，规划，大纲；节目，节目单；程序　*v.* 编制程序
progress ['prəugres] *n.* [prə'gres] *v.*	*n.* / *v.* 前进，进步，进展

80

projector [prə'dʒektə]	*n.* 投影仪，放映机，幻灯机
promise ['prɔmis]	*n.* 答应，允诺；有……可能，有希望 *vt.* 承诺，诺言；希望，出息
pronounce [prə'nauns]	*vt.* 发……的音；宣布，宣称，断言 *vi.* 表态
pronunciation [prə,nʌnsi'eiʃən]	*n.* 发音，发音方法
propeller [prə'pelə]	*n.* 推进器，螺旋桨
proper ['prɔpə]	*a.* 适当的，恰当的；特有的，固有的
prostitute ['prɔstitjuːt]	*n.* 妓女；男妓
protect [prə'tekt]	*vt.* 保护，保卫
protection [prə'tekʃən]	*n.* 保护
protective [prə'tektiv]	*a.* 保护的，防护的，保护贸易的
proud [praud]	*a.* 骄傲的，自豪的；引以为豪的
prove [pruːv]	*v.* 证明，证实；检验，鉴定；结果是，表明是
provide [prə'vaid]	*vt.* 提供，供给
provider [prə'vaidə]	*n.* 供给者，赡养者
province ['prɔvins]	*n.* 省
provincial [prə'vinʃəl]	*a.* 省的；褊狭的，以自我为中心的，乡下的
psychologist [sai'kɔlədʒist]	*n.* 心理学家
psychology [sai'kɔlədʒi]	*n.* 心理学，心理
pub [pʌb]	*n.* 酒吧，酒馆
public ['pʌblik]	*a.* 公众的；公共的，公用的；公开的，公然的 *n.* 公众，大众
publicly ['pʌblikli]	*ad.* 公开地
publisher ['pʌbliʃə(r)]	*n.* 出版社；发行人

81

pull [pul]	*v. / n.* 拉，拖，牵
punish ['pʌniʃ]	*vt.* 惩罚，处罚
pupil ['pju:pl]	*n.* 学生，小学生；瞳孔
pure [pjuə]	*a.* 纯粹的；纯洁的
purpose ['pə:pəs]	*n.* 目的；意图；企图，打算
purple ['pə:pl]	*a.* 紫色的 *n.* 紫色
purse [pə:s]	*n.* 钱包
push [puʃ]	*vt. / n.* 推；推进，促进；催促
put [put]	*vt.* 放，置；记下，写下；表达；使……进入（状态）

quality ['kwɔliti]	*n.* 质，质量；品质，特性
quantity ['kwɔntiti]	*n.* 量，数量，大量
quarrel ['kwɔrəl]	*v. / n.* 争吵，吵架
quarter ['kwɔ:tə]	*n.* 四分之一；一刻钟，季，季度；(*pl.*) 住处；地区，区域
queen [kwi:n]	*n.* 女王，皇后，王后
question ['kwestʃən]	*n.* 问；问题；难题；议题 *vt.* 怀疑；问，审问
questionable ['kwestʃənəb(ə)l]	*a.* 可疑的，有问题的
quick [kwik]	*a.* 快的，迅速的；敏捷的，伶俐的；性急的，敏锐的
quicken ['kwikən]	*vt.* 加快，加速 *vi.* 变快，苏醒，变活跃
quiet ['kwaiət]	*a. / n.* 安静，平静，安定 *vt.* 使安静，平定
quite [kwait]	*ad.* 完全，十分；相当；颇

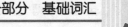

R

rabbit ['ræbit]	*n.* 兔子
race [reis]	*n.* 种族，人种；竞赛，赛跑　*vt.* 使全速前进；和……竞赛（比赛）*vi.* 疾走；竞走；参加比赛
racing ['reisiŋ]	*n.* 竞赛，赛马　*a.* 竞赛用的，赛马用的
racist ['reisist]	*n.* 民族主义者，种族歧视主义者
radiator ['reidieitə]	*n.* 暖气片，散热器
radio ['reidiəu]	*n.* 无线电；收音机，无线电通信　*v.* 用无线电通信
rail [reil]	*n.* 栏杆，围栏；(*pl.*) 铁路
railroad ['reilrəud]	*n.* 铁路
railway ['reilwei]	*n.* 铁路
rain [rein]	*n.* 雨　*vi.* 下雨
rainbow ['reinbəu]	*n.* 虹，彩虹
raincoat ['reinkəut]	*n.* 雨衣
rainy ['reini]	*a.* 下雨的，多雨的
raise [reiz]	*vt.* 举起，提高，提升；增加；筹集；引起；抚养，饲养；提出，发起
rapid ['ræpid]	*a.* 快的，急速的
rat [ræt]	*n.* 鼠
rather ['rɑːðə]	*ad.* 有些，相当；宁可，宁愿
ray [rei]	*n.* 线，光线，射线
reach [riːtʃ]	*vt.* 到，到达；伸手，够到；*vi.* 达到，延伸；伸出手　*n.* 能达到的范围
reactionary [ri(ː)'ækʃənəri]	*a.* 反动的　*n.* 反动分子，反动派
reactor [ri(ː)'æktə]	*n.* 反应堆
read [riːd]	*vt.* 朗读，阅读，辨认，观察　*vi.* 读；读到，获悉

83

reader [ˈriːdə]	*n.* 读者；读物，读本
reading [ˈriːdiŋ]	*n.* 阅读，读书；读物，选读；读数
real [ˈriːəl]	*a.* 真，真的；实际的，现实的
realization [ˌriəlaiˈzeiʃən]	*n.* 实现；认识到，深刻理解
realize [ˈriəlaiz]	*vt.* 认识到，体会到；实现
really [ˈriəli]	*ad.* 确实地，实在地，真正地，果然
reason [ˈriːzn]	*n.* 理由，原因；理性，理智 *vi.* 推论，推理
rebuild [ˈriːˈbild]	*v.* 再建，改建，重建；改革，改造
receive [riˈsiːv]	*vt.* 收到，接到；接待，接见；受到，蒙受
recent [ˈriːsnt]	*a.* 最近的，近来的
receptor [riˈseptə]	*n.* 接受器，感受器，接收器，受体
recollect [ˌrekəˈlekt]	*v.* 回忆，追想
record [ˈrekɔːd]	*n.* 唱片；记录，记载 *vt.* 记录，记载；将（声音等）录下
recorder [riˈkɔːdə]	*n.* 记录机；录音机
recording [riˈkɔːdiŋ]	*n.* 录音；记录
recover [riˈkʌvə]	*vt.* 收回，挽回；重新获得，挽回，弥补 *vi.* 恢复，痊愈
red [red]	*a.* 红色的 *n.* 红色
reduce [riˈdjuːs]	*vt.* 缩小，减小，减低；使成为；简化；还原
redundancy [riˈdʌndənsi]	*n.* 过多，多余，冗余；多余的事物
refer [riˈfəː]	*vi.* 参考，查阅，查询；提到，引用，指 *vt.* 叫（人）去……（以便得到消息、援助等）；把……归因于
refrigerator [riˈfridʒəreitə]	*n.* 冰箱，冷冻机，冷藏库
refuse [riˈfjuːz]	*vt.* 拒绝，推辞
regain [riˈgein]	*vt.* 重新获得，收复，恢复
regard [riˈgɑːd]	*vt.* 看作，对待；考虑，认为；尊重；(*pl.*) 敬重，敬意，问候

regret [ri'gret]	*v. / n.* 遗憾，懊悔，抱歉
regular ['regjulə]	*a.* 有规律的，规则的，规矩的；定时的，定期的；正规的，正式的；匀称的，整齐的
reincarnation ['ri:inkɑ:'neiʃ(ə)n]	*n.* 转生，再投胎；化身而成的生物，转世的生命
rejection [ri'dʒekʃən]	*n.* 拒绝，抵制，驳回
relation [ri'leiʃən]	*n.* 亲属，亲戚；关系，联系
relative ['relətiv]	*a.* 相对的，比较的　*n.* 亲属，亲戚
remain [ri'mein]	*vi.* 剩下，余留；留待，尚须；仍然是，依旧是 *n.* (*pl.*) 余，残余，遗迹，遗体
remember [ri'membə]	*vt.* 记住，记得；转达问候　*vi.* 记得，记住
remind [ri'maind]	*vt.* 提醒，使想起
remove [ri'mu:v]	*vt.* 排除，消除，去掉，搬迁，移动，运走
removal [ri'mu:vəl]	*n.* 移动，迁移；除掉
repair [ri'pɛə]	*n.* 修理，修复　*vt.* 补救，纠正；修理，修复
reply [ri'plai]	*vi. / n.* 回答，答复
report [ri'pɔ:t]	*vt. / n.* 报告，报道，报导　*n.* 传说，传闻　*vi.* 报告，报到
reportedly [ri'pɔ:tidli]	*ad.* 据报道，据传闻
reporter [ri'pɔ:tə]	*n.* 记者，报道者，通信员
representation [,reprizen'teiʃən]	*n.* 代表；表现
republic [ri'pʌblik]	*n.* 共和国，共和政体
request [ri'kwest]	*n. / vt.* 请求，要求
require [ri'kwaiə]	*vt.* 需要；要求，规定
research [ri'sə:tʃ]	*n. / vi.* 调查，探究
resentment [ri'zentmənt]	*n.* 愤慨，怀恨
respect [ris'pekt]	*n. / vt.* 尊敬，尊重　*n.* (*pl.*) 敬意，问候
respectful [ris'pektful]	*a.* 尊敬的，尊重的，恭敬的

rest [rest]	*n. / v.* 休息，静止；信赖，依赖，依据；剩余部分
restaurant ['restərənt, -rɔnt]	*n.* 餐馆，饭店
result [ri'zʌlt]	*n.* 成果，成绩；产生于，来自；导致，结果
retailer [ri:'teilə]	*n.* 零售商
retard [ri'tɑ:d]	*n.* 阻止，延迟 *vt.* 妨碍，延迟，使减速
retell [ri:'tel]	*vt.* 复述，再讲
return [ri'tə:n]	*vi. / n.* 归，回；归还 *vt.* 归还，送回；回报，报答 *a.* 回程的，回报的
review [ri'vju:]	*vt. / n.* 复习；复查，审核；回顾；评论
revival [ri'vaivəl]	*n.* 复活，复苏；恢复
revolution [revə'lu:ʃən]	*n.* 革命；旋转，转数
rewrite [ri:'rait]	*vt. / n.* 重写，改写
rich [ritʃ]	*a.* 富，富饶，丰富；富丽，浓艳 *vt.* (of) 免除，使获自由，使摆脱
ride [raid]	*n. / vi.* 骑，乘
right [rait]	*a.* 正确的；合适的，恰当的；右边的；直角的 *n.* 权利；右面 *ad.* 正确地，笔直地；完全，正好；直接，马上
rightful ['raitful]	*a.* 正当的，合法的
right-handed [rait'hændid]	*a.* (惯) 用右手的
rightly ['raitli]	*ad.* 正当地，正确地，真正地
ring [riŋ]	*n.* 戒指；圆圈，环；铃声，钟声；打电话 *vi.* 敲钟，打铃
ripe [raip]	*a.* 成熟的
rise [raiz]	*vi.* 上升，上涨；升起；起床，起立 *n.* 增加，升高；起源，发生；高地
road [rəud]	*n.* 路，道路，途径
robbery ['rɔbəri]	*n.* 抢劫
robot ['rəubɔt, 'rɔbət]	*n.* 机器人，遥控设备，自动机械，机械般工作的人
rocket ['rɔkit]	*n.* 火箭

rock [rɔk]	*n.* 岩,岩石 *v.* 摇
rod [rɔd]	*n.* 杆,竿,棒
role [rəul]	*n.* 角色,作用,任务
roll [rəul]	*v.* 滚动,转动;卷,绕 *n.* 卷,卷状物,面包卷;名册,名单
roller ['rəulə]	*n.* 滚筒,卷轴;压路机
Roman ['rəumən]	*a.* 罗马的,罗马数字的 *n.* 罗马人
roof [ru:f]	*n.* 屋顶
room [ru:m, rum]	*n.* 房间,室;余地,空间
root [ru:t]	*n.* 根,根源,来源
rope [rəup]	*n.* 绳,索
rosy ['rəuzi]	*a.* 玫瑰色的;美好的,光明的
rotten ['rɔtn]	*a.* 腐烂的,腐朽的
rough [rʌf]	*a.* 粗糙的;粗野的,粗鲁的;大致的,粗略的
round [raund]	*a.* 圆的,球形的;往返的 *prep.* 围绕 *ad.* 在周围 *v.* 绕行,使成圆形 *n.* 一圈,一周;巡回
row [rau]	*n.* (一)行;(一)排 *v.* 划船
rubber ['rʌbə]	*n.* 橡皮;橡胶;橡胶制品,胶鞋 *a.* 橡胶的
rug [rʌg]	*n.* 小地毯;毛毯
rubbish ['rʌbiʃ]	*n.* 垃圾,废物;废话
rugged ['rʌgid]	*a.* 崎岖不平的;粗壮的
ruin ['ruin; 'ru:in]	*vt.* 毁坏,破坏 *n.* 毁灭;崩溃;(*pl.*)废墟,遗址
rule [ru:l]	*v.* 统治,支配;裁决,裁定 *n.* 规则,规章,规律;惯例,常规
ruler ['ru:lə]	*n.* 统治者,支配者;尺,直尺
ruling ['ru:liŋ]	*a.* 支配的,统治的 *n.* 支配,统治

run [rʌn]	vi. 跑，奔；逃跑；流，淌；蔓延，伸展；经营，管理；运转，开动 vt. 使滑动，使移动；经营，管理；开动，操纵；载送，运送
running ['rʌniŋ]	n. 跑，赛跑；（机器等的）开动，运转；经营，运行 a. 跑着的，跑步用的；（水）流动的；连续的，接连不断的
rush [rʌʃ]	vi. 使匆促行进，突进；匆忙行动 vt. 使急行；匆忙地做；催促 n. 冲，奔，急速流动
Russian ['rʌʃən]	a. 俄罗斯（人/语）的

S

saddle ['sædl]	n. 鞍，马鞍，车座，鞍状物
safe [seif]	a. 安全的，牢靠的 n. 保险箱
safety ['seifti]	n. 安全
sail [seil]	n. 帆；航行 v. 航行，开航
sale [seil]	n. 卖，出售；贱卖，大减价；销售额
sailor ['seilə]	n. 水手，海员
saint [seint, sənt]	n. 圣人，圣徒
salad ['sæləd]	n. 色拉，凉拌菜
salesman ['seilzmən]	n. 售货员，推销员
salt [sɔ:lt]	n. 盐；盐类 vt. 盐渍，腌
same [seim]	a. 同一的，相同的 pron. 相同的人，相同的事情
sand [sænd]	n. 沙；(pl.)沙滩
sandwich ['sænwidʒ, -tʃ]	n. 三明治，加肉面包
satisfaction [,sætis'fækʃən]	n. 满意；满足
satisfied ['sætisfaid]	a. 感到满意的
satisfy ['sætisfai]	vt. 满足；使满意
satisfying ['sætis,faiiŋ]	a. 令人满意的，圆满的

Saturday ['sætədi]	*n.* 星期六
sauce [sɔ:s]	*n.* 酱油，调味汁
saucer ['sɔ:sə]	*n.* 茶托，浅碟
sausage ['sɔsidʒ]	*n.* 香肠，腊肠
save [seiv]	*vt.* 救，拯救；储存，储存；节省，节约
saver ['seivə]	*n.* 救助者，救星；节俭的人，储蓄的人
saving ['seiviŋ]	*n.* 储蓄；（*pl.*）储蓄金，存款
saw [sɔ:]	*vt.* 锯，锯开 *n.* 锯子
say [sei]	*vt.* 说，讲；说明，表明；比如说，大约 *vi.* 说，发表意见
saying ['seiiŋ]	*n.* 话；谚语
scanner ['skænə]	*n.* 扫描仪
scenario [si'nɑ:riəu]	*n.* 剧本，脚本；概要
scene [si:n]	*n.* 景色，景象；（戏）一场；布景；镜头
scenic ['si:nik]	*a.* 风景的，布景的
school [sku:l]	*n.* 学校，学院；学派，流派
science ['saiəns]	*n.* 科学；学科
scientific [saiən'tifik]	*a.* 科学的
scientist ['saiəntist]	*n.* 科学家
scissors ['sizəz]	*n.* 剪刀
scold [skəuld]	*v.* 训斥，责骂
score [skɔ:, skɔr]	*n.* 得分，分数；二十 *v.* 得分，记分
Scottish ['skɔtiʃ]	*a.* 苏格兰（人）的 *n.* 苏格兰（人）；苏格兰语
scream [skri:m]	*v. / n.* 尖叫（声）

89

screening ['skri:niŋ]	n. 上映，放映；筛选，选拔，资格审查
seaman ['si:mən]	n. 海员，水手
seaport ['si:pɔ:t]	n. 海港，港口
search [sə:tʃ]	vt. 搜寻，寻找，探查
seaside ['si:said]	n. 海边
season ['si:zn]	n. 季，季节，时节
seat [si:t]	n. 座位，席位；底座；所在地　vt. 使……坐下
second ['sekənd]	num. 第二　a. 第二的，二等的　n. 秒
second-hand ['sekənd'hænd]	a. 旧的；用过的
secondly ['sekəndli]	ad. 第二，其次
secret ['si:krit]	a. 秘密的，机密的　n. 秘密，奥秘
secretary ['sekrətri]	n. 秘书；书记；部长；大臣
sect [sekt]	n. 派别，宗派，学派，派系
see [si:]	vt. 看见；理解，明白；会见，见面；获悉，知道；送行，陪；经历，目睹
seed [si:d]	n. 种子　v. 播种
seek [si:k]	vt. 寻找，探索；试图，企图
seem [si:m]	vi. 好像，似乎
seize [si:z]	vt. 抓住，捉住；夺取，占领
seldom ['seldəm]	ad. 很少，不常
selector [si'lektə]	n. 挑选者
sell [sel]	v. 卖，销售
send [send]	vt. 送，寄；派遣，打发
sense [sens]	vt. 感觉到，意识到　n. 感官，官能；辨别力，感觉；意义，意思
sensitivity [,sensi'tiviti]	n. 敏感，灵敏（度），灵敏性

90

sensor ['sensə]	*n.* 传感器
sentence ['sentəns]	*n.* 句子 *vt.* 判决，宣判
separate ['sepəreit]	*a.* 分离的，分开的 *vt.* 分离，分开
September [səp'tembə]	*n.* 九月
serious ['siəriəs]	*a.* 严肃，庄重；严重，危急；认真
servant ['sə:vənt]	*n.* 仆人
serve [sə:v]	*vt.* 服务，尽责；伺候，招待；适用，适合；服役 *vi.* 服务，供职；有用，起作用
service ['sə:vis]	*n.* 服务，公共事业；服役，帮助，服侍；公共设施维护，保养
set [set]	*vt.* 放，安置；调整，校正；树立，规定；使处于特定状态；使开始 *vi.*（日月等）落山，下沉 *n.* 一套，一付 *a.* 固定的，规定的
settle ['setl]	*vt.* 安定，安顿；停息，定居；解决，调停；结算，支付 *vi.* 定居；下沉；平静；稳定
seven ['sevən]	*num.* 七
seventh ['sevənθ]	*num.* 第七
seventeen ['sevən'ti:n]	*num.* 十七
seventy ['sevənti]	*num.* 七十
several ['sevərəl]	*a.* 若干，数个
sew [sju:]	*v.* 缝，缝纫
sex [seks]	*n.* 性别，性
sexy ['seksi]	*a.* 性感的
shade [ʃeid]	*n.* 荫，阴影；遮光物，罩
shadow ['ʃædəu]	*n.* 影子，阴影；暗处，阴暗
shake [ʃeik]	*vt.* 摇，摇动；震动，颤抖；握手 *n.* 摇动，震动，抖动
shall [ʃæl, ʃəl, ʃl]	*aux. v.* 将要；必须；应该
sham [ʃæm]	*n.* 假货，赝品
shame [ʃeim]	*n.* 羞耻，耻辱；可耻的人/物 *vt.* 使羞愧，玷污

shape [ʃeip]	n. 形状，外形；情况　v. 形成
share [ʃɛə]	vt. 分享，分担，均分，分配　vi.（in）分担 n. 部分；一份；分担；份子，份额，股份
shareholder ['ʃɛəhəuldə]	n. 股东
sharp [ʃɑ:p]	a. 锋利的；强烈的；尖刻的；敏锐的，灵敏的；线条分明的；鲜明的；急转的，突然的；尖声的，刺耳的　ad.（时间）整，准时地
sharply ['ʃɑ:pli]	ad. 严厉地，苛刻地，厉害地
sheep [ʃi:p]	n. 羊，绵羊
sheet [ʃi:t]	n. 被单；（一）张；（一）片
shelf [ʃelf]	n. 架子
shilling ['ʃiliŋ]	n. 先令（旧英国货币单位，1磅的1/20，12便士为1先令，略 s., sh.）
shine [ʃain]	vt.（使）照耀，发光，擦亮　n. 光，光泽
ship [ʃip]	n. 船，舰，太空船　vt. 航运，装运，运送
shipwreck ['ʃiprek]	n. 船舶失事
shirt [ʃə:t]	n. 衬衫
shock [ʃɔk]	n. 冲击，震动，震惊；休克；电击，触电　v.（使）震动，（使）震惊
shoe [ʃu:]	n. 鞋
shoot [ʃu:t]	vi. 射击；射（门），投篮；发芽，长高；疾驰而过 vt. 射中；发射；拍摄　n. 枝条，嫩条，苗
shop [ʃɔp]	n. 商店；店铺；工场，车间　vi. 购物
shopping ['ʃɔpiŋ]	n. 买东西，购物
shore [ʃɔ:, ʃɔr]	n. 岸；海滨，湖滨
short [ʃɔ:t]	a. 短，矮；缺乏的，不足　n.（pl.）短裤
shorten ['ʃɔ:tn]	vt. 缩短　vi. 变短
shot [ʃɔt]	n. 射击，枪声；射门，投篮；弹丸，炮弹
should [ʃud, ʃəd, ʃd]	aux. v.（shall 的过去时）；（假设）万一；（义务，责任）应当，应该；（说话者意愿）就，该；（可能，推测）可能，该；（惊奇，遗憾）竟然会
shoulder ['ʃəuldə]	n. 肩，肩膀

shout [ʃaut]	*n. / v.* 呼喊，喊叫
show [ʃəu]	*n.* 表演，节目；展出，陈列；展览会/物 *vt.* 给……看，出示；带领；说明，示范；表明，证明；指示，指出 *vi.* 显示，露面；演出
shower [ˈʃauə]	*n. / vi.* （下）阵雨；（冲）淋浴；似阵雨般降落 *vt.* 倾注
shut [ʃʌt]	*vt.* 关，关闭；停止营业；紧闭 *vi.* 关上
shy [ʃai]	*a.* 害羞的，腼腆的；易受惊的；胆怯的
sick [sik]	*a.* 有病的，患病的；恶心的，想吐的
side [said]	*n.* 旁边，侧面；坡，岸；一边，一侧，一方 *vi.* （with）支持
sidewalk [ˈsaidwɔːk]	*n.* 人行道
sight [sait]	*n.* 视力，视觉；望见，瞥见；情景，奇观；(*pl.*) 风景，名胜
sign [sain]	*n.* 符号，标记，招牌；征兆，迹象 *v.* 签（名），签署
silence [ˈsailəns]	*n.* 寂静，沉默 *vt.* 使寂静，使沉默
silent [ˈsailənt]	*a.* 沉默的，寂静的
silk [silk]	*n.* 丝，绸
silly [ˈsili]	*a.* 愚蠢的
silver [ˈsilvə]	*n.* 银，银币，银器
similar [ˈsimilə]	*a.* 相似的，类似的
simple [ˈsimpl]	*a.* 简单的，朴素的；单纯的，直率的；迟钝的，头脑简单的
simply [ˈsimpli]	*ad.* 简单地；完全，简直；仅仅，只不过
since [sins]	*conj. / prep.* 自从，从……以来 *conj.* 因为，既然 *ad.* 后来，从那以后
sing [siŋ]	*v.* 唱，歌唱；鸣叫
singer [ˈsiŋə]	*n.* 歌手，歌唱家
single [ˈsiŋgl]	*a.* 单人的；单身的；单一的，单个的
sink [siŋk]	*n.* 水槽，水池 *v.* 下落，下沉

sit [sit]	*vi.* 坐，坐下；位于；栖息；孵卵 *vt.* 使就座
sitting-room	*n.* 起居室
situation [ˌsitjuˈeiʃən]	*n.* 形势，局面；环境；状况；位置；地点
six [siks]	*num.* 六
sixteenth [ˈsiksˈtiːnθ]	*num.* 第十六
sixth [siksθ]	*num.* 第六 *n.* 六分之一
size [saiz]	*n.* 大小，尺寸；号码，尺码
skate [skeit, skit]	*vi.* 溜冰，滑冰 *n.* 冰鞋
skill [skil]	*n.* 技能，技巧，手艺；熟练
skin [skin]	*n.* 皮，皮肤 *vt.* 剥皮
skirt [skəːt]	*n.* 裙子；(*pl.*) 边缘；郊区
sky [skai]	*n.* 天，天空
slave [sleiv]	*n.* 奴隶；苦工
sleep [sliːp]	*n. / v.* 睡（眠）
sleepy [ˈsliːpi]	*a.* 困乏的，欲睡的
slow [sləu]	*a.* 慢的；缓慢的；迟钝的 *v.* 放慢，减速
smart [smɑːt]	*a.* 漂亮的，时髦的；聪明的，机智的；敏捷的
smell [smel]	*n.* 气味，嗅觉；臭味 *vi.* 散发气味 *vt.* 嗅，闻；觉察
smile [smail]	*n.* 微笑
smoke [sməuk]	*n.* 烟，烟尘 *v.* 吸烟，抽烟；冒烟，冒气
smoker [ˈsməukə]	*n.* 吸烟者；吸烟车厢，吸烟室
smooth [smuːð]	*a.* 光滑的，平滑的；平稳的，顺利的
snake [sneik]	*n.* 蛇
snow [snəu]	*n.* 雪 *vi.* 下雪
snowstorm [ˈsnəustɔːm]	*n.* 暴风雪

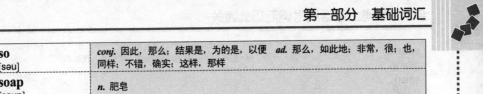

so [səu]	*conj.* 因此，那么；结果是，为的是，以便 *ad.* 那么，如此地；非常，很；也，同样；不错，确实；这样，那样
soap [səup]	*n.* 肥皂
soccer ['sɔkə]	*n.* 足球
socialism ['səuʃəlizəm]	*n.* 社会主义
socialist ['səuʃəlist]	*n.* 社会主义者，社会党人 *a.* 社会主义的
socially ['səuʃəli]	*ad.* 在社会上；在社交方面，善于交际地
society [sə'saiəti]	*n.* 社会；协会，会；社交界，上流社会
sock [sɔk]	*n.* (*pl.*) 短袜
soda ['səudə]	*n.* 苏打水；汽水
sofa ['səufə]	*n.* 长沙发
soft [sɔft]	*a.* 软的；柔软，温柔；柔和；细嫩，光滑；不含酒精的
soil [sɔil]	*n.* 土壤，土地
soldier ['səuldʒə]	*n.* 士兵，军人
solid ['sɔlid]	*n.* 固体 *a.* 固体的；实心的；结实的，稳固的，可靠的
some [sʌm, səm, sm]	*a. / pron.* 一些，有些 *a.* 某，某一个；大约，大概 *ad.* 大约
somebody ['sʌmbədi]	*pron.* 某人，有人
someone ['sʌmwʌn]	*pron.* 某人，有人
something ['sʌmθiŋ]	*pron.* 某事，某物
somewhere ['sʌm(h)wɛə]	*ad.* 某处，某地
sonar ['səunɑ:]	*n.* 声纳，声波定位仪
soon [su:n]	*ad.* 不久，早，快
sorry ['sɔri]	*a.* 对不起，抱歉的；难过，悔恨的；使人伤心的
sort [sɔ:t]	*n.* 种类；类别 *vt.* 分类，整理
soul [səul]	*n.* 灵魂，心灵；人；精华，中心人物

95

sound [saund]	*n.* 声音，声响 *vi.* 发声；听起来 *a.* 健康的，健全的；正当的
soup [su:p]	*n.* 汤
south [sauθ]	*n. / a.* 南，南方 *ad.* 向/自/在南方
southeast ['sauθ'i:st]	*n. / a.* 东南，东南部
southwest ['sauθ'west]	*n. / a.* 西南，西南部
southern ['sʌðən]	*a.* 南方的，南的
sovereignty ['sɔvrinti]	*n.* 主权，统治权；独立国，主权国家
space [speis]	*n.* 空地，场地；太空，宇宙；空间，距离；篇幅
spaceman ['speismæn]	*n.* 太空飞行员，宇宙科学工作者
spaceship ['speisʃip]	*n.* 宇宙飞船
Spanish ['spæniʃ]	*a.* 西班牙（人/语）的 *n.* 西班牙人/语
spare [spɛə]	*a.* 多余的，备用的 *v.* 让给，抽出（时间）；饶恕
sparrow ['spærəu]	*n.* 麻雀
speak [spi:k]	*vi.* 说话，讲；发言，演说
speaker ['spi:kə]	*n.* 说话者，发言者；说某种语言者；扬声器
special ['speʃəl]	*a.* 特殊的；专门的；特别好的
speech [spi:tʃ]	*n.* 讲话，演说；言语，语言
speed [spi:d]	*n.* 速度，速率；快，迅速 *vi.* 疾行，飞驰 *vt.* 使加速
spell [spel]	*vt.* 拼写
spend [spend]	*vt.* 花费，消耗；度过，消磨 *vi.* 花费，浪费，耗尽
sperm [spə:m]	*n.* 精液，精子
spine [spain]	*n.* 脊椎
spinner ['spinə]	*n.* 纺纱工人；纺纱机
spirit ['spirit]	*n.* 精神，心灵；精灵，妖精；(*pl.*) 情绪，心情；酒精，烈酒

splendid ['splendid]	a. 辉煌的，壮丽的；极好的
spoken ['spəukən]	a. 口头的，口语的
sponsorship ['spɔnsəʃip]	n. 赞助者的身份/地位/任务
spoon [spu:n]	n. 匙，调羹
spoonful ['spu:nful]	n. 一匙
sport [spɔ:t]	n. 运动；(pl.) 运动会
sportsman ['spɔ:tsmən]	n. 运动员
spread [spred]	vt. 伸展，展开；散布，传播，蔓延；涂，撒 n. 展开，伸展；传开，蔓延
spring [spriŋ]	n. 跳，跃；春季，春天；弹簧，弹性，发条；泉，源泉 vi. 跳，跃
square [skwɛə]	n. 正方形，广场，平方，直角尺 a. 正方形的，四方的，直角的；正直的；平方的 ad. 成直角地；正直地，公平地；坚定地 v. 使成方形；弄平，使直；与……一致，符合
stage [steidʒ]	n. 阶段，时期；舞台，戏剧
stagnant ['stægnənt]	a. 停滞的，迟钝的
steak [steik]	n. 肉片，牛排
stair [stɛə]	n. (pl.) 楼梯；阶梯
stamp [stæmp]	n. 邮票；戳子，图章；跺脚，践踏 vt. 跺脚，践踏；盖章，盖印
stand [stænd]	n. 停止，抵抗的状态，立场，立足点，看台，架子，台 v. 站，立，站起，(使)竖立，(使)位于，维持不变，持久，经受
standard ['stændəd]	n. 标准，规格
stare [stɛə(r)]	vi. / n. 盯，凝视
start [stɑ:t]	vt. 开始，着手；启动，开动；使发生，引起；开设，创办 vi. 启动，开动；动身，出发 n. 开端，起点；动身，出发；惊起
starter ['stɑ:tə]	n. 启动装置；发令员；起跑的人或动物；第一道菜
state [steit]	n. 国家，州；情况，状态 vt. 声明，陈述
station ['steiʃən]	n. 车站；站，局，所；身份，地位；岗位，位置
statistical [stə'tistikəl]	a. 统计（学）的

statistics [stə'tistiks]	*n.* 统计学；统计数字
stay [stei]	*n.* 逗留，延缓，中止，支柱 *v.* 在，暂住，坚持，止住，抑制，延缓，停（下）
steal [sti:l]	*v.* 偷，窃取
steam [sti:m]	*n.* （蒸）汽 *vi.* 发出蒸汽；行驶 *vt.* 蒸煮
steamer ['sti:mə]	*n.* 轮船，汽船
steel [sti:l]	*n.* 钢
step [step]	*n.* 脚步，脚步声；台阶，阶梯，步骤，措施 *vi.* 举步，走
stewardess [stju:ə'des, 'stju:ədis]	*n.* 女乘务员
stick [stik]	*n.* 棍，棒；手杖 *vt.* 刺，戳，扎；粘贴 *vi.* 黏着，附着
still [stil]	*ad.* 还，仍然；然而，依旧；更；另外，又 *a.* 静的，静止的；寂静的，平静的
stockholder ['stɔkhəuldə(r)]	*n.* 股东
stomach ['stʌmək]	*n.* 胃
stone [stəun]	*n.* 石，石料
stop [stɔp]	*n.* 停车站 *vt.* / *n.* 停止，中止，阻止；阻塞，逗留，歇宿
store [stɔ:, stɔr]	*vt.* / *n.* 贮藏，储存；商店，店铺；储存品，备用品
storm [stɔ:m]	*n.* 暴风雨
storey ['stɔ:ri]	*n.* 楼层
stormy ['stɔ:mi]	*a.* 暴风雪的；激烈的
story ['stɔ:ri]	*n.* 故事，小说；传说，事迹；新闻报道
stove [stəuv]	*n.* 炉子，火炉
straight [streit]	*a.* 直的；正直的，诚实的 *ad.* 直接，一直
strange [streindʒ]	*a.* 奇怪，奇异；陌生的，生疏的
stranger ['streindʒə]	*n.* 陌生人，生客；外地人，外国人

strength [streŋθ]	*n.* 力，力量；实力，长处
strict [strikt]	*a.* 严格的；严谨的，精确的
strike [straik]	*n.* 罢工，打击，殴打　*vt.* 打，撞击，冲击，罢工，打动，划燃，到达，侵袭；给……以深刻印象　*vi.* 打，打击，罢工，抓，敲，搏动，打动，穿透
striker ['straikə]	*n.* 参加罢工者；打击者
strong [strɔŋ]	*a.* 强壮，强大；强硬；强烈
struggle ['strʌgl]	*n.* 斗争，奋斗，努力
study ['stʌdi]	*vt.* 学习，读书；研究，探讨；细看　*vi.* 读书，用功，求学　*n.* 学习，研究；书房
stupid ['stju:pid]	*a.* 愚蠢；迟钝
subject ['sʌbdʒikt]	*n.* 主题，题目；学科，科目；试验对象　*a.* 易遭……的，受……支配的（to）
subscription [səb'skripʃən]	*n.* 订阅，订购；捐赠；署名
subsequence ['sʌbsikwəns]	*n.* 随后，随后发生的事，结果
succeed [sək'si:d]	*vi.* 成功；继承，接替　*vt.* 接替，接……之后
success [sək'ses]	*n.* 成功，成就
successful [sək'sesful]	*a.* 成功的
such [sʌtʃ, sətʃ]	*a.* 如此的；这种的　*pron.* 这样的（人/事物）
sudden ['sʌdn]	*a.* 突然的，意想不到的
suffer ['sʌfə]	*vt.* 遭受，经历，忍受　*vi.* 受痛苦，受损害
sugar ['ʃugə]	*n.* 糖
suit [sju:t]	*vt.* 适合，合适；满足，中……的意　*n.* 一套衣服/西服；诉讼
suitable ['sju:təbl]	*a.* 合适的；适宜的
suitcase ['sju:tkeis]	*n.* 手提箱，衣箱
summer ['sʌmə]	*n.* 夏天，夏季
sunbathe ['sʌnbeið]	*n.* 日光浴，太阳灯浴
Sunday ['sʌndi]	*n.* 星期日

sunlight ['sʌnlait]	*n.* 日光，阳光
sunrise ['sʌnraiz]	*n.* 日出
sunny ['sʌni]	*a.* 阳光充足的
supermarket ['sjuːpə.maːkit]	*n.* 超级市场
supper ['sʌpə]	*n.* 晚饭
supply [sə'plai]	*vt. / n.* 供给，供应
support [sə'pɔːt]	*vt.* 支撑，支持；鼓励；拥护；供养，资助 *n.* 支撑，支持；支撑物；支援，拥护；生活费
suppose [sə'pəuz]	*vt.* 猜想，料想；假定，以为
sure [ʃuə]	*a.* 一定的，必然的；确信的；有把握的；稳当的，可靠的
surf [səːf]	*n.* 浪花 *vi.* 冲浪，网上浏览
surface ['səːfis]	*n.* 面，表面；外表，外观
surprise [sə'praiz]	*n.* 诧异，惊奇 *vt.* 使诧异，使惊奇；突然袭击
surprising [sə'praiziŋ]	*a.* 令人惊讶的
survivor [sə'vaivə]	*n.* 生存者，残存者
swan [swɔn]	*n.* 天鹅；杰出的诗人；歌手；天鹅座
Sweden ['swiːdn]	*n.* 瑞典
sweep [swiːp]	*vt.* 扫，打扫；冲走，席卷；掠过，扫过 *vi.* 快速移动，扫描
sweet [swiːt]	*a.* 甜的，香的；悦人的；可爱的；亲切的；温柔的；舒服的 *n.* (*pl.*) 糖果，甜食
swim [swim]	*vi. / n.* 游泳，漫，泡
Swiss [swis]	*a.* 瑞士的 *n.* 瑞士人
sword [sɔːd]	*n.* 剑，刀
Sydney ['sidni]	*n.* 悉尼
symbolic [sim'bɔlik]	*a.* 象征的，象征性的；符号的，记号的；象征主义的

100

T

table ['teibl]	*n.* 桌子；表格，目录
tablecloth ['teib(ə)lklɔθ]	*n.* 桌布，台布
tactics ['tæktiks]	*n.* 战术，策略
tail [teil]	*n.* 尾巴；尾部，后部
tailor ['teilə]	*n.* 裁缝 *vt.* 裁制，剪裁
take [teik]	*vt.* 拿，取，握；拿走，带去；需要，花费；接收，获得；认为，当做；做（一次动作）
takeover ['teikəuvə]	*n.* （事业等的）接管，继承；（经营权等的）接收
tale [teil]	*n.* 故事，传说
talk [tɔ:k]	*vt.* 谈，讨论 *vi.* 讲话，谈话，交谈 *n.* 谈话，演讲，讲话
tall [tɔ:l]	*a.* 高的，身材高的
tap [tæp]	*n.* 旋塞，龙头，塞子 *v.* 轻叩，轻拍；开发，利用
tape [teip, tep]	*n.* 带子，磁带
task [tɑ:sk]	*n.* 任务，工作
taste [teist]	*vt.* 尝，品尝；体验，领略 *vi.* 味道像……，有……味道 *n.* 滋味；味觉，趣味，口味，鉴赏力
taxpayer ['tæks,peiə]	*n.* 纳税人
tea [ti:]	*n.* 茶；茶叶；茶点
teach [ti:tʃ]	*v.* 教，教书；教训
teaching ['ti:tʃin]	*n.* 教学，执教，任教，讲授；（复数）教诲，教义
tear [tiə] *n.* [tɛə] *vt.*	*n.* （*pl.*）眼泪 *vt.* 撕，撕下
tech [tek]	*n.* 技术专科学校
technical ['teknikəl]	*a.* 技术的，工艺的；专门性，专业性的
technique [tek'ni:k]	*n.* 技术，工艺；技巧，手艺

teenage ['ti:nidʒ]	*a.* 十几岁的
telegram ['teligræm]	*n.* 电报
telegraph ['teligrɑ:f]	*n.* 电报机 *v.* 打电报
telephone ['telifəun]	*n.* 电话 *vi.* 打电话
television ['televiʒən]	*n.* 电视；电视机
telex ['teleks]	*n.* 电传，用户电报
tell [tel]	*vt.* 告诉，讲述；告诫，劝告；吩咐，命令；辨别，区别
ten [ten]	*num.* 十
tennis ['tenis]	*n.* 网球
tent [tent]	*n.* 帐篷
tenth [tenθ]	*num.* 第十 *n.* 十分之一
term [tə:m]	*n.* 学期；期，期限；词，措辞，术语；(*pl.*)条件，条款 *vt.* 称为，叫做
terrible ['terəbl]	*a.* 可怕的；令人生畏的；极度的；厉害的；坏透的，很糟的
test [test]	*n./v.* 试验，测验，检验
testing ['testiŋ]	*n.* 测验，测试
text [tekst]	*n.* 课文；原文，本文，正文
textbook ['tekstbuk]	*n.* 课本，教科书
than [ðæn; ðən, ðn]	*conj.* 比
thank [θæŋk]	*vt.* 感谢 *n.* (*pl.*)感谢
that [ðæt]	*pron./a.* 那，那个 *pron.*（引出定语从句） *conj.*（引出名词从句） *ad.* 那样，那么
theatre ['θiətə(r)]	*n.* 戏院，剧院
themselves [ðəm'selvz]	*pron.* 他/她/它们自己
then [ðen]	*ad.* 在那时，当时；然后，于是；那么，因而

there [ðɛə, ðə]	*ad.* 在那里，往那里；在那一点上，在那方面；（与 be 连用）有
therefore ['ðɛəfɔ:]	*ad.* 因此，所以
these [ði:z]	*pron.* 这些
thick [θik]	*a.* 厚的，粗的，稠的，浓的 *ad.* 厚，浓，密，时常地；过度
thickness ['θiknis]	*n.* 厚（度），浓（度）
thief [θi:f]	*n.* 窃贼，小偷
thin [θin]	*a.* 细，薄，稀，瘦 *v.* 变细，变薄
thing [θiŋ]	*n.* 物，东西；事，事情；问题；（破裂）所有物，用品；（*pl.*）情况，事态
think [θiŋk]	*vt.* 以为，认为；想要，打算 *vi.* 想，思索
thinking ['θiŋkiŋ]	*n.* 思想，思考，意见，想法 *a.* 思想的，有理性的
third [θə:d]	*num.* 第三 *n.* 三分之一
thirsty ['θə:sti]	*a.* 口渴；渴望
thirteen ['θə:'ti:n]	*num.* 十二
thirty ['θə:ti]	*num.* 三十
though [ðəu; ðɔ]	*conj.* 尽管，虽然 *ad.* 可是，然而
thought [θɔ:t]	*n.* 思想，思维，思考；想法，观念
thousand ['θauzənd]	*num. / n.* 一千；（*pl.*）许许多多，成千上万
three [θri:]	*num.* 三
thrifty ['θrifti]	*a.* 节俭的，节约的
throat [θrəut]	*n.* 喉咙
through [θru:]	*prep.* 通过，穿过；因为，由于；自始至终 *ad.* 通过，穿过；自始至终；彻底地，完全地；（打电话）接通
throughout [θru(:)'aut]	*prep.* 贯穿，遍及 *ad.* 到处，始终，全部
throw [θrəu]	*vt.* 投，掷，抛，扔；摔落，摔倒
thumb [θʌm]	*n.* 拇指

103

thunderstorm [ˈθʌndəstɔːm]	*n.* 雷暴，雷雨
Thursday [ˈθəːzdi]	*n.* 星期四
thus [ðʌs]	*ad.* 如此，这样；因而，从而
ticket [ˈtikit]	*n.* 票，门票，车票；票签，标签；（交通违章）罚款传票
tie [tai]	*n.* 领带；纽带；联系 *vt.* 系，捆；打领结
tight [tait]	*a.* 紧的，紧身的，贴身的；密封的，紧密的 *ad.* 紧紧地
till [til]	*prep. / conj.* 直到……为止，直到
time [taim]	*n.* 时间，时刻；次，回；时期；（破裂.）时代；倍（表示倍数或乘法）
timetable [ˈtaimteib(ə)l]	*n.* 时刻表，时间表；课程表
timing [ˈtaimiŋ]	*n.* 时间的掌握（安排，配合）
tin [tin]	*n.* 锡；罐头
tiny [ˈtaini]	*a.* 微小，细小
tip [tip]	*n.* 尖，尖端；小费 *v.* 倾斜，倾倒；给小费
tire [ˈtaiə]	*vt.* 使感到疲劳
tired [ˈtaiəd]	*a.* 疲劳的；厌倦的
to [tuː, tə, tu]	*prep.* （表示方向）向，往；（表示终点，程度，范围）到；（用于间接宾语前）给，对；（表示对比，比例，选择）比，对；（时间）在……之前，直到……为止；（表示不定式符号）
tobacco [təˈbækəu]	*n.* 烟草，烟叶
today [təˈdei]	*n.* 今天；现在，目前
toe [təu]	*n.* 脚趾，足尖
together [təˈgeðə]	*ad.* 共同地，在一起；相互，彼此；一致地
tomato [təˈmɑːtəu, təˈmeitəu]	*n.* 西红柿
tomb [tuːm]	*n.* 坟墓
tomorrow [təˈmɔrəu, tuˈmɔrəu]	*n.* 明天 *ad.* 明天，在明天

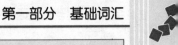

tongue [tʌŋ]	*n.* 舌，舌头；语言
tonight [tə'nait]	*n. / ad.* 今夜
too [tu:]	*ad.* 也，又；太，过于
tool [tu:l]	*n.* 工具
tooth [tu:θ]	*n.* 牙齿；齿，齿状物
toothache ['tu:θeik]	*n.* 牙痛
toothbrush ['tu:θbrʌʃ]	*n.* 牙刷
toothpaste ['tu:θpeist]	*n.* 牙膏
top [tɔp]	*n.* 顶，顶部；最上端，首位；上面，盖子 *a.* 最高的，最优秀的 *vt.* 居……之首，居……之上
tortoise ['tɔ:təs]	*n.* 乌龟
total ['təutl]	*n.* 总数，合计 *a.* 总的，完全的 *vi.* 合计，总共
totally ['tɔt(ə)li]	*ad.* 全部地，完全地
touch [tʌtʃ]	*vi.* 触，摸，接触 *vt.* 触摸，碰到；触动，感动 *n.* 触觉；触，触摸；接触，联系
tour [tuə]	*n.* 旅行，游历
tourism ['tuəriz(ə)m]	*n.* 旅游，观光；旅游业
tourist ['tuərist]	*n.* 旅游者，观光者
toward(s) [tə'wɔ:d]	*prep.* (表示运动方向)朝，向；(表示关系)对于；(表示时间)将近；(表示目的)为了
towel ['tauəl, taul]	*n.* 毛巾
tower ['tauə]	*n.* 塔，高楼
town [taun]	*n.* 市镇；闹区，商业区
toy [tɔi]	*n.* 玩具
track [træk]	*n.* 跑道，路线，轨道；足迹，踪迹 *vt.* 跟踪，追踪
trade [treid]	*n.* 贸易，商业；行业，职业 *vt.* 做买卖，交换

105

trader ['treidə]	*n.* 商人；商船，贸易船
traffic ['træfik]	*n.* 交通，交通量
train [trein]	*vt.* 培训，训练 *n.* 列车；一连串
trainee [trei'ni:]	*n.* 受训者
training ['treiniŋ]	*n.* 训练，培训，培养
traitor ['treitə]	*n.* 叛徒，背叛者
travel ['trævl]	*vi. / n.* 旅行；传播
tray [trei]	*n.* 碟，盘
treasure ['treʒə]	*n.* 财富，珍宝 *vt.* 诊视，珍爱
treat [tri:t]	*v.* 对待，处理，治疗；款待，请客 *n.* 款待，请客
tribal ['traibəl]	*a.* 部族的，种族的
trick [trik]	*n.* 诡计，花招；恶作剧；窍门 *vt.* 欺诈，哄骗
trip [trip]	*n.* 旅行，远足
trouble ['trʌbl]	*n.* 烦恼，苦恼，困难；疾病；故障；辛苦，费心，纷争，动乱 *vt.* 麻烦，打扰 *vi.* 费神，费力
trousers ['trauzəz]	*n.* 裤子
truck [trʌk]	*n.* 卡车，载重汽车
true [tru:]	*a.* 真实，不假的；忠实，可靠的；准确的，正确无误的
trust [trʌst]	*vt.* 相信，信赖；委托，托付；依靠，依赖 *n.* 信任，信赖；可信任的人/物；委托，信托，保管
truth [tru:θ]	*n.* 真理；真实，真相；真实性
truthful ['tru:θful]	*a.* 真实的；说实话的，诚实的
try [trai]	*vt.* 试图，努力；尝试，试验，试用；审讯，审理 *vi. / n.* 尝试，努力
Tuesday ['tju:zdi]	*n.* 星期二
turn [tə:n]	*n.* 旋转，翻，转动；机会；轮替；变化，改变；转折点 *v.* 旋转，翻，转动；改变方向；回头，转身 *vi.* 变为，变得

106

turner ['tə:nə]	n. 旋工，车工；（美）体操运动员
turning ['tə:niŋ]	n. 转弯处；转向；旋转
twelfth [twelfθ]	num. 第十二
twelve [twelv]	num. 十二
twentieth ['twentiiθ]	num. 第二十
twenty ['twenti]	num. 二十
twice [twais]	ad. 两次，两倍
twinkle ['twiŋkl]	vi.（星等）闪烁；（眼睛）发亮　n. 闪烁；（眼睛的）闪光，闪亮
two [tu:]	num. 二
type [taip]	n. 形式，类型；印刷字体；活字，铅字　v. 打字
typewriter ['taipraitə]	n. 打字机
typist ['taipist]	n. 打字员
tyre ['taiə]	n. 轮胎

U

ugly ['ʌgli]	a. 丑陋的，讨厌的，邪恶的
umbrella [ʌm'brelə]	n. 伞
unable [ʌn'eibl]	a. 不能够的，没有办法的
unaware [ʌnə'wεə]	a. 没有发觉的，不知道的
unbearable [ʌn'bεərəbl]	a. 不能容忍的；经受不住的
unbelievable [ʌnbi'li:vəbl]	a. 难以置信的
uncertainty [ʌn'sə:tnti]	n. 不确定，不明确；不稳定，易变；（复数）不确定的事，不稳定之事物
uncle ['ʌŋkl]	n. 叔叔，伯伯，舅父，姑父
uncomfortable [ʌn'kʌmfətəbl]	a. 不舒服的，不自在的

unconscious [ʌnˈkɔnʃəs]	*a.* 失去知觉的，不省人事的；无意识的，不知不觉的
uncover [ʌnˈkʌvə]	*vt.* 揭开覆盖物，打开……的包装，使……露出
under [ˈʌndə]	*prep.* 在……下面；少于，低于；在……指导下；在……情况下；在……中
understand [ˌʌndəˈstænd]	*v.* 理解，领会；获悉，听说
unemployed [ˈʌnimˈplɔid]	*a.* 失业的；未被使用的
unfair [ˈʌnˈfɛə]	*a.* 不公平的，不正当的
unforgettable [ˈʌnfəˈgetəbl]	*a.* 难忘的，不会忘记的
unfortunate [ʌnˈfɔːtʃənit]	*a.* 不幸，令人遗憾的
unification [ˌjuːnifiˈkeiʃən]	*n.* 统一，单一化
uniform [ˈjuːnifɔːm]	*a.* 一致的，一律的　*n.* 制服，军服
unintelligible [ˈʌninˈtelidʒəbl]	*a.* 难理解的，难懂的
unit [ˈjuːnit]	*n.* 单位，部队；单元；部件，元件；（作为计量标准的）单位
unite [ju(ː)ˈnait]	*v.* 统一，结合，合并；联合，团结
United States / U.S.	*n.* 美国
university [ˌjuːniˈvəːsiti]	*n.*（综合性）大学
unknown [ˈʌnˈnəun]	*a.* 不知名的；未知的
unless [ənˈles, ʌnˈles]	*conj.* 除非，如果不
unlikely [ʌnˈlaikli]	*a.* 未必的，多半不可能的；不大可能发生的
unnecessary [ʌnˈnesisəri]	*a.* 不必要的，多余的
unpleasant [ʌnˈpleznt]	*a.* 使人不愉快的；讨厌的
unprecedented [ʌnˈpresidəntid]	*a.* 史无前例的
unquestionable [ʌnˈkwestʃənəbl]	*a.* 无疑的，确实的，无可非议的
until [ənˈtil, ʌnˈtil]	*prep. / conj.* 到……为止，在……以前；直到

108

unveil [ʌnˈveil]	*v.* 除去……的覆盖，取下面纱；举行……的揭幕典礼；揭露，吐露；新发售（产品）
up [ʌp]	*ad.* 向上；往北；起床，起来；高昂起来，激动起来（指从活动到结束）……完，……光 *prep.* 向上，向/在高处；沿着，在……那边 *a.* 向上的
upon [əˈpɔn]	*prep.* 在……上
upside-down [ˈʌpsaidˈdaun]	*a.* 颠倒的，乱七八糟的
upstairs [ˈʌpˈstɛəz]	*ad.* 在楼上，往楼上
upward(s) [ˈʌpwəd]	*ad.* 向上，上升，……以上
Uranus [ˈjuːərənəs]	*n.* 天王星
urgency [ˈəːdʒənsi]	*n.* 紧急（的事）
usage [ˈjuːzidʒ]	*n.* 用法，使用；惯用法，习语
use [juːs]	*vt.* 用，使用，运用；耗费 *n.* 使用，应用；用法，用途；益处，用处
used [juːzd]	*a.* 旧的，用旧了的；习惯于；过去惯常，过去经常
useful [ˈjuːsful]	*a.* 有用的，实用的；有益的，有帮助的
useless [ˈjuːslis]	*a.* 无用的，无价值的
user [ˈjuːzə]	*n.* 使用者，用户
usual [ˈjuːʒuəl]	*a.* 通常的，惯常的
usually [ˈjuːʒuəli]	*ad.* 通常，大抵

vacation [vəˈkeiʃən, veiˈkeiʃən]	*n.* 假期，休假；空出，腾出
validity [vəˈliditi]	*n.* 正确性；有效（性）；合法性
valley [ˈvæli]	*n.* 山谷，谷
valuable [ˈvæljuəbl]	*a.* 贵重的；有价值的 *n.* (*pl.*) 贵重物品，财宝
value [ˈvæljuː, -ju]	*n.* 价值；实用性；重要性 *vt.* 评价，估计尊重，重视
van [væn]	*n.* 大篷车，运货车
variety [vəˈraiəti]	*n.* 多样化；变化；变种，品种；种类；种种

109

various ['vεəriəs]	*a.* 各种各样的，不同的；多方面的，多种的
vast [vɑ:st]	*a.* 巨大的，阔的；大量的，巨大的；非常的
vegetable ['vedʒitəbl]	*n.* 植物，蔬菜　*a.* 植物的；蔬菜的
Venus ['vi:nəs]	*n.* 金星
very ['veri]	*ad.* 很，非常；真正地，完全 *a.* （加强名词的语气）正是的，恰好的；真正，真实的
vibration [vai'breiʃən]	*n.* 颤动，震动，摇动
victor ['viktə]	*n.* 征服者，战胜者；（竞赛中的）得胜者，胜利者
victorious [vik'tɔ:riəs]	*a.* 胜利的，获胜的
victory ['viktəri]	*n.* 胜利，战胜
videophone ['vidiəufəun]	*n.* 电视电话
viewer ['vju:ə]	*n.* 电视观众，观众
villa ['vilə]	*n.* 别墅
village ['vilidʒ]	*n.* 村，村庄
vine [vain]	*n.* 葡萄树；藤，蔓
vineyard ['vainjɑ:d]	*n.* 葡萄园
violin [vaiə'lin]	*n.* 小提琴
visit ['vizit]	*v. / n.* 访问，参观；观察，巡回
visitor ['vizitə]	*n.* 客人，来宾，参观者
vocation [vəu'keiʃən]	*n.* 职业，行业
voice [vɔis]	*n.* 嗓音，声音；发言权
volleyball ['vɔlibɔ:l]	*n.* 排球
voter ['vəutə(r)]	*n.* 投票者，有投票权者
vow [vau]	*n. / v.* 郑重宣告（或声明）
voyage ['vɔiidʒ]	*n.* 航海，航程

110

W

wait [weit]	v. 等候；伺候　n. 等待，等待时间
waiter ['weitə]	n. （男）侍者，（男）服务员
waitress ['weitris]	n. （女）侍者，（女）服务员
wake [weik]	vt. 醒来，唤醒　使觉悟，激发，引起　vi. 醒来
walk [wɔ:k]	vi. 步行，散步　n. 人行道，散步场所
wall [wɔ:l]	n. 墙壁，围墙
want [wɔnt]	vt. 想要；需要；缺乏，缺少；通缉　n. 必需品；需要；缺乏
war [wɔ:]	n. 战争；战斗
warm [wɔ:m]	a. 暖，温暖；热忱，热心　v. 使温暖
warn [wɔ:n]	v. 警告，告诫
warning ['wɔ:niŋ]	n. 警告
wash [wɔʃ]	v. 洗，冲洗；（浪涛）冲刷，拍打　n. 洗，冲洗；洗涤物，衣服
waste [weist]	a. 荒废的，没用的　vt. 加. 浪费，消耗　n. 废物，废品
watch [wɔtʃ]	vt. 观看，注视；窥伺，等待；看管，监视　n. 手表；看管，监视
watchful ['wɔtʃful]	a. 警惕的
water ['wɔ:tə]	n. 水　vt. 浇，灌
waterfall ['wɔ:təfɔ:l]	n. 瀑布
wave [weiv]	n. 波；波涛；飘扬，起伏　v. 挥舞，波动
waveband ['weivbænd]	n. 波段
wavelength ['weivleŋθ]	n. 波长
way [wei]	n. 道路，路程；方法，手段，方式；习惯，作风；状态，情况
weak [wi:k]	a. 虚弱的，软弱的；薄弱的，差的

111

weaken ['wi:kən]	v. (使)变弱，虚弱
weakness ['wi:knis]	n. 虚弱，软弱；弱点，缺点
wealth [welθ]	n. 财富，财产；丰富，大量
wealthy ['welθi]	a. 富裕的，富有的，富庶的
weapon ['wepən]	n. 武器，兵器
wear [weə]	vt. 穿着，佩戴；磨损
weather ['weðə]	n. 天气
web [web]	n. 蜘蛛网，网状物
wed [wed]	v. 娶，嫁，与……结婚
wedding ['wediŋ]	n. 婚礼
Wednesday ['wenzdei, 'wenzdi]	n. 星期三
weed [wi:d]	n. 杂草，野草 vi. 除草
weekend ['wi:k'end, 'wi:kend]	n. 周末
weekday ['wi:kdei]	n. 周日，工作日
weekly ['wi:kli]	a. 每周的，一周一次的 n. 周刊，周报
weep [wi:p]	vi. 哭泣，流泪 vt. 悲叹，哀悼，为……伤心 n. 一阵哭泣
weigh [wei]	vt. 称，量；重，重达；考虑，权衡 vi. 重（若干）
weight [weit]	n. 重量，体重；砝码，秤砣；重压，负担；重要性，价值
welcome ['welkəm]	n. 欢迎 vt. 欢迎 int. 欢迎 a. 受欢迎的
well [wel]	n. 井，水井 ad. 好地，令人满意地；有理由地，恰当地；完全地，充分地 a. 健康的，良好的 int. 好啦，那么
well-known ['wel'nəun]	a. 知名的
west [west]	n. 西，西部，西方 ad. 向/自/在西方
western ['westən]	a. 西的，西方的

westerner ['westənə]	*n.* 西方人，欧美人
westwards ['westwədz]	*ad.* 向西
wet [wet]	*a.* 湿；下雨的，多雨的 *vt.* 沾湿，弄湿
whale [weil]	*n.* 鲸鱼
what [(h)wɔt]	*pron.* 什么，什么东西/事情 *a.* 什么，怎样的；（表示感叹）多么，何等；（关系形容词）所……的，尽可能多的
whatever [wɔt'evə]	*pron.* 无论什么，不管什么；任何……事物，凡是……的东西 *a.* 不管怎样的，无论什么样的
wheat [wi:t]	*n.* 小麦
wheel [wi:l]	*n.* 轮，车轮
when [(h)wen]	*ad.* 什么时候，何时；（关系副词）在……时 *conj.* 在……时，当……时；其时，然后；可是，然而 *pron.* 什么时候
whenever [(h)wen'evə]	*ad.* 无论何时，随时；每当
where [(h)weə]	*ad.* 在/往/到哪里；在/到什么地方 *conj.* 然而，但是；哪里，什么地方 *pron.* 哪里，什么地方
wherever [(h)weər'evə]	*ad.* 无论（去）哪里；究竟在/到哪里 *conj.* 无论在/到哪里
whether ['(h)weðə]	*conj.* 是否，会不会；不管，无论
which [(h)witʃ]	*pron.* 哪一个，哪一些；（限制性关系代词）……的那个，……的那些；（非限制性关系代词）那个，那些 *a.* 哪一个，哪一些
whisper ['(h)wispə]	*v. / n.* 耳语，私语
white [(h)wait]	*a.* 白的，白色的；苍白的；白种的 *n.* 白色；白种人
who [hu:]	*pron.* 谁，什么人；（限制性关系代词）……的人；（非限制性关系代词）他，她，他们
whole [həul]	*n. / a.* 全部的，全体的，完整的
wholly ['həuli]	*ad.* 完全，一概
whom [hu:m, hum]	*pron.*（宾格）谁
whose [hu:z]	*pron.* 谁的；哪个（人）的，哪些（人）的
wide [waid]	*a.* 宽阔的，广泛的 *ad.* 完全地，充分地
widen ['waidn]	*v.*（使某物）变宽；加宽；放宽
widow ['widəu]	*n.* 寡妇

113

width [widθ]	*n.* 宽度，幅；宽阔，广阔
wild [waild]	*a.* 野性的，野蛮的，未驯化的；荒芜的，荒凉的；凶猛的，狂暴的；疯狂的，狂热的
wildlife ['waildlaif]	*n.* 野生动物
will [wil, wəl]	*aux. v.* 将，会；愿，要 *n.* 决心，意志；愿望，意愿；遗嘱
willing ['wiliŋ]	*a.* 自愿的，心甘情愿的
win [win]	*v.* 赢得，获胜
window ['windəu]	*n.* 窗，窗户
windy ['windi]	*a.* 多风的，刮风的
wine [wain]	*n.* （葡萄）酒，果酒
wing [wiŋ]	*n.* 翼，翅膀
winner ['winə]	*n.* 获胜者，成功者，优胜者
winter ['wintə]	*n.* 冬天
wipe [waip]	*v.* 擦，抹，揩
wire ['waiə]	*n.* 铁丝，电线；电报，电信 *v.* 给发电报
wish [wiʃ]	*v.* 祝，祝愿；希望，想要 *n.* 希望，愿望；祝愿
with [wið]	*prep.* 和……一起，用，以，藉；具有，带有；关于，就……而言；因，由于；随着；虽然，尽管
within [wið'in]	*prep.* 在……里面，在……以内
without [wið'aut]	*prep.* 毫无，没有 *ad.* 在外面
wolf [wulf]	*n.* 狼
woman ['wumən]	*n.* 妇女，女人
wonder ['wʌndə]	*n.* 惊异，惊奇；奇迹，奇事 *v.* 诧异，奇怪；纳闷，想知道
wonderful ['wʌndəful]	*a.* 惊人的，奇妙的，极好的
wood [wud]	*n.* 木头，木材；(*pl.*) 树林，小森林

114

wooden [ˈwudn]	a. 木制的；木头似的，呆笨的
woolen [ˈwulən]	a. 羊毛的，羊毛制的
word [wəːd]	n. 词，单词；言语，话；诺言，保证；音信，消息
work [wəːk]	v./n. 工作，劳动 n. (pl.) 著作，作品；成果，制品 v. 运转，开动
worker [ˈwəːkə]	n. 工人；工作者
workforce	n. 劳工
world [wəːld]	n. 世界，地球；……界，领域；世间，人间，全世界，世人
worm [wəːm]	n. 虫，蠕虫
worried [ˈwʌrid]	a. 担心的，闷闷不乐的
worry [ˈwʌri]	n. 担心，忧虑，烦恼；令人烦恼的事/人 v. (使)发愁，(使)担忧，(使)烦恼
worse [wəːs]	a./ad. 更坏，更差
worst [wəːst]	a./ad. 最坏，最差
worth [wəːθ]	a. 值……的 n. 价值
would [wud, wəd, əd, d]	aux. v. 将；可能，大概，将会；总是，总会；宁愿
wound [wuːnd]	n. 创伤，伤口 vt. 受伤，伤害
wrist [rist]	n. 腕，腕关节
write [rait]	v. 书写，写；写作，写信（给）
writer [ˈraitə]	n. 作者，作家
writing [ˈraitiŋ]	n. 写，写作；文章，著作，作品；笔迹，字迹
wrong [rɔŋ]	a. 错误的，有毛病的；不正常的，不好的；不合适的；不道德的，不正当的 ad. 不对地，错误地，不正确地

xerox [ˈziərɔks]	v. 静电复印（源自商标名）

115

Y

yard [jɑːd]	n. 院子，场地；码
year [jəː, jiə]	n. 年，年度，学年 a. 每年的，一年一度的 ad. 每年，一年一度地
yellow ['jeləu]	n. 黄色 a. 黄的，黄色的
yesterday ['jestədi]	n. 昨天
yet [jet]	ad. 还，仍然，更 conj. 然而，可是
young [jʌŋ]	a. 年轻的
youth [juːθ]	n. 青春；青（少）年时期；男青年，小伙子；（总称）青年，青年人

Z

zero ['ziərəu]	num. 零 n. 零点，零度
zoo [zuː]	n. 动物园
zoology [zəu'ɔlədʒi]	n. 动物学

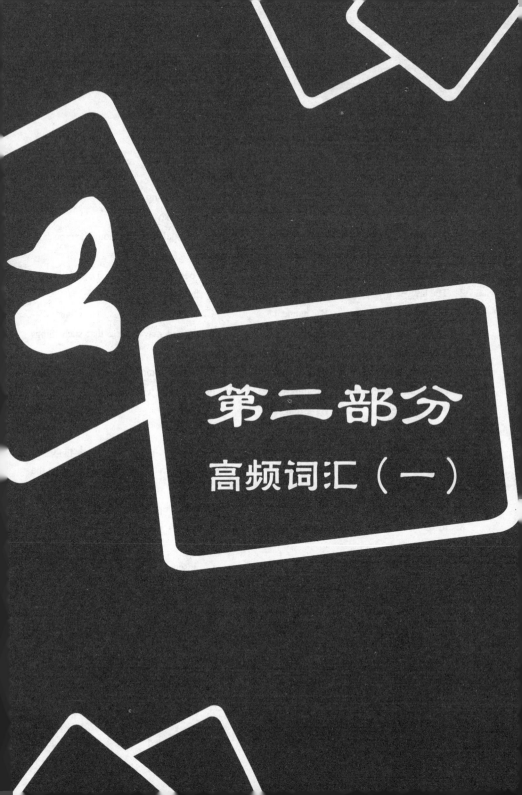

第二部分

高频词汇（一）

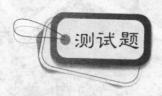

1. By the time you get to New York, I _____ for London.
   A. would be leaving   B. am leaving
   C. have already left   D. shall have left

2. The article suggests that when a person _____ under unusual stress he should be especially careful to have a well-balanced diet.
   A. is   B. were   C. be   D. was

3. The lawyer advised him to drop the _____, since he stands little chance to win.
   A. event   B. incident   C. case   D. affair

4. Sometimes children have trouble _____ fact from fiction and may believe that such things actually exist.
   A. to separate   B. separating   C. for separating   D. of separating

5. He is quite sure that it's _____ impossible for him to fulfill the task within two days.
   A. absolutely   B. exclusively   C. fully   D. roughly

6. There was a big hole in the road which _____ the traffic.
   A. set back   B. stood back   C. held up   D. kept down

7. Many a delegate was in favor of his proposal that a special committee _____ to investigate the incident.
   A. were set up   B. was set up   C. be set up   D. set up

8. In the Chinese household, grandparents and other relatives play _____ roles in raising children.
   A. incapable   B. indispensable   C. insensible   D. infinite

9. Eye contact is important because wrong contact may create a communication _____.
   A. tragedy   B. vacuum   C. question   D. barrier

10. There was such a long line at the exhibition _____ we had to wait for about half an hour.
    A. as   B. that   C. so   D. hence

11. There is no _____ to the house from the main road.
    A. access   B. avenue   C. exposure   D. edge

12. _____ energy under the earth must be released in one form or another, for example, an earthquake.
    A. Accumulated   B. Gathered   C. Assembled   D. Collected

13. He wasn't appointed chairman of the committee, _____ not very popular with all its members.

    A．to be considered
    B．considering
    C．being considered
    D．having considered

14. The twentieth century has witnessed an enormous worldwide political, economic and cultural _____.

    A．tradition
    B．transportation
    C．transmission
    D．transformation

15. The _____ stuck on the envelope says "By Air".

    A．diagram
    B．label
    C．signal
    D．mark

16. Mobile telecommunications _____ is expected to double in Shanghai this year as a result of a contract signed between the two companies.

    A．capacity
    B．potential
    C．possession
    D．impact

17. Reading _____ the lines, I would say that the Government are more worried than they will admit.

    A．behind
    B．between
    C．along
    D．among

18. My brother's plans are very _____: he wants to master English, French and Spanish before he is sixteen.

    A．arbitrary
    B．aggressive
    C．ambitious
    D．abundant

19. Things might have been much worse if the mother _____ on her right to keep the baby.

    A．has been insisting
    B．had insisted
    C．would insist
    D．insisted

20. The statistical figures in that report are not _____. You should not refer to them.

    A．accurate
    B．fixed
    C．delicate
    D．rigid

21. Contrast may make something appear more beautiful than it is when _____ alone.

    A．seen
    B．is seen
    C．to be seen
    D．having been seen

22. The football game comes to you _____ from New York.

    A．lively
    B．alive
    C．live
    D．living

23. None of us expected the chairman to _____ at the party. We thought he was still in hospital.

    A．turn in
    B．turn over
    C．turn up
    D．turn down

24. The mother didn't know who _____ for the broken glass.

    A．blamed
    B．be blamed
    C．to blame
    D．would blame

25. He _____ to his customers and halved the price.

    A．leaked
    B．drew
    C．quoted
    D．yielded

26. Tryon was extremely angry, but cool-headed enough to _____ storming into the boss's office.

A. prevent B. prohibit C. turn D. avoid

27. All flights _____ because of the terrible weather, they had to go there by train.

A. having been canceled B. had been canceled

C. having canceled D. were canceled

28. The author of the report is well _____ with the problems in the hospital because he has been working there for many years.

A. informed B. acquainted

C. enlightened D. acknowledged

29. The boy spent as much time watching TV as he _____ studying.

A. does B. had C. was D. did

30. The ship's generator broke down, and the pumps had to be operated _____ instead of mechanically.

A. manually B. artificially C. automatically D. synthetically

31. You would be _____ a risk to let your child go to school by himself.

A. omitting B. attaching C. affording D. running

32. He is always here; it's _____ you've never met him.

A. unique B. strange C. rare D. peculiar

33. There has been a great increase in retail sales, _____ ?

A. does there B. isn't there C. hasn't there D. isn't it

34. We'd like to _____ a table for five for dinner this evening.

A. preserve B. reserve C. retain D. sustain

35. Although a teenager, Fred could resist _____ what to do and what not to do.

A. being told B. telling C. to be told D. to tell

36. The European Union countries were once worried that they would not have _____ supplies of petroleum.

A. proficient B. efficient C. potential D. sufficient

37. In fact, Peter would rather have left for San Francisco than _____ in New York.

A. to stay B. stayed

C. staying D. having stayed

38. He soon received promotion, for his superiors realized that he was a man of considerable _____ .

A. ability B. future C. possibility D. opportunity

39. Britain has the highest _____ of road traffic in the world—over 60 cars for every mile of road.

A. popularity B. density C. intensity D. prosperity

40. How is it _____ your roommate's request and yours are identical?

A. if B. so C. what D. that

41. In my opinion, he's _____ the most imaginative of all the contemporary poets.

    A. in all   B. at best   C. for all   D. by far

42. He didn't have time to read the report word for word: he just _____ it.

    A. skimmed   B. observed   C. overlooked   D. glanced

43. The leader of the expedition _____ everyone to follow his example.

    A. promoted   B. reinforced   C. sparked   D. inspired

44. What a lovely party! It's worth _____ all my life.

    A. remembering   B. to remember

    C. to be remembered   D. being remembered

45. Who would you rather _____ with you, George or me?

    A. going   B. to go   C. have gone   D. went

46. The _____ goal of the book is to help bridge the gap between research and teaching, particularly between researchers and teachers.

    A. intensive   B. concise   C. joint   D. overall

47. The owner and editor of the newspaper _____ the conference.

    A. were attending   B. were to attend   C. is to attend   D. are to attend

48. We left the meeting, there obviously _____ no point in staying.

    A. were   B. being   C. to be   D. having

49. Their products are frequently overpriced and _____ in quality.

    A. influential   B. inferior   C. superior   D. subordinate

50. The neighborhood boys like to play basketball on that _____ lot.

    A. valid   B. vain   C. vacant   D. vague

51. These people once had fame and fortune; now _____ is left to them is utter poverty.

    A. all that   B. all what   C. all which   D. that all

52. To our _____, Geoffrey's illness proved not to be as serious as we had feared.

    A. anxiety   B. relief   C. view   D. judgment

53. Many people like white color as it is a _____ of purity.

    A. symbol   B. sign   C. signal   D. symptom

54. The residents, _____ had been damaged by the fire, were given help by the Red Cross.

    A. all of their homes   B. all their homes

    C. whose all homes   D. all of whose homes

55. This research has attracted wide _____ coverage and has featured on BBC television's Tomorrow's World.

    A. message   B. information   C. media   D. data

56. I would never have _____ in a court of law if I hadn't been so desperate.

    A. sought for   B. accounted for   C. turned up   D. resorted to

57. Investigators agreed that passengers on the airliner _____ at the very moment of the crash.

    A. should have died   B. must be dying   C. must have died   D. ought to die

58. The energy _____ by the chain reaction is transformed into heat.

    A. transferred   B. released   C. delivered   D. conveyed

59. _____ their work will give us a much better feel for the wide differences between the two schools of thought.

    A. To have reviewed   B. Having reviewed

    C. Reviewing   D. Being reviewed

60. During the process, great care has to be taken to protect the _____ silk from damage.

    A. sensitive   B. tender

    C. delicate   D. sensible

61. Such crimes may be so complex that months or years go by before anyone _____ them.

    A. discovered   B. will discover

    C. would have discovered   D. discovers

62. Though _____ in a big city, Peter always prefers to paint the primitive scenes of country life.

    A. grown   B. raised   C. tended   D. cultivated

63. The careless man received a ticket for speeding. He _____ have driven so fast.

    A. can't   B. wouldn't   C. shouldn't   D. mustn't

64. If people feel hopeless, they don't bother to _____ the skills they need to succeed.

    A. adopt   B. acquire   C. accumulate   D. assemble

65. If I _____ harder at school, I would be sitting in a comfortable office now.

    A. worked   B. were to work

    C. had worked   D. were working

66. The shop assistant was dismissed as she was _____ of cheating customers.

    A. accused   B. charged   C. scolded   D. cursed

67. All her energies are _____ upon her children and she seems to have little time for anything else.

    A. guided   B. aimed   C. directed   D. focused

68. While crossing the mountain area, all the men carried guns lest they _____ by wild animals.

    A. should be attacked   B. had been attacked

    C. must be attacked   D. would be attacked

69. Everyone should be _____ to a decent standard of living and an opportunity to be educated.

    A. attributed   B. entitled   C. identified   D. justified

70. His wife is constantly finding _____ with him, which makes him very angry.

    A. errors   B. shortcomings   C. fault   D. flaw

71. Vitamins are complex _____ that the body requires in very small amounts.

A. matters   B. materials

    C. particles   D. substances

72. Apart from caring for her children, she has to take on such heavy _____ housework as carrying water and firewood.

    A. time-consumed   B. timely-consumed

    C. time-consuming   D. timely-consuming

73. Anna was reading a piece of science fiction, completely _____ to the outside world.

    A. having been lost   B. to be lost   C. losing   D. lost

74. The police are trying to find out the _____ of the woman killed in the traffic accident.

    A. evidence   B. recognition   C. status   D. identity

75. All human beings have a comfortable zone regulating the _____ they keep from someone they talk with.

    A. distance   B. scope   C. range   D. boundary

76. We have planned an exciting publicity _____ with our advertisers.

    A. struggle   B. campaign   C. battle   D. conflict

77. _____ the help of their group, we would not have succeeded in the investigation.

    A. Besides   B. Regardless of   C. But for   D. Despite

78. _____ much is known about what occurs during sleep, the precise function of sleep and its different stages remains largely in the realm of assumption.

    A. Because   B. For   C. Since   D. While

79. John doesn't believe in _____ medicine; he has some remedies of his own.

    A. standard   B. regular

    C. routine   D. conventional

80. Owing to _____ competition among the airlines, travel expenses have been reduced considerably.

    A. fierce   B. strained   C. eager   D. critical

81. They always give the vacant seats to _____ comes first.

    A. whoever   B. whomever   C. who   D. whom

82. In Africa, educational costs are very low for those who are _____ enough to get into universities.

    A. ambitious   B. fortunate   C. aggressive   D. substantial

83. Professor Wang, _____ for his informative lectures, was warmly received by his students.

    A. knowing   B. known

    C. to be known   D. having known

84. Our manager is _____ an important customer now and he will be back this afternoon.

    A. calling on   B. calling in

123

C. calling up

D. calling for

85. A fire engine must have priority as it usually has to deal with some kind of _____.

A. precaution B. crisis C. emergency D. urgency

86. He said that the driver must have had an accident; otherwise he _____ by then.

A. would have arrived B. must have arrived
C. should arrive D. would arrive

87. The film provides a deep _____ into a wide range of human qualities and feelings.

A. insight B. imagination C. fancy D. outlook

88. It is high time that such practices _____.

A. are ended B. be ended
C. were ended D. must be ended

89. Urban crowdedness would be greatly relieved if only the _____ charged on public transport were more reasonable.

A. fees B. fares C. payments D. costs

90. The doctor had almost lost hope at one point, but the patient finally _____.

A. pulled out B. pulled through
C. pulled up D. pulled over

91. She _____ her trip to New York because she was ill.

A. called off B. closed down
C. put up D. went off

92. _____ the storm, the ship would have reached its destination on time.

A. But for B. In case of C. In spite of D. Because of

93. We should concentrate on sharply reducing interest rates to pull the economy out of _____.

A. rejection B. restriction C. retreat D. recession

94. The _____ of finding gold in California attracted a lot of people to settle down there.

A. prospects B. speculations C. stakes D. provisions

95. I suffered from mental _____ because of stress from my job.

A. damage B. release C. relief D. fatigue

96. The rest of the day was entirely at his _____ for reading or recreation.

A. dismissal B. survival C. disposal D. arrival

97. You will not be _____ about your food in time of great hunger.

A. special B. particular C. peculiar D. specific

98. Crime is increasing worldwide, and there is every reason to believe the _____ will continue into the next decade.

A. emergency B. trend C. pace D. schedule

99. You shouldn't have written in the _____ since the book belongs to the library.

A. interval   B. border   C. margin   D. edge

100. The _____ of airplane engines announced a coming air raid.

     A. roar   B. exclamation   C. whistle   D. scream

答案：

1—10 DACBA CCBDB		11—20 AACDB ABCBA	
21—30 ACCCD DABDA		31—40 DBCBA DBABD	
41—50 DADAD DCBBC		51—60 ABADC DCBCC	
61—70 DBCBC ADABC		71—80 DCDDA BCDDA	
81—90 ABBAC AACBB		91—100 AADAD CBBCA	

巧战提示：

您测试的正确率是_____%。

如果您的正确率＜85%，建议您要从【高频词汇】部分开始认真学起；

如果您的正确率≥85%，您可以对【高频词汇】做简要的筛选式复习，用扫读的方式过一遍即可，然后开始更高层次的词汇备考。

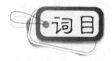

A

abandon [ə'bændən]	***vt.*** 放弃，抛弃，离弃 【固定搭配】abandon oneself to 沉溺于；with abandon 放任地，放纵地；纵情地 【联想记忆】give up doing sth., quit doing sth. 放弃做某事 【名师导学】abandon 后接动名词，不接不定式，如：abandon doing sth. 放弃做某事。 【经典例句】But even if some disaster meant that the vault was abandoned, the permanently frozen soil would keep the seeds alive. 【译　　文】但是，即使一些灾难意味着储藏室被遗弃了，永远冰冻的土地将使种子仍具有生命力。
abide [ə'baid]	***vt.*** 坚持，忍受 【固定搭配】abide by 服从；履行；遵守 【经典例题】If you want to set up a company, you must comply with the regulations laid down by the authorities. A. abide by B. work out C. check out D. succumb to [A] 【译　　文】如果你想成立一家公司，你就必须遵守政府的各项规定。
ability [ə'biliti]	***n.*** 能力，智能；才能，才干 【固定搭配】of great / exceptional ability 能力卓越 of high / low / average ability 能力高/低/一般 to the best of one's ability 尽其所能 【联想记忆】able 能的 — unable 不能的 ability 能的 — inability 无能 enable 使能够 — disable 使无能，使残废 【名师导学】辨析 ability, capability, capacity, faculty：ability 指做某事的体力、智力、经济或法律的力量、天生的或后天获得的技巧或才能；capability 通常使用复数，指一种可能得到发展或应用的才能或能力；capacity 指心智能力，学习和吸取知识的能力；faculty 指先天的智能或能力。

	【经典例题】She soon received promotion, for her superiors realized that she was a woman of considerable _____. A. future　　B. possibility　　C. ability　　D. opportunity　　[C] 【译　文】她很快得到了提升，因为她的上级意识到她是一个才能卓越的女性。
aboard [ə'bɔ:d]	*ad. / prep.* 在船/车/飞行器上；上船/车/飞行器 【固定搭配】go / come aboard of a ship 乘船 【联想记忆】abroad *ad.* 在海外；board *n.* 木板，理事会；broad *a.* 宽阔的
abroad [ə'brɔ:d]	*ad.* 国外，海外；传开 【固定搭配】at home and abroad 国内外
absence ['æbsəns]	*n.* 缺席；缺乏 【固定搭配】in the absence of 在（人）不在时；在（物）缺乏或没有时
absent ['æbsənt]	*a.* 缺席的；缺乏的；漫不经心的 【固定搭配】be absent from 缺席 【联想记忆】be present at 出席 【经典例题】So many directors being absent, the board meeting had to be put off. 【译　文】由于太多的董事缺席，董事会议不得不推迟。
absolute ['æbsəlu:t]	*a.* 绝对的；完全的 【经典例句】Sometimes we buy a magazine with absolutely no purpose other than to pass time. 【译　文】有时我们买杂志是完全没有目的的，仅仅是消遣。
absorb [əb'sɔ:b]	*vt.* 吸收；吸引，使专心 【固定搭配】be absorbed in 全神贯注于　distract sb. from doing sth. 使某人做某事分心 【联想记忆】concentrate / focus / center on, be lost in 全神贯注于 【经典例题】She was so _____ in her job that she didn't hear anybody knocking at the door. A. attracted　　B. absorbed　　C. drawn　　D. concentrated　　[B] 【译　文】她完全沉浸于工作当中，没有听到任何敲门声。
abuse [ə'bju:z]	*n.* 滥用；虐待；辱骂；陋习，弊端　*vt.* 滥用；虐待；辱骂 【固定搭配】abuse one's authority 滥用职权 【经典例句】The abuse of alcohol and drugs is also a common factor. 【译　文】酗酒和吸毒是常见的因素。 【经典例题】It has been revealed that some government leaders _____ their authority and position to get illegal profits for themselves. A. employ　　B. take　　C. abuse　　D. overlook　　[C] 【译　文】一些政府领导已经被揭露出来利用自己的职权和地位获取非法利益。
academic [ˌækə'demik]	*a.* 学院的；学术的 【经典例句】The effective work of maintaining discipline is usually performed by students who advise the academic authorities. 【译　文】有效地维持纪律通常是由一些学生来做的，这些学生负责给学校的领导提建议。
accent ['æksənt] *n.* [æk'sent] *v.*	*n.* 口音，腔调；重音，重音符号　*vt.* 重读
acceptance [ək'septəns]	*n.* 接受，接纳；承认
access ['ækses]	*n.* 通路，访问　*vt.* 访问；存取 【固定搭配】get / gain / have (no) access to （没）有机会或权利得到（接近、进入、使用） 【联想记忆】approach / entrance / admittance to 有（机会、手段、权利）得到/接近/进入 【经典例题】It doesn't give the person access to ideas.. 【译　文】它也让人们无法有机会接触到那些观点。

accidental [.æksi'dentl]	*a.* 意外的，偶然（发生）的 【经典例题】While shopping in a department store, I _____ left my purse lying on a counter of handbags. A. initially　　B. fortunately　　C. frustratedly　D. accidentally　　[D] 【译　文】在商店购物的时候，偶然间我把钱包落在了卖手提包的柜台上。
accommodation [ə.kɔmə'deiʃən]	*n.* (*pl.*) 膳宿供应；住处；适应，调节
accompany [ə'kʌmpəni]	*v.* 陪伴，伴随；伴奏 【联想记忆】accompany *vt.* 陪伴；company *n.* 陪伴，公司；companion *n.* 同伴，伙伴 【固定搭配】accompany (on / at) 为……伴奏（或伴唱） 【经典例句】The minister was accompanied by his secretary to the hospital. 【译　文】部长由他的秘书陪同到医院去。
accomplish [ə'kɔmpliʃ]	*v.* 完成，实现，达到 【名师导学】辨析 accomplish, achieve, complete, finish：accomplish 一般指成功地完成预期的计划、任务等；achieve 多指完成伟大的功业；complete 指使事物完善、完整；finish 指做完一件事，强调事情的终止、了结。 【经典例句】I accomplished two hour's work before dinner. 【译　文】我在吃饭前完成了两小时的工作。
accord [ə'kɔ:d]	*v.* 给予，允许；使一致 【固定搭配】according to 按照，根据；据……所说，按……所载 【经典例句】His opinion accorded with mine. 【译　文】他的意见与我的一致。
accordance [ə'kɔ:dəns]	*n.* 一致，相符 【固定搭配】in accordance with 依照，依据，与……一致
according	*adj.* 相应的 【固定搭配】according to 依照，根据 【经典例句】By 2015, those figures are likely to grow to 700 million and 2.3 billion respectively, according to the World Health Organization. 【译　文】据世界卫生组织估计，到 2015 年，这些数据有可能分别上涨到 7 亿和 23 亿。
accordingly [ə'kɔ:diŋli]	*ad.* 依照；由此，于是；相应地
account [ə'kaunt]	*n.* 账，账户；说明，叙述　*vi.* 解释 【固定搭配】account for 解释；on account of 因为，由于；on no account 决不；on all accounts 无论如何；take into account 考虑，重视 【联想记忆】because of, due to, owing to, in consequence of, on the ground of, in view of, thanks to 基于，由于；not on any account, in no way / respect / sense, in no case, under / in no circumstances, not ever, not at all, by no means 决不；on any / every account, at all events, in any event, at any rate, in any case / way 无论如何；take into consideration 考虑，重视 【经典例句】I am afraid that you'll have to account for the deterioration of the condition. 【译　文】恐怕你要对环境恶化做出解释。
accountant [ə'kauntənt]	*n.* 会计，出纳
accuracy ['ækjurəsi]	*n.* 准确性，精密度
accurate ['ækjurit]	*a.* 正确的，精确的 【名师导学】辨析 accurate, exact, precise, correct：accurate "精确的，正确无误的"，强调准确性，与事实无出入；exact 意为 "精确的，严密的"，指某人或某事不仅符合事实或标准，而且在细枝末节上也丝毫不差；precise 意为 "精确的，精密的"，在实行、实施或数量上很准确的，强调范围、界限的鲜明性或

细节的精密，有时略带"吹毛求疵"的贬义；correct 指某人或某事符合事实或公认的标准，没有差错。

【经典例句】Although technically accurate, that is an impersonal assessment.

【译　　文】虽然从技术上说是精确的，但是这是非人性的评估。

accuse [əˈkjuːz]

vt. 谴责；指控，告发

【固定搭配】accuse sb. of 控告某人（做……），为……指责某人

【联想记忆】charge sb. with sth. 控告某人犯有……罪；blame sb. for sth. 因……责备某人；complain to sb. of / about sth. 向某人抱怨……

【经典例题】The shop assistant was dismissed as she was _____ of cheating customers.

A. accused　　B. charged　　C. scolded　　D. cursed　　[A]

【译　　文】这个售货员因被指控欺诈顾客而遭到解雇。

accustom [əˈkʌstəm]

vt. 使习惯

【固定搭配】be accustomed to 习惯于

accustomed [əˈkʌstəmd]

a. 通常的，习惯的，按照风俗习惯的

【联想记忆】be used to (doing) sth. 习惯于

achievement [əˈtʃiːvmənt]

n. 完成，达到；成就，成绩

【经典例题】His greatest _____ is to make all the players into a united team.

A. fulfillment　　B. achievement　　C. establishment　D. accomplishment　[B]

【译　　文】他最大的成就在于让所有的队员拧成一股绳。

acid [ˈæsid]

n. 酸　*a.* 酸的

acknowledge [əkˈnɔlidʒ]

vt. 承认；感谢；告知收到（信件等）

【经典例句】I acknowledge the truth of his statement.

【译　　文】我承认他说的是事实。

acquire [əˈkwaiə]

vt. 取得，获得；学到

【名师导学】辨析 acquire, attain, obtain：acquire 指通过不断地学习或逐步获得精神上的东西，如知识、才能等；attain 指通过艰苦努力才使人达到完美境地；obtain 指通过努力，尤其是相当的努力、恳请或要求才得到。

【经典例题】It is through learning that the individual _____ many habitual ways of reacting to situations.

A. retains　　B. gains　　C. achieves　　D. acquires　　[D]

【译　　文】人是通过学习来获得处理事情的惯常方式的。

acquisition [ˌækwiˈziʃən]

n. 获得（物）；取得，获得

activity [ækˈtiviti]

n. 活动；活力；行动

acute [əˈkjuːt]

a. （头脑或五官）灵敏的，敏锐的；急性的

adapt [əˈdæpt]

vt. 使适应；改编

【固定搭配】adapt oneself to 使自己适应或习惯于某事；adapt...to 使……适应

【联想记忆】adopt *vt.* 采纳

【经典例题】In spite of the wide range of reading material specially written or adapted for language learning purposes, there is yet no comprehensive systematic program for the reading skills.

【译　　文】虽然有大量的为了语言学习而编写或改编的阅读材料，但是在阅读技巧方面仍然还没有全面系统的方案。

addition [əˈdiʃən]

n. 加，加法；附加部分，增加（物）

【固定搭配】in addition 另外；in addition to 除……之外

additional [əˈdiʃənl]

a. 附加的，另加的，额外的

adequate ['ædikwit]	*a.* 足够的，充分的 【名师导学】辨析 adequate, enough, sufficient：adequate 指"足够的"，满足要求或需求的，也指"恰当的，胜任的"；enough 指"充足的"，数量上足以满足需要或愿望的；sufficient 比 enough 正式，尤指程度上能满足或达到某种需要。 【经典例句】You are bound to have nights where you don't get an adequate amount of sleep. 【译　文】你一定会经历睡眠不足的夜晚。
adjust [ə'dʒʌst]	*v.* 调整，调节；校准 *vt.* (to) 适应于 【固定搭配】adjust...to 使……适应于 【联想记忆】adapt...to, make...suitable for 使……适应于 【经典例题】As a teacher you have to ＿＿＿ your methods to suit the needs of slower children. A. adopt　　B. adjust　　　C. adapt　　　D. acquire　　[B] 【译　文】作为一名教师，你应该调整你的方法去适应反应速度慢的孩子的需求。
adjustment [ə'dʒʌstmənt]	*n.* 调整，调节 【联想记忆】adjuster *n.* 调整者
administration [əd,minis'treiʃən]	*n.* 管理；行政，行政机关，政府 【联想记忆】minister *n.* 部长；ministry *n.* 部委
admission [əd'miʃən]	*n.* 允许进入，承认
adopt [ə'dɔpt]	*vt.* 收养；采用，采纳；通过 【固定搭配】the adopted children 养子 【联想记忆】step mother / father 继母/继父；half sister 异母/父姐妹；ex-wife / husband 前妻/夫 【名师导学】此词（adopt）在历年词汇题中以选项形式出现过多次，而在阅读中则以它的扩展词出现。 【经典例句】Since pollution control measures tend to be money consuming, many industries hesitate to adopt them. 【译　文】因为污染控制措施会增加开销，很多行业在采取这些措施时都很犹豫。
adult [ə'dʌlt, æ'dʌlt]	*n.* 成人 *a.* 成年的，成熟的 【名师导学】辨析 adult, grown-up：adult 指已成熟或达到法定年龄的人，较为正式；grown-up 指身体发育成熟的人。 【经典例句】Given that we can not turn the clock back, adults can still do plenty to help the next generation cope. 【译　文】虽然我们不能令时光倒流，但成年后仍能够帮助下一代处理很多事情。
advanced [əd'vɑːnst]	*a.* 先进的，高级的 【联想记忆】elementary / primary 初级的；intermediate 中级的 【经典例句】Because children spend so much time on computers, they often know more about advanced computer use than their parents. 【译　文】因为孩子们花了很多时间在电脑上，他们会比父母更了解电脑高级的用法。
advantage [əd'vɑːntidʒ]	*n.* 优点，有利条件；利益，好处 【固定搭配】take advantage of 乘……之机，利用　be of advantage to 利于 【名师导学】辨析 advantage, benefit, interest, profit：advantage 多指优越条件或有利地位，优势；benefit 是常用词，指任何"利益，好处"，在指"利润"时只能用 profit 而不能用 benefit；interest 做可数名词与 benefit 同义，做不可数名词指"利息"；profit 指金钱上获得的好处，有时也指在精神上获得的有价值的东西。

129

advertise [ˈædvətaiz]	*vt.* 做广告 【经典例句】I shall advertise the loss of my reading-glasses in newspaper with a reward for the finder. 【译　文】我要在报纸上登一则挂失广告，并对将我的眼镜送回的人给予回报。
advertisement [ədˈvəːtismənt]	*n.* 广告 【经典例句】Consumers may be convinced to buy a product of poor quality or high price because advertisement. For example, some advertising automotive products that improve gasoline mileage. 【译　文】消费者也许因为一个广告而去买一个质量差或是价格高的产品。例如，一些广告商通过给能提高汽油行驶里程的汽车产品打广告，诱发人们的购买欲望。
advisable [ədˈvaizəbl]	*a.* 明智的，可取的 【名师导学】It is advisable that 从句中谓语动词用原形表示虚拟。
advocate [ˈædvəkit]	*vt.* 提倡，鼓吹　*n.* 提倡者，鼓吹者 【经典例句】At the same time, those advocates must not overstate their case. 【译　文】同时，那些提倡者也不能夸大其词。
affect [əˈfekt]	*vt.* 影响，作用；感动；（疾病）侵袭 【名师导学】辨析 affect, effect, influence：affect 指产生的影响之大足以引起反应，着重影响的动作，有时含有"对……产生不利影响"的意思；effect 指实现、达成，着重造成一种特殊的效果；influence 指间接地、以一种无形的力量去潜移默化地影响、同化人的行为或观点等。 【经典例题】We are interested in the weather because it _____ us so directly—what we wear, what we do, and even how we feel. A. affects　　B. benefits　　C. guides　　D. effects　　[A] 【译　文】我们对天气十分感兴趣，因为它直接影响了我们——穿衣、行为，甚至感受。
affection [əˈfekʃən]	*n.* 爱，感情；作用，影响 【固定搭配】have an affection for sb. 热爱某人 【经典例句】We know the kiss as a form of expressing affection. 【译　文】我们知道亲吻是表达感情的一种方式。
affluent [ˈæfluənt]	*a.* 富裕的，富足的
agency [ˈeidʒənsi]	*n.* 代理（处），代办（处） 【经典例句】The agency developed a campaign that focused on travel experiences such as freedom, escape, relaxation and enjoyment of the great western outdoors. 【译　文】这个代理商开展了一个活动，这个活动主要是关于旅行经验的，如在广阔的西部户外旅行的自由、逃离现实的生活、放松和乐趣。
agenda [əˈdʒendə]	*n.* 议事日程，记事册 【固定搭配】put on the agenda 提到议事日程上来
agent [ˈeidʒənt]	*n.* 代理人，经办人 【经典例句】The Hong Kong agent stressed the need to fulfill the order exactly. 【译　文】那个香港的代理人强调要严格按照要求完成订单。
aggression [əˈgreʃən]	*n.* 侵略，攻击
aggressive [əˈgresiv]	*a.* 侵略的，侵犯的；爱挑衅的，放肆的；有进取心的，敢作敢为的 【经典例句】They turn people with expendable income into consumers of aggressively marketed foods. 【译　文】他们将拥有可支配收入的人变成强势营销食品的消费者。

aid [eid]	*vi.* 援助，救援 *n.* 援助，救护；助手，辅助物 【名师导学】辨析 aid, assist, help：做动词时，aid 指提供帮助、支援或救助；assist 指"给……帮助"或"支持"，尤指作为隶属或补充；help 的含义较多，表示"给予协助、救助，对……有帮助，（在商店或餐馆中）为……服务，促进，（治疗、药物等）缓解、减轻（疼痛、病症）"；help 为普通词，常可代替 aid、assist。做名词时，aid 指帮助的行为或结果，也指人者，辅助设备；assist 指助人行为；help 指帮助的行动或实例，或指补救的办法，也指助手、雇工。
alarm [ə'lɑːm]	*n.* 惊恐；警报；警报器 *vt.* 惊动，惊吓；向……报警
alcohol ['ælkəhɒl]	*n.* 酒精，乙醇 【联想记忆】alcoholic *a.* 含有乙醇的，含有酒精的 *n.* 酒鬼，酗酒者 【经典例句】Alcohol in excess is still bad for you, but a glass of wine with dinner is probably fine for nonalcoholics. 【译　文】过量饮酒对你仍然有害，不过一杯酒佐餐对非嗜酒者也许还不错。
alert [ə'lɜːt]	*a.* 警觉的 *n.* 警惕 *vt.* 使警觉；使意识到
alike [ə'laik]	*a.* 相同的，相似的 【经典例句】Exercise seems to benefit the brain power of healthy and sick, young and old alike. 【译　文】锻炼似乎有益于健康人和病人的智力，无论是年轻人还是老年人。
alliance [ə'laiəns]	*n.* 结盟，联盟，联姻
allowance [ə'lauəns]	*n.* 津贴，零用钱 【名师导学】辨析 pay, wage, income, salary：pay 表示"支付"，wage 侧重计时计件工资，income 为各种收入的综合，salary 则强调"薪水"。 【经典例题】His mother gives him a monthly _____ of ¥450. A. income　　　B. allowance　　　C. wages　　　D. pay　　　　　[B] 【译　文】他母亲每月给他 450 元的零用钱。
ally [ə'lai, 'ælai]	*n.* 同盟者；伙伴；同类
alongside [əlɒŋ'said]	*prep.* 在……旁边，沿着……的边；和……在一起；和……相比 *ad.* 在旁边，并排地
alternative [ɔːl'tɜːnətiv]	*a.* 两者选一的 *n.* 供选择的东西；取舍 【经典例题】The person needs to explore alternatives for thoughts and actions and learn to care for himself or herself enough to modify his or her own behavior. 【译　文】人们需要为自己寻求其他思维及处事的方式，以此修正自身行为。
alter ['ɔːltə]	*vt.* 改变，变更 【名师导学】辨析 alter, change, convert, modify, shift, transform, vary：alter 指局部、表面的改变，不影响事物的本质或总体结构，如修改衣服的大小等；change 指全部、完全的改变；convert 指由一种形式或用途变为另一种形式或用途；modify 指做小的修改，只能用于改变方法、计划、制度、组织、意思、条款等；shift 指位置或方向的移动、改变；transform 指外貌、性格或性质的彻底改变；vary 多指形式、外表、本质上的繁多而断续的变化或改变，使其多样化。 【经典例句】With the tools of technology he has altered many physical features of the earth. 【译　文】通过一些技术手段，他已经改变了泥土的许多物理特征。
altitude ['æltitjuːd]	*n.* 高，高度
aluminum [ə'ljuːminəm]	*n.* 铝 【联想记忆】copper *n.* 铜制品；bronze *n.* 青铜

131

amateur [ˈæmətə(ː), ˈæmətjuə]	*a.* 业余的 *n.* 业余爱好者
amaze [əˈmeiz]	*vt.* 使惊愕，使惊叹 【名师导学】辨析 amaze, astonish, surprise, shock：前三个词中，amaze 语气最强，尤其在被认为不可能之事实际上已发生时使用，也可表示"惊奇，惊叹"；astonish 语气稍强，意为"使大吃一惊，使惊愕"，指事情的发生不可思议而"难以置信"；surprise 是一般用语，指对事出突然或出乎意料而"吃惊，惊奇"；shock 意为"使……震惊，使……惊讶"，指事物的发生出乎意料，使人感到震惊。
amazing [əˈmeiziŋ]	*a.* 令人惊讶的，令人吃惊的 【名师导学】It's amazing that 从句中的动词用原形或 "should+原形" 表示虚拟语气。 【经典例句】Some people apparently have an amazing ability to come up with the right answer. 【译　文】很明显，一些人有惊人的得出正确答案的能力。
ambassador [æmˈbæsədə]	*n.* 大使，专使
ambition [æmˈbiʃən]	*n.* 雄心，野心 【经典例题】These diplomatic principles completely laid bare their _____ for world conquest. A. admiration　　　　　　　　B. ambition C. administration　　　　　　　D. orientation　　　　　　[B] 【译　文】这些外交政策使他们想征服世界的野心暴露无遗。
ambulance [ˈæmbjuləns]	*n.* 救护车 【联想记忆】automobile *n.* 汽车，机动车；vehicle *n.* 工具，车辆
amount [əˈmaunt]	*n.* 数据，数额，总数 *vt.* (to) 合计，相当于，等同 【固定搭配】a large amount of（+不可数名词）大量的 【名师导学】辨析 number, total, amount：number 和 total 均为及物动词；amount 是不及物动词，须加 to 再跟宾语。 【经典例句】Getting a proper amount of rest is absolutely essential for increasing your energy. 【译　文】适量的休息绝对是增加体能所必需的。
amuse [əˈmjuːz]	*vt.* 逗乐，使开心；给……提供娱乐
analyse [ˈænəlaiz]	*vt.* 分析，分解 【固定搭配】in the final / last analysis 归根结底
analysis [əˈnælisis]	*n.* 分析，解析 【固定搭配】in the final (last) analysis 归根结底；on / upon analysis 经分析 【名师导学】该词复数形式为 analyses。 【联想记忆】单复数形式转换：basis — bases 基础；crisis — crises 危机；thesis — theses 论题；hypothesis — hypotheses 假设；diagnosis — diagnoses 诊断；emphasis — emphases 强调 【经典例句】At the same time bispectral analysis recorded the depth of anesthesia. 【译　文】同时，双频分析记录了麻醉的深度。
ancestor [ˈænsistə]	*n.* 祖宗，祖先
anchor [ˈæŋkə]	*n.* 锚　*v.* 抛锚，停泊 【固定搭配】anchor…to 把……固定在

132

ancient ['einʃənt]	*a.* 古代的，古老的 【经典例句】Floods have undermined the foundation of the ancient bridge. 【译　文】洪水已经侵蚀了古老桥梁的根基。
annoy [ə'nɔi]	*vt.* 使烦恼，使生气，打扰 【名师导学】辨析 annoy, worry: annoy 强调由于受到干扰而使人烦躁或恼火；worry 常指使人产生焦虑不安或忧愁的情绪。 【经典例句】At this time of the year, university admission offices are annoyed with inquiries from anxious applicants. 【译　文】每逢此时，大学录取办公室都会被考生焦虑的咨询所困扰着。
annual ['ænjuəl]	*a.* 每年的，年度的 *n.* 年刊，年鉴 【联想记忆】daily *n.* 日刊；weekly *n.* 周刊；monthly *n.* 月刊；quarterly *n.* 季刊；yearly，annual *n.* 年刊 【经典例句】The fruit account for more than half the country's annual exports, according to a recent report. 【译　文】根据最新的报告，水果出口量占该国年度出口总量的一半以上。
antique [æn'ti:k]	*a.* 古代的，古式的；旧式的 *n.* 古董，古物
anxiety [æŋ'zaiəti]	*n.* 挂念，焦虑，担心；渴望，热望 【名师导学】后面常接不定式做定语，不接名词，如：the anxiety to go home 对回家的渴望。 【经典例句】He was waiting for his brother's return with anxiety. 【译　文】他焦虑不安地等着兄弟归来。
apart [ə'pɑ:t]	*ad.* 分离，隔开；相距，相隔 【固定搭配】apart from（=besides）除……之外 【联想记忆】except for 除……之外；in addition to 除……之外；fall apart 土崩瓦解；take apart 分离，破开 【经典例句】He had taken apart the wall oxygen unit. 【译　文】他将墙上的氧气装置分开了。
apology [ə'pɔlədʒi]	*n.* 道歉，歉意 【固定搭配】make an apology to sb. for (doing) sth. 为某事向某人道歉
apparent [ə'pærənt]	*a.* 明显的；表面的 【固定搭配】apparent to 对……是显而易见的 【名师导学】辨析 apparent, evident, clear, obvious: apparent 意为"显露，表面看起来很明显"，表示表面上看来是怎样的，暗含实际情况未必如此之意；evident 表示考虑到各种事实、条件或迹象后而显得很明显；clear 意为"清楚的，明白的"，指不存在使人迷惑或者把问题搞复杂的因素；obvious 意为"显而易见的"，表示被觉察的事物具有显著特点，不需要很敏锐的观察力就能觉察到。 【经典例句】It is apparent that the watches that finally arrived have been produced from inferior materials. 【译　文】很明显，最后到货的那批手表是用劣等材料制成的。
appeal [ə'pi:l]	*vi.* (to) 请求，呼吁，吸引；上诉；求助 *n.* 呼吁，吸引力；上诉 【经典例句】On the positive side, emotional appeals may respond to a consumer's real concerns. 【译　文】在积极的一面，（广告的）情感的鼓动也能反映消费者真正的需求。
appearance [ə'piərəns]	*n.* 出现，出场，露面；外表，外观
applause [ə'plɔ:z]	*n.* 鼓掌，喝彩，赞许 【固定搭配】give sb. applause for 因……而夸奖某人 【经典例句】There was a storm of applause when he entered the hall. 【译　文】当他走进大厅时，里面响起了暴风雨般的掌声。

appetite [ˈæpitait]	*n.* 食欲，胃口；欲望 【固定搭配】have no appetite for work 不想工作 【联想记忆】have a desire for, have inclination for, long for, be hungry / thirsty for 渴望
appliance [əˈplaiəns]	*n.* 用具，设备，器械；装置 【联想记忆】equipment *n.* 设备（不可数）；instrument *n.* 仪器；facilities *n.* 设施
applicant [ˈæplikənt]	*n.* 申请者
application [ˌæpliˈkeiʃən]	*n.* 申请，申请书；运用，应用
apply [əˈplai]	*vi.* 申请 *vt.* 运用，应用 【固定搭配】apply for 申请；apply...to 将……应用于，涂，抹；apply oneself to (doing) sth. 致力于 【联想记忆】devote oneself to，be dedicated to 致力于 【经典例句】I want to apply for the job. 【译　　文】我想申请这项工作。
appoint [əˈpɔint]	*vt.* 任命，委派；约定 【固定搭配】appoint sb.（后面接名词）任命某人为……职 【经典例题】To their surprise, she has been <u>nominated</u> as candidate for the Presidency. A. recognized　　　　　　　B. defined C. appointed　　　　　　　D. promoted　　　　　　[C] 【译　　文】出乎他们意料的是，她被提名为总统选举的候选人。
appointment [əˈpɔintmənt]	*n.* 约会，约见；任命，委派 【固定搭配】keep / make / cancel an appointment 守约/约会/取消约会
appreciate [əˈpriːʃieit]	*vt.* 感激，感谢；评价，欣赏，赏识 【名师导学】后面接动名词，不接不定式，如：appreciate (one's) doing。 【经典例句】I appreciate President Castro's invitation for us to visit Cuba, and have been delighted with the hospitality we have received since arriving here. 【译　　文】我们一行承卡斯特罗主席的邀请访问古巴，我不胜感激。我们来到这里后受到了热情接待，我一直沉浸在喜悦之中。
approach [əˈprəutʃ]	*v.* 接近 *vt.* 处理；对待 *n.* 走进；方法；探讨；观点 【固定搭配】approach to=access to 接近 【经典例句】They must change their institutional and legal approaches to water use. 【译　　文】他们必须从制度和法规的方式上改变对水资源的使用。
appropriate [əˈprəupriət]	*a.* 适当的，恰当的 【固定搭配】be appropriate to 对……适合 【名师导学】It's appropriate that... 从句中的谓语用原形或 should+原形结构。 【经典例句】For many patients, institutional care is the most appropriate and beneficial form of care. 【译　　文】对于许多病人来说，机构看护是最适当也是最有益的护理方式。
approval [əˈpruːvəl]	*n.* 赞成，同意；批准
approve [əˈpruːv]	*v.* 赞成，赞许，同意；批准，审议，通过 【固定搭配】approve sth. 批准某事　approve of sth. 赞许、同意某事　approve of sb. doing sth. 同意某人做某事 【名师导学】前缀 ap-（ab-的变体）表示运动的方向、朝向、变化。 【经典例句】Mike Foster is trying to get Parliament to approve a new law. 【译　　文】迈克·佛斯特正努力使国会通过一项新的法律。

approximate [ə'prɔksimeit]	**a.** 大致的，近似的
arbitrary ['ɑ:bitrəri]	**a.** 任意的，武断的；专断的，专横的 【经典例句】This is the sort of case in which judges must exercise the arbitrary power. 【译　文】这就是法官必须使用专断权力的案例。
architect ['ɑ:kitekt]	**n.** 建筑师；设计师；缔造者
architecture ['ɑ:kitektʃə]	**n.** 建筑；建筑学
argument ['ɑ:gjumənt]	**n.** 争论，辩论；论点，依据
arise [ə'raiz]	**vi.** 出现，发生；（from）由……引起，由……产生 【名师导学】辨析 arise, arouse, raise, rise：arise 是不及物动词，意为"出现，产生，发生"，后常跟介词 from，表示"由……引起，由……产生"，其主语常常是 an argument, a problem, a quarrel, a doubt, a question, a storm, a difficulty, a disagreement 等；arouse 只能做及物动词，意为"唤醒，引起"，常用固定搭配有 interest, sympathy, curiosity, excitement, criticism, suspicion 等；raise 是及物动词，意为"举起，增加，提高"，尤指人或人体某部分的抬高，如举杯、举手等；rise 是不及物动词，意为"升起，上升，增高"。 【经典例题】A completely new situation will _____ when the examination system comes into existence. A. arise　　　B. rise　　　C. raise　　　D. arouse　　　[A] 【译　文】当考试体系形成的时候，一个全新的状况就会出现。
arrange [ə'reindʒ]	**vt.** 整理，布置；安排，筹备 【固定搭配】arrange for sb. to do sth. 安排某人做某事
arrangement [ə'reindʒmənt]	**n.** 安排，准备工作；整理，布置
arrest [ə'rest]	**vt. / n.** 逮捕，扣留 【固定搭配】arrest sb. for 因……而逮捕某人；under arrest 被捕 【经典例句】I realize that our medical resuscitation of this child was futile, as has been shown in children who present to the emergency department in full cardiac arrest. 【译　文】我意识到我们对于这个孩子的医疗救援是无效的，因为孩子送到急诊室的时候心脏已经骤停了。
arrow ['ærəu]	**n.** 箭，箭状物 【固定搭配】a traffic arrow 交通箭头标志
artificial [ˌɑ:ti'fiʃəl]	**a.** 人工的，人造的；人为的，做作的 【名师导学】辨析 artificial, fake, false：artificial 指由人工制成的而非自然的；fake 指"伪造的，冒充的"；false 是指与真理或事实相反的，故意做假的。 【经典例句】The colors in these artificial flowers are guaranteed not to come out. 【译　文】这些假花保证不会褪色。
ash [æʃ]	**n.** 灰，灰烬 【名师导学】"骨灰"用 ashes 表示。
aspect ['æspekt]	**n.** 样子，面貌；方面 【联想记忆】respect **v.** 尊敬；inspect **v.** 视察；prospect **n.** 前景；expect **v.** 期望；perspective **n.** 洞察力 【经典例句】Most national news has an important financial aspect to it. 【译　文】绝大多数的国内新闻都会涉及重要的金融信息。

135

assemble [ə'sembl]	*vt.* 集合，集会；装配，组装 *vi.* 集会，聚集 【名师导学】辨析 assemble, converge, collect, accumulate, gather：assemble 表示集合或召集到一起成为一组或整体，或指"装配"，把配件或零件装配在一起；converge 指从不同方向汇聚到一起、向或靠拢于某一交叉点，多指线条聚集于一点或河流等的汇合；collect 指按计划进行收集整理，其对象往往是物。偶尔也用于人，意为"集合"；accumulate 指从无到有累积的过程；gather 是一般用语，指将分散的东西聚集在一起，或指"收获，采摘"，指人时表示"聚集，集中"。 【经典例题】Everybody _____ in the hall where they were welcomed by the Secretary. A. assembled B. accumulated C. piled D. joined [A] 【译 文】所有集聚在大厅的人都受到了部长的欢迎。
assembly [ə'sembli]	*n.* 集会，会议；装配，组装 【名师导学】辨析 assembly, conference, congress, convention, meeting：assembly 指"集会"；conference 指磋商或讨论的会议；congress 指代表大会，正式的代表举行会议讨论问题；convention 指某一团体或政党的正式会议；meeting 是常用词，表示"会议，大会"，也表示"会合，会面"。
assess [ə'ses]	*vt.* 估计，估算；评估，评价，评定 【联想记忆】access *n.* 接近；excess *n.* 超额量；asset *n.* 资产 【名师导学】辨析 assess, estimate, evaluate：assess 指为征税估定（财产）的价值，确定或决定（某项付费，如税或罚款）的金额，评估某事物的价值、意义或程度；estimate 指估计，恰当地推测；evaluate 指确定……的数值或价值，对……评价，仔细地考查和判断。 【经典例句】The researchers say hippocampus could help with assessing geometry or remembering whether they have already visited a location. 【译 文】研究者说，海马体在评估几何形状、回忆曾经去过的位置方面会起作用。
asset ['æset]	*n.* 资产，财产；有用的资源，宝贵的人/物；优点，益处 【经典例句】He misled management by giving it the idea that the older and more experienced men were not an asset but a liability. 【译 文】他认为年长者和有经验的人不是财产，而是累赘，这一观点误导了管理部门。
assign [ə'sain]	*vt.* 派给，分配；选定，指定（时间、地点等） 【经典例句】In your first days at the school you'll be given a test to help the teachers to assign you to a class at your level. 【译 文】在刚入学的几天你会参加一个测试，以帮助你的老师为你选定一个适合你的水平的班级。
assignment [ə'sainmənt]	*n.* （分派的）任务，（指定的）作业；分配，指派
assist [ə'sist]	*vi.* 援助，帮助 【固定搭配】assist in doing sth. 帮助做某事；assist sb. in doing sth. 帮助某人做某事；assist sb. to do sth. 帮助某人做某事 【经典例句】The clerk assisted the judge by looking up related precedent. 【译 文】这位书记官协助那位法官查阅相关的判决先例。
assistance [ə'sistəns]	*n.* 帮助，援助

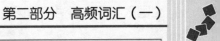

associate [əˈsəuʃieit]	*vt.* 联系；联合 *vi.* 交往 *n.* 合作人，同事
	【固定搭配】associate...with 把……与……联系在一起
	【联想记忆】associate...with, link...to, relate...with / to, combine / connect...with 把……与……联系在一起；have association with 与……交往
	【经典例句】What do you associate with such a heavy snow?
	【译　　文】对这样一场大雪你有什么联想？
association [ə,səusiˈeiʃ ən]	*n.* 协会，团体；交往；联合，合伙
	【固定搭配】have association with 与……交往
assume [əˈsjuːm]	*vt.* 假定，设想；假装；承担
	【联想记忆】consume *v.* 消费；presume *v.* 推测；resume *v.* 重新开始
	【经典例句】Researchers conclude that any effect of money on happiness is smaller than most daydreamers assume.
	【译　　文】研究者得出结论，即金钱对幸福的影响程度要比空想家假设的程度小。
assumption [əˈsʌmpʃ ən]	*n.* 假定，设想；担任，承当；假装
assure [əˈʃuə]	*vt.* 使确信；向……保证
	【名师导学】辨析 assure, ensure：两者皆意为"保证"，但用法有些区别，具体用法有 assure sb. that / assure sb. of；ensure that / ensure sb. against / from；assure / ensure sth.。
	【联想记忆】insure 保险，投保；guarantee 提出担保
	【经典例题】He was proud of being chosen to participate in the game and he _____ us that he would try as hard as possible.
	A. assured　　　B. insured　　　C. assumed　　　D. guaranteed　　　[A]
	【译　　文】他为被选上参加比赛而感到骄傲，并且向我们保证他会竭尽全力。
astonish [əsˈtɔniʃ]	*vt.* 使惊讶，使吃惊
	【经典例句】The researchers were astonished to find that brain tissue surrounding the original injury had also died.
	【译　　文】研究者很惊讶地发现，原始伤口周围的脑组织也死亡了。
athlete [ˈæθliːt]	*n.* 运动员，运动选手
athletic [æθˈletik]	*a.* 运动的，体育的，运动员的
atmosphere [ˈætməsfiə]	*n.* 空气；大气，大气层；气氛
atom [ˈætəm]	*n.* 原子
	【固定搭配】be blown / broken / smashed to atoms=be blown / broken / smashed into pieces 炸（打）得粉碎；an atom of 一点儿……
atomic [əˈtɔmik]	*a.* 原子的，原子能的
	【联想记忆】molecule *n.* 分子；particle *n.* 粒子；electron *n.* 电子；nucleus *n.* 原子核
attach [əˈtætʃ]	*vt.* 贴上，系上，附上；使依附
	【固定搭配】be attached to 喜爱，依恋，附属于　attach importance to 重视……
	【联想记忆】pay attention to, lay stress / emphasis on 重视
	【经典例句】I've attached my contact information in the recommendation letter.
	【译　　文】我已经把我的联系信息附加在了推荐信中。
attain [əˈtein]	*vt.* 达到；取得

137

attitude [ˈætitjuːd]	*n.* 态度，看法
attorney [əˈtəːni]	*n.* 律师，（业务或法律事务上的）代理人 【名师导学】辨析 attorney, barrister, lawyer, solicitor: attorney<美>法律手续代理人，（初级）律师；barrister<英>（出席高级法庭的）律师；lawyer 律师（一般称呼）；solicitor<英>初级律师，<美>法务官。
attraction [əˈtrækʃən]	*n.* 吸引，吸引力 【经典例题】Niagara Falls is a great tourist _____, drawing millions of visitors every year. A. attention B. attraction C. appointment D. arrangement [B] 【译　文】尼亚加拉大瀑布是一个著名的旅游景点，每年都会吸引数百万的游客。
attractive [əˈtræktiv]	*a.* 有吸引力的；有魅力的，动人的
attribute [ˈætribjuːt] [əˈtribju(ː)t]	*n.* 属性，特征；*vt.* (to) 把……归因于 【名师导学】辨析 attribute, owe: attribute…to…意为"把……归因于……"；owe…to…意为"把……归于。" 【联想记忆】contribute *v.* 贡献；distribute *v.* 分发 【经典例题】How large a proportion of the sales of stores in or near resort areas can be to tourist spending? A. contributed B. applied C. attributed D. attached [C] 【译　文】在旅游点或者旅游点附近商店的销售中，有多大比例与旅游者的消费有关？
audience [ˈɔːdjəns]	*n.* 听众，观众 【名师导学】audience 做主语时，看作整体则谓语用单数，看作个体则谓语用复数。
audio [ˈɔːdiəu]	*n. / a.* 声音（的），听觉（的）；音频（的）；音响（的） 【经典例句】The school's audio-visual apparatus includes a new set of multi-media device, not to mention films, records, etc. 【译　文】这所中学的视听设备包括一套新的多媒体装置，更不用说电影、录音等设备了。
author [ˈɔːθə]	*n.* 作者 【名师导学】辨析 author, writer: author 指某个作品的作者；writer 多指职业性作家。
authority [ɔːˈθɔriti]	*n.* 权力，权威；权威人士；(*pl.*) 当局 【经典例句】This can lead to a reduction in parental authority. 【译　文】这会导致父母权威的降低。
automatic [ˌɔːtəˈmætik]	*a.* 自动的 【经典例句】The factory is equipped with two fully automatic assembling lines, and the control room is at the center. 【译　文】这座工厂里有两条全自动生产线，控制室就在正中央。
automobile [ˈɔːtəməubiːl, ˌɔːtəˈməubil, ˌɔːtəməˈbiːl]	*n.* <美>汽车，机动车（=<英>motorcar, car）
auxiliary [ɔːgˈziljəri]	*a.* 辅助的，备用的
available [əˈveiləbl]	*a.* 可利用的；可得到的 【名师导学】常做表语，做定语要放在所修饰词后面，如：These data are readily available. 这些资料易于得到。 【经典例句】Humanity uses a little less than half the water available worldwide. 【译　文】人类使用了全球可利用水资源的一小部分，不足一半。
avenue [ˈævinjuː]	*n.* 林荫路，大街 【经典例句】My parents took me to Constitution Avenue to see the parade. 【译　文】我父母带我到宪法大街去看游行。

avoid [ə'vɔid]	*vt.* 避免，逃避 【名师导学】后面接动名词，不接不定式，如：avoid doing sth. 避免做某事。 【经典例题】They often try to avoid feeling unpleasant emotions, such as loneliness, worry, and grief. 【译　文】他们经常尽量避免产生不愉快的情绪，例如孤独、担心和悲伤。
await [ə'weit]	*vt.* 等待，等候
award [ə'wɔ:d]	*n.* 奖，奖品　*vt.* 授予，奖给 【联想记忆】reward　*n.* 回报 【名师导学】辨析 award, reward：award 指因优点奖励或授予的东西；reward 指为某些特殊服务提供或给予的酬劳。award sb. sth., award sth. to sb. 奖赏某人某物；reward sb. for sth. 因某事奖赏某人；reward sb. with sth. 用某事酬劳某人。 【经典例句】An example of the second type of house won an Award of Excellence from the American Institute of Architects. 【译　文】第二种房子的一个设计样本赢得了美国建筑学院的优秀奖。
aware [ə'wɛə]	*a.* 知道的，意识到的 【固定搭配】be aware of 意识到 【经典例句】Coaches and parents should be aware, at all times, that their feedback to youngsters can greatly affect their children. 【译　文】教练和父母要随时意识到他们的反应将会极大地影响到他们的孩子。
awful ['ɔ:ful]	*a.* 糟糕的，极坏的，可怕的 【经典例句】She had put a good three miles between herself and the awful hitchhiker. 【译　文】在她和那个吓人的旅行者之间保持了恰好三英里的距离。
awkward ['ɔ:kwəd]	*a.* 粗笨的，笨拙的；尴尬的，棘手的 【经典例题】The shy girl felt _____ and uncomfortable when she could not answer her teacher's questions. A. amazed　　B. awkward　　C. curious　　D. amused　　[B] 【译　文】这个害羞的女孩在回答不上来老师的问题时感到尴尬和不安。

B

bacteria [bæk'tiəriə]	*n.* (*pl.*) 细菌 【名师导学】bacteria 是 bacterium 的复数，但此词往往以复数形式在文章中出现。 【经典例句】The bacteria which make the food go bad prefer to live in the watery regions of the mixture. 【译　文】能使食物变坏的细菌更喜欢在有水的混合物区域生存。
balance ['bæləns]	*vt.* 使平衡　*n.* 平衡；差额，结余；天平，秤 【固定搭配】off balance 不平衡 【经典例句】They throw out all ideas about a balanced diet for the grandkids. 【译　文】他们将孩子的平衡饮食思想完全抛于脑后。
ban [bæn]	*n. / vt.* 禁止，取缔 【经典例句】If the law is passed, wild animals like foxes will be protected under the ban in Britain. 【译　文】如果这项法律通过了，像狐狸这样的野生动物在英国就将得到禁令的保护。
band [bænd]	*n.* 条，带；乐队，军乐队；一群，一伙；波段 【联想记忆】violin　*n.* 小提琴；piano　*n.* 钢琴；trumpet　*n.* 小号；horn　*n.* 号角；guitar　*n.* 吉他 【名师导学】band 做主语时，若看作整体，则谓语用单数；若看作个体，则谓语用复数。

139

bang [bæŋ]	*vi.* 猛敲，猛撞，猛地关上　　*vt.* 砰地把（门、盖）关上；发出砰的响声 *ad.* 砰地；突然地，蓦然地
bankrupt ['bæŋkrʌpt]	*a.* 破产的　*vt.* 使破产　*n.* 破产者
banner ['bænə]	*n.* 旗帜，横幅
bare [bɛə]	*a.* 赤裸的，光秃的，空的；极少的，仅有的 【固定搭配】a bare possibility 一点点可能性；万一 【名师导学】辨析 bare, blank, empty, hollow, vacant：bare 表示赤裸的，没有通常的或适当的覆盖物的；blank 指空白的，未填写的，没有字迹、图像或标记的；empty 指的是无人居住的，内无一物的，未载东西的，还指含义上空洞的；hollow 指中空的，凹的，挖空的；vacant 指空缺的，没有现任者或占有者的。 【经典例句】We'd better take the bare necessities. 【译　文】我们最好只带极少的必需品。
barely ['bɛəli]	*ad.* 仅仅；几乎不能
barrier ['bæriə]	*n.* 栅栏；障碍，屏障 【经典例句】Some people prefer the original English text whereas others feel a translation into their native language removes a barrier to understanding. 【译　文】有人更喜欢英语原版，也有人觉得翻译成母语消除了理解上的障碍。
basically ['beisikəli]	*ad.* 基本地，根本地
basis ['beisis]	*n.* 基础，基底；基准，根据；主要成分（或要素）；（认识论中的）基本原则或原理 【固定搭配】on the basis of 根据，由于，以……为基础 【名师导学】该词复数形式为 bases，参见 analysis。
beam [bi:m]	*n.* 一束；一道横梁　*vi.* 发光，发热 【联想记忆】flame　*v.* 燃烧；spark　*v.* 发火花，发电花
beard [biəd]	*n.* 胡须，络腮胡子 【名师导学】辨析 beard, moustache：beard 指长在嘴巴下边，包括脖子、下巴的胡须；moustache 指长在嘴唇上方的胡须。
bearing ['bɛəriŋ]	*n.* 轴承；意义，举止
behalf [bi'hɑ:f]	*n.* 代表，利益 【固定搭配】on behalf of 代表
behave [bi'heiv]	*vi.* 举动，举止，表现 【固定搭配】behave oneself 规规矩矩地 【经典例句】They still seemed to make people behave more honestly. 【译　文】他们仍然好像能使人们举止坦诚。
behavio(u)r [bi'heivjə]	*n.* 行为，举止
being ['bi:iŋ]	*n.* 存在，生存；存在物，生物，人 【固定搭配】come into being 产生，形成，成立；for the time being 暂时
belief [bi'li:f]	*n.* 相信，信仰，信条，信念 【名师导学】辨析 disbelief, unbelief：disbelief 通常指对某事的不信和怀疑；unbelief 通常指宗教上的怀疑和无信仰。
beneficial [beni'fiʃəl]	*a.* 有利的，有益的 【固定搭配】be beneficial to... 对……有益
benefit ['benifit]	*n.* 利益，恩惠　*vt.* 有利于，受益于　*vi.* 得益于 【固定搭配】benefit from 受益于

140

besides [bi'saidz]	*ad.* 而且，还有　*prep.* 除……之外 【名师导学】辨析 besides, except, except for：besides 表示"除……之外（也/还）"；except 指"除此以外"，除去的是同类、同等的人或事；except for 表示除去的是整体的一部分。
bet [bet]	*vt.* 以……打赌，与……打赌　*vi.* 赌，打赌　*n.* 打赌；赌注，赌金
beware [bi'wɛə]	*v.* 谨慎，当心
Bible ['baibl]	*n.* 圣经
bid [bid]	*vt.* 出价，投标　*n.* 出价，投标
bind [baind]	*vt.* 绑，包扎；束缚 【名师导学】bind 过去式和过去分词均为 bound。辨析 bind, fasten, tie：bind 意为"捆，扎"，指缠绕周围；fasten 指"捆紧，拴牢"；tie 指用绳等捆紧。
blade [bleid]	*n.* 刀刃，刀片；叶片；翼
blank [blæŋk]	*n.* 空白；空白表格　*a.* 空白的，空着的；茫然的，无表情的
blast [blɑ:st]	*vt.* 炸掉，摧毁　*n.* 爆炸，爆破；一阵（风） 【经典例句】The blasting work still goes on. 【译　文】爆破工作仍然在继续。
bleed [bli:d]	*vi.* 出血，流血 【联想记忆】blood　*n.* 血；bleed bled（bleed 的过去式和分词）*vi.* 流血；food *n.* 食物　feed fed（feed 的过去式和分词）*v.* 喂养；speed sped（speed 的过去式和分词）*v.* 加速；breed bred（breed 的过去式和分词）*v.* 繁殖
blend [blend]	*vi.* 混在一起，混和；交融 【经典例题】Sunny periods will be <u>interspersed</u> with occasional showers. A．interrupted　　　　　　B．blocked C．blended　　　　　　　　D．intersected　　　　　　[C] 【译　文】晴朗的天气总是时不时地有几场雷阵雨。
bloody ['blʌdi]	*a.* 流着血的，有血的；血腥的，残忍的
bloom [blu:m]	*vi.* 开花；繁荣　*n.* 花，开花期 【固定搭配】bloom into 长成……；be in full bloom 盛开；be out of bloom 凋谢；come into bloom 开花 【经典例句】What beautiful blooms! 【译　文】多么美丽的花啊!
blueprint ['blu:,print]	*n.* 蓝图，设计图，计划　*vt.* 制成蓝图，计划
boast [bəust]	*vi.*（of, about）夸耀，说大话　*vt.* 吹嘘；以有……而自豪，夸，自夸　*n.* 自吹自擂
bolt [bəult]	*n.* 螺栓，插销；霹雳　*vt.* 关窗，拴住，闩门 【固定搭配】a bolt of lightning 一道闪电
bomb [bɔm]	*n.* 炸弹　*vt.* 轰炸 【联想记忆】bullet　*n.* 子弹；shell *n.* 炮弹，壳；missile *n.* 导弹
bond [bɔnd]	*n.* 契约；公债，债券；联结，联系
boom [bu:m]	*v.* 隆隆声，繁荣，兴隆起来　*n.* 隆隆声；繁荣，兴隆起来

boost [bu:st]	*n. / v.* 提升，增加，提高 【经典例句】Millions of dying trees would soon lead to massive forest fires, boosting global warming. 【译　文】数百万棵枯树会很快导致大规模的森林火灾，加速全球变暖。
border ['bɔ:də]	*n.* 边缘；边界，边境　*v.*（on, upon）交界，与……毗邻 【固定搭配】border on / upon 交界，与……毗邻；与……近似 【名师导学】辨析 border, boundary, frontier：border 指政治划分或地理区域的分隔线或边界；boundary 指标识边界或范围的某物，如河流、山脉等；frontier 指边境，沿国界的地区。
bore [bɔ:]	*vt.* 钻洞，打眼，钻探；使厌烦　*n.* 令人讨厌的人/物 【固定搭配】be bored to death 厌烦得要死 【经典例题】These were vital decisions that <u>bore upon</u> the happiness of everybody. A. ensured　　B. ruined　　C. achieved　　D. influenced　　[D] 【译　文】这些是关乎所有人幸福的重大决定。
boring ['bɔ:riŋ]	*a.* 令人厌烦的　*n.* 钻孔 【联想记忆】bored *a.* 被弄得厌倦的；bore *v.* 钻孔；使厌倦；bore（bear 的过去式）*v.* 生育；忍受
bounce [bauns]	*vi.* 弹起来，跳起　*vt.* 使弹起，使弹回　*n.* 弹，反弹
bound [baund]	*a.* 必定，约定；受约束的；开往 【固定搭配】be / feel bound to do sth. 一定；必须；be bound for 准备起程开往……；在赴……途中 【经典例句】She seemed unwilling to acknowledge that this might not be wise and would be bound to cause her husband concern. 【译　文】她看起来很不愿意承认这样是很不明智的，而且还会引起她丈夫的担心。
boundary ['baundəri]	*n.* 界线，边界
bow [bau]	*n.* 弓，弓形；点头，鞠躬　*vi.* 鞠躬，点头（以示招呼、同意等） 【固定搭配】bow sb. in / out 鞠躬迎进/送出；exchange bows 相互鞠躬行礼；make a slight bow 微微点头
brake [breik]	*v. / n.* 刹车　*n.* 闸，制动器 【名师导学】在构词法中，其中之一就是转化，本词是动词和名词之间的转化。而在英文中，很多单词就含有动词和其意思相同或相近的名词，大家在学习中有所注意，就会在不知不觉中增加词汇量。
brand [brænd]	*n.* 商品；（商品的）牌子 【名师导学】辨析 brand, trademark：brand 指商标、标志，一种产品或制造商的商标或特有名称，或指品牌；trademark 指商标、牌号，标明产品的名字、符号或其他设计，经过正式注册，并只合法地限于其拥有者或制造商使用。
brass [brɑ:s]	*n.* 黄铜；（*pl.*）黄铜制品
breadth [bredθ]	*n.* 宽度，（布的）幅宽，（船）幅
breast [brest]	*n.* 胸脯，乳房
breed [bri:d]	*vt.* 生殖，繁殖；生产，饲养　*n.* 品种，种类 【名师导学】breed 过去式和过去分词均为 bred。辨析 breed, class, kind, sort, species, type：breed 意为"种类，品种"，指一组有共同的祖先的动物，而且这些动物在某一方面都很相像；class 也可指"种类"，指事物按照相同性质所归的类；kind 意为"种类"，指任何一组由于具有相同的兴趣或特征而综合在一起的事物，sort 意为"种类"，指具有相同的一般特征的一群人或事，

142

	可与 kind 换用，但有时有轻蔑意味；species 意为 "种，属"，指一组在各方面都很相像的动物或植物；type 指 "类型"，一定数量的人或事物，具有把他们与一个集体或种类区分开的共同特征或特点。
	【经典例句】These nutrients can contribute to the breeding of the organisms.
	【译 文】这些营养物质能够促进生物体的繁殖。
breeze [bri:z]	*n.* 微风，和风
	【联想记忆】wind *n.* 风；blast *n.* 一阵风；storm *n.* 风暴
bride [braid]	*n.* 新娘
	【联想记忆】bridegroom *n.* 新郎
brief [bri:f]	*a.* 简短的，简洁的；短暂的 *vt.* 简单介绍
	【固定搭配】in brief 简单地说
	【经典例题】There is not much time left so I'll tell you about it _____.
	A. in detail　　B. in brief　　C. in short　　D. in all　　[B]
	【译 文】没有多少剩余时间了，所以我就简单地跟你说一下。
brink [briŋk]	*n.*（河，海，峭壁等的）边，界，岸
brilliant ['briljənt]	*a.* 辉煌的，灿烂的；杰出的，有才华的
brochure [brəu'ʃuə]	*n.* 小册子
broker ['brəukə]	*n.* 经纪人，掮客，中间人
bronze [brɔnz]	*n.* 青铜（铜与锡的合金）；铜像 *a.* 青铜色的
	【经典例句】The sailor was bronzed from the sun.
	【译 文】水手被太阳晒黑了。
bubble ['bʌbl]	*n.* 泡，水泡，气泡 *vi.* 冒泡，起泡，沸腾
	【固定搭配】bubble over 达到顶点
budget ['bʌdʒit]	*n.* 预算 *vi.* 做预算，编入预算
	【经典例题】The government has devoted a larger slice of its national _____ to agriculture than most other countries.
	A. resources　　B. potential　　C. budget　　D. economy　　[C]
	【译 文】在农业上，这个政府比其他国家投入了更多的国家财政预算。
burden ['bə:dn]	*n.* 担子，重担，负担，义务，责任
	【名师导学】辨析 burden，load：burden 一般用于表示烦恼、责任、工作等精神上的 "负担"；load 指人、动物、船只、车轮、飞机等负荷运送的东西，借喻精神上的负担。
bureau [bjuə'rəu, 'bjuərəu]	*n.* 局，司，处，部，所，署
	【固定搭配】The Political Bureau 政治局

C

calculate ['kælkjuleit]	*vt.* 计算，推算；估计，推测；计划，打算。
	【名师导学】辨析 calculate, count, figure：calculate 表示通过计算或运算以解决疑难的题目或问题，还可以表示 "估计，推算，考虑"；count 指一个接一个地说出或列出以得其总数；figure 指用数字来计算。
	【经典例句】The tuition is too high to be calculated.
	【译 文】学费太高了，无法计算。

143

calculator [ˈkælkjuleitə]	*n.* 计算器
campaign [kæmˈpein]	*n.* 战役；运动 【经典例题】All kinds of extravagant promises were made during the election _____. A. struggle B. campaign C. battle D. conflict [B] 【译　文】在选举运动中出现了各式各样过分的承诺。
campus [ˈkæmpəs]	*n.* （大学）校园 【固定搭配】on the campus 在校园内
cancel [ˈkænsəl]	*vt.* 取消，撤销；删去 【经典例句】All flights having been canceled because of the snowstorm, they decided to take the train. 【译　文】因为暴风雪，所有的航班都取消了，他们决定坐火车。
cancer [ˈkænsə]	*n.* 癌
candidate [ˈkændidit]	*n.* 候选人；报考者；求职者 【经典例句】A second language isn't generally required to get a job in business, but having language skills gives a candidate the edge when other qualifications appear to be equal. 【译　文】掌握第二门语言通常不是在贸易方面找到一份工作的条件，但是有语言方面的技能则使候选人在其他条件同等的情况下比其他人具有更大的优势。
capability [ˌkeipəˈbiliti]	*n.* 能力，才能；性能，容量 【固定搭配】have the capability of 有……的才能 beyond / above one's capability 超过某人的能力范围 【联想记忆】have the ability to do, have the capacity for / to do 有能力做……
capable [ˈkeipəbl]	*a.* 能干的，有能力的，有才能的
capacity [kəˈpæsiti]	*n.* 容量，容积；能力；能量；接受力 【经典例句】The memory capacity of bees means they can distinguish among more than 50 different smells to find the one they want. 【译　文】蜜蜂的记忆能力意味着它们能在 50 多种不同的味道中找到它们想要的那种。
capture [ˈkæptʃə]	*vt.* 捕获，捉拿；夺得，攻占 【经典例句】The decline in moral standards—which has long concerned social analysts—has at last captured the attention of average Americans. 【译　文】社会学家一直关注的道德滑坡问题，最终引起了美国大众的关注。
carbon [ˈkɑːbən]	*n.* 碳
career [kəˈriə]	*n.* 生涯，经历；专业，职业 【名师导学】career, position, profession 都有"职业"的意思，辨析：career 既可指一般工作，也可指专业性较强的职业；position 主要指工作岗位；profession 尤指从事脑力劳动或受过专门训练的工作，如医生、教师、律师等工作。 【经典例句】A lateral move that hurt my feelings and blocked my professional progress, promoted me to abandon my relatively high profile career. 【译　文】一次侧面的打击伤害了我的感情，阻碍了我事业的发展，使我放弃了我那份引人注目的工作。

144

cargo [ˈkɑːgəu]	**n.** 船货，货物
carpenter [ˈkɑːpintə]	**n.** 木匠
carriage [ˈkæridʒ]	**n.** 马车；客车；车厢
cash [kæʃ]	**n.** 现金，现款 【经典例句】He cashed the check and deposited it in his account. 【译　文】他将支票兑现，并把钱存进了自己的账户。
cashier [kəˈʃiə]	**n.** 出纳，收款员
casual [ˈkæʒjuəl]	**a.** 随便的；偶然的；临时的 【名师导学】辨析 accidental, casual, occasional：accidental 意为“偶然的，意外的”，指事先没想到而突如其来，有时还能给人带来不愉快或灾难性后果；casual 意为“偶然的，碰巧的”，指一反常态发生的事情；occasional 意为“偶尔的，不时的”，指没有规律的事。 【经典例句】Friendships among Americans tend to be casual. 【译　文】美国人之间的友谊趋向于随便。
catalog [ˈkætələg]	**n.** 目录　**vt.** 将……编入目录
category [ˈkætigəri]	**n.** 种类，类别；（逻）范畴
cautious [ˈkɔːʃəs]	**a.** 谨慎的，小心的 【经典例句】He started by cautiously "chewing" on people. 【译　文】他开始小心翼翼地打量人们。
cease [siːs]	**v. / n.** 停止，终止
cell [sel]	**n.** 细胞；电池
Celsius [ˈselsjəs]	**a.** 摄氏的
cement [siˈment]	**n.** 水泥
centigrade [ˈsentigreid]	**n.** 摄氏温度的 【联想记忆】Fahrenheit **n.** 华氏
centimeter [ˈsentimiːtər(r)]	**n.** 厘米
ceremony [ˈseriməni]	**n.** 典礼，仪式，礼节 【固定搭配】wedding ceremony 婚礼；opening/closing ceremony 开/闭幕式
challenge [ˈtʃælindʒ]	**n.** 挑战，挑战书，艰巨任务，难题　**vt.** 向……挑战 【固定搭配】challenge sb. to do sth. 向某人挑战做某事，challenge sb. to sth. 向某人挑战某事
chamber [ˈtʃeimbə]	**n.** 室；议院
change [tʃeindʒ]	**vt.** 改变，变更，变革；交换，更迭，替换；把……变成……（into）　**n.** 改变，变化；找回的零钱；调换（口味）；换衣服 【经典例句】The average quality of his efforts did not change. 【译　文】他的作品的平均质量没有变化。

145

channel ['tʃænl]	*n.* 海峡；水道，沟渠，渠道；频道
chaos ['keiɔs]	*n.* 混沌，混乱 【经典例句】The desk was a chaos of papers and unopened letters. 【译　文】桌上杂乱地堆放着一些纸张和未拆的信。
chapter ['tʃæptə]	*n.* 章，回，篇
character ['kærɪktə]	*n.* 性格，品质；特性，特征；人物，角色；（书写或印刷）符号，（汉）字 【名师导学】辨析 character, nature, personality：character 指性格、品质、人格，尤指是非观念、品德等；nature 指性格、天性、气质等的总称，与生俱来的，也指事物的性质或人类的通性；personality 指个性、个人魅力，强调感情因素。
characteristic [ˌkærɪktə'rɪstɪk]	*a.* 特有的，独特的　*n.* 特征，特性 【名师导学】辨析 characteristic, feature, property, quality：characteristic 指人、物或抽象的特点或特征，是识别他人或他物的明显标志；feature 指显著的非常突出的特点，具有足以引人注目的部分或细节，常用于生理、自然条件、物品等；property 性质、特征，通常指事物的基本特征；quality 指个人的品行、品质。
characterize ['kærɪktəraɪz]	*vt.* 描绘……的特性，刻画……的性格 【经典例句】Our society is characterized with the "knowledge economy". 【译　文】我们的社会以"知识经济"为特征。
charity ['tʃærɪti]	*n.* 仁慈，宽厚；慈善机构（团体）
charm [tʃɑ:m]	*vt.* 使着迷，使陶醉　*n.* 招人喜欢之处，魅力
chart [tʃɑ:t]	*n.* 图，图表
charter ['tʃɑ:tə]	*n.* 宪章，特许状　*vt.* 特许，发执照给……；租，包（船，车等）
chase [tʃeis]	*v./n.* 追逐，追赶
cheat [tʃi:t]	*vt.* 哄骗，骗取　*vi.* 作弊，欺诈　*n.* 欺骗，骗子 【固定搭配】cheat sb. (out) of sth. 骗取某人的某物　cheat sb. into the belief that 哄骗某人相信…… 【名师导学】辨析 cheat, deceive：cheat 指用诡计欺骗，骗取；deceive 表示误导，使……相信不真实的情况，做出错误的判断。 【经典例题】When I caught him _____, I stopped buying things there and started dealing with another shop. A. cheating　　B. cheat　　C. to cheat　　D. to be cheating　　[A] 【译　文】我抓住他在欺诈后，我停止在那里买东西而开始在另一家商店购物。
cheerful ['tʃiəful]	*a.* 快乐的，高兴的
chemical ['kemɪkəl]	*a.* 化学的　*n.* 化学制品/产品/物质/成分 【经典例句】The carbon dioxide would then be extracted and subjected to chemical reactions. 【译　文】二氧化碳然后被提取出来，并将其进行化学反应。
chemist ['kemɪst]	*n.* 化学家，药剂师
chess [tʃes]	*n.* 棋
chew [tʃu:]	*v.* 咀嚼
childhood ['tʃaɪldhud]	*n.* 童年，幼年 【联想记忆】maturity *n.* 成熟；adolescence *n.* 青少年期；youth *n.* 青年时期；teenager *n.* 青少年；infancy *n.* 婴儿期

146

chill [tʃil]	*n.* 凉气，寒气；寒战，风寒　*vt.* 使变冷，使冷冻，使感到冷
chilly ['tʃili]	*a.* 寒冷的
chip [tʃip]	*n.* 薄皮；碎片；集成；电路块
chloride ['klɔːraid]	*n.* 氯化物
chlorine ['klɔːriːn]	*n.* 氯（气）
choke [tʃəuk]	*v.* 窒息，阻塞，抑制
chop [tʃɔp]	*v.* 砍，劈；剁碎　*n.* 砍，劈，剁；排骨
chronic ['krɔnik]	*a.* 长期的，慢性的 【经典例句】Many observers believe that country will remain in a state of chaos if it fails to solve its chronic food shortage problem. 【译　　文】许多观测者都认为，如果不能解决长期的食品短缺问题，这个国家仍将处于混乱状态。
cigar [si'gɑː]	*n.* 雪茄烟
circuit ['səːkit]	*n.* 电路，线路
circular ['səːkjulə]	*a.* 圆形的；循环的
circulate ['səːkjuleit]	*v.* （使）循环，（使）流通 【经典例题】This local evening paper has a _____ of twenty-five thousand. A. number　　　B. contribution　　C. circulation　　D. celebration　　　[C] 【译　　文】当地晚报的发行量为 25 000 份。
circumstance ['səːkəmstəns]	*n.* （*pl.*）情形，环境；条件 【固定搭配】under the circumstances 在这种情况下，情况既然如此　under / in no circumstances 在任何情况下都不（放在句首要倒装） 【名师导学】辨析 circumstances, environment, setting, surroundings：circumstances 指某事或某动作发生时的情况，形势；environment 指周围的状况或条件，可以是自然环境，也可以是社会环境，可以是物质上的，也可以是精神上的；setting 指某一情形的背景或环境；surroundings 指围绕物，周围的事物。 【经典例题】We have been told that under no circumstances _____ the telephone in the office for personal affairs. A. may we use　　　　　　　　B. we may use C. we could use　　　　　　　　D. did we use　　　　　　　　[A] 【译　　文】我们被告知在任何情况下我们都不允许为了私人的事情而使用办公室的电话。
cite [sait]	*vt.* 举（例），引证，引用
civil ['sivl]	*a.* 市民的，公民的，国民的；民间的；民事的，根据民法的；文职的 【经典例句】He left the army and resumed civil life. 【译　　文】他脱离军队，恢复平民生活。
civilian [si'viljən]	*a.* 平民的，民用的，民众的

civilization [ˌsivilaiˈzeiʃ[n]	*n.* 文明，文化 【经典例句】Both civilization and culture are fairly modern words, having come into use during the 19th century by anthropologists. 【译　文】文明和文化都是相当时髦的词汇，人类学家从 19 世纪开始使用。
civilize [ˈsivilaiz]	*vt.* 使开化，使文明，教化
claim [kleim]	*n.*（根据权利提出）要求，要求权，主张，要求而得到的东西　*vt.*（根据权利）要求，认领，声称，主张，需要 【名师导学】辨析 claim, proclaim：claim 一般指声称对某物的拥有权；proclaim 常为官方正式宣布。
clap [klæp]	*n.* 鼓掌，拍手声　*v.* 鼓掌
clarify [ˈklærifai]	*vi.* 澄清，阐明　*vt.* 使明晰 【名师导学】辨析 clarify, clear, clean：clarify 指使清晰或易懂，详细阐明，澄清混乱或疑惑；clear 指去除物体或障碍，使明确，使明朗，去除困惑、疑问或模棱两可，也指天空变晴；clean 指扫除，清除，去除垃圾或杂质。
clash [klæʃ]	*v.* 发出铿锵声，猛烈地碰撞；（意见）冲突，（色彩等）不一致　*n.* 铿锵声；冲突，不一致
classic [ˈklæsik]	*n.* 杰作，名著　*a.* 第一流的
classical [ˈklæsikəl]	*a.* 经典的，古典的
classification [ˌklæsifiˈkeiʃən]	*n.* 分类，分级
classify [ˈklæsifai]	*vt.* 分类，分级 【经典例句】Stereotypes seem unavoidable, given the way the human mind seeks to categorize and classify information. 【译　文】习惯性做法似乎不可避免，这种做法为人类进行信息的归类和分类提供了方法。
clause [klɔ:z]	*n.* 子句，从句；（章程、条约等的）条，项；条款
client [ˈklaiənt]	*n.* 顾客，委托人，当事人
cliff [klif]	*n.* 崖，悬崖
climate [ˈklaimit]	*n.* 气候；风气，思潮 【名师导学】辨析 climate, weather：climate 指某地区的气候；weather 指每日的天气。
coach [kəutʃ]	*n.* 客车，长途汽车；私人教练，教练　*v.* 训练，辅导，指导
coarse [kɔ:s]	*a.* 粗的，粗糙的，粗劣的；粗鲁的，粗俗的 【经典例句】Usually you will be more likely to find insects if you examine finer twigs rather than the coarser parts of trees. 【译　文】如果你仔细查看树木的较细的树枝而并非粗糙树干，通常你更有可能找到昆虫。
coil [kɔil]	*vi.* 卷，盘绕　*n.*（一）卷，（一）圈，圈线 【经典例句】The lady coiled her hair at the back head for the ball. 【译　文】这位女士为参加舞会把头发盘了起来。
collapse [kəˈlæps]	*vi. / n.* 倒塌；崩溃

148

colleague [ˈkɔliːg]	***n.*** 同事，同僚 【名师导学】辨析 colleague, partner：colleague 指同事、同行、职员或学院教工的同僚之一；partner 指伙伴，同伙，或在一项活动或一个涉及共同利益的领域内与另一人或其他人联合或有联系的人，尤指企业合作人、配偶、舞伴、搭档等。
collection [kəˈlekʃən]	***n.*** 收藏，收集；收藏品 【经典例题】This book is a _____ of radio scripts, in which we seek to explain how the words and expressions become part of our language. A. collection　　　　　　　　B. publication C. volume　　　　　　　　　D. stack　　　　　　　　　[A] 【译　文】这本书是一本广播稿集，在这本书里面，我们试图阐述词汇和措辞是如何成为语言的一部分的。
collective [kəˈlektiv]	***a.*** 集体的；共同的　***n.*** 集体
collision [kəˈliʒən]	***n.*** 碰撞，冲突，抵触 【固定搭配】come into collision with 和……相撞（冲突，抵触）；in collision with 和……相撞（冲突） 【名师导学】辨析 collision, combat, conflict, contradiction：collision 指"（车、船的）碰撞"，或"（利益、意见的）冲突"；combat 指"战斗，格斗"，尤指"武装斗争"；conflict 指公开的、长期的战斗冲突的状态；contradiction 指"矛盾，不一致"。 【经典例句】But there are also thousands whose orbits put them on a collision course with Earth. 【译　文】但也有很多的行星的轨道处于冲撞地球的线路上。
colony [ˈkɔləni]	***n.*** 殖民地；聚居地
column [ˈkɔləm]	***n.*** 柱，柱状物；栏，专栏（文章）
combat [ˈkɔmbæt]	***v.*** 与……战斗，搏斗　***n.*** 战斗，斗争，搏斗
combination [ˌkɔmbiˈneiʃən]	***n.*** 结合，联合
combine [kəmˈbain]	***v.*** 结合，联合，化合 【固定搭配】combine with 与……联合（化合、结合） 【经典例句】This combined effects of degrading collagen more rapidly and producing less new collagen is probably what cause premature skin ageing in smokers. 【译　文】降解胶原质速度增加，生产新胶原质减少，这一双重结果或许正是烟民皮肤提前衰老的原因。
comedy [ˈkɔmidi]	***n.*** 喜剧 【联想记忆】comic ***adj.*** 滑稽的，喜剧的；comedy ***n.*** 喜剧，喜剧性的事情；tragic ***adj.*** 悲惨的，悲剧的；tragedy ***n.*** 悲剧，悲惨的事，灾难
command [kəˈmɑːnd]	***vt. / n.*** 命令，指挥　***n.*** 掌握，运用能力 【固定搭配】command sb. to do sth. 指挥（命令）某人做某事；do sth. at / by sb.'s command 奉某人之命做某事；be at sb.'s command 愿受某人的指挥；听某人的吩咐
commander [kəˈmɑːndə]	***n.*** 司令官，指挥官
comment [ˈkɔment]	***n. / v.*** 解说，评论 【固定搭配】comment on / upon 评论，谈论，对……提意见 【联想记忆】observe on / upon, remark on / upon 评论

149

【经典例句】The range of news is from local crime to international politics, from sport to business to fashion to science, and the range of comment and special features as well, from editorial page to feature articles and interviews to criticism of books, art, theatre and music.

【译　文】新闻的范围从当地的犯罪到国际政治，从体育到经济，从时尚到科学，从评论到特写，从社论到专栏文章，以及对书籍、艺术、戏剧和音乐的评论。

commerce ['kɔmə(:)s]	n. 商业，贸易

commercial [kə'mə:ʃəl]	a. 商业的，商务的 n. 商业广告

commission
[kə'miʃən]

n. 委员会，调查团；佣金，酬劳金

【经典例句】As a salesman, he works on a(n) commission basis, taking 10% of everything he sells.

【译　文】作为销售人员，他以佣金的形式工作，他卖出的任何东西都能提成10%。

commitment
[kə'mitmənt]

n. 承担义务，许诺

【经典例题】It was felt that he lacked the _____ to pursue a difficult task to the very end.

A. petition B. engagement

C. commitment D. qualification [C]

【译　文】人们感觉到他缺少把一项艰巨任务进行到底的责任心。

committee [kə'miti]	n. 委员会，全体委员

communicate
[kə'mju:nikeit]

vt. 传达；交流；通信 vi. 传达，传播

【固定搭配】communicate with 和……联系，和……通信 communicate sth. to sb. 把……传达给某人

communication [kə,mju:ni'keiʃn]	n. 通讯；通信；交际，交流；传达，传送

community
[kə'mju:niti]

n. 社区

【经典例句】A hero has a story of adventure to tell and community who will listen.

【译　文】英雄总有冒险的故事可讲，而公众又愿意去听。

comparable
['kɔmpərəbl]

a. 可比较的，比得上的

【固定搭配】be comparable with 可与……相比的，与……类似的；be comparable to 可与……比拟的，与……匹敌的

【经典例句】Nevertheless, children in both double-income and "male breadwinner" households spent comparable amount of time interacting with their parents.

【译　文】然而，在双收入家庭和父亲为收入来源的家庭中，孩子都能够花大量的时间和父母进行交流。

comparative [kəm'pærətiv]	a. 比较的，相当的

comparison
[kəm'pærisn]

n. 比较；对比

【固定搭配】in comparison with 与……比较；by comparison 比较起来

compass ['kʌmpəs]	n. 指南针

compel
[kəm'pel]

vt. 强迫，迫使

【固定搭配】compel sb. / sth. to do sth. 强迫某人或某物做某事

compete
[kəm'pi:t]

vi. 比赛，竞赛

【固定搭配】compete with / against sb. 与某人竞争

【联想记忆】rival with sb., contest with / against sb. 与某人竞争

【名师导学】辨析 compete, rival：compete 意为"竞争，比赛"，不直接跟宾语；

	rival 意为"与……竞争，比得上"，可直接跟宾语，作为名词时意为"敌手"。 【经典例句】Graduates used to compete with each other for a good job in Hong Kong. 【译　文】过去，香港的毕业生常常为得到一份好工作相互竞争。
competent ['kɔmpitənt]	*a.* 有能力的，胜任的
competition [,kɔmpi'tiʃən]	*n.* 比赛，竞争 【固定搭配】keen / fierce competition for a job 求职的激烈竞争
competitor [kəm'petitə]	*n.* 竞争对手
complain [kəm'plein]	*vi.* 抱怨，诉苦，申诉 【固定搭配】complain to sb. of / about sth. 向某人抱怨某事　complain of doing sth. 抱怨做某事 【名师导学】complain 后面只接 that 从句做宾语，不直接跟 sb. 或 sth. 做宾语。
complaint [kəm'pleint]	*n.* 抱怨，怨言；控告
complex ['kɔmpleks]	*a.* 复杂的，复合的 【固定搭配】a complex situation 复杂的情况；a complex sentence 复合句
complicate ['kɔmplikeit]	*vt.* 使复杂化，使混乱，使难懂
component [kəm'pəunənt]	*n.* 组成部分，成分；部件，元件
compose [kəm'pəuz]	*v.* 写作，作曲 【固定搭配】be composed of 由……构成 【联想记忆】be made up of 由……构成；consist of 由……构成（不能用被动语态）
composer [kəm'pəuzə]	*n.* 作曲家，创作者
composition [,kɔmpə'ziʃən]	*n.* 写作，作文，习作；成分，合成物
compound ['kɔmpaund]	*n.* 混合物，（化）化合物　*a.* 复合的　*v.* 混合，配合
comprehension [,kɔmpri'henʃən]	*n.* 理解（力），领悟；理解力测验
compress [kəm'pres]	*v.* 压缩，紧缩
comprise [kəm'praiz]	*vt.* 包括，包含，由……组成
conceal [kən'si:l]	*vt.* 隐瞒，隐藏，隐蔽 【固定搭配】conceal sth. from sb. 对某人隐瞒某事物 【经典例句】John's mindless exterior concealed a warm and kindhearted nature. 【译　文】约翰漫不经心的外表掩盖了他热情、善良的本性。
concede [kən'si:d]	*v.* 承认，给予，割让
concentrate ['kɔnsentreit]	*vt.* 集中，聚集；浓缩　*vi.* 集中，专心 【固定搭配】concentrate on / upon 集中在，专心于 【联想记忆】be absorbed in 集中精力于；pay attention to 注意；focus / center on 专心于 【经典例题】Rejecting the urging of his physician father to study medicine, Hawking chose to ＿＿＿ on math and theoretical physics. A. impose　　B. center　　C. overwork　　D. concentrate　　[D] 【译　文】霍金拒绝了他做内科医生的父亲让他学习医药的要求，选择了专攻数学和理论物理。

concentration [ˌkɔnsen'treiʃən]	*n.* 专注，专心；集中；浓度
concept ['kɔnsept]	*n.* 概念，观念
concern [kən'sə:n]	*vt.* 涉及，关系到；使挂念，使担心 *n.* 关心，挂念 【固定搭配】as far as…be concerned 就……而言；be concerned with 与……有关；concern oneself about, be concerned about 关心，挂念；show concern for sb. 关心某人 【联想记忆】have sth. to do with, relate to, be in connection with 与……有关；have no concern with, have nothing to do with 与……无关
concession [kən'seʃən]	*n.* 让步，妥协
conclude [kən'klu:d]	*vt.* 结束，完结；下结论，断定 【经典例句】Steele concludes that the Mozart effect doesn't exist. 【译　文】斯蒂尔断定，莫扎特效应并不存在。
conclusion [kən'klu:ʒən]	*n.* 结束，终结，结论；推论 【固定搭配】come to / arrive at / reach / draw a conclusion 得出结论；in conclusion 最后，总之
concrete ['kɔnkri:t]	*n.* 混凝土 *a.* 具体的，实质性的
condemn [kən'dem]	*vt.* 谴责，指责；宣判，判刑 【固定搭配】condemn sb. to sth. 判处某人某个惩罚
condense [kən'dens]	*vt.* 压缩，浓缩，精简
conduct ['kɔndʌkt, -dəkt]	*n.* 行为，品行 *vt.* 引导，指挥；传电，传热
conduction [kən'dʌkʃən]	*n.* 传导
conductor [kən'dʌktə]	*n.* 领导者，经理，指挥管弦乐队、合唱队的，（市内有轨电车或公共汽车）售票员，<美>列车长
conference ['kɔnfərəns]	*n.* 会议，讨论会
confess [kən'fes]	*vt.* 坦白，供认，承认
confidence ['kɔnfidəns]	*n.* 信任，信心 【固定搭配】in confidence 秘密地；with confidence 充满自信地；have confidence in 对……有信心
confident ['kɔnfidənt]	*a.* 确信的，有自信的 【固定搭配】be / feel confident in / of 确信某事 【联想记忆】be / feel certain of, be / feel sure of, be convinced of, have confidence in 确信某事 【经典例句】He is confident that scientists can block transmission of malaria to humans. 【译　文】他确信科学家能够阻止疟疾向人类的传播。
confidential [ˌkɔnfi'denʃəl]	*a.* 秘密的，机密的；表示信任（或亲密）的
confine ['kɔnfain]	*vt.* 限制，限于；监禁
confirm [kən'fə:m]	*vt.* 证实，进一步确定，确认；批准
conflict ['kɔnflikt]	*n.* 争论，抵触，冲突 *vi.* 抵触，冲突 【固定搭配】in conflict with 与……相冲突　conflict with sb. / sth. 与……相冲突

confront [kən'frʌnt]	*vt.* 使面对，使遭遇 【经典例题】*China Daily* never loses sight of the fact that each day all of us _____ a tough, challenging world. A. encounter　　B. acquaint　　C. preside　　D. confront　　　　[D] 【译　文】《中国日报》对每天我们面对的这个既艰难又有挑战性的世界的方方面面都有深刻的见解。
confuse [kən'fjuːz]	*vt.* 使混淆，搞乱 【固定搭配】confuse A with B　把 A 与 B 混淆 【经典例句】We tried to confuse the enemy. 【译　文】我们试图迷惑敌人。
confusion [kən'fjuːʒən]	*n.* 混淆，搞乱
congratulate [kən'grætjuleit]	*vt.* 祝贺，向……贺喜 【固定搭配】congratulate sb. on sth.　因某事祝贺某人 【联想记忆】celebrate v. 庆祝；cheer v. 欢呼；toast v. 祝酒
congratulation(s) [kən,grætju'leiʃən]	*n.* 祝贺，恭喜（常用复数）
congress ['kɔŋgres]	*n.* 代表大会；国会，议会
conjunction [kən'dʒʌŋkʃən]	*n.* 联合，连接，结合；连接词
connection [kə'nekʃən]	*n.* 连接，联系，关系 【固定搭配】in connection with / to　与……有关
conquer ['kɔŋkə]	*vt.* 征服，战胜 【经典例句】Modern medical science has conquered many diseases. 【译　文】现代医学攻克了许多疾病。
conscience ['kɔnʃəns]	*n.* 良心，道德心
considerable [kən'sidərəbl]	*a.* 相当的；可观的 【经典例句】The visit of Lian Zhan to the mainland received considerable attention at this time. 【译　文】连战此次访问大陆引起了相当大的关注。
considerate [kən'sidərit]	*a.* 考虑周到，体谅的，体贴的 【经典例题】It is _____ of you to turn down the radio while your sister is still ill in bed. A. considerable B. considerate　　C. concerned　　D. careful　　　　[B] 【译　文】你妹妹生病卧床的时候你能把收音机调小，这真是考虑周到。
consideration [kən,sidə'reiʃən]	*n.* 考虑；要考虑的事；体贴，关心 【固定搭配】take…into consideration 顾及……，考虑到…… 【经典例题】Although architecture has artistic qualities, it must also satisfy a number of important practical _____. A. obligations　B. regulations　　C. observations D. considerations　　[D] 【译　文】虽然建筑具有艺术特质，但是它也要满足一些重要的实际需要。
consist [kən'sist]	*vi.* 由……组成，由……构成；在于 【固定搭配】consist in 在于，存在；consist of 由……构成，由……组成 【名师导学】consist 是不及物动词，没有被动态。 【经典例句】The Chinese community there, consisting of 67,000 adults, is the largest concentration of Chinese outside Asia. 【译　文】那里的华人社区由67000名成年人组成，是亚洲以外华人最大的集聚地。
consistent [kən'sistənt]	*a.* 一致的，符合的；坚持的；相容的 【固定搭配】consistent with　与……一致 【经典例句】This statement is not consistent with what you said at yesterday's meeting. 【译　文】这个说法与你昨天会上的发言不一致。

constant ['kɔnstənt]	*a.* 不断的，持续的；始终如一的；坚定的，忠实的；恒定的，经常的 【名师导学】辨析 constant, continual, continuous：constant 表示连续发生的，在性质、价值或范围上持久不变的，始终如一的；continual 表示有规律地或经常地再发生，强调中间有间断的连续；continuous 表示不间断的连续。 【经典例句】The newly-designed machine can help the room maintain a constant and steady temperature. 【译　文】这种新设计的机器能够帮助屋子保持一个稳定不变的温度。
constitute ['kɔnstitju:t]	*vt.* 构成；制定
constitution [.kɔnsti'tju:ʃən]	*n.* 法规，宪法，章程；组织，构造；体质，素质
construct [kən'strʌkt]	*vt.* 建造，建设
consult [kən'sʌlt]	*vt.* 请教，咨询；查阅；就诊 *vi.* 商量，会诊 【固定搭配】consult...about...向……讨教某事；consult with...about...跟某人商量某事 【名师导学】辨析 consult, consult with：consult 指"向……请教或咨询"，或指"参考，查阅"；consult with 指"磋商，交换意见"。
consultant [kən'sʌltənt]	*n.* 顾问 【名师导学】辨析 consultant, guide：consultant 指提供专家意见或专业意见的人；guide 指在方法或道路上引导或指导另一人的人，或在行为等方面堪称他人楷模的人。 【经典例题】I think we need to see all investment _____ before we make an expensive mistake. 　A. guides　　　　　　　　B. entrepreneurs 　C. consultants　　　　　　D. assessors　　　　　　　　[C] 【译　文】我认为我们必须拜访所有的投资顾问以免付出昂贵的代价。
consume [kən'sju:m]	*vt.* 消耗，消费 【经典例句】They consume around 40 megawatt hours of electricity in the US every year. 【译　文】在美国，他们每年大约消耗 40 兆瓦时的电。
consumer [kən'sju:mə]	*n.* 用户，消费者
consumption [kən'sʌmpʃən]	*n.* 消费（量）；结核病
contact ['kɔntækt]	*n. / vt.* 接触，联系，交往 【固定搭配】be in （out of）contact with 与……有（失去）联系 【联想记忆】keep in touch with sb. 与某人保持接触
container [kən'teinə]	*n.* 容器，集装箱
contemporary [kən'tempərəri]	*a.* 当代的；同龄的，同时代的　　*n.* 同代人，同龄人
contest ['kɔntest]	*v. / n.* 竞争，比赛；争夺，争辩 【固定搭配】contest with / against 与……对抗
context ['kɔntekst]	*n.* 上下文；（事情等的）前后关系，情况
continual [kən'tinjuəl]	*a.* 连续不断的，频繁的 【经典例句】Continual practice, through guided participation, is needed. 【译　文】在指导下，进行不断的实践是必需的。
continuous [kən'tinjuəs]	*a.* 连续的，继续的，持续的 【经典例句】It rained continuously from Monday to Friday. 【译　文】雨连续不断地从周一下到周五。

154

contract ['kɔntrækt]	*n.* 契约，合同，包工　*v.* 收缩；感染；订约 【固定搭配】enter into / make a contract (with sb.) (for sth.)（与某人）（为某事）订立和约；sign a contract 签订合同；contract with 与……订合同
contradiction [ˌkɔntrə'dikʃən]	*n.* 反驳，矛盾 【固定搭配】be in contradiction with 与……互相矛盾 【经典例句】As skies fill with millions of migrating birds, European scientists say the seasonal miracle appears to depend on a seeming contradiction: The fatter the bird, the more efficiently it flies. 【译　文】当天空上满是迁徙的鸟时，欧洲的科学家认为这个季节性奇观似乎建立在一个矛盾基础上，即：鸟越胖，飞的效率越高。
contrary ['kɔntrəri]	*a.* 相反的，矛盾的　*n.* 反面，相反 【固定搭配】on the contrary 相反，反之；contrary to 与……相反 【名师导学】辨析 on the contrary, on the other hand, in contrast: on the contrary 引出与前述情况完全相反的观点；on the other hand 补充说明事物的另一方面；in contrast 对比同一事物的两个方面。辨析 contrary, opposite: contrary 表示相反的意见、计划、目的等抽象意义，有时带有矛盾或敌对的意味；opposite 指相反的位置、方向、性质、结果等静态含义，但不一定有敌对的含义。 【经典例题】_____ popular belief, she is a warm-hearted person. A. Subject to　　　　　　　　B. Contrary to C. Familiar to　　　　　　　　D. Similar to　　　　　　[B] 【译　文】与一般的观点不同，她实际上是一个热心肠的人。
contrast ['kɔntræst]	*v. / n.* 对比，对照 【固定搭配】in contrast with / to 和……形成对比（对照）contrast A with B 把 A 与 B 对照 【经典例题】Preliminary estimation puts the figure at around $110 billion, _____ the $160 billion the president is struggling to get through the Congress. A. in proportion to　　　　　　B. in rely to C. in relation to　　　　　　　D. in contrast to　　　　　[D] 【译　文】预先估算的款项在 1 100 亿美元左右，而总统正尽力通过议会获得 1 600 亿。
contribute [kən'tribjuːt]	*v.* 捐助，捐献（与 to 连用，后接某种公益事业；与 for 连用，后接目的）；投稿 【固定搭配】contribute to 为……出力/贡献 【经典例题】Eating too much fat can contribute to heart disease and cause high blood pressure. 【译　文】过多的脂肪摄入会导致心脏病和高血压。
contribution [ˌkɔntri'bjuːʃən]	*n.* 贡献，捐助，捐助之物
controversial [ˌkɔntrə'vəːʃəl]	*a.* 争论的；引起争论的；被议论的；可疑的 【经典例题】The idea of correcting defective genes is not particularly controversial in the scientific community. 【译　文】在科学界，对于矫正缺陷基因的想法并没有什么争议。
convenience [kən'viːnjəns]	*n.* 便利，方便 【固定搭配】offer convenience to 为……提供方便；provide convenience for 为……提供方便；at one's convenience 在方便的时候；for convenience 为方便起见；to one's convenience 为了……的方便
convention [kən'venʃən]	*n.* 习俗，惯例，大会，会议；公约 【固定搭配】break established conventions 打破成规；sign a convention of peace with a neighbouring country 与邻国签订一项和平协定 【经典例题】The North American states agreed to sign the <u>agreement</u> of economical and military union in Ottawa. A. convention　B. conviction　　C. contradiction D. confrontation　　[A] 【译　文】北美各国同意在渥太华签署经济军事联盟协议。

155

converge [kən'və:dʒ]	*vi.* (在一点上) 会合，互相靠拢；会聚，集中；(思想、观点) 趋近
conventional [kən'venʃənl]	*a.* 普通的，常见的；习惯的，常规的
convert [kən'və:t] *vi.* [kɔnvə:t] *n.*	*vi.* 使转变，更改　*n.* 改变信仰者
convey ['kən'vei]	*vt.* 传达，表达；传送，运输 【经典例题】Gestures are an important means to _____ messages. A. convey　　B. study　　C. exploit　　D. keep　　　[A] 【译　　文】手势是一种传达信息的重要手段。
convict ['kɔnvikt]	*vt.* 证明……有罪，宣判……有罪；使……知罪　*n.* 罪犯 【经典例题】Tom was _____ of a crime he didn't commit. He fought for many years to clear his name. A. convicted　　B. convinced　　C. conceived　　D. condemned　　[A] 【译　　文】汤姆被误判为有罪，他用了很多年洗清罪名。
conviction [kən'vikʃən]	*n.* 坚信；定罪，证明有罪 【经典例题】Mrs. Brown couldn't shake the conviction that these kids were in deep trouble and it was up to her to help them. 【译　　文】布朗夫人认为这些孩子遇到了极大的麻烦，并且需要她的帮助，她的这种信念是不会动摇的。
convince [kən'vins]	*vt.* 使信服，使确信 【固定搭配】convince sb. of 使某人相信；be convinced of 确信 【名师导学】convince 是及物动词，必须跟 sb. 做宾语。convince sb. that / of sth. 说服某人相信某事。 【经典例句】He is eager to convince us of his brother's innocence. 【译　　文】他急切地想让我们相信他兄弟是清白的。
cooperate [kəu'ɔpəreit]	*vi.* 合作，协作，相配合 【固定搭配】cooperate with sb. in doing sth. 与某人合作做某事 【经典例句】The British cooperated with the French in building the new craft. 【译　　文】英、法两国合作制造这种新式飞船。
coordinate [kəu'ɔ:dinit]	*v.* (使) 协调，调整；(使) 互相配合 【固定搭配】coordinate with each other 互相配合
cope [kəup]	*vi.* 对付，应付 【固定搭配】cope with 应付，对付，克服 【名师导学】辨析 cope with, deal with, handle：cope with 指成功地对付困难或困境；deal with 指 "与……交往 (有生意往来)"，也指 "安排，处理，涉及，研究"；handle 含有 "管理，操纵，(用手) 操作" 的意思，表示掌握了工具或方法，能应付各种情况。 【经典例句】Her husband's left her and the kids are running wild, so it's not surprising that she can't cope. 【译　　文】她丈夫离开了她，孩子们又不听管教，难怪她束手无策。
copper ['kɔpə]	*n.* 铜，铜币，铜制品 【联想记忆】aluminum *n.* 铝；bronze *n.* 青铜
copyright ['kɔpirait]	*n.* 版权，著作权
cord [kɔ:d]	*n.* 细绳，弦
core [kɔ:]	*n.* 核心，要点；果心 【经典例句】The central portion of the earth below the mantle is made up of a liquid outer core and solid inner core. 【译　　文】地幔下面的中心部分是由液体构成的外核和一个固体的内核构成的。

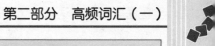

corporate ['kɔ:pərit]	*a.* 公司的；法人组织的；社会团体的；共同的；自治的
corporation [ˌkɔ:pə'reiʃ ən]	*n.* 公司，团体
correspond [ˌkɔris'pɔnd]	*vi.* 相当，对应；符合；通信 【固定搭配】correspond to sth.相当的，相似的；correspond closely / exactly / precisely to sth. 完全一致，相符合；correspond with sb. 通信 【联想记忆】agree with, coincide with, match with, conform to 符合；与……一致 【经典例句】Mark the corresponding letter on your answer sheet. 【译　文】在答题纸上划出相应的字母。
correspondent [ˌkɔris'pɔndənt]	*n.* 通信员，记者
corresponding [ˌkɔris'pɔndiŋ]	*a.* 相应的，相当的；符合的，一致的
cosmic ['kɔzmik]	*a.* 宇宙的，外层空间的；无比巨大的，无尽的
costly ['kɔstli]	*a.* 昂贵的；代价高的 【名师导学】辨析 costly, dear, expensive, precious, priceless, valuable：costly 意为"昂贵的，代价高的"，指某物由于稀有、雅致、珍贵或手艺精湛等因素而价格昂贵的，也指在时间或精力方面代价过大；dear 意为"（索价）高的"，也指非常受"珍视的，宝贵的"；expensive 意为"费用大的，豪华的，以高价为标志的"；precious 意为"宝贵的，贵重的"，指无法用钱去衡量的人或物的价值，有时也可用于人的感情方面；priceless 意为"无价的，昂贵的"，用来描述具有不可估价的东西；valuable 意为"贵重的，有价值的"，修饰商品时，指价格高，在修饰商品以外的事物时，指的是其有价值。
council ['kaunsil]	*n.* 理事会，委员会；议事机构
counsel ['kaunsəl]	*n. / v.* 劝告，建议
counter ['kauntə]	*n.* 计算器，计数器，计算者；柜台；筹码　*ad. / a.* 相反地（的）
court [kɔ:t]	*n.* 法院，法庭；宫殿，朝廷；院子；球场
crack [kræk]	*v.* （使）破裂，砸开；发爆裂声　*n.* 裂纹，龟裂；爆裂声 【名师导学】辨析 crack, break：crack 指"破裂，裂缝"，没有完全分离部分的破裂；break 指"打破，击碎"，使突然或猛烈地分裂成碎片。
crash [kræʃ]	*v. / n.* 摔坏，坠毁 【名师导学】辨析 crash, crush, smash：crash 指"坠毁"，碰撞中造成的突然损毁；crush 指"压碎"，把（石头或矿石等）挤压、捣碎或碾成小碎块或粉末；smash 指"打碎"，或突然地、大声地、猛力地把某种东西毁成碎片。 【经典例题】After our computer network _____ for the third time that day, we all went home. A. crashed　　B. collided　　C. smashed　　D. fell　　　　[A] 【译　文】那天当我们的电脑网络系统第三次崩溃后，大家都回家了。
crawl [krɔ:l]	*n.* 爬行，慢行 【名师导学】辨析 crawl, creep：crawl 指用手或膝盖拖曳身体在地上缓慢移动；creep 指蹑足前进，秘密地或谨慎地移动，非常缓慢地移动或前进。
create [kri'eit]	*vt.* 创造，创作；产生；制造，建立
creative [kri(:)'eitiv]	*a.* 有创造力的，创造性的

157

creature [ˈkriːtʃə]	*n.* 人，生物，动物
creditor [ˈkreditə]	*n.* 债权人，贷方
creep [kriːp]	*n.* 爬，徐行，蠕动　*vi.* 爬，蔓延，潜行
crew [kruː]	*n.* 全体船员，个体乘务员 【名师导学】crew 是集体名词，不能说 a crew 或 crews。crew 做主语时，若看作整体，谓语用单数；若看作个体，谓语用复数。
crime [kraim]	*n.* 罪，罪行，犯罪
criminal [ˈkriminl]	*a.* 犯罪的，刑事的　*n.* 罪犯，刑事犯
crisis [ˈkraisis]	*n.* 危机；决定性时刻 【名师导学】crisis 复数形式为 crises（参见 analysis）。辨析 crisis, emergency, urgency：crisis 指关键时刻，决定性时刻，转折点；emergency 指突然发生并要求马上处理的严重情况或事件；urgency 指紧要、紧迫的特征或状态。
critic [ˈkritik]	*n.* 批评家，评论家
critical [ˈkritikəl]	*a.* 批评的，批判的；危急的，紧要的 【固定搭配】be critical of 挑剔，不满 【经典例句】We are at a critical point in our nation's history. 【译　　文】我们现在正处于我们国家历史上的一个关键时刻。
criticism [ˈkritisiz(ə)m]	*n.* 批评，评论
criticize [ˈkritisaiz]	*vt.* 批评，评论 【经典例句】Yet they have been criticized as a monumental waste of money. 【译　　文】但是，他们遭到了谴责，说他们浪费了很多钱。
crowded [ˈkraudid]	*a.* 拥挤的
crown [kraun]	*n.* 王冠；荣誉　*vt.* 为……加冕
crucial [ˈkruːʃiəl, ˈkruːʃəl]	*a.* 关键的，决定性的 【经典例句】Social identity and motivational factors can be crucial. 【译　　文】社会身份和动机也是关键因素。
crude [kruːd]	*a.* 天然的，未加工的；简陋的；粗鲁的 【名师导学】辨析 crude, raw：crude 指天然的、未提炼的，如 crude oil（原油）；raw 指生的、未煮熟的。
cruise [kruːz]	*v. / n.* 巡航，巡游
crush [krʌʃ]	*n. / v.* 压碎，榨；压服，压垮
crystal [ˈkristl]	*n.* 水晶，晶体　*a.* 水晶的，晶体的；透明的
cubic [ˈkjuːbik]	*a.* 立体的，立方的；三次的
cue [kjuː]	*n.* 提示，暗示 【经典例句】One involved using visual and spatial cues, such as posters on a well ,to learn to find a platform hidden under murky water. 【译　　文】一个任务是使用视觉和空间的线索，比如墙上的海报等，来尝试找到昏暗水中的台子。

cultivate ['kʌltiveit]	*vt.* 耕作，栽培，养殖；培养，陶冶，发展 【经典例句】They have enough money and leisure time to cultivate an interest in the arts. 【译　文】他们有足够的金钱和空闲时间来培养艺术方面的兴趣。
culture ['kʌltʃə]	*n.* 文化，文明；教养 【经典例句】Smiles convey a wide range of meanings in different areas and cultures. 【译　文】微笑在不同的地区和文化中，承载着极为广泛的意义。
curious ['kjuəriəs]	*a.* 好奇的，爱打听的
curiosity [,kjuəri'ɔsiti]	*n.* 好奇（心）
curl [kə:l]	*n.* 卷曲，鬈　*vt.* 弄卷　*vi.* 卷曲，弯曲
currency ['kʌrənsi]	*n.* 货币，通货
current ['kʌrənt]	*n.* 水流，气流，电流，潮流，趋势　*a.* 通用的，流行的，当前的 【经典例句】There is currently no evidence that mobile phones harm users or people living near transmitter masts. 【译　文】目前没有证据表明手机会伤害手机使用者或是发射站附近的居民。
curriculum [kə'rikjuləm]	*n.*（学校、专业的）全部课程；（取得毕业资格的）必修课程
curse [kə:s]	*n. / v.* 诅咒，咒骂
curve [kə:v]	*v.* 弄弯，使成曲线　*n.* 曲线，弯曲
cushion ['kuʃən]	*n.* 垫子，坐垫 【名师导学】辨析 cushion, mat, pad：cushion 指用柔软的物质做的坐垫、软垫；mat 指用稻草、纤维等做成的铺在地上的席子、垫子；pad 指用软的东西做成的衬垫。
cycle ['saikl]	*n.* 周期，循环；自行车

D

dairy ['dɛəri]	*n.* 牛奶场；乳品店；乳制品 【联想记忆】milk *n.* 牛奶；cream *n.* 奶油；cheese *n.* 乳酪；powdered milk *n.* 奶粉；butter *n.* 黄油
dam [dæm]	*n.* 坝，堤
damn [dæm]	*n.* 诅咒
dash [dæʃ]	*vt.* 猛冲，撞破　*vi.* 猛冲　*n.* 猛冲，短跑，破折号 【经典例句】The boat was dashed against the rocks. 【译　文】那艘船猛地撞到礁石上。
data ['deitə]	*n.*（datum 的复数）资料，材料 【名师导学】做主语时，谓语可以是单数，也可以是复数。 【经典例句】There are more than 2.5 million workers who need help, according to Labour Department data. 【译　文】根据劳动部的数据，有 250 多万名工人需要帮助。
deadline ['dedlain]	*n.* 最后期限，截止交稿日期

159

deaf [def]	*a.* 聋的；不愿听的，装聋的
	【固定搭配】turn a deaf ear to 充耳不闻，对……根本不听；be deaf to 不听
	【经典例句】Helen is deaf and dumb, but she continues to study.
	【译　文】海伦又聋又哑，但她仍然坚持学习。
debate [di'beit]	*vt.* 争论，辩论
	【经典例句】We debated the advantages and disadvantages of filming famous works.
	【译　文】我们就把著名的作品拍成电影的优点和缺点进行了辩论。
debt [det]	*n.* 债，欠债
	【固定搭配】in debt 欠债，欠情
	【经典例句】If I pay all my debts I shall have no money left.
	【译　文】如果我偿清了所有的债，我就一分钱不剩了。
decade ['dekeid]	*n.* 十年
	【经典例句】For the past decade or so, practical courses, such as computer and business, have gained tremendous development on college campuses.
	【译　文】过去十年来，实用性课程，诸如计算机和商业课程已在大学校园中得到极大的发展。
decay [di'kei]	*n.* 衰退，腐烂　*v.* 衰退，腐烂
	【经典例句】Dr. Li of the U.S. Department of Agriculture, has found that oranges can be prevented from decaying by the use of certain chemicals containing sulfur compounds.
	美国农业部的李博士发现，使用某种含硫的化合物能防止橘子腐烂。
deceive [di'si:v]	*v.* 欺骗，蒙蔽
	【固定搭配】deceive sb. into doing sth. 骗某人做某事
	【经典例题】The secret agent concealed her real mission, therefore many local people were ＿＿＿ into thinking that she was a good person.
	A. betrayed　　B. driven　　C. deceived　　D. convinced　　[C]
	【译　文】这个特务隐瞒了她的真实使命，因此许多当地人都误认为她是一个好人。
decent ['di:snt]	*a.* 庄重的，正派的，大方的；（服装等）相称的，体面的
	【经典例句】My friend Ling has no education, so it's hard for her to find a decent job and earn enough money for her family.
	【译　文】我的朋友玲没有受过教育，因此对于她来说找一个体面的工作并赚钱来养家是很困难的。
deck [dek]	*n.* 甲板；层面
declaration [ˌdekləˈreiʃ ən]	*n.* 宣布，宣告；声明；申报
decline [di'klain]	*vi.* 减少，下降；衰落；婉言拒绝　*n.* 降低，消减
	【名师导学】辨析 decline, refuse, reject：decline 表示"（委婉）拒绝，谢绝"；refuse 是表示"拒绝"这一概念的最普通用词，含有非常坚决地、不客气地拒绝的意味；reject 指"拒不接受，不采纳"，语气比 refuse 强，有抵制的意思。
	【经典例句】The percentage of the population in the workforce declines when there is either a rapid increase in births or a falling birth rate.
	【译　文】无论出生率是快速增长或者下降，都会导致工人数量的减少。
	【经典例题】Does brain power ＿＿＿＿ as we get older? Scientists now have some surprising answers.
	A. decline　　B. descend　　C. deduce　　D. collapse　　[A]
	【译　文】智力会随着年龄的增长而下降吗？现在科学家给出了惊人的答案。
decorate ['dekəreit]	*v.* 装饰，装潢，布置
	【经典例句】The hall is decorated with flowers and lights.
	【译　文】大厅里装饰着鲜花和彩灯。
decrease [di:'kri:s]	*v./n.* 减少，减小

defect ['di:fekt]	*n.* 缺点；瑕疵 【经典例句】Is it true that is the major <u>drawback</u> of the new medical plan? A. defect B. assistance C. culprit D. triumph [A] 【译　文】那就是新的医疗计划的主要缺陷，这是真的吗？
define [di'fain]	*vt.* 下定义，解释
definite ['definit]	*a.* 明确的，确定的，限定的
definition [,defi'niʃən]	*n.* 定义，解释
dehydration [,di:hai'dreiʃn]	*n.* 脱水
delegate ['deligeit]	*n.* 委员，代表 *vt.* 派……为代表；委任
delegation [,deli'geiʃən]	*n.* 代表团；派遣
delete [di'li:t]	*vt.* 删除 【固定搭配】delete...from 从……除去
deliberate [di'libəreit]	*a.* 故意的；深思熟虑的 *v.* 仔细考虑 【经典例句】Sometimes the messages are conveyed through deliberate, conscious gestures. 【译　文】有时，信息是通过故意的、下意识的手势表达的。
delicate ['delikit]	*a.* 纤弱的，娇嫩的，易碎的；优美的，精美的，精致的；微妙的，棘手的；灵敏的，精密的 【经典例句】Delicate plants must be protected from cold wind and frost. 【译　文】娇弱的植物必须妥善保护，以避免风霜的侵袭。
delivery [di'livəri]	*n.* 递送，交付，分娩，交货，引渡，发送，传输；（法律）财产等的正式移交
democracy [di'mɔkrəsi]	*n.* 民主，民主制；民主国家
democratic [,demə'krætik]	*a.* 民主的，有民主精神（作风）的
demonstrate ['demənstreit]	*vt.* 表明；论证；演示 *vi.* 示威 【固定搭配】demonstrate against 示威反对 【名师导学】辨析 demonstrate, prove, testify：demonstrate 意为"证实，说明，示范"，指某人用例证、实验等实物证明某人或某物的真实性；prove 意为"证明，证实"，指某人用可靠的材料或事实来断定事物的真实性；testify 意为"作见证"，指某人用其耳闻目睹的事实来为他人提供证据，该词常用于在法庭上作证。 【经典例句】History has demonstrated that countries with different social systems can join hands in meeting the common challenges. 【译　文】历史表明，不同社会体制的国家能够联手迎接共同的挑战。
dense [dens]	*a.* 密的，稠密的；浓密的 【经典例句】I had trouble getting through the dense crowd of people. 【译　文】我在穿过密集的人群时遇到了很大的麻烦。
density ['densiti]	*n.* 稠密；密度 【经典例题】Britain has the highest _____ of road traffic in the world over 60 cars for every mile of road. A. density B. intensity C. popularity D. prosperity [A] 【译　文】英国的道路车流量是世界最大的，平均每英里的路面上有超过60辆气车。
dental ['dentl]	*a.* 牙齿的

161

deny [di'nai]	*v.* 否定，否认；拒绝，谢绝 【固定搭配】deny doing sth. 否认做某事；deny oneself 节制，克己，拒绝；deny sb. sth. 拒绝给予某人某物 【名师导学】deny 后接动名词，不接不定式。 【经典例句】Some teenagers harbor a generalized resentment against society, which denies them the rights and privileges of adults, although physically they are mature. 【译　文】一些青少年对社会怀有普遍的抱怨，因为尽管他们在生理上已经成熟，但社会仍不给予他们成人的权利。
depart [di'pɑ:t]	*v.* 出发，离开 【固定搭配】depart for, make for 动身去
departure [di'pɑ:tʃə]	*n.* 离开，出发
dependent [di'pendənt]	*a.* (on / upon) 依靠的，依赖的，从属的 【固定搭配】be dependent on 依靠；be independent of 独立于 【经典例句】Food production is dependent on water. 【译　文】食物的生产离不开水。
deposit [di'pozit]	*vt.* 存放，寄存；储蓄；使沉淀　*n.* 存款；押金，保证金；沉淀物 【固定搭配】deposit sth. with sb. 把某物寄放在某人处
depress [di'pres]	*vt.* 压抑；降低 【经典例题】When business is depressed, there is usually an obvious increase in unemployment. 【译　文】当经济下滑，失业率就会有明显的上升。
depression [di'preʃən]	*n.* 不景气，萧条；沮丧，消沉 【经典例句】Many people lost their jobs during the business depression. 【译　文】经济不景气时，许多人都失去了工作。
deputy ['depjuti]	*n.* 代理人，代表；副职　*a.* 代理的，副的
derive [di'raiv]	*vi.* 起源　*vt.* 得自 【经典例句】The symbols were derived from Chinese. 【译　文】这些符号来自中文。
descend [di'send]	*vi.* 下来，下降 【经典例句】We managed to reach the top of the mountain, and half an hour later we began to descend. 【译　文】我们努力到了山顶，半个小时之后我们开始下山。
deserve [di'zə:v]	*vt.* 应受，值得 【联想记忆】preserve *v.* 保藏，保存；reserve *v.* 保留 【名师导学】deserve 后可接动名词和不定式：deserve doing=deserve to be done。 【经典例句】One thing, however, is certain: your chances of getting the raise you feel you deserve are less if you don't at least ask for it. 【译　文】然而这一点是肯定的：如果你甚至都不去争取，那么你得到你觉得应得的加薪的机会就会更少。
desirable [di'zaiərəbl]	*a.* 合乎需要的，令人满意的 【固定搭配】It is desirable that... 但愿是；最好（从句谓语动词用原形表示虚拟）
despair [dis'pɛə]	*vi. / n.* 失望，绝望 【固定搭配】in despair 绝望地；despair of 对……丧失信心
desperate ['despərit]	*a.* 绝望的，危急的；不顾一切的，铤而走险的 【经典例句】Thousands of Mexicans arrive each day in this city, desperate for economic opportunities. 【译　文】每天都有成千上万的墨西哥人到达这个城市，渴望获得发财的机会。
despite [dis'pait]	*prep.* 不管，不顾 【名师导学】despite=in spite of，两者都是介词，后接名词性结构。although / though 是连词，接从句。 【经典例句】Despite all our efforts to save the museum, the authorities decided to close it. 【译　文】尽管我们竭尽全力挽救这个博物馆，当局还是决定关闭它。

162

dessert [diˈzə:t]	*n.* （作为正餐最后一道的）甜食，甜点心
destination [ˌdestiˈneiʃən]	*n.* 目的地，终点；目的，目标
destruction [disˈtrʌkʃən]	*n.* 破坏，毁灭
detail [ˈdi:teil, diˈteil]	*n. / vt.* 细节；说情；枝节，琐事；详述，详谈 【固定搭配】in detail 详细地
detailed [ˈdi:teild]	*a.* 详细的
detect [diˈtekt]	*vt.* 察觉，发觉
detection [diˈtekʃən]	*n.* 察觉，发觉；侦察，探测
detective [diˈtektiv]	*n.* 侦探　*a.* 侦探的
determination [diˌtə:miˈneiʃən]	*n.* 决心，决定
detoxify [ˌdi:ˈtɔksifai]	*v.* 解毒，除去……毒物，去除……放射性沾染
develop [diˈveləp]	*vt.* 发展，发达，发扬，进步，逐步展开（情节，音乐主题，方程式等）；洗印，显影　*vi.* 发展，生长，发育，逐步显示出来 【经典例句】The child may develop physically but will begin to show signs of emotional disturbance at an early age. 【译　文】孩子身体会成长，但是很小就会开始显示情绪不稳定的症状。
development [diˈveləpmənt]	*n.* 发展
device [diˈvais]	*n.* 设备，装置；方法，设计 【经典例题】Her husband is interested in designing electronic _____. A. management　B. safety　　　C. devices　　　D. routine　　　[C] 【译　文】她的丈夫对设计电子设备很感兴趣。
devil [ˈdevl]	*n.* 魔鬼
devise [diˈvaiz]	*vt.* 设计，想出，发明 【经典例句】The function of teaching is to create the conditions and the climate that will make it possible for children to devise the most efficient system for teaching themselves to read. 【译　文】教育的作用是创造条件和气氛，使孩子们能够摸索出对于他们自学阅读最有效率的方法。
diagnosis [ˌdaiəgˈnəusis]	*n.* 诊断；调查分析 【名师导学】diagnosis 复数形式为 diagnoses（参见 analysis）。
diagram [ˈdaiəgræm]	*n.* 图解，图表，简图
dial [ˈdaiəl]	*n.* 工标度盘，钟面，拨号盘　*v.* 拨号，打电话
dialect [ˈdaiəlekt]	*n.* 方言
diameter [daiˈæmitə]	*n.* 直径

163

dictate [dik'teit]	*v.* 听写，口授，口述
diet ['daiət]	*n.* 饮食，食物 【固定搭配】be / go on a diet 节食
differ ['difə]	*vi.* 不同，相异 【固定搭配】differ from 不同于，和……意见不一致
digest [di'dʒest; dai'dʒest]	*vt.* 消化；吸收，领悟
digital ['didʒitl]	*a.* 数字的
dim [dim]	*a.* 昏暗的；模糊不清的
dimension [di'menʃən]	*n.* 尺寸，长（宽、厚、高）度；维（数）；(*pl.*) 容积，面积，大小
dip [dip]	*n. / vt.* 浸
diplomatic [diplə'mætik]	*a.* 外交的
directly [di'rektli, dai'rektli]	*ad.* 直接地，直截了当地；立即，马上 【经典例句】He is directly under the chief financial executive. 【译　文】他受首席财务官的直接领导。
disaster [di'zɑ:stə]	*n.* 灾害，灾难，灾祸
disc [disk]	*n.* 圆盘，盘状物；磁盘
discard [dis'kɑ:d]	*vt.* 丢弃，舍弃，抛弃
discharge [dis'tʃɑ:dʒ]	*v. / n.* 卸（货），解除，排出；释放，允许离开；放电
discipline ['disiplin]	*n.* 纪律，风纪；学科；训练　*vt.* 训练，训导；惩罚 【经典例句】Students must learn to discipline themselves. 【译　文】学生必须学会自律。
discount ['diskaunt]	*n.* 折扣，贴现（率）　*vt.* 打折扣 【经典例句】Students receive a 20 percent discount when they buy the book. 【译　文】买这本书时给学生20%的折扣。
discourage [dis'kʌridʒ]	*vt.* 使泄气，使失去信心 【固定搭配】discourage sb. from 劝阻某人做；persuade / encourage sb. to do 说服某人做某事 【名师导学】discourage 只能做及物动词，但不能说 discourage (sb.) to do，可以说 discourage doing sth.
discourse [dis'kɔ:s, 'diskɔ:s]	*n.* 论文，演说，讲道；谈话，交谈；语段，话语　*v.* (on, upon) 讲述，著述
disgrace [dis'greis]	*n.* 耻辱，丢脸的人（或事）　*v.* 玷污
disguise [dis'gaiz]	*n.* 假装；化装服　*vt.* 假装，扮作；隐瞒
disgust [dis'gʌst]	*n.* 厌恶，反感
disk [disk]	*n.* =disc　圆盘；唱片，磁盘，光盘

164

dislike [disˈlaik]	*vt.* 不喜欢，厌恶
dismiss [disˈmis]	*vt.* 不再考虑；免职，解雇，开除；解散 【经典例题】The company was losing money, so they had to <u>lay off</u> some of its employees for three months. A．owe　　　B．dismiss　　　C．recruit　　　D．summon　　　[B] 【译　　文】公司正在亏损，因此他们不得不让部分员工停工 3 个月。
disorder [disˈɔːdə]	*n.* 紊乱，混乱；骚动，骚乱；疾病，失调
display [diˈsplei]	*vt./n.* 陈列，展览；显示 【固定搭配】on display 正在展览中 【经典例句】The museum displays the tools and clothes of the native Chinese. 【译　　文】这个博物馆陈列着土生土长的中国人的生产工具和服饰。
disposal [disˈpəuzəl]	*n.* 配置，布置，排列；处置，处理 【经典例题】The three disrespectful sons began to feel worried about the ultimate of the family's property. A．proposal　　B．disposal　　C．removal　　D．salvation　　[B] 【译　　文】这三个不孝之子开始担心对家庭财产的最终处理问题。
dispose [disˈpəuz]	*vt.* 处置，布置；使倾向于，使有利于　*vi.*（of）去掉，丢掉，除掉；处理，解决 【固定搭配】dispose of 处理，安排；排列；安放 【经典例句】He disposed of the problem quickly. 【译　　文】他很快解决了这个问题。
dispute [disˈpjuːt]	*v.* 争论，辩论，争吵　*n.* 争论，争端
dissolve [diˈzɔlv]	*v.* 溶解，融化；解除，解散，取消 【名师导学】辨析 dissolve, melt: dissolve 指固体被溶解于液体中；melt 指固体受热后熔化。
distinct [disˈtiŋkt]	*a.* 不同的；清楚的，明显的，显著的 【固定搭配】be distinct from 与……不同的
distinction [disˈtiŋkʃən]	*n.* 区别 【经典例题】We should make a clear _____ between the two scientific terms for the purpose of our discussion. A．distinction　B．discrimination　C．deviation　D．separation　　[A] 【译　　文】我们必须对这两个科学术语进行明确的区分，这样才能有利于我们的讨论。
distinguish [disˈtiŋgwiʃ]	*v.* 区别，辨别，辨认出 【固定搭配】distinguish…from 区分，辨别；distinguish oneself 使自己出名 【经典例句】The microscope enables scientists to distinguish an incredible number and variety of bacteria. 【译　　文】科学家通过显微镜能够辨别出大量的很多种类的细菌。 【经典例题】The factor that _____ this company from the competition is customer service. A．keeps　　　B．separates　　C．distinguishes　D．prevents　　[C] 【译　　文】这家公司在竞争中脱颖而出的关键在于他们的客户服务。
distress [disˈtres]	*n.* 苦恼，悲痛；危难，不幸　*vt.* 使苦恼，使痛苦 【经典例句】Yet occurrences of shortages and droughts are causing famine and distress in some areas, and industrial and agricultural by-products are polluting water supplies. 【译　　文】然而水资源的短缺和干旱正使一些地方面临着饥荒和贫困，而工业和农业的副产品正在污染水资源。
distribute [disˈtribjuː(ː)t]	*vt.* 分发，分送，配给；分布 【经典例句】Local government officials skim money off the top as they distribute funds and business owners pay them bribes to win contacts and inflate project costs. 【译　　文】当地政府官员在发放基金的时候就把钱抽走，一些企业乘机向他们行贿从而争取到合同单并同时哄抬项目的成本。

disturb [dis'tə:b]	*vt.* 扰乱，妨碍；打扰，使不安 【经典例句】Please don't disturb me while I'm working. 【译　文】当我工作时，请不要打扰我。
ditch [ditʃ]	*n.* 沟，渠道
dive [daiv]	*n. / vi.* 跳水，潜水；俯冲，扑
diverse [dai'və:s]	*a.* 不同的，多种多样的 【固定搭配】be diverse / different from 与……不同 【经典例句】It is equally true that, in studying the diverse wisdom of others, we learn how to think. 【译　文】同样正确的是，在学习其他人不同的智慧的时候，我们学会了如何去思考。
division [di'viʒən]	*n.* 分割，分裂；除法
divorce [di'vɔ:s]	*v. / n.* 离婚，离异；分离
document ['dɔkjumənt]	*n.* 文件，文献
domestic [də'mestik]	*a.* 家里的，家庭的；国内的，国产的；驯养的 【经典例句】Instead, for all uses except the domestic demand of the poor, governments should price water to reflect its actual value. 【译　文】政府应该将除了国内的穷人使用外的用水进行定价收费，以表明水的实际价值。
dominant ['dɔminənt]	*a.* 支配的，统治的，居高临下的；显性的
dominate ['dɔmineit]	*vt.* 支配，统治，控制；高出于，居高临下 *vi.* 居支配地位，处于最重要的地位 【经典例题】For the past two years, Audi cars have ＿＿＿ Germany's Touring Car Championship. A. dominated　　　　　　　B. conquered C. determined　　　　　　　D. contested　　　　　　[A] 【译　文】在过去的两年中，奥迪汽车一直是德国房车冠军赛的冠军。
donkey ['dɔŋki]	*n.* 驴子，笨蛋，顽固者，（=donkey engine）轻便发动机，（=donkey pump）辅助泵
dormitory ['dɔ:mitri]	*n.*（集体）宿舍
dose [dəus]	*n.* 剂量，一服，一剂
dot [dot]	*n.* 点，圆点 【固定搭配】on the dot 准时；to a / the dot 丝毫不差地
doubtful ['dautful]	*a.* 怀疑的，不相信的；可疑的；难料的 【固定搭配】be / feel doubtful of / about sth.对某事有怀疑
doze [dəuz]	*v. / n.* 打瞌睡
draft [drɑ:ft]	*n.* 草稿，草案，草图 *vt.* 起草，草拟
drag [dræg]	*v.* 拖拉，拖拽 【经典例题】Rising prices for crude iron have ＿＿＿ down the factory's earnings. A. put　　　　　　　　　　B. settled C. dragged　　　　　　　　D. knocked　　　　　[C] 【译　文】生铁价格的上扬使得这个工厂的收入下降。

166

dragon ['drægən]	*n.* 龙
drain [drein]	*n.* 耗竭，消耗，排水管，水沟，下水道 *vt.* 排（水），放（水），放干 【经典例题】After ten years in the same job her enthusiasm finally _____. A. deteriorated B. dispersed C. dissipated D. drained [D] 【译　文】经过 10 年的重复工作，她的热情消失殆尽。
drama ['drɑ:mə]	*n.* 戏剧，剧本 【名师导学】辨析 drama, opera：drama 指在舞台上演的戏剧；opera 指歌剧，在戏院上演的配有音乐的戏剧表演。
dramatic [drə'mætik]	*a.* 戏剧的，戏剧性的；引人注目的 *n.* (*pl.*) 戏剧，戏曲
drawer ['drɔ:ə]	*n.* 抽屉
drift [drift]	*n. / v.* 漂，漂流 【名师导学】辨析 drift, float：drift 指漂流，被气流或水流携带着运动；float 指浮漂，保持悬在流体的表层或表面的状态而不沉下去。 【经典例句】Some drift from job to job. 【译　文】一些人不断地换工作。
drip [drip]	*vi.* 滴下，漏水 *n.* 滴，水滴，点滴 【名师导学】辨析 drip, drop：drip 指液体的"滴，滴下"；drop 指"落下，降落"，从较高地方或位置落到低地方或位置。 【经典例句】The rain was dripping from the trees. 【译　文】雨水从树上滴落。
drunk [drʌŋk]	*a.* 酒醉的 【固定搭配】be drunk with 陶醉于……中
dumb [dʌm]	*a.* 哑的，无声的 【联想记忆】deaf *a.* 聋的 【经典例句】During the war, soldiers remained dumb despite torture. 【译　文】在战争期间，士兵们忍受刑罚而不开口。
dump [dʌmp]	*v. / n.* 倾卸，倾倒
durable ['djuərəbl]	*a.* 耐久的 【经典例句】They are often more comfortable and more durable than civilian clothes. 【译　文】它们要比平时穿的衣服更舒适耐用。
duration [djuə'reiʃən]	*n.* 持续，持续时间
dusk [dʌsk]	*n.* 黄昏 【经典例句】It is difficult to see clearly at dusk. 【译　文】在黄昏时很难看清东西。
dye [dai]	*n.* 颜料，染料 *vt.* 染，染色
dynamic [dai'næmik]	*a.* 有活力的；动力的 【经典例题】He was such a _____ teacher that he held our attention every minute of the two-hour class. A. ambitious B. dynamic C. heroic D. diplomatic [B] 【译　文】他是一个有活力的老师，在两小时的课程中他一直紧紧地吸引着我们的注意力。
dynasty ['dinəsti]	*n.* 王朝，朝代

167

E

earnest ['ə:nist]	*a.* 认真的，热心的 【名师导学】辨析 earnest, sincere：earnest 指表现出高度真诚和认真的；sincere 指真诚的，不虚伪的或不假装的。 【经典例句】It is my earnest wish that you use this money to continue your study of music. 【译　　文】我真挚地希望你能用这笔钱继续学习音乐。
earthquake ['ə:θkweik]	*n.* 地震 【经典例句】Most of the houses in city were destroyed in the earthquake. 【译　　文】城里大多数的房子在地震中毁了。
ease [i:z]	*n.* 容易，轻易；安逸，安心　*v.* 减轻，放松，缓和 【固定搭配】at ease 自由自在地，舒服地；with ease, easily 容易地；ease sb. of 减轻某人
echo ['ekəu]	*n.* 回声，反响　*v.* 发出回声，共鸣 【经典例句】The valley was filled with the echoes of our voices. 【译　　文】山谷中充满了我们自己声音的回声。
economic [i:kə'nɔmik]	*a.* 经济的，经济学的 【联想记忆】financial *a.* 财政的，金融的；commercial *a.* 商业的 【经典例句】At first, the exchange has been confined to culture but extended to the economic and other fields. 【译　　文】开始这种交流仅限于文化领域，但是后来延伸到了经济和其他领域。
economical [i:kə'nɔmikəl]	*a.* 节俭的，节省的，经济的 【名师导学】辨析 economic, economical：economic 表示经济的或与之有关的，经济学的或与之有关的；economical 表示节俭的，不浪费或不挥霍的，节约的，通过高效率的运作和削减不必要的性能来节省费用的。
economy [i(:)'kɔnəmi]	*n.* 经济，经济制度；节约，节省 【经典例句】In the information economy, value has shifted rapidly from tangible to intangible assets. 【译　　文】在知识经济中，价值已经快速从有形资产向无形资产转移。
edit ['edit]	*vt.* 编辑
edition [i'diʃən]	*n.* 版，版本，版次
editor ['editə]	*n.* 编辑，编者
editorial [edi'tɔ:riəl]	*n.* 社论
educate ['edju(:)keit]	*vt.* 教育，培养，训练 【经典例句】An educator must first educate himself. 【译　　文】教育者必须自己先受教育。
effective [i'fektiv]	*a.* 有效的，生效的 【名师导学】辨析 effective, efficient, valid：effective 表示有效的，具有预期或先见效果的，既强调产生满意的效果，又注重不浪费时间、精力等因素，因此往往带有"有效率的"意味；efficient 意为"有能力的；高效率的"；valid 表示（法律上）有效的，正当的，或在一段时间、某种情况下有效的。 【经典例句】A proven method for effective textbook reading is the SQ3R method. 【译　　文】经过证明的一种有效的阅读课本的方法是 SQ3R 方法。
efficiency [i'fiʃənsi]	*n.* 效率，功效
efficient [i'fiʃənt]	*a.* 效率高的，有能力的

elaborate [i'læbərət]	*a.* 精细的，详尽的　*v.* 详细描述 【经典例句】Elaborate preparations were being made for the Prime Minister's official visit to the four foreign countries. 【译　　文】就总理对四国的正式访问作了详尽的准备。
elastic [i'læstik]	*n.* 橡皮圈，松紧带　*a.* 有弹性的，弹力的；灵活的，可伸缩的 【经典例句】Our plans are still very elastic. 【译　　文】我们的计划仍然是有弹性的。
elbow ['elbəu]	*n.* 肘，弯头，弯管　*v.* 用肘推，挤进 【联想记忆】ankle　*n.* 脚踝；knee　*n.* 膝；wrist　*n.* 腕 【固定搭配】elbow one's way（用肘推着）从人群中挤过去；at one's elbow 在附近，在手头；elbow through the crowd 从人群中挤过去
elderly ['eldəli]	*a.* 上了年纪的，垂老的
elect [i'lekt]	*v.* 选举，推选 【固定搭配】elect sb.＋职位（不带冠词）选某人做；elect sb.（to）把某人选入机构或组织中
election [i'lek∫(ə)n]	*n.* 选举
electrical [i'lektrik(ə)l]	*a.* 电的，电气科学的 【名师导学】辨析 electric, electrical：electric 指"电的，电动的，发电的"；electrical 指"电力的，电气科学的"。 【经典例句】They will detect faulty electrical appliances. 【译　　文】他们将发现有瑕疵的电器。
electron [i'lektrɔn]	*n.* 电子 【经典例句】The source of this interference remains unconfirmed, but increasingly, experts are pointing the blame at portable electronic devices such as portable computers, radio and cassette players and mobile telephones. 【译　　文】尽管这种干涉的起源还未经证实，但专家愈发将指责指向可移动的电子设备，像手提电脑、收音机、磁带播放器和移动电话。
electronic [ilek'trɔnik]	*a.* 电子的
elegant ['eligənt]	*a.* 优雅的，高雅的，漂亮的
element ['elimənt]	*n.* 元素，成分，要素 【经典例句】There are three elements to hydrotherapy: heat, buoyancy, and motion. 【译　　文】水疗三大要素为：热、浮力和运动。
elementary [.eli'mentəri]	*a.* 初等的；基本的
elevator ['eliveitə]	*n.* 电梯，升降机
eliminate [i'limineit]	*vt.* 消灭，除去，排出 【经典例句】She has been eliminated from the swimming race because she did not win any of the practice races. 【译　　文】她已被取消了参加游泳比赛的资格，因为她在训练中没有得到名次。
elsewhere ['els'hwɛə]	*ad.* 在别处 【经典例句】Better to join forces with the military for this trial and spend the money saved elsewhere. 【译　　文】最好能与军方联合行动执行实验，把节省下来的钱用于其他地方。

169

embarrass [im'bærəs]	*vt.* 使窘迫，使困惑，使为难 【经典例句】To our embarrassment, my friend and I discover that neither of us has cash, and my credit card is not good here. 【译　文】让我们尴尬的是，我和我的朋友发现，我俩都没带现金，信用卡在这里也无法使用。
embassy ['embəsi]	*n.* 大使馆
embrace [im'breis]	*vt.* 抱，拥抱；包括，包含；包围，环绕
emerge [i'mə:dʒ]	*vi.* 出现，浮现，显露 【经典例句】Advanced figures are emerging in multitude in this era of ours. 【译　文】在我们这个时代先进人物正在大量地涌现出来。
emergency [i'mə:dʒənsi]	*n.* 紧急情况，突然事件 【经典例句】Mexicans are able to adapt themselves to the current emergency. 【译　文】墨西哥人能够很好地适应目前的紧急情况。
emit [i'mit]	*vt.* 发出，发射；散发（光、热、气味等） 【经典例句】The report is expected to call for the mobile phone industry to refrain from promoting phone use by children, and to start labeling phones with data on the amount of radiation they emit. 【译　文】这份报告可能会倡导手机行业禁止儿童使用移动电话，并且开始将手机散发的辐射量数据用标签的形式展示出来。
emotion [i'məuʃən]	*n.* 情感，情绪 【名师导学】emotion, feeling, passion：emotion 一般指比较强烈、深刻且能感动人的感情或情绪，多含精神上的反应，如爱、惧、哀、乐等；feeling 泛指人体的一切感觉、情绪和心情；passion 意为"激情"，往往指由于正确的判断受其影响而表现出强烈的或激烈的情绪，有时不能自持，甚或失去理智。 【经典例句】Love, hatred, and grief are emotions. 【译　文】爱、恨、悲伤都是感情。
emperor ['empərə]	*n.* 皇帝
emphasis ['emfəsis]	*n.* 强调，重点 【固定搭配】lay / put / place emphasis on / upon 注重，着重于，强调 【名师导学】emphasis 复数形式为 emphases（参见 analysis）。
emphasize ['emfəsaiz]	*vt.* 强调，着重 【经典例句】Advertisements showed pictures of the beautiful scenery that could be enjoyed along some of the more famous western routes emphasized the romantic names of some of these trains (Empire Builder, etc). 【译　文】广告展示了在沿途能够欣赏的一些有名的西部线路美丽景色的图片，而且还重点强调了一些火车的名字（帝国建造者等）。
empire ['empaiə]	*n.* 帝国
employ [im'plɔi]	*vt.* 雇用，使用
employee [,emplɔi'i:, im'plɔii]	*n.* 雇员
employer [im'plɔiə]	*n.* 雇主
employment [im'plɔimənt]	职业，就业；雇用 【固定搭配】in the employment of 受雇于；be out of employment 失业 【经典例句】The father had arrived from his place of employment to the emergency department. 【译　文】父亲从工作的地方赶到了急诊室。

enable [i'neibl]	*vt.* 使能够，使可能 【固定搭配】enable sb. to do 使某人能做
enclose [in'kləuz]	*vt.* 围住，圈起；封入，附上 【经典例句】The football field is enclosed by a wall. 【译　文】足球场被一道墙围了起来。
encounter [in'kauntə]	*v.* 遭遇，遇到 【经典例句】They encounter many principles of science daily. 【译　文】他们每天都会遇到很多科学的原则。
ending ['endiŋ]	*n.* 终止，终了
endless ['endlis]	*a.* 无限的，无穷的
endure [in'djuə]	*vt.* 忍受，容忍 *vi.* 忍受，忍耐；持久，持续 【经典例句】He studied in detail Robert Schumann, the great composer, who was known to endure bouts of manic depression that drove him to attempt suicide. 【译　文】他仔细研究了伟大的作曲家罗伯特·舒曼，众所周知，他长期忍受精神抑郁的痛苦，甚至试图自杀。
enforce [in'fɔ:s]	*vt.* 实行，执行；强制，强迫 【固定搭配】enforce sth. on sb. 迫使某人干某事
engage [in'geidʒ]	*vt.* 使从事，使忙于；占用（时间等）；雇用，聘用；使订婚 *vi.* 从事于，参加 【固定搭配】be engaged in 正忙于，从事于；be engaged to 与……订婚
engine ['endʒin]	*n.* 发动机，引擎；火车头，机车
engineering [ˌendʒi'niəriŋ]	*n.* 工程，工程学
enhance [in'hɑ:ns]	*vt.* 提高；增强 【经典例句】Neuroscientists and psychologists at several universities have now enhanced understanding of just how the arts might improve thinking, memory, and language skills. 【译　文】几所大学里的神经科学家和心理学家深化了对艺术如何提升思维、记忆及语言技能的认识。
enlarge [in'lɑ:dʒ]	*vt.* 扩大，放大，增大 【名师导学】辨析 enlarge, expand, extend：enlarge 指尺寸、范围、能力的扩大；expand 表示膨胀，扩张，指的是增加尺寸、体积、数量或范围；extend 指伸长或扩展（某物）到较大程度或最大长度。
enormous [i'nɔ:məs]	*a.* 巨大的，庞大的 【名师导学】辨析 enormous, huge, immense, massive, vast：enormous 指在大小、范围、数目或程度上很大的；huge 一般指体积，也可指空间、距离、程度、容量等，强调体积之大超过一般标准；immense 强调大而不强调重量，所指体积、数量、程度等大到无法用尺度衡量；massive 既强调大又强调重，有分量；vast 指范围的广大和数量的大，侧重于面积的极为开阔，但一般不用于体积的大小。 【经典例句】It brings us not only the enormous pressure, but also great opportunities. 【译　文】这不仅给我们带来了巨大的压力，也带来了极大的机遇。
enquire [in'kwaiə]	*v.* =inquire 打听，询问；调查，查问
ensure [in'ʃuə]	*vt.* 确保，保证 【固定搭配】ensure (sb.) against sth. 使（某人）安全，避免 【经典例题】The government must _____ that the price of oil is controlled as rapidly as possible. A. assure　　B. secure　　C. ensure　　D. issue　　　　[C] 【译　文】政府必须确保石油的价格尽快得到控制。
enterprise ['entəpraiz]	*n.* 企业，事业
entertain [ˌentə'tein]	*vt.* 使欢乐，使娱乐；招待，款待

entertainment [ˌentə'teinmənt]	*n.* 娱乐，文娱节目，表演会；招待，款待，请客
enthusiasm [in'θju:ziæzəm]	*n.* 热情，热心，积极性
entitle [in'taitl]	*vt.* 给……题名；给……权力（资格）
entry ['entri]	*n.* 进入，入场；入口，河口；登记，登录 【经典例句】This music film is Mrs. Wilson's entry in the competition. 【译　文】这部音乐片是威尔森夫人的参赛作品。
environment [in'vaiərənmənt]	*n.* 环境，四周，外界
envy ['envi]	*vt. / n.* 妒忌，羡慕 【固定搭配】feel envy at / for 对……嫉妒 【联想记忆】jealousy *n.* 嫉妒
episode ['episəud]	*n.* 插曲，片段 【经典例句】Most episode of absent-mindness-forgetting where you left something or wondering why you just entered a room — are caused by a simple lack of attention. 【译　文】许多健忘的生活小插曲，如忘记东西放在哪里或奇怪为什么你进入一个房间等，都是仅仅由于没有用心的缘故。
equation [i'kweiʃən]	*n.* 方程式，等式 【经典例句】x+2y=7 is an equation. 【译　文】"x+2y=7" 是方程式。
equip [i'kwip]	*vt.* 装备，配备 【固定搭配】be equipped for 准备好，对……有准备；be equipped with 装（配）备；安装
equivalent [i'kwivələnt]	*a.* 相等的；等价的，等量的　*n.* 同等物，等价物，对等 【经典例句】A mile is equivalent to about 1.6 kilometers. 【译　文】1 英里大约等于 1.6 千米。
era ['iərə]	*n.* 时代，年代，阶段
erect [i'rekt]	*a.* 直立的，竖立的，笔直的　*vt.* 使竖立，使直立，树立，建立 【名师导学】辨析 erect, straight, upright, vertical：erect 形容事物或身体挺拔而不倾斜；straight 只有直的概念，并不表示直立的；upright 指与倾斜物相比几乎垂直；vertical 意为"垂直的"。 【经典例句】Angry owners have called on the government to erect sea defenses to protect their homes. 【译　文】愤怒的业主呼吁政府建立海上防护墙，以保护他们的家园。
essay ['esei, 'esi]	*n.* 散文，随笔，短论
essential [i'senʃəl]	*a.* 必不可少的，必要的；本质的，实质的；基本的 【固定搭配】be essential to 对……是必要的 【名师导学】辨析 essential, necessary, indispensable：essential 指本质的，基本的或绝对必要的，强调基本性、本质性；necessary 指必不可少的，为达到某种目的而必须具备的，强调必需性；indispensable 强调不可或缺的。It's essential that 从句要用（should）+动词原形的虚拟语气 【经典例句】These concepts are essential to safe, efficient travel. 【译　文】要安全高效地旅行，这些原则是必要的。
establish [is'tæbliʃ]	*n.* 建立，设立，创办；确立，使确认 【经典例句】The Minister established a commission to suggest improvements in the educational system. 【译　文】部长组织了一个研究组，为改进教育制度提供建议。

172

establishment [isˈtæbliʃmənt]	**n.** 建立，设立，确立；建立的机构（组织）
estate [iˈsteit]	**n.** 不动产，财产
estimate [ˈestimeit]	**vt. / n.** 估计，估价，评价 【经典例句】At the moment, doctors estimate fat content from knowing body volume and water content. 【译　　文】目前，医生从身体体积和水分含量来估计脂肪含量。
evaluate [iˈvæljueit]	**vt.** 评价，评估 【经典例句】The proposal could not be evaluated because the details had not been published. 【译　　文】还不能评估这个建议，因为细节还没有披露。
eve [i:v]	**n.** 前夜，前夕
evidence [ˈevidəns]	**n.** 证据，证物 【固定搭配】in evidence 明显的，显而易见的 【联想记忆】evidence **n.** 抽象意义的证据；proof **n.** 实物证据 【名师导学】辨析 evidence, proof, witness：evidence 一般指"物证"；proof 则强调构成事实的结论性的东西；witness 通常指"人证"。
evident [ˈevidənt]	**a.** 明显的，明白的 【经典例句】The cyclic preference for masculine faces was evident among 23 British women. 【译　　文】对男性特征脸庞周期性的偏好在 23 名英国女性中是很明显的。
evidently [ˈevidəntli]	**ad.** 明显地，显而易见地
evil [ˈi:vl]	**a.** 邪恶的，坏的　**n.** 邪恶，罪恶，祸害 【经典例句】This is a contest between good and evil. 【译　　文】这是一场善与恶的较量。
evolution [ˌi:vəˈlu:ʃən, ˌevə-]	**n.** 进化，演化；发展，渐进
evolve [iˈvɔlv]	**v.** （使）进化，（使）演化；（使）发展，（使）演变 【经典例句】The developmental history of the society tells us that man has evolved from the ape. 【译　　文】社会发展史告诉我们：人是从类人猿进化来的。
exaggerate [igˈzædʒəreit]	**v.** 夸张，夸大 【经典例句】They exaggerated the function of the medicine. 【译　　文】他们夸大了这个药品的功能。
exceed [ikˈsi:d]	**vt.** 超过，胜过
exception [ikˈsepʃən]	**n.** 例外 【固定搭配】with the exception of 除……之外 【经典例题】All the students in this class passed the final exam _____ the exception of Jason. A. on　　　B. in　　　C. for　　　D. with　　　[D] 【译　　文】这个班上除了詹森，所有的人都通过了期末考试。
excess [ikˈses] **n.** [ˈekses] **a.**	**n.** 超过；过分，过量　**a.** 过度的，额外的 【固定搭配】in excess of 超过；to excess 过度，过分 【经典例句】Her excess behavior leads to the break up of her marriage. 【译　　文】她过分的行为导致了她婚姻的失败。

173

excessive [ik'sesiv]	*a.* 过度的，过分的，极度的 【名师导学】辨析 excessive, excess：excessive 表示过度的，极端的，超过正常的、通常的、合理的或正当界限的；excess 表示多余的，额外的。 【经典例句】Excessive consumption of fried foods has serious consequences. 【译　　文】过度食用油炸食品会有很严重的后果。
exchange [iks'tʃeindʒ]	*vt.* 交换，交流；调换，兑换　*n.* 交换台，交易所 【固定搭配】exchange A for B, substitute A for B 用 A 去换 B
exclaim [iks'kleim]	*v.* 大叫，呼喊，大声叫
exclude [iks'klu:d]	*vt.* 把……除外，排斥
excursion [iks'kə:ʃən]	*n.* 远足，短途旅行
execute ['eksikju:t]	*vt.* 实行，执行，实施；处死，处决 【名师导学】辨析 execute, perform：execute 指执行计划、命令等；perform 多指执行一项费时、费力、需要技巧的工作。 【经典例句】The national government is to make every effort to excutive the will of the people. 【译　　文】国家政府将努力执行人们的意愿。
executive [ig'zekjutiv]	*a.* 执行的，实施的　*n.* 执行者，行政官；高级官员 【经典例句】The executive committee tells me we may not even have enough money to build the new critical care wing this year. 【译　　文】执行委员会告诉我，我们今年连修建重要的护理区域的资金都不够。
exhaust [ig'zɔ:st]	*vt.* 用尽，耗尽，竭力；使衰竭，使精疲力竭　*n.* 排气装置，废气 【经典例句】Anyone who is faced with a serious and painful illness or the loss of a limb, is exhausted by repeated narrow escapes from death. 【译　　文】任何一个身患重疾，或是少了一根肋骨的人，都会因为常常频临于死亡边缘而筋疲力尽。
exhibit [ig'zibit]	*vt.* 显示；陈列，展览　*n.* 展览，展品 【经典例句】She exhibited her paintings at our school. 【译　　文】她在我们学校展览了她的绘画。
existence [ig'zistəns]	*n.* 存在，生存 【固定搭配】come into existence 出现，产生，成立；in existence 存在的；bring…into existence 使产生
exit ['eksit, -zit]	*n.* 出口，太平门　*vi./n.* 退出，退场
expand [iks'pænd]	*vt.* 使膨胀，详述，扩张　*vi.* 张开，发展 【经典例题】The board of the company has decided to expand its operation to include all aspects of the clothing business. 【译　　文】公司的董事会决定扩展业务范围以包含服装贸易的所有方面。
expansion [iks'pænʃən]	*n.* 扩充，开展，膨胀
expense [ik'spens]	*n.* 开销，花费；(*pl.*) 费用 【固定搭配】at the expense of 归……付费，以……为代价 【名师导学】expense 作"费用"之意时用复数形式。
experimental [iks,peri'mentl]	*a.* 试验（上）的
expert ['ekspə:t]	*n.* 专家，能手　*a.* 专家的，内行的
explode [iks'pləud]	*v.* (使)爆炸，爆发，破裂 【固定搭配】explode with anger 勃然大怒，大发脾气；explode with laughter 哄堂大笑 【经典例句】It was during the morning rush hour that the bomb exploded. 【译　　文】爆炸是在早高峰时发生的。

exploit [iks'plɔit]	*vt.* 使用，利用；开采，开发 【经典例题】The new TV stations are fully _____ the potential of satellite transmission. A. exposing　B. exhausting　C. exhibiting　D. exploiting　　[D] 【译　文】这些新的电视台将要全面开发卫星传播的潜力。 【经典例句】The Chinese government summoned people to exploit the Western China. 【译　文】中国政府号召人民开发西部。
explore [iks'plɔ:]	*vt.* 探险，探索，探究；勘探 【经典例句】Play is the most powerful way a child explores the world and learns about himself. 【译　文】玩耍是孩子最有力地去探索世界和了解自身的方法。
explosion [iks'pləuʒən]	*n.* 爆炸，爆发
explosive [iks'pləusiv]	*a.* 爆炸（性）的　*n.* 炸药
export ['ekspɔ:t] *n.* [ik'spɔ:t] *v.*	*v.* 输出，出口　*n.* 出口商品 【经典例句】This corporation is specialized in handing the import and export business in electronic products and wish to enter into bossiness relations with you. 【译　文】本公司专业经营电子产品的进出口业务，希望与贵方建立商务关系。
expose [iks'pəuz]	*vt.* 暴露，揭露 【固定搭配】be exposed to 暴露在……之下，受……影响 【名师导学】辨析 expose, reveal, uncover, disclose：expose 指 "暴露，使……被看见"，或 "揭露（罪恶或错误的行为）"；reveal 指 "泄露，使（某些隐藏的事或秘密）为人所知"；uncover 指 "揭开……的盖子，揭示"；disclose 意为 "透露"，指某人把不愿意让人知道的事主动让人知道。 【经典例题】It is feared that people living near the power station may have been _____ to radiation. A. reveal　B. uncover　C. disclose　D. exposed　　[D] 【译　文】住在核电站附近的居民可能会受到辐射，这是非常可怕的。
exposure [iks'pəuʒə]	*n.* 暴露；揭露；曝光 【经典例题】More international trend for business and pleasure brings greater _____ to other societies. A. exchange　B. exposure　C. expansion　D. contribution　　[B] 【译　文】在商业和娱乐方面，趋于国际化的潮流使之受到更多社会的影响。
extend [iks'tend]	*vt.* 伸，延伸；扩大；致，给予 【固定搭配】extend...to 给予，向某人提供（帮助，友谊等）
extension [iks'tenʃən]	*n.* 延长部分，扩大部分；伸展，扩大，延长；电话分机
extensive [iks'tensiv]	*a.* 广博的；广泛的 【经典例题】The Adult Vocational College is an opportunity to gain the right qualifications for various careers, for it offers an _____ range of subjects and courses. A. additional　B. excessive　C. adequate　D. extensive　　[D] 【译　文】成人职业大学为从事各个行业的人获得职业资格提供了机会，因为该大学教授很多学科和课程。
extent [iks'tent]	*n.* 广度，宽度，长度；范围，程度 【固定搭配】to a certain extent, to a certain degree 在一定程度上；to a great / large extent 在很大程度上；to some extent=to some degree 在某种程度上；to the extent of 到……地步 【名师导学】这是个重点词，除在词汇选择和完形填空中以词义辨析出现外（见练习），在阅读中出现的次数也较多。 【经典例题】The newspaper did not mention the extent of the damage caused by the flood. 【译　文】报纸没有提及洪水带来的损失程度。

175

exterior [eks'tiəriə]	*a.* 外部的，外在的；表面的 【经典例句】The exterior structure of the architecture is perfect. 【译　文】这幢建筑的外部结构是完美的。
external [eks'tə:nl]	*a.* 外部的，外面的 【经典例句】They also need significant increases in external financing and technical support. 【译　文】他们也需要大幅度增加外部资助和技术支持。
extraordinary [iks'trɔ:dnri, iks'trɔ:dinəri]	*a.* 非常的，特别的 【经典例句】But we know that people go to extraordinary lengths to get it. 【译　文】但是我们知道，人们为了得到它，无所不用其极。
extreme [iks'tri:m]	*a.* 极度的，极端的；尽头的，末端的　*n.* 极端 【固定搭配】in the extreme 极，非常；go to extremes 走极端 【经典例句】It is not necessary to establish yourself as top dog or leader of the dog pack by using extreme measures. You can teach your dog its subordinate role by teaching it to show submission to you. 【译　文】没有必要用极端的方法将你自己塑造成狗群的领导，你可以教你的狗表现出依附于你，从而确定它的从属地位。
eyesight ['aisait]	*n.* 视力

fable ['feibl]	*n.* 寓言
fabric ['fæbrik]	*n.* 织物，纺织品；结构，组织
facility [fə'siliti]	*n.* 便利；(*pl.*) 设备，工具 【名师导学】意为"设施"时，要用复数形式。 【经典例句】In the meeting, the government officer promised an improvement in hospital and other health care facilities. 【译　文】在会上，政府官员许诺对医院和其他医疗健康设备进行改善。
factor ['fæktə]	*n.* 因素，要素
faculty ['fækəlti]	*n.* 才能，本领，能力；全体教师；院，系 【固定搭配】have a faculty for sth. 有做某事的才能 【名师导学】做主语时，看作整体，谓语用单数形式；看作个体，谓语用复数形式。 【经典例句】The average number of the faculty of law in every city is forty-five. 【译　文】在每个城市中平均有 45 所法学院。
fade [feid]	*vi.* 褪色；逐渐消失
failure ['feiljə]	*n.* 失败，不及格；失败者；没做到；失灵
faithful ['feiθful]	*a.* 守信的，忠实的，翔实的，可靠的　*n.* 信徒 【固定搭配】be faithful / devoted / loyal to 忠实于 【经典例题】One of the responsibilities of the Coast Guard is to make sure that all ships follow traffic rules in busy harbors. A. cautiously　　　　　　　　B. dutifully C. faithfully　　　　　　　　D. skillfully　　　　　　[C] 【译　文】海岸巡逻队的任务之一就是确保在繁忙的港口所有的船只都切实遵守交通规则。

fame [feim]	*n.* 名声，名望 【经典例句】Her story shows an indifference to honors and fame can lead to great achievements. 【译　文】她的故事表明，不计较荣誉和名声也能够取得巨大的成就。
famine ['fæmin]	*n.* 饥荒
fancy ['fænsi]	*n.* 想象（力）；爱好，迷恋　*a.* 别致的；异想天开的　*v.* 想象，幻想；想要，喜欢；相信，猜想 【固定搭配】take a fancy to 爱好，爱上；have a fancy for 热衷于 【名师导学】后接动名词，不接动词不定式 fancy doing。
fantastic [fæn'tæstik]	*a.* 空想的；奇异的，古怪的
fare [fɛə]	*n.* 车费，船费 【名师导学】辨析 fare, fee, charge：fare 指交通费用；fee 指一种法律或组织机构规定的为某项特权而征收的固定费用，如会费、学费、入场费、报名费、手续费等，也指对职业性的服务所支付的报酬，如医生的诊费、代理人佣金、律师的胜诉金等；charge 指购买货物所付出的价钱，或获得服务所付出的费用。 【经典例题】Urban crowdedness would be greatly relieved if only the charged _____ on public transport were more reasonable. A. fees　　B. fares　　C. payments　　D. costs　　　　　[B] 【译　文】只有当收取公共交通费用的理由更加合理时，城市的拥挤才会得到极大的缓解。
farewell ['fɛə'wel]	*int.* 再会，别了　*n.* 告别
fascinating ['fæsineitiŋ]	*a.* 迷人的，醉人的
fashion ['fæʃən]	*n.* 样子，方式；流行，风尚，时髦 【固定搭配】in / out of (the) fashion 合时尚/不合时尚
fashionable ['fæʃənəbl]	*a.* 流行的，时髦的
fasten ['fɑːsn]	*v.* 扣紧，结牢，闩上 【固定搭配】fasten / tie...to 把……拴在/系在/固定在……上；fasten one's eyes on 盯着
fatal ['feitl]	*n.* 致命的，毁灭性的 【经典例句】It has been proved that the chemical is lethal to rats but safe for cattle. A. fatal　　B. reactive　　C. unique　　D. vital　　　　　[A] 【译　文】经证实，这种化学药品对于鼠类是致命的，而对家禽则无害。
fate [feit]	*n.* 命运 【名师导学】辨析 fate, destiny：fate 指不可避免的命运，尤指不幸的命运；destiny 指预先注定的命运，宿命。
fatigue [fə'tiːg]	*n.* 疲乏，劳累 【经典例句】This pill will work wonders for fatigue. 【译　文】这种药片对（减轻）疲劳有神奇的效果。
faulty ['fɔːlti]	*a.* 有错误的，有缺点的 【经典例句】Their arguments were based on faulty reasoning. 【译　文】他们的争论是基于错误的推理。
favo(u)rable ['feivərəbl]	*a.* 顺利的，有利的；称赞的，赞成的 【固定搭配】be favorable for 对某事有利；be favorable to 赞同；（对某人）有利，有益 【联想记忆】be beneficial to 有益于；be advantageous to 有利于 【经典例句】This is the favorable weather for working outside. 【译　文】这是适合室外工作的天气。
favo(u)rite ['feivərit]	*a.* 最喜爱的　*n.* 最喜爱的人或物 【经典例句】Fishing is his favorite pastime on a hot summer day. 【译　文】在炎热的夏日，他最喜欢的休闲方式是钓鱼。

fearful ['fiəful]	*a.* 吓人的，可怕的；害怕的，担心的
feasible ['fi:zəbl]	*a.* 可行的，可能的
feature ['fi:tʃə]	*n.* 面貌，容貌；特征，特色；特写 【名师导学】辨析 feature, mark, trace, appearance, characteristic：feature 指的是让某物有辨识度的局部特点，mark 意为"记号，标记"，trace "踪迹"，appearance "面部整体，外表"，characteristic 强调整体特征。 【经典例题】A peculiarly pointed chin is his most memorial facial _____. A. mark　　B. feature　　C. trace　　D. appearance　　[B] 【译　文】他那特别尖的下巴是最让人记忆犹新的面貌特征。
federal ['fedərəl]	*a.* 联邦的，联盟的，联合的
fee [fi:]	*n.* 酬金；手续费；学费
feedback ['fi:dbæk]	*n.* 反馈
female ['fi:meil]	*n.* 女子，雌性动物　*a.* 女性的，雌性的
fertile ['fə:tail; 'fə:til]	*a.* 肥沃的，富饶的；多产的，丰富的 【经典例句】All the flowers are grown in the fertile soil. 【译　文】所有的花都生长在肥沃的土壤里。
fertilizer ['fə:ti.laizə]	*n.* 化肥，肥料
festival ['festəvəl]	*n.* 节日，喜庆
fiber ['faibə]	*n.* 纤维，纤维质
fiction ['fikʃən]	*n.* 小说，虚构的故事；虚构，杜撰，捏造
fierce [fiəs]	*a.* 猛的，凶恶的；猛烈的，强烈的 【名师导学】辨析 fierce, violent, savage：fierce 指有野蛮和残忍的性质的，或极其可怕的、极为猛烈的；violent 指显示巨大力量的，由巨大力量产生的，或暴力、强力（非自然力）所致的；savage 指野蛮的，未驯服或培养过的，或残暴的、易怒的。 【经典例题】Owing to _____ competition among the airlines, travel expenses have been reduced considerably. A. fierce　　B. violent　　C. eager　　D. critical　　[A] 【译　文】由于航空业的激烈竞争，乘飞机旅行的费用大幅下降。
file [fail]	*n.* 文件夹，卷宗；（计算机）文件　*vt.* 把……归档 【固定搭配】on file 存档 【经典例题】It makes sense to keep such information on _____ for quick reference. A. pile　　B. segment　　C. sequence　　D. file　　[D] 【译　文】现在把这些信息存档以便今后快速查询，这是十分有意义的。
filter ['filtə]	*n.* 过滤器，滤波器　*vt.* 过滤
finally ['fainəli]	*ad.* 最后，终于
finance [fai'næns]	*n.* 财政，金融　*vt.* 提供资金，接济 【经典例句】One U.S. dollar is comparable to 131 Japanese yen according to *China Daily*'s finance news report yesterday. 【译　文】据昨天《中国日报》财经新闻报道，1 美元可兑换 131 日元。

financial [fai'næn∫əl]	*a.* 财政的，金融的
finding ['faindiŋ]	*n.* 发现；(*pl.*) 调查结果
flame [fleim]	*n.* 火焰，火苗；热情，激情
flash [flæ∫]	*n.* 闪光，一闪，闪光灯 *vi.* 发闪光；闪现，闪过；飞驰，掠过 【名师导学】辨析 flash, shine, spark, sparkle：flash 意为"闪光"，指突然闪亮而又瞬间即逝的光；shine 意为"发光，照耀"，指因物体表面光滑而闪亮；spark 指冒出火花或电花；sparkle 意为"闪烁，闪耀"，指射出火花般微小、短暂的闪光。
flee [fli:]	*v.* 逃走，逃出；消失，(时间) 飞逝
fleet [fli:t]	*n.* 舰队，船队，机群
flesh [fle∫]	*n.* 肉，肉体，肌体 【名师导学】辨析 flesh, meat, muscle：flesh 指人和动物身上的肉，或水果、蔬菜的果肉；meat 指可食用肉，尤指（与鱼或家禽不同的）哺乳动物的肉；muscle 指肌肉组织，它能够使身体的某个部位产生运动。
flexible ['fleksəbl]	*a.* 柔软的，易弯曲的；灵活的，可变通的 【经典例句】Goals should be measurable but flexible. 【译　文】目标应该可测量并且非常灵活。
flock [flɔk]	*n.* 兽群，鸟群 【名师导学】辨析 flock, crowd, pack, swarm：flock 指禽、畜等的群；crowd 指人群；pack 指狼群或狗群等，或有共同兴趣的有组织的群体、一帮人；swarm 指正在行进中的一大群昆虫，成群出动的一大批人或动物。
flourish ['flʌri∫]	*v.* 繁荣，茂盛，兴旺 【经典例句】All industries flourish when people eat more. 【译　文】当人们吃得更多时，所有的行业都兴盛繁荣。
flu [flu:]	*n.* 流行性感冒
fluent ['flu(:)ənt]	*a.* 流利的，流畅的
fluid ['flu(:)id]	*a.* 流动的，流体的；液体的 *n.* 流体，液体
focus ['fəukəs]	*n.* 中心，焦点，焦距 *vi.* 聚焦，集中 【固定搭配】focus on 集中于 【名师导学】focus 复数形式为 foci 或 focuses。 【经典例题】All her energies are _____ upon her children and she seems to have little time for anything else. A. guided　　B. aimed　　C. directed　　D. focused　　[D] 【译　文】她所有的精力都放在孩子身上，她看起来没有时间做别的。
folk [fəuk]	*n.* 人们 *a.* 民间的 【名师导学】folk 作为名词时有两个复数形式 folk 和 folks。
following ['fɔləuiŋ]	*a.* 下列的，其次的，接着的
footstep ['futstep]	*n.* 脚步；脚步声；足迹
forbid [fə'bid]	*vt.* 禁止，不许，不准 【固定搭配】forbid sb. to do sth. 禁止某人做某事 【联想记忆】prohibit sb. from doing sth., prevent sb. from doing sth., stop sb. from doing sth. 禁止某人做某事

179

	【名师导学】在英文中常有将动词的过去分词转化成一个名词或形容词，如 forbidden。另外如 drunk 是 drink 的过去分词，做形容词意为"酒醉的"，做名词意为"醉汉"。辨析 **forbid, prohibit, ban**：**forbid** 指命令不许做（某事）或用（某物），通常为个人行为；**prohibit** 指由权威禁止，是正式的或法律上的；ban 指由法律或官方命令的强制性禁止。 【经典例句】Waterway traffic is forbidden except on weekends.. 【译　　文】除了周末，水上交通工具都是禁行的。
forecast ['fɔːkɑːst]	*vt. / n.* 预测，预报 【名师导学】辨析 forecast, predict, foretell：forecast 强调"预报"，指通过分析一些相关的信息、数据来预测，这种预测是建立在科学知识或判断上的；predict 常指根据已知的事实或自然规律推断出未来的事情，可用于各种不同的场合；foretell 指凭借自己的经验或猜测感知将来会发生的事情。
forge [fɔːdʒ]	*n.* 锻工车间；锻炉　*v.* 锻造；伪造
formal ['fɔːməl]	*a.* 正式的；礼仪上的；形式的
format ['fɔːmæt, -mɑːt]	*n.* 版式，（计算机的）格式；编排　*vt.* 设计，（计算机上）将……格式化
formation [fɔː'meiʃən]	*n.* 构成；组织，形成物；地岩层
former ['fɔːmə]	*a.* 在前的，以前的　*n.* 前者 【固定搭配】the former…the latter 前者……后者 【经典例句】The girl was formally a shop assistant; she is now a manager in a large department store. 【译　　文】这个女孩曾经是个售货员，但现在她已经是一家大型百货公司的经理了。
formula ['fɔːmjulə]	*n.* 公式，程式 【固定搭配】formula for… ……的配方 【名师导学】formula 复数形式有：formulas, formulae。
forth [fɔːθ]	*ad.* 向外 【固定搭配】and so forth 等等
fortnight ['fɔːtnait]	*n.* 两星期 【联想记忆】decade *n.* 10 年　score *n.* 20 年　century *n.* 100 年
fortunately ['fɔːtʃ ənətli]	*ad.* 幸亏
foundation [faun'deiʃən]	*n.* 成立，建立，创办；基础，地基；根据；基金会 【固定搭配】lay a solid foundation for 为……打下坚实的基础 【经典例句】The television station is supported by donation from foundations and other sources. 【译　　文】电视台接受来自各种基金会和其他来源的捐款的支持。
fraction ['frækʃən]	*n.* 碎片，小部分，一点儿；分数 【名师导学】fraction, part, portion, section, segment, share：fraction 意为"小部分，碎片"，常表示可以略去不计的微小部分；part 纯粹为部分，并无比例内涵；portion 意为"一部分，一份"，指在某物中所占的份额、比例；section 指通过或似乎通过切割或分离而形成的部分，如书、文章或城市的某一部分；segment 可与 section 换用，但更强调某物以自然的分裂线分开的部分，或因其结构性质而分裂的部分；**share** 指所分享、分担的一部分，强调共性。
fragment ['frægmənt]	*n.* 碎片，小部分，片断
frame [freim]	*n.* 框架，框子；骨架，体格　*vt.* 装框子

180

framework ['freimwəːk]	n. 框架，构架；基本结构
frank [fræŋk]	a. 坦白的，直率的
freight [freit]	n. 货运，客货；运费 【联想记忆】express n. 快运；airfreight n. 空运
frequency ['friːkwənsi]	n. 频繁；频率
frontier ['frʌntjə]	n. 边界，国境；边疆；尖端新领域
frost [frɔst, frɔːst]	n. 霜，降霜；严寒 【联想记忆】coolness n. 凉爽；chill n. 寒气；cold n. 寒冷；warmth n. 温暖；heat n. 热
frown [fraun]	vi. 皱眉头 【经典例句】He frowned as he tried to work out the sum. 【译　文】当他试图算出总数的时候，他皱起了眉头。
fruitful ['fruːtful]	a. 结果实的，产量多的
frustrate [frʌs'treit]	vt. 破坏，阻挠；使失败，使泄气 【经典例句】After three hours' frustrating delay, the train at last arrived. 【译　文】经过 3 个小时令人心烦的耽搁后，火车终于到达了目的地。
fry [frai]	v. 油煎，油炸 【联想记忆】heat v. 加热；boil v. 煮；steam v. 蒸；bake v. 烘烤；fry v. 油煎；roast v. 烤；toast v. 烤（面包片）
fulfil(l) [ful'fil]	v. 完成，履行；达到 【经典例句】I had been a university student for three years, but not until afternoon had I felt the thrill of fulfillment. 【译　文】我都成为大学生三年了，但是直到今天下午才有成就感。
function ['fʌŋkʃən]	n. 机能，职能，功能；职务，职责；函数；活动，运行，起作用 【经典例句】The human ear has two main functions: hearing and maintaining balance. 【译　文】人类耳朵有两大主要功能：听和维持身体平衡。
fund [fʌnd]	n. (pl.) 资金；基金，专款；储备
fundamental [ˌfʌndə'mentl]	a. 基础的，根本的，重要的　n. (pl.) 基本原则，基本原理 【固定搭配】be fundamental to　对……必不可少 【联想记忆】be essential to, be vital to　对……至关重要的 【经典例句】These experts say that we must understand the fundamental relation between ourselves and wild animals. 【译　文】这些专家说，我们必须明白我们自己和野生动物之间的重要关系。
funeral ['fjuːnərəl]	n. 葬礼，丧葬 【联想记忆】bury v. 埋葬；burial n. 埋葬，葬礼；grave n. 坟墓，墓穴；tomb n. 坟墓
fur [fəː]	n. 软毛；毛皮，装皮，皮衣 【联想记忆】fabric n. 织物；wool n. 羊毛；leather n. 皮革；cotton n. 棉布；feather n. 羽毛
furnace ['fəːnis]	n. 火炉，熔炉
furnish ['fəːniʃ]	v. 供应，提供；陈设，布置 【固定搭配】furnish sb. / sth. with sth. , furnish sth. to sb.　为某人/某事提供某物 【联想记忆】provide sb. with sth., provide sth. for sb., supply sth. to / for sb., supply sb. with sth., arm sb. with sth., offer sb. sth.　为某人提供某物 【名师导学】辨析 furnish, equip, supply, arm：furnish 指供给生活所必备的或为生活舒适所

181

	需的家具；equip 常表示装备工作所需要的东西；supply 可用于在任何环境下供给任何东西；arm 以武器或知识、信息等武装或装备。 【经典例题】These finds can _____ more information on prehistoric man. A. rectify　　B. prolong　　C. minimize　　D. furnish　　　　[D] 【译　文】这些发现能够提供更多有关史前人类的信息。
furthermore ['fəːðəˈmɔː(r)]	*ad.* 而且，此外
fuss [fʌs]	*n.* 大惊小怪，小题大做，忙乱 【固定搭配】make a fuss 大惊小怪，小题大做，无事自扰；make a fuss of / over 对……过分关心

G

gallery ['ɡæləri]	*n.* 长廊；画廊，美术馆 【经典例句】There are some contemporary art galleries you should visit in Paris. 【译　文】在巴黎有许多现代艺术画廊你应该去参观一下。
gallon ['ɡælən]	*n.* 加仑 【联想记忆】ounce *n.* 盎司；pint *n.* 品脱；quart *n.* 夸脱；liter *n.* 公升 【经典例句】He bought a gallon oil. 【译　文】他买了一加仑的汽油。
gang [ɡæŋ]	*n.* 一（群），一（帮） 【固定搭配】a gang of 一伙/群
gap [ɡæp]	*n.* 缺口，间隔，隔阂，差距 【固定搭配】bridge the gap between 弥合（……之间的）差别；消除隔阂；bridge / fill / stop / close a gap 弥补不足；填补空白 【经典例句】There are wide gaps in my knowledge of history. 【译　文】我很缺乏历史知识。
garbage ['ɡɑːbidʒ]	*n.* 垃圾 【经典例句】Their advice turned out to be nothing but garbage. 【译　文】他们的意见都是废话。
gas [ɡæs]	*n.* 煤气；气体；汽油
gasoline ['ɡæsəliːn]	*n.* 汽油
gaze [ɡeiz]	*vi. / n.* 凝视，盯 【固定搭配】gaze at / on / upon / into 凝视，注视 【联想记忆】stare at 盯，凝视；glance at 快速地扫一眼；glimpse at 瞥视 【名师导学】辨析 gaze, glance, glare, stare, peer：gaze 强调由于惊奇、喜好或兴趣而目不转睛地凝望；glance 意为"一瞥"，表示在匆忙中迅速地看一眼；glare 表示热切地、往往是凶狠地或生气地怒目而视；stare 表示盯着看，直接或固定地看，常指张大眼睛瞪视；peer 指眯着眼睛或从某物后面偷看。 【经典例句】She turned her head away, feeling too ashamed to meet his gaze. 【译　文】因为害羞而不敢和他凝视的目光相遇，她把头扭开了。
gear [ɡiə]	*n.* 齿轮，传动装置；用具，装备 *v.* 开动，连接 【固定搭配】gear up（使）准备好，（使）做好安排　gear...to 使……适合 【经典例句】Education should be geared to children's needs. 【译　文】教育应适合学生们的需要。
gene [dʒiːn]	*n.* 基因 【经典例句】Most of us inherit half our gene from our mothers and half from our fathers. 【译　文】我们大多数人继承一半母亲的基因，一半父亲的基因。

182

generally ['dʒenərəli]	*ad.* 一般，通常
generate ['dʒenə,reit]	*vt.* 产生，发生；引起，导致 【经典例句】When coal burns, it generates heat. 【译　文】煤燃烧时，产生热量。 【经典例题】This procedure describes how suggestions for improvements to the systems are _____. A. celebrated　　B. proceeded　　C. generated　　D. established　　[C] 【译　文】这个过程描述了改进这些体系的建议是如何产生的。
generator ['dʒenəreitə]	*n.* 发电机，发生器
generous ['dʒenərəs]	*a.* 慷慨的，大方的；丰盛的，丰富的；宽厚的 【固定搭配】be generous to sb. 对某人宽大；be generous with sth. 用某物大方 【经典例题】He made such a _____ contribution to the university that they are naming one of the new buildings after him. A. genuine　　B. minimum　　C. modest　　D. generous　　[D] 【译　文】他给学校如此慷慨的捐助，所以他们将以他的名字给其中一座新楼命名。
genius ['dʒi:njəs]	*n.* 天才 【联想记忆】have a faculty for, have a gift for, have a talent for, have a capacity for 具有……的才能/天赋 【名师导学】辨析 genius, gift, talent：genius 指天赋，超常的智力和创造力，具有这种天赋的人极为罕见；gift 指天资，才能，通常被认为是生来就有的某一方面突出的才能；talent 指生来即有的天分或能力，通常需要加以培养和发展。 【经典例句】I was going to be a complete engineer, technical genius and sensitive humanist（人文学者）all in one. 【译　文】我想做一个真正意义上的工程师，那种技术上的天才和敏感的人文学者集于一身的工程师。
genuine ['dʒenjuin]	*a.* 真实的，真正的；真心的，真诚的 【经典例句】The questions usually grow out of their genuine interest or curiosity. 【译　文】问题通常来自他们真正的兴趣或好奇。
geometry [dʒi'ɔmitri]	*n.* 几何（学） 【固定搭配】solid geometry 固体几何学
germ [dʒə:m]	*n.* 微生物，细菌 【固定搭配】germ weapon 细菌武器
gesture ['dʒestʃə]	*n.* 姿势，手势；姿态 【经典例句】He gestured angrily at me. 【译　文】他气愤地对我做手势。
ghost [gəust]	*n.* 鬼魂，幽灵
giant ['dʒaiənt]	*n.* 巨人 *a.* 大的，巨大的 【经典例句】Shakespeare is a giant among writers. 【译　文】莎士比亚是一位文坛巨匠。
glimpse [glimps]	*n.* 一瞥，一看 *v.* 见 【固定搭配】catch / get a glimpse of 瞥见；glimpse at 看一看，瞥见 【联想记忆】stare at 盯，凝视；glance at 快速地扫一眼；catch / get / have / take a glimpse of 瞥见；give / cast / take a glance at 瞥一眼；have / get / catch (a) sight of 发现，看出；take

183

	notice of 注意到，觉察到 【名师导学】辨析 glance, glimpse：glance 指匆匆一瞥，强调动作；glimpse 则是瞥见，表示匆匆一瞥中所看到的，强调结果。 【经典例句】A brief glimpse at a daily newspaper vividly shows how much people in the United States think about business. 【译　文】只要随便翻翻美国的日报就能生动地看出美国人是如何看待经济的。
global ['gləubəl]	a. 地球的，全球的；全局的
globe [gləub]	n. 地球；地球仪，球体 【经典例句】We believe it is a reasonable real-world test of good manners around the globe. 【译　文】我们相信这是一个世界范围的、合理的、现实的关于礼貌的测试。
glorious ['glɔ:ri[s]	a. 光荣的
glory ['glɔ:ri]	n. 光荣，荣誉 【固定搭配】be a glory to 是……的光荣 【联想记忆】be a credit to 是……的荣耀；be a disgrace / dishonor / shame to 是……的耻辱
glove [glʌv]	n. 手套 【名师导学】辨析 glove, mitten：glove 一般指五指分开的手套；mitten 则是连指手套（除拇指外不分指的手套）。
glow [gləu]	vi. 发热，发光，发红的热光
goodness ['gudnis]	int. 天哪　n. 善良，美德
govern ['gʌvən]	v. 统治，治理；支配，影响 【经典例句】Some military leaders seized control and are now governing the country. 【译　文】一些军事领导人得到了控制权，现在正统治着国家。
governor ['gʌvənə]	n. 地方长官，总督；州长；主管，理事，董事
grab [græb]	n. / v. 强夺，摄取，抓取
grace [greis]	n. 优美，雅致；(pl.) 风度，魅力
graceful ['greisful]	a. 优美的，文雅的
gradual ['grædjuəl]	a. 逐渐的，逐步的 【经典例句】Gradually he climbed to a standing position, pulling himself up on the bars of his crib. 【译　文】慢慢地，他爬到一个能站立的位置，趴在摇篮的栏杆上。
graduate ['grædjueit, -dʒueit]	n. 毕业生；研究生　vi. 毕业　a. 毕了业的，研究生的 【联想记忆】undergraduate n. 大学本科生；postgraduate n. 研究生；bachelor n. 学士；master n. 硕士；doctor，Ph. D n. 博士 【经典例句】23-year-old Eric graduated from college last year. 【译　文】23 岁的埃里克去年从大学毕业了。
grain [grein]	n. 谷物，谷粒；颗粒，细粒 【联想记忆】corn n. 谷物，玉米；rice n. 大米；wheat n. 小麦
gram(me) [græm]	n. 克

184

grammar ['græmə]	*n.* 语法；语法书
grand [grænd]	*a.* 重大的，主要的；宏大的，盛大的；伟大的，崇高的 【名师导学】辨析 grand, magnificent, splendid：grand 指超人的成就或品质使人感到崇高而伟大，也可指规模宏大，使人感到庄严雄伟；magnificent 指风景、宝石、建筑物的壮丽堂皇；splendid 指才能、成就出众的人，雄伟、辉煌的物或事。 【经典例句】At that time, a grand ceremony will be held according to traditional customs. 【译　文】届时，还要按照传统仪式举行盛大的活动。
grant [grɑːnt]	*n.* 拨款，准许　*v.* 准予，授予，同意 【固定搭配】take...for granted 认为……理所当然 【名师导学】此单词在历年的词汇题中作为选项出现，请大家注意它的各种含义和搭配。 【经典例句】The government gave us a grant to build another classroom. 【译　文】政府给了我们一笔补助，用来盖另外一间教室。
graph [grɑːf]	*n.* （曲线）图，图解 【联想记忆】graph *n.* 坐标曲线图；chart *n.* 各种图形，图表；diagram *n.* 简单的线条示意图；table *n.* 表格，一览表
grasp [grɑːsp]	*vt.* 掌握，理解；抓紧，抓住
grateful ['greitful]	*a.* 感激的，感谢的 【固定搭配】be / feel grateful to sb. for sth. 因某事而感激某人
gratitude ['grætitjuːd]	*n.* 感激，感谢 【经典例题】I would like to express my gratitude to you all for supporting me this summer as a visiting scholar in your department. 【译　文】我向你们表示感激，感谢今年夏天我作为访问学者对贵系进行访问期间你们对我的支持。
grave [greiv]	*n.* 坟，坟墓　*a.* 严肃的，庄重的
gravity ['græviti]	*n.* 重力，引力；严肃，庄重
greedy ['griːdi]	*a.* 贪吃的，嘴馋的；贪婪的；渴望的 【习惯用法】be greedy for / of / after 渴望得到 【联想记忆】be envious 嫉妒的，羡慕的　be jealous of 嫉妒的
greenhouse ['griːnhaus]	*n.* 温室
grind [graind]	*v.* 碎，磨，碾 【固定搭配】grind out 机械地做出，用功做出；grind / crush...into 把……碾压成 【联想记忆】bind 捆，包扎—bound 注定，受约束　find 找到—found 成立　grind 研磨—ground 地面，根据　wind 弯曲—wound 伤害　lie 躺—lay 平放　shoot 射击—shot 发射　think 想—thought 思想
grip [grip]	*vt.* 紧握，抓牢　*n.* 紧握，抓牢；掌握，控制 【固定搭配】come / get to grips with 努力对付；认真处理；be at grips with 在与……搏斗；在认真对付/处理；lose one's grip 失去控制 【名师导学】辨析 grasp, grip：grasp 表示抓住了，但没有用整个手攥紧；grip 是用了肌肉所允许的力量抓紧。
grocer ['grəusə]	*n.* 食品商；杂货商
gross [grəus]	*a.* 总的；毛（重）的；粗鲁的，粗俗的

growth [grəuθ]	*n.* 生长，增长，发展；增长量
guarantee [ˌgærənˈtiː]	*n.* 保证，保证书　*vt.* 保证，担保 【名师导学】辨析 guarantee, pledge, warranty：guarantee 意为"担保，保证，抵押品"，指对事物的品质或人的行为提出担保，常暗示双方有法律上或其他方式的默契，保证补偿不履行所造成的损失；pledge 意为"保证，誓约，抵押品"，为普通用语，可泛指保证忠实于某种原则或接受并尽忠某一职责的庄严保证或诺言，但这都是以跟人的信誉做保证的承诺；warranty 指"（商品的）保证书，保单，保证"，如修理或退还残缺货物等。 【经典例句】Nuclear power, with all its inherent problems, is still the only option to guarantee enough energy in the future. 【译　　文】虽然核动力还存在它固有的问题，但它仍然是将来有足够能源的唯一保证。 【经典例题】Every camera we sell comes with a two-year _____. A. guarantee　　B. safety　　C. confirmation　D. conservation　　　[A] 【译　　文】我们出售的每一台照相机都有 2 年的质保。
guidance [ˈgaidəns]	*n.* 引导，指导 【固定搭配】under the guidance of 在……领导之下
guideline [ˈgaidlain]	*n.* 指南，方针
guilty [ˈgilti]	*a.* 有罪的，犯罪的，自觉有罪的；内疚的 【固定搭配】be guilty of 犯有……罪　be guilty for 因……而内疚 【经典例句】The main function of criminal courts is to determine who is guilty under the law. 【译　　文】刑事法庭的主要作用就是判定按照法律规定谁是有罪的。
gym [dʒim]= **gymnasium**	*n.* <非正>健身房，体育馆
gymnastics [dʒimˈnæstiks]	*n.* 体育，体操
gymnasium [dʒimˈneiziəm, gimˈnɑːziəm]	*n.* 体育馆，健身房

H

halt [hɔːlt]	*v. / n.* （使）止步，（使）停住，（使）停
handful [ˈhændful]	*n.* 一把，一小撮
handle [ˈhændl]	*n.* 柄，把手，拉手　*vt.* 触，摸，抚弄；操纵；处理，应付
handy [ˈhændi]	*a.* 手边的，近处的；方便的
harbo(u)r [ˈhɑːbə]	*n.* 港口，海港；避难所，藏身处　*vt.* 隐匿，窝藏
harden [ˈhɑːdn]	*vt.* 硬化，变硬
hardship [ˈhɑːdʃip]	*n.* 艰难，困苦
hardware [ˈhɑːdwɛə]	*n.* 五金器具；硬件

harm [hɑ:m]	n. / vt. 损害，伤害，危害
	【固定搭配】come to no harm 未受到伤害；do harm to 损害，对……有害
	【经典例句】Breathing in other people's cigarette smoke can do real harm to your lungs.
	【译　文】吸入二手烟会对你的肺有损害。
harmony ['hɑ:məni]	n. 和谐，和睦，融洽
	【固定搭配】in harmony with（与……）协调一致；（与……）和睦相处
	【联想记忆】in accordance with, in agreement with（与……）协调一致，（与……）和睦相处
	【经典例句】Design criteria include harmony of colour, texture, lighting, scale, and proportion.
	【译　文】设计的准则包括色彩、材质、照明、比例的协调。
harness ['hɑ:nis]	vt. 治理，利用
harsh [hɑ:ʃ]	a. 粗糙的；刺耳的，刺目的；严厉的，苛刻的
haste [heist]	n. 急忙，急速
	【固定搭配】in haste, in a hurry 急忙，慌忙
	【经典例句】More haste, less speed.
	【译　文】欲速则不达。
hatred ['heitrid]	n. 憎恶，憎恨，怨恨
hay [hei]	n. 干草
	【联想记忆】straw n. 稻草；grass n. 牧草；weed n. 杂草
hazard ['hæzəd]	n. 危险，危害，公害
	【固定搭配】at hazard, in danger 在危险中；at all hazards 不顾一切危险；on the hazard 受到威胁；take a hazard to do 冒险做；run the hazard /risk of doing 冒险
heading ['hediŋ]	n. 标题
headline ['hedlain]	n. 大标题
	【名师导学】辨析 heading, headline：heading 指文章定的标题、题目，也指谈话的论题、话题；headline 指报刊的大字标题、页头题目等。
headquarters ['hed,kwɔ:təz]	n. 总部，司令部，指挥部
	【名师导学】headquarters 单复数同形。
heal [hi:l]	v. 治愈，愈合
	【固定搭配】heal sb. of sth. 治愈某人的病
	【联想记忆】cure sb. of sth. 治愈某人
heap [hi:p]	n. （一）堆；大量，许多 v. 堆积
	【固定搭配】a heap / heaps of 许多，大量；heap praises / insults on (upon) 大肆赞扬/污蔑
	【经典例句】Though her parents heap praises upon her musical ability, Jerrilou's piano playing is really terrible.
	【译　文】尽管她父母极力赞扬她的音乐才能，但杰瑞罗的钢琴演奏实在是糟透了。
helicopter ['helikɔptə]	n. 直升机
hence [hens]	ad. 因此；今后
	【名师导学】辨析 hence, therefore：两词均为连接副词，表示因果关系；两词后均可接句子，但 hence 后可直接跟名词，therefore 通常不能。
	【经典例句】They have the same atomic number and hence nearly identical chemical behaviour but different atomic masses.
	【译　文】它们有相同的原子数，因此化学行为几乎完全一样，但原子量不同。
herd [hə:d]	n. 群，兽群，牛群
hesitate ['heziteit]	vi. 犹豫，踌躇；含糊，支吾
	【固定搭配】hesitate about / at / in / over 对……犹豫不决；hesitate to do 迟疑于做
	【经典例句】He hesitated before he answered because he didn't know what to say.
	【译　文】他在回答之前犹豫了一下，因为他不知道该说什么。

highlight ['hailait]	*n.* 最重要的部分，最精彩的场面 *vt.* 使显著，使突出 【经典例句】Kennedy's term of office was highlighted by appeals to idealism. 【译　文】肯尼迪在当政期间，突出表现了对理想主义的呼吁。
highly ['haili]	*ad.* 高度地，很，非常 【名师导学】辨析 high, highly：high, highly 做副词用都表示高度。high 是指具体的"高"，"高高地"；highly 的意思是抽象的，意为"高度地"，"极为称颂地"。 【联想记忆】deep 深深地—deeply 深深地，深厚地　wide 广地，宽地—widely 广泛地　clean 干净的—cleanly 爱干净的　direct 径直地—directly 直接地；直率地；立刻　free 免费地—freely 随便地　short 突然地—shortly 不久，马上
highway ['haiwei]	*n.* 公路；大路 【联想记忆】expressway, freeway, speedway, motorway 高速公路
hint [hint]	*n. / v.* 暗示，示意 【固定搭配】give / drop sb. a hint 给人暗示　take a hint 会意 【名师导学】辨析 hint, imply, suggest：hint 所指的暗示往往是由表情、动作或含蓄的话表示出来；imply 强调所行或所言之中包含另一层意思；suggest 指事物的表征使人引起联想。 【经典例句】A good employer gives hints to his or her employees without interfering with their creativity. 【译　文】好的雇主能够给他（她）的雇员提示，但是不会影响他们的创造力。
hip [hip]	*n.* 臀部
historical [his'torikəl]	*a.* 历史的，有关历史的 【名师导学】辨析 historical, historic：historical 指历史上存在或发生过的；historic 指历史上有名的，有历史意义的。
holder ['həuldə]	*n.* 持有人，保持者；（支）架
hollow ['hɔləu]	*a.* 空的，中空的；空洞的，空虚的 【经典例句】Their plea of national poverty rings a little hollow. 【译　文】他们关于国家贫困的托辞听上去有些空洞。
holy ['həuli]	*a.* 神圣的；圣洁的
honey ['hʌni]	*n.* 蜜，蜂蜜
hono(u)rable ['ɔnərəbl]	*a.* 诚实的，正直的；光荣的，荣誉的；可尊敬的
hook [huk]	*n.* 钩，钩状物 *vt.* 钩住 【经典例句】He hung his coat on the hook behind the door. 【译　文】他把外套挂在门后的挂钩上。
horizon [hə'raizn]	*n.* 地平线；眼界，见识 【固定搭配】on the horizon 即将发生的
horn [hɔːn]	*n.* 角，触角；号，喇叭；角状物，角制品
horrible ['hɔrəbl]	*a.* 恐怖的，吓人的
horror ['hɔrə]	*n.* 恐怖，战栗 【经典例句】He is the stereotyped monster of the horror films. 【译　文】他们是恐怖电影中老一套的怪物。
host [həust]	*n.* 主人，旅店老板；节目主持人 【名师导学】辨析 host, master：host 与 guest（客人）相对，即 host 招待的是 guests；master 与 servant（仆人）相对，即 master 指使的是 servant。
hostile ['hɔstail]	*a.* 敌方的，敌意的，敌对的 【固定搭配】be hostile to 对某人怀有敌意 【经典例句】I don't like her manner — she's very hostile. 【译　文】我不喜欢她的态度——待人如仇敌。

hostility [hɔs'tiliti]	***n.*** 敌对，敌意，对抗；抵制，反对；(***pl.***) 交战，战争
household ['haushəuld]	***n.*** 户，家庭 ***a.*** 家庭的，家常的 【名师导学】辨析 household, family, home：household 是抽象的家庭，并含有家事、家务之意；family 着重强调家庭成员；home 强调的是窝的概念。 【经典例句】They also did more household work and participated in more of such organized activities as soccer and ballet. 【译　　文】他们同样做很多家务，且参与许多有组织的活动，像足球和芭蕾舞。
housewife ['hauswaif]	***n.*** 家庭主妇
housing ['hauziŋ]	***n.*** 住房，住房供给
humble ['hʌmbl]	***a.*** 低下的，卑贱的；恭顺的，谦卑的 【名师导学】辨析 humble, modest：两词都有"谦逊"之意。humble 强调对自己的成就不自满的品德，有时也可以指自感卑微；modest 更强调人的谦虚，无自卑、恭顺之意。 【经典例句】The doctor was humble about his work, although he cured many people. 【译　　文】这位医生虽然治好了许多人的病，但他对他的工作仍很谦逊。
humo(u)r ['hju:mə]	***n.*** 幽默，诙谐 【固定搭配】in a good / bad humor 情绪好（不好）；in the humor for sth. 有做某事的心情；out of humor 情绪不好
humo(u)rous ['hju:mərəs]	***a.*** 幽默的
hunt [hʌnt]	***n. / v.*** 打猎，狩猎，寻找，搜索 【固定搭配】hunt down 穷追……直至捕获；搜寻……直至发现；hunt for / after 追猎；搜寻
hut [hʌt]	***n.*** 小屋，茅舍

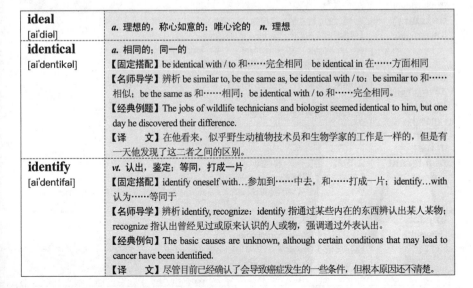

ideal [ai'diəl]	***a.*** 理想的，称心如意的；唯心论的 ***n.*** 理想
identical [ai'dentikəl]	***a.*** 相同的；同一的 【固定搭配】be identical with / to 和……完全相同 be identical in 在……方面相同 【名师导学】辨析 be similar to, be the same as, be identical with / to：be similar to 和……相似；be the same as 和……相同；be identical with / to 和……完全相同。 【经典例题】The jobs of wildlife technicians and biologist seemed identical to him, but one day he discovered their difference. 【译　　文】在他看来，似乎野生动植物技术员和生物学家的工作是一样的，但是有一天他发现了这二者之间的区别。
identify [ai'dentifai]	***vt.*** 认出，鉴定；等同，打成一片 【固定搭配】identify oneself with...参加到……中去，和……打成一片；identify...with 认为……等同于 【名师导学】辨析 identify, recognize：identify 指通过某些内在的东西辨认出某人某物；recognize 指认出曾经见过或原来认识的人或物，强调通过外表认出。 【经典例句】The basic causes are unknown, although certain conditions that may lead to cancer have been identified. 【译　　文】尽管目前已经确认了会导致癌症发生的一些条件，但根本原因还不清楚。

189

identity [ai'dentiti]	**n.** 身份；个性，特征 【经典例句】The police are trying to find out the identity of the woman killed in the traffic accident. 【译　文】警方正在设法查清那名在交通事故中身亡的女性的身份。
idle ['aidl]	**a.** 闲散的，闲置的；无用的，无效的　**v.** 使空闲，虚度 【固定搭配】idle away (one's time) 消磨时光 【经典例句】Now, off their work on way home, they can take a breath and be idle for a while. 【译　文】现在，在下班回家的路上，他们可以呼吸一下新鲜空气，闲逛一下。
ignorance ['ignərəns]	**n.** 无知，愚昧 【经典例句】Ignorance of the law is no excuse. 【译　文】不懂法律不能成为借口。
ignorant ['ignərənt]	**a.** 无知的，愚昧的；不知道的 【固定搭配】be ignorant of / that...不知道，不了解 【名师导学】辨析 ignorant, innocent：两词都有"无知的"意思。ignorant 指对某种情况"不知道的，不了解的"；innocent 指由于缺乏头脑产生的"无知的，幼稚的"。 【经典例句】A tiny insect, trying to shake a mighty tree, is ludicrously ignorant of its own weakness. 【译　文】蚍蜉撼大树，可笑不自量。
illegal [i'li:gəl]	**a.** 不合法的，非法的 【经典例句】Selling cigar without a license is illegal. 【译　文】无执照而销售雪茄烟是违法的。
illustrate ['iləstreit]	**vt.** 举例说明，图解 【经典例题】The following account by the author illustrates the difference between European and American reactions. 【译　文】作者做出的下列解释说明了欧洲人和美国人在反应方面的区别。
image ['imidʒ]	**n.** 像；肖像，形象；影像，图像
imaginable [i'mædʒinəbl]	**a.** 可想象到的，可能的
imaginary [i'mædʒinəri]	**a.** 想象的，虚构的，假想的 【经典例题】All the characters in the play are _____. A. imaginable　B. imaginary　　C. imaginative　D. imagining　　　[B] 【译　文】剧中所有的人物都是虚构的。
imagination [i,mædʒi'neiʃən]	**n.** 想象，想象力；空想，幻想
imitate ['imiteit]	**vt.** 模仿，仿效；仿造，伪造
immense [i'mens]	**a.** 巨大的，广大的
immigrant ['imigrənt]	**n.** 移民，侨民　**a.** 移民的 【名师导学】辨析 immigrant, emigrant：immigrant 指的是来自国外的移民，指为永久居住目的而从别国到居住国的人；emigrant 指的是离开国家或地区到别国永久居住的人。
impact ['impækt]	**n.** 影响，作用；冲击，碰撞 【固定搭配】have an impact on sth. 对……的影响 【经典例题】Professor Taylor's talk has indicated that science has a very strong _____ on the everyday life of nonscientists as well as scientists. A. motivation　　　　　　　　　B. perspective

190

	C. impression　　　　　　　D. impact　　　　　　　　[D] 【译　文】泰勒教授指出，科学不仅仅对科学家而且对普通人的日常生活都会产生强烈的影响。
impatient [im'peiʃənt]	*a.* 不耐烦的，急躁的 【固定搭配】be impatient of 对……不耐烦，不能忍受；be impatient for / to do 急切
implement ['implimənt]	*n.* (*pl.*) 工具，器具　*vt.* 实行，实施，执行
imply [im'plai]	*vt.* 意指，暗示 【经典例句】these life-prolonging drugs were not prescribed to many patients who appeared to be eligible for them, implying that both generalists and specialists could do better. 【译　文】这些延长生命的药物通常不会对那些有权使用的病人开出处方，暗示着全科大夫和专业医生者还有改进的空间。
import [impɔ:t]	*vt.* 输入，进口　*n.* (*pl.*) 进口商品，进口物质
impose [im'pəuz]	*vt.* 把……强加于，加重……负担；征收（税款）
impress	*vt.* 印；给……以深刻印象；使铭记；*n.* 印象、印记 【经典例句】Other dermatologists are impressed by the work. 【译　文】其他皮肤病学家对这份研究印象深刻。
impression [im'preʃən]	*n.* 印象，感想；印记 【固定搭配】have the impression of / that 有……印象；leave a good / deep impression on sb. 给……留下很好/深的印象 【经典例题】He gives people the impression of being spent all his life abroad. 【译　文】他给人的感觉是好像一直在国外生活。
impressive [im'presiv]	*a.* 给人印象深刻的，感人的 【经典例句】However, he calls the reported risk reduction unimpressive. 【译　文】但是，他认为报导中的风险控制不怎么出色。
improve [im'pru:v]	*vt.* 改善，改进　*vi.* 好转，进步 【经典例句】The popular idea that classical music can improve your maths is falling from favor. 【译　文】认为古典音乐能提升数学能力的传统观念已经不再流行了。
improvement [im'pru:vmənt]	*n.* 改进，改良，增进；改进措施 【经典例句】No group showed any statistically significant improvement in their abilities. 【译　文】没有任何一个小组从统计数据能显示出能力的显著提升。
incident ['insidənt]	*n.* 事件，政治事件，事变 【经典例题】Have you a funny _____ or unusual experience that you would like to share? A. amusement　B. incident　　C. accident　　D. section　　[B] 【译　文】你有没有有意思的或者非凡的经历来分享？
incline [in'klain]	*v.* 使倾向，使倾斜，使偏向　*n.* 斜坡，斜面 【固定搭配】incline to / towards sth. 有……的倾向；be inclined to do sth. 想做某事，有……的趋势
increasingly [in'kri:siŋli]	*ad.* 日益地，越来越多地 【经典例题】The international situation has been growing _____ difficult for the last few years. A. invariably　　B. presumably　　C. increasingly　D. dominantly　　[C] 【译　文】最近几年国际形势越来越严峻。
incredible [in'kredəbl]	*a.* 难以置信的，不能相信的

independence [ˌindiˈpendəns]	**n.** 独立，自主，自立
independent [ˌindiˈpendənt]	**a.** 独立的，自立的，自主的 【固定搭配】be independent of 独立……之外，不受 【联想记忆】depend / rely / count on 依赖；independent of 不依赖
index [ˈindeks]	**a.** 索引；指标，指数 【名师导学】index 复数形式为 indexes 或 indices。 【经典例题】If exercise is a bodily maintenance activity and an <u>index</u> of physiological age, the lack of sufficient exercise may either cause or hasten aging. A. instance B. indicator C. appearance D. option [B] 【译　文】如果锻炼既能维持身体机能同时也是生理年龄指标的话，那么缺乏足够的锻炼要么会造成老化，要么会加速老化。
indicate [ˈindikeit]	**vt.** 指示，表示；暗示 【经典例句】In some non-Western cultures, even a warm, open smile does not necessarily indicate pleasure or agreement. 【译　文】在一些非西方文化中，哪怕一个温暖、开放的微笑都未必暗示着愉悦和赞同。
indication [ˌindiˈkeiʃən]	**n.** 指示，表示；暗示
indifferent [inˈdifərənt]	**a.** 不关心的，冷漠的
indirect [ˌindiˈrekt, ˌindaiˈrekt]	**a.** 间接的，迂回的
indispensable [ˌindisˈpensəbl]	**a.** 不可缺少的
individual [ˌindiˈvidjuəl]	**a.** 个别的，单独的；独特的 **n.** 个人，个体 【名师导学】辨析 individual, personal, private：individual 意为 "独立于他人的，各个的，个别的"，与 general（普遍的）和 collective（集体的）相对；personal 意思是 "个人的，亲自的"；private 意为 "私人的，秘密的"，与 public（公共的，共有的）相对。 【经典例句】The other reasons to oppose the death penalty are largely a matter of individual conscience and belief. 【译　文】另外一个反对死刑的原因主要是个人良知和信仰的问题。
indoor(s) [ˈindɔ:]	**a. / ad.** 室内（的），户内（的）
industrial [inˈdʌstriəl]	**a.** 工业的；产业的 【名师导学】辨析 industrial, industrious：industrial 意为 "工业的，产业的"；industrious 意为 "勤劳的，勤奋的"。
inevitable [inˈevitəbl]	**a.** 不可避免的，必然的 【经典例句】It is inevitable that some changes will take place. 【译　文】有些变化将要发生，不可避免。
infant [ˈinfənt]	**n.** 婴儿，幼儿
infect [inˈfekt]	**vt.** 传染，感染 【固定搭配】be infected with 感染上，沾染上
infer [inˈfə:]	**vt.** 推论，推断 【固定搭配】infer from sth. 从……推论，由……推知

inferior [in'fiəriə]	**a.** 次的，低劣的；下级的，低等的 【固定搭配】be inferior to... 比……差，比……地位低 【联想记忆】superior to 优于；prior to 优先于，先于；junior to 比……年少；senior to 比……年长；preferable to 比……更好 【经典例题】Their products are frequently overpriced and _____ in quality. A. influential　　B. subordinate　　C. inferior　　D. superior　　　[C] 【译　文】他们的产品经常是价格偏高，质量又很差。
infinite ['infinit]	**a.** 无限的，无穷的 【经典例句】She remains confident and infinitely untroubled by our present problems. 【译　文】面对我们现在的问题她总是能够保持自信和乐观。
inflation [in'fleiʃən]	**n.** 通货膨胀
influence ['influəns]	**n.** 势力，权势　**vt. / n.** 影响，感化 【固定搭配】have influence on / upon 影响 【联想记忆】have / make an impact on, have an effect on 影响 【经典例句】It also has some negative influence. 【译　文】这也有些负面影响。
influential [,influ'enʃəl]	**a.** 有影响的，有势力的
inform [in'fɔːm]	**vt.** 通知，告诉，报告；告发，告密 【固定搭配】inform sb. of sth. 把某事告知某人；inform against / on sb. 告发，检举某人 【名师导学】辨析 inform, notify：inform 意为"告诉、通知"，强调直接把任何种类的事实或知识告诉或传递给某人；notify 意为"通知"，指用官方公告或正式通知书将所应该或需要知道的事告诉某人，含有情况紧急，需要立刻采取行动或及早答复的意思。
ingredient [in'griːdiənt]	**n.**（混合物的）组成部分，配料；成分，要素 【经典例句】Why does a vegetarian restaurant make its dishes resemble meat in every way except ingredients? 【译　文】为什么素食饭店的每道菜除了配料都像是荤菜？
inhabitant [in'hæbitənt]	**n.** 居民，住户
inherit [in'herit]	**v.** 继承，遗传而得 【固定搭配】inherit...from 从……继承，遗传
initial [i'niʃəl]	**a.** 最初的，开头的　**n.** 首字母 【名师导学】辨析 initial, original, primary, primitive：initial 意为"最初的，开始的"，强调处于事物的起始阶段的，开头的，也可指位于开头地方的；original 意为"最早的，最先的"，强调处于事物的起始阶段的，按顺序应是首位的，也可指原始的、原件的，即非仿造的东西；primary 指在时间、顺序或发展上领先的（第一的、基本的、主要的）；primitive 指处于人类生命或事物发展的早期阶段的、原始的。 【经典例句】Though the initial idea was to just sit in the sun a bit, we were drawn toward the sidewalk. 【译　文】尽管最初的想法是多沐浴阳光，但我们还是被吸引到人行道上。
initiative [i'niʃiətiv]	**n.** 创始，首创精神；决断的能力；主动性　**a.** 起始的，初步的 【经典例题】Two decade ago a woman who shook hands with men on her own was usually viewed as too forward. A. endeavor　　B. initiative　　C. motivation　　D. preference　　　[B] 【译　文】20 年前，主动和男性握手的女性通常被认为是非常前卫的人。
injection [in'dʒekʃən]	**n.** 注射，注入，喷射

193

injure ['indʒə]	*vt.* 伤害，损害，损伤
injury ['indʒəri]	*n.* 损伤，伤害，毁坏
inn [in]	*n.* 旅店，客栈
inner ['inə]	*a.* 内部的，里面的；内心的 【名师导学】辨析 inner, internal, inward：inner 本意是"较里面的"，如里外两间相连的房，"里间"叫做 inner room；internal 意为"内部的"，比另两词用得广，用来说明完全被包围或隐藏起来的事物，如 internal affair（内部事物），internal trade（国内贸易）；inward 本意是"向内的"，如"朝里面弯的曲线" inward curve。在引申义中，inward，inner 都可以用来指人的内心方面，如 inner life（内心生活），inward thoughts（内心思想）。
innocent ['inəsnt]	*a.* 无罪的，清白的；无害的；天真的，单纯的 【固定搭配】be innocent of 无意识的，无……罪的 【联想记忆】be guilty of 有……罪
input ['input]	*n.* 输入
insert [in'sə:t]	*vt.* 插入
insight ['insait]	*n.* 洞察力，见识，深刻了解 【经典例题】The author of the book has shown his remarkably keen _____ into human nature. A．perspective B．dimension C．insight D．reflection [C] 【译　　文】此书的作者已经表现出了对人性敏锐的洞察力。
inspect [in'spekt]	*vt.* 检查，调查，视察 【经典例句】All factories and mines are inspected by government officials. 【译　　文】所有工矿企业都要接受政府官员的视察。
inspire [in'spaiə]	*vt.* 使产生灵感；鼓舞，感动 【经典例题】The leader of the expedition inspired everyone to follow his example. 【译　　文】探险队的领队鼓励每名队员以他为榜样。
install [in'stɔ:l]	*vt.* 安装，设置
installation [,instə'leiʃən]	*n.* 安装，设置
instance ['instəns]	*n.* 例证，实例 【固定搭配】for instance 举例说，比如
instant ['instənt]	*n.* 瞬间，时刻 *a.* 立即的，立刻的；紧急的，迫切的；（食品）速溶的，方便的 【固定搭配】on the instant 立即；the instant (that) 一……就（引导时间状语从句） 【经典例句】You see the lightening the instant it happens, but you hear the thunder later. 【译　　文】你可以在闪电发生的瞬间立刻看见它，但要稍后才能听到雷声。
instinct ['instiŋkt]	*n.* 本能，直觉；天性 【固定搭配】have an instinct for 生来爱好；by instinct 出于本能 【联想记忆】instinctive *a.* 本能的，直觉的，冲动的 【经典例题】Human behavior is mostly a product of learning, whereas the behavior of an animal depends mainly on instinct. 【译　　文】人类行为主要是后天学习的产物，而动物的行为则大都出于本能。
institute ['institju:t]	*n.* 学会，研究所；学院

194

institution [ˌinsti'tju:ʃən]	*n.* 协会，公共机关，学校；制度，习俗
instruct [in'strʌkt]	*vt.* 教，教授；指示，指令 【固定搭配】instruct sb. to do sth. 通知（或吩咐）某人做某事；instruct sb. in sth. 教导某人某事 【联想记忆】teach sb. sth. 教某人某事 【经典例句】The hotel fire officer will instruct you in how to evacuate the building if a fire breaks out. 【译　文】酒店的消防人员将会告诉你万一着火如何逃生。
instrument ['instrumənt]	*n.* 仪器，工具，乐器
insult [in'sʌlt] *vt.* ['insʌlt] *n.*	*vt. / n.* 侮辱，凌辱
insurance [in'ʃuərəns]	*n.* 保险，保险费 【经典例句】After the robbery, the shop installed a sophisticated alarm system as an insurance against further losses. 【译　文】抢劫发生以后，商店装了一个精密复杂的警报系统，以防发生更多的损失。
insure [in'ʃuə]	*vi.* 保险，替……保险；保证 【固定搭配】insure sb. / sth. against 给某人或某物保险以防 【联想记忆】assure sb. of sth. / that 使某人确信；convince sb. of sth., ensure sth. 确保某事；make sure that 保证 【经典例句】It is advisable to insure your life against accident. 【译　文】最好参加人寿保险，以防意外。
integrate ['intigreit]	*vt.* 使结合，使一体化 *a.* 完整的，综合的 【固定搭配】integrate...with...把……与……相结合；integrate...into 使……并入 【经典例句】Many suggestions are need to integrate the plan. 【译　文】需要许多建议使计划更加完整。
intellectual [inti'lektʃuəl]	*n.* 知识分子 *a.* 智力的；显示智力的，能发挥才智的 【经典例题】More legislation is needed to protect the _____ property rights of the patent. A．integrative　　　　　　B．intellectual C．intelligent　　　　　　D．intelligible　　　　　　[B] 【译　文】需要更多立法保护专利知识产权。
intelligence [in'telidʒəns]	*n.* 智力；理解力；情报，消息，报道
intelligent [in'telidʒənt]	*a.* 聪明的，理智的 【经典例题】He was intelligent enough to understand my questions from the gestures I made. 【译　文】他非常聪明，能根据我的手势明白我的问题。
intend [in'tend]	*vt.* 想要，打算，企图 【固定搭配】intend to do sth. 打算做某事；be intended as / for 原意要，意指…… 【名师导学】intend to have done 表示打算做而实际未做，有虚拟含义，此类的表达还有 plan to have done, mean to have done。
intense [in'tens]	*a.* 强烈的，激烈的，热烈的
intensive [in'tensiv]	*a.* 加强的，密集的；精工细作的 【名师导学】辨析 intense, intensive: intense 意为"激烈的，强烈的"，如 intense competition（激烈的竞争）；intensive 意为"集中的，加强的"，如 intensive reading（精读）。

195

	【经典例题】The patient's health failed to such an extent that he was put into intensive care. 【译　文】这名病人的病情恶化得相当严重，已对他进行了重病特别护理。
intention [in'tenʃən]	*n.* 意图，意向，目的 【经典例题】She had clearly no intention of doing any work, although she was very well paid. 【译　文】她明显不打算干任何工作，尽管她的工资待遇很不错。
interfere [,intə'fiə]	*vi.* 干涉，干预；妨碍 【固定搭配】interfere in / with 妨碍，阻碍，干扰，干涉 【经典例句】I don't want to interfere with you; proceed with your work. 【译　文】我不想打扰你了，你继续工作吧。
interference [,intə'fiərəns]	*n.* 干涉，冲突
interior [in'tiəriə]	*a.* 内部的，里面的；内地的　*n.* 内部，内地
intermediate [,intə'mi:djət]	*a.* 中间的，居中的　*n.* 中间体，媒介物
internal [in'tə:nl]	*a.* 内的，内部的；国内的，内政的 【经典例句】He suffered internal injuries in the accident. 【译　文】他在这次事故中受了内伤。
Internet ['intənet]	*n.* 因特网
interpret [in'tə:prit]	*vt.* 解释；说明；口译；翻译 【名师导学】辨析 translate, interpret：translate 指口头或笔头翻译；interpret 仅指口头翻译。 【经典例句】I interpret his answer as a refusal. 【译　文】我把他的回答理解为拒绝。
interpretation [in,tə:pri'teiʃən]	*n.* 解释，阐明
interrupt [,intə'rʌpt]	*vt.* 打断，打扰；断绝，中断 【名师导学】辨析 bankrupt, corrupt, interrupt：bankrupt 意为"破产的"；corrupt 意为"贪污的"；interrupt 意为"中断，打断"。
interval ['intəvəl]	*n.* 间隔，间歇 【固定搭配】at intervals 有时，不时，时时；at an interval of 间隔/间距（多长时间/多远） 【经典例句】Schumann wrote a great deal of music during his manic intervals. 【译　文】舒曼在精神病发作的间歇写了大量的音乐作品。
interview ['intəvju:]	*n.* 接见；会见，面试　*vt.* 接见，会见 【联想记忆】preview *n. / vt.* 预习，预演；review *n. / vt.* 复习；view *n.* 风景，看法；viewpoint *n.* 观点 【经典例句】Obviously the long interviews were the more successful ones. 【译　文】很明显，持续时间久的面试更有可能成功。
intimate ['intimit]	*a.* 亲密的，密切的
introduction [,intrə'dʌkʃən]	*n.* 介绍，引进，传入；引论，导言，绪论；入门
invade [in'veid]	*vt.* 侵入，侵略，侵害 【经典例句】She got annoyed when her colleague invaded her privacy. 【译　文】当她的同事侵犯她的隐私时，她很生气。

invasion [inˈveiʒən]	*n.* 侵入，侵略
invent [inˈvent]	*vt.* 发明，创造；捏造，虚构
invention [inˈvenʃən]	*n.* 发明，创造；捏造，虚构 【经典例句】Still others believe that though new inventions and prevention programs may help, spending money to encourage more people to donate their organs is an even better idea. 【译　　文】仍然有人相信，尽管新发明和预防措施有所帮助，花钱鼓励更多的人捐献器官仍是个更好的主意。
invest [inˈvest]	*v.* 投资，投入 【固定搭配】invest in 对……投资，买进
investigate [inˈvestigeit]	*v.* 调查，调研 【固定搭配】investigate (into) sth. 对某事进行调查 【经典例句】What we need now is for national medical research bodies and cancer research organizations to investigate the relative risks and benefits of sunshine. 【译　　文】我们现在需要的是国家的医疗机构和癌症研究组织能调查阳光的相关风险和益处。
investment [inˈvestmənt]	*n.* 投资，投资额
invitation [ˌinviˈteiʃən]	*n.* 邀请，招待；请柬 【固定搭配】at the invitation of sb. 应某人邀请 【经典例句】We had three invitations to parties. 【译　　文】我们有 3 张参加聚会的请柬。
involve [inˈvɔlv]	*vt.* 卷入，陷入，连累；包含，含有 【固定搭配】be involved in 陷入，使专心于；involve with 和……混在一起，和……有密切联系 【名师导学】① involve 后接动名词做宾语。② involved 做定语前置和后置含义不同，如 the people involved 所涉及的人；an involved sentence 复杂的难句。 【经典例句】There are highly professional criminals involved in car theft. 【译　　文】在偷汽车案件中，有较多的职业窃贼。
inward(s) [ˈinwəd]	*a.* 内心的，向内的 【名师导学】近义词辨析：inner / outer 里/外面的；inside / outside 内/外；interior / exterior 内/外部的；inward(s) / outward(s) 向内/外的；internal / external 内/外部的；indoors / outdoors 户内/外的。
isolate [ˈaisəleit]	*vt.* 隔离，孤立 【固定搭配】be isolated from 脱离，被隔离，被孤立 【经典例句】Several villages have been isolated by the floods. 【译　　文】洪水使好几座村庄与外界隔绝了。
issue [ˈisjuː]	*n.* 问题，论点，争端；发行，发行物 *vt.* 发行，发布 【固定搭配】at issue 在争论中；有分歧的；待裁决的 【经典例句】"The basic issue," he says, "is that adults who are responsible for issuing licenses fail to recognize how complex and skilled a task driving is." 【译　　文】他说："最基本的问题是，那些负责发驾驶执照的成人没有意识到驾驶的复杂程度和所需的技术。"
item [ˈaitem, ˈaitəm]	*n.* 条，项目，条款；一则（新闻）

jail [dʒeil]	*n.* 监狱 【固定搭配】break jail 越狱；go to jail 入狱；serve time in jail 在监狱服刑

jam [dʒæm]	*n.* 果酱 *n./v.* 堵塞，拥挤 【固定搭配】get into a jam 陷入困境；traffic jam 交通堵塞
jealous [ˈdʒeləs]	*a.* 嫉妒的 【固定搭配】be jealous of 嫉妒 【名师导学】辨析 jealous, envious, envy：jealous 主要指恶意的"妒忌"；envy 和 envious 主要指"羡慕"。 【经典例句】He is jealous of his rivals. 【译　文】他忌妒他的敌手。
joint [dʒɔint]	*n.* 关节，骨节；接合处，接缝 *a.* 联合的，共同的，连接的 【固定搭配】out of joint 脱臼；出了问题，处于混乱中；joint stock 合资；joint venture 合资，联营；joint efforts 共同努力；a joint statement 联合声明
journal [ˈdʒəːnl]	*n.* 日报，期刊；日志，日记
journalist [ˈdʒəːnəlist]	*n.* 记者，新闻工作者
judg(e)ment [ˈdʒʌdʒmənt]	*n.* 审判，判决；判断力，识别力；意见，看法，判断 【固定搭配】in one's judgment 依某人来看，按某人的看法
jungle [ˈdʒʌŋgl]	*n.* 丛林，激烈的竞争场合 *a.* 丛林的，蛮荒的，野性的 【固定搭配】the law of the jungle 弱肉强食的原则
junior [ˈdʒuːnjə]	*a.* 年少的，年幼的；后进的，下级的 *n.* 年少者，晚辈，下级 【联想记忆】freshman 一年级学生；sophomore 二年级学生；junior 三年级学生；senior 四年级学生 【固定搭配】be junior to 比……小（级别低） 【经典例句】His supervisor recommended he be promoted the junior programmer. 【译　文】他的上司推荐他晋升为初级程序员。
jury [ˈdʒuəri]	*n.* 陪审团
justice [ˈdʒʌstis]	*n.* 公道，公平；审判，司法 【固定搭配】bring to justice 把……交付审判，使归案受审；do justice to 公平地对待、审判
justify [ˈdʒʌstifai]	*vt.* 认为有理，证明……正当 【固定搭配】be justified in doing sth. 有理由做某事；justify oneself 为自己辩护 【经典例句】She worked hard at her task before she felt sure that the results would justify her long effort. 【译　文】她一直努力工作，直到她认为她所取得的成绩足以证明她长期的努力。

K

keen [kiːn]	*a.* 锋利的，尖锐的；敏捷的，敏锐的；热心的，渴望的 【固定搭配】be keen on (doing) sth. 喜爱　be keen about sth. 对……着迷 【经典例句】Are you keen on disco? 【译　文】你喜欢迪斯科吗？
kneel [niːl]	*vi.* 跪，下跪 【固定搭配】kneel down 跪下 【名师导学】kneel 过去式/过去分词均为 knelt。
knot [nɔt]	*n.* 结，节，海里 【固定搭配】cut the knot 快刀斩乱麻 【经典例句】In the past, people usually tie a knot in a piece of string. 【译　文】过去，人们经常在一根绳子上打结。

L

label ['leibl]	*n.* 标签，标记　*v.* 贴标签，把……称为 【固定搭配】acquire the label of...得了……的绰号；be given the label of...被起……的绰号 【名师导学】辨析 label, mark：label 意为"标签，标记"，通常是另外贴上或加上的；mark 意为"痕迹，记号，标记"，通常是直接写或画在某物上的。 【经典例题】By the end of 1994, 558 kinds of products had been _____ green food. A. named　　　B. restricted　　　C. classified　　　D. labeled　　[D] 【译　文】到 1994 年年末，已经有 558 种产品被列为绿色食品。
laboratory [lə'bɔrətəri, 'læbərətəri]	*n.* 实验室，研究室
lag [læg]	*vi. / n.* 落后，滞后 【固定搭配】lag behind 落后
landlord ['lændlɔ:d]	*n.* 地主，房东
landscape	*n.* 风景，景色 【名师导学】辨析 landscape, scene, scenery, sight, view：landscape 强调一大片陆上的风景，尤指有山有水、乡间的景色；scene 意为"景色，景象"，指某一处的自然风光；scenery 更强调景色之意，从美的角度去看一些自然景色；sight 指展现在眼前的风景；view 指从人的视觉所能看到的景色。
lane [lein]	*n.* 小路，小巷；行车道
lap [læp]	*n.* 膝部　*v.* 舔食 【固定搭配】lap up 欣然接受（赞美等）
largely ['lɑ:dʒli]	*ad.* 大部分，基本上；大规模地
laser ['leizə]	*n.* 激光
latter ['lætə]	*a.* 后者的；后一半的　*n.* 后者 【固定搭配】the former..., the latter...前者……，后者……
laughter ['lɑ:ftə]	*n.* 笑，笑声 【名师导学】辨析 laugh, laughter：laugh 是可数名词，表示行为；laughter 是不可数名词，具有抽象或概括作用，意为"笑，笑声"。
launch [lɔ:ntʃ, lɑ:ntʃ]	*vt.* 发射；下水；开始，发起　*n.* 发射；下水 【固定搭配】launch an attack on / against 对……发动进攻
laundry ['lɔ:ndri]	*n.* 洗衣房，洗衣店；要洗的衣服
lavatory ['lævə,təri]	*n.* 厕所，盥洗室
lawn [lɔ:n]	*n.* 草地，草坪
layer ['leiə]	*n.* 层

199

layoff ['lei,ɔ:f]	*n.*（尤指临时）解雇
layout ['lei,aut]	*n.* 布局，安排，设计
leak [li:k]	*vi.* 漏，渗；泄露，走漏 *n.* 漏洞，裂缝；泄露 【经典例句】He leaked the news to the press. 【译　　文】他把消息透露给了新闻界。
lean [li:n]	*vi.* 倾斜，歪斜；屈身，躬身；靠，依 【经典例句】She leaned against his shoulder. 【译　　文】她靠在他的肩上。
leap [li:p]	*v.* 跳跃，跳过 【固定搭配】by / in leaps and bounds 极其迅速地；leap to a conclusion 匆忙下结论；leap to the eye 跳入眼眶
learned ['lə:nid]	*a.* 有学问的，博学的
lease [li:s]	*n.* 租约，契约
leather ['leðə]	*n.* 皮革，皮革制品 【联想记忆】feather *n.* 羽毛；fur　*n.* 毛皮
legal ['li:gəl]	*a.* 合法的，正当的；法律的
legislation [,ledʒis'leiʃən]	*n.* 立法，法律的制定/通过
leisure ['leʒə; 'li:ʒə]	*n.* 空闲，闲暇 【固定搭配】at leisure 有空，有闲暇时；从容不迫地，不慌不忙地 【联想记忆】measure *n.* 尺寸，措施；treasure *n.* 财富；pleasure *n.* 愉快，乐趣；exposure *n.* 暴露，揭露 【经典例句】Children's leisure time dropped from 40% of the day in 1981 to 25%. 【译　　文】孩子们的空闲时间从 1981 年的一天的 40%减少到现在的 25%。
lens [lenz]	*n.* 透镜，镜头
lest [lest]	*conj.* 唯恐，免得
liable ['laiəbl]	*a.* 有……倾向性，易于；有偿付责任的 【固定搭配】be liable to 易于；be liable for 对……有责任 【经典例句】A child can be born weak or liable to serious illness as a result of radiation. 【译　　文】因为辐射，孩子刚刚出生就可能很虚弱或者易于罹患严重的疾病。
liberal ['libərəl]	*a.* 慷慨的，大方的；丰富的，充足的；自由的，思想开明的 【固定搭配】be liberal in sth. 对事宽大；be liberal to sb. 对人宽容 【经典例句】Liberal-arts means an academically thorough and strict program that includes literature, history, mathematics, economics, science, human behavior—plus a computer course or two. 【译　　文】文科是非常详细和严格的学科，它包含文学、历史、数学、经济学、自然科学、人类行为学和一两门计算机课程。
liberate ['libəreit]	*vt.* 解放；释放

200

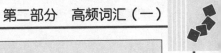

liberty ['libəti]	n. 自由；许可 【固定搭配】at liberty 自由地，不受囚禁地
librarian [lai'brɛəriən]	n. 图书馆员（长） 【经典例句】He is a librarian. 【译　文】他是图书管理员。
license ['laisəns]	n. 执照，许可证；特许　vt. 准许，许可，认可 【经典例句】She is licensed to practice nursing. 【译　文】她获准从事护理工作。
lick [lik]	n. / vt. 舔
lightning ['laitniŋ]	n. 闪电　a. 闪电般的，快速的
likely ['laikli]	a. 可能的，有希望的　ad. 大概，多半 【名师导学】辨析 likely, possible, probable：likely 比 probable 的可能性要小，比 possible 要大，十有六七的可能；possible 表示客观上潜在的可能性，十有二三的可能性；probable 表示主观上有几分根据的推测，十有八九的可能，因而常译做 "很可能的，大概的"。 【经典例题】It is understood that the filming of *Legends* is almost complete and the film is not _____ to be delayed. A. easy　　　　B. available　　　C. great　　　　D. likely　　　[D] 【译　文】大家都认为《传奇故事》的拍摄几乎完成，这部电影不可能延期。
limitation [,limi'teiʃən]	n. 缺陷，限额，限制 【名师导学】辨析 limit, limitation：limit 常用复数，表示 "界限，极限"，指在一定范围内人或物不得或无法超越的限制、界限或极限；limitation 指外来干涉因素（如法律、环境、风俗习惯等）对人或物所实施的限制或约束，用作复数时，指智力、能力等的局限或缺陷。 【经典例题】With all its advantages, the computer is by no means without its _____. A. boundaries　　B. restraints　　C. confinements　D. limitations　[D] 【译　文】尽管计算机有很多优点，但它也绝不是没有缺陷的。
limited ['limitid]	a. 被限定的，有限的
link [liŋk]	v. 连接，联系　n. 环，链环；联系
liquid ['likwid]	n. 液体　a. 液体的，液态的；流动的；可兑换成现金的 【联想记忆】solid n. 固体；gas n. 气体
liquor ['likə]	n. 酒
literary ['litərəri]	a. 文学的；精通文学的，从事写作的 【联想记忆】literal a. 字面的，正确的，乏味的；literate a. 有文化的，识字的。
literature ['litəritʃə]	n. 文学，文学作品；文献 【固定搭配】contemporary literature 当代文学；light literature 通俗文学
liter ['li:tə]	n. 公升
loaf [ləuf]	n. 一条（面包）
loan [ləun]	n. 贷款　v. / n. 借出 【固定搭配】on loan 暂借的（地）
lobby ['lɔbi]	n. 门厅，（饭店等）接待厅门廊

201

local [ˈləukəl]	*a.* 地方的，当地的；局部的
locate [ləuˈkeit]	*vt.* 找出，查出；设置在，位于 *vi.* 定居下来 【联想记忆】be situated in，lie in 位于，坐落于 【固定搭配】be located in / by / on 坐落于，位于 【名师导学】辨析 locate，place，situate，spot：locate 意为"确定……的地点或范围"；place 意为"放置，安置"；situate 意为"使位于，使处于"，多用其被动形式；spot 意为"准确地定出……的位置（主要用于军事目标的定位）"，还可表示"认出，弄污"等。 【经典例句】Early settlers located where there was water. 【译　　文】早期的移民者在有水的地方定居下来。
location [ləuˈkeiʃən]	*n.* 位置，地点；定位，测量
lodge [lɔdʒ]	*vt.* 供临时住宿 *vi.* 暂住，借宿 【固定搭配】board and lodging 膳宿 【名师导学】辨析 lodging，board：lodging 仅指临时性住宿；board 指附有膳食的住宿。 【经典例句】Only a selected number of landladies in the neighborhood have been allowed by the university to take in lodgers. 【译　　文】这所大学经过仔细挑选后，只允许附近的一部分女房东接收寄宿生。
log [lɔg]	*n.* 原木，木料 【固定搭配】log in 进入计算机系统　log out 退出计算机系统
logic [ˈlɔdʒik]	*n.* 逻辑，逻辑学
logical [ˈlɔdʒikəl]	*a.* 逻辑（上）的，符合逻辑的
loop [lu:p]	*n.* 圈，环，环状物；回路，循环
loose [lu:s]	*a.* 松的，宽的，松散的
loosen [ˈlu:sn]	*vt.* 解开；松开
loyal [ˈlɔiəl]	*a.* 忠诚的，忠贞的
loyalty [ˈlɔiəlti]	*n.* 忠诚，忠心 【经典例句】As a demanding boss, he expected total loyalty and dedication from his employees. 【译　　文】他是个苛刻的老板，要求手下的人对他忠心耿耿、鞠躬尽瘁。
luggage [ˈlʌgidʒ]	*n.* 行李 【名师导学】luggage 和 baggage 都是不可数名词，因此"一件行李"应该说 a piece of luggage。
lump [lʌmp]	*n.* 团，块　*v.* （使）成团，（使）成块
lung [lʌŋ]	*n.* 肺
luxury [ˈlʌkʃəri]	*n.* 奢侈，奢侈品 【经典例句】He saved some money for artistic luxuries such as tinsel paintings. 【译　　文】他攒了一些钱来购买诸如金箔画之类的艺术奢侈品。

#

machinery [məˈʃiːnəri]	*n.* 机器，机关，结构 【名师导学】machine 是可数名词，表示机器；machinery 是不可数名词，表示机器的总称。
magic [ˈmædʒik]	*n.* 魔法，巫术；戏法
magnet [ˈmæɡnit]	*n.* 磁铁，磁石，磁体
magnetic [mæɡˈnetik]	*a.* 磁的，有吸引力的 【经典例题】In order to be a successful diplomat you must be enthusiastic and magnetic. A. arrogant B. industrious C. zealous D. attractive [D] 【译　文】想要成为一名成功的外交官，你必须热情且有魅力。
magnetism [ˈmæɡnitizəm]	*n.* 磁，磁力，磁学
magnificent [mæɡˈnifisnt]	*a.* 壮丽的；华丽的
maid [meid]	*n.* 女佣，女仆；少女
mainland [ˈmeinlənd,-lænd]	*n.* 大陆
maintain [menˈtein]	*vt.* 维持；赡养；维修 【联想记忆】obtain *v.* 获得；retain *v.* 保持，保留；contain *v.* 包括；attain *v.* 达到；entertain *v.* 使感兴趣；招待 【经典例句】The leaders of the two countries are planning their summit meeting to maintain and develop good ties. 【译　文】为保持并发展友好关系，两国的领导正在策划一场峰会。
maintenance [ˈmeintinəns]	*n.* 维持，保持；维修
male [meil]	*a.* 男的，雄的　*n.* 男子
management [ˈmænidʒmənt]	*n.* 管理；经营，处理
mankind [mænˈkaind]	*n.* 人类
manner [ˈmænə]	*n.* 方式；态度；礼貌 【固定搭配】all manner of 各种各样的，形形色色的；in a manner of speaking 不妨说，在某种意义上 【名师导学】辨析 manner，method，way：manner 指人们说话做事所采取的独特方式；method 指有系统、有条理的办事方法；way 指解决问题的具体办法或途径。 【经典例句】Manners on the roads are becoming horrible. 【译　文】道路上的行为越来越可怕了。
manual [ˈmænjuəl]	*a.* 用手的，手工的；体力的　*n.* 手册 【经典例句】The ship's generator broke down, and the pumps had to be operated manually instead of mechanically. 【译　文】这艘船的发电机坏了，抽水机不能运作，必须由手工来操作。

203

manufacture [ˌmænjuˈfæktʃə]	*vt.* 制造，加工　　*n.* 制造（业）；产品
manufacturer [ˌmænjuˈfæktʃərə]	*n.* 制造者，制造商；制造厂 【经典例句】In the US, car manufacturers have already had to redesign air bags so they inflate to lower pressures making them less of a danger to smaller women and children. 【译　　文】在美国，汽车制造商已经重新设计了气囊，以便在其弹出后会对体型较小的女性和孩子伤害更小。
margin [ˈmɑːdʒin]	*n.* 页边空余；边缘 【经典例句】You shouldn't have written in the margin since the book belongs to the library. 【译　　文】既然这本书是属于图书馆的，你就不应该在页边空白处写字。
marine [məˈriːn]	*a.* 海的，海产的，航海的，船舶的，海运的
married [ˈmærid]	*a.* 已婚的，夫妇的 【固定搭配】get married to sb. 与某人结婚
marvellous [ˈmɑːviləs]	*a.* 奇迹般的，惊人的，了不起的 【名师导学】辨析 marvellous, wonderful：marvellous 形容非凡得令人难以置信的东西；wonderful 指因未曾见过或不寻常而令人惊奇。
mask [mɑːsk]	*n.* 面具；口罩
mate [meit]	*n.* 伙伴，配偶　　*v.* 使交配 【联想记忆】classmate *n.* 同班同学；workmate *n.* 同事；schoolmate *n.* 同学；playmate *n.* 游伴；roommate *n.* 同房间的人
mathematical [ˌmæθiˈmætikəl]	*a.* 数学的
mature [məˈtjuə]	*a.* 成熟，考虑周到的　　*v.*（使）成熟，长成 【名师导学】辨析 mature, ripe：mature 用于人时，指生理和智力发展到了成年，用于物时，指机能发展到可以开花结果，还可指想法、意图等"经过深思熟虑的"；ripe 用于物时，指植物的果实完全成熟，可以食用，也可指时机"成熟的，适宜的"。 【经典例句】Boys mature more slowly than girls both physically and psychologically. 【译　　文】无论在生理上或心理上，男孩都比女孩成熟得慢。
maximum [ˈmæksiməm]	*n.* 最大量，最高值　　*a.* 最大的，最高的 【名师导学】maximum 的复数形式为 maxima 或 maximums。 【经典例句】The level of formaldehyde（甲醛）gas in her kitchen was twice the maximum allowed by federal standard for chemical workers. 【译　　文】她家厨房的甲醛浓度是联邦政府为化工厂的工人规定的最高标准的两倍。
means [miːnz]	*n.* 方法，手段，工具 【固定搭配】by all means 当然；by any means 无论如何；by no means 决不；by means of 用，凭借 【联想记忆】in any case, at any cost, one way or the other 无论如何；under no circumstances, in no respect, in no sense, in no way, on no account, at no time 绝不 【经典例题】Though _____ rich, he was better off than at any other period in his life. A. by any means　B. by some means　C. by all means　　D. by no means　　[D] 【译　　文】尽管生活并不富裕，但他过得比以往任何时候都好。
meantime [ˈmiːnˈtaim]	*n.* 其时，在此期间　　*ad.* 同时，当时

measurement ['meʒəmənt]	*n.* 测量，度量；尺寸，大小
mechanic [mi'kænik]	*n.* 技工，机械工人
mechanical [mi'kænikl]	*a.* 机械的；机械学的，力学的；机械似的，呆板的
mechanism ['mekənizəm]	*n.* 机械装置；机构，结构　*n.* 奖章，勋章，纪念章
medal ['medl]	*n.* 奖章，勋章，纪念章
medium ['miːdjəm]	*n.* 中间，适中；(*pl.* media) 媒体；媒介，媒介物；传导体　*a.* 中等的，适中的 【名师导学】medium 的复数形式为 media。类似的词还有 datum—data。但应注意 premium—premiums；gymnasium—gymnasiums。 【经典例句】He is medium height. 【译　文】他是中等身材。
melt [melt]	*v.* 融化，溶化，溶解 【名师导学】melt 的过去式/分词有两种：melted，molten。过去分词用做形容词而修饰金属时应用 molten，如 molten steel 熔化的钢（钢水）；而指融化的冰，黄油等时应用 melted，如 melted ice 融化的冰。
membership ['membəʃip]	*n.* 成员资格，会员资格
memorial [mi'mɔːriəl]	*a.* 纪念的，记忆的　*n.* 纪念物，纪念碑，纪念馆
merchant ['məːtʃənt]	*n.* 商人 【经典例句】A fruit merchant is a person who sell fruit. 【译　文】水果商是卖水果的人。
mercy ['məːsi]	*n.* 怜悯，宽恕，仁慈 【固定搭配】at the mercy of 在……支配下
mere [miə]	*a.* 仅仅的，纯粹的 【名师导学】辨析 mere，only：mere 和 only 都是 "仅仅" 的意思；mere 用于冠词之后名词之前，而 only 用于冠词之前。
merry ['meri]	*a.* 欢乐，兴高采烈的
mess [mes]	*n.* 混乱，混杂，脏乱 【固定搭配】in a mess 乱七八糟；make a mess of 把……弄糟；mess about / around 瞎忙；浪费时间，闲荡；轻率地对待；mess up 把……弄糟，把……弄乱；mess with 干预，介入
metric ['metrik]	*a. / n.* 公制的，米制的
microphone ['maikrəfəun]	*n.* 麦克风，扩音器
microscope ['maikrəskəup]	*n.* 显微镜
mild [maild]	*a.* 温暖的，暖和的；温和的，温柔的；（烟、酒）味淡的 【经典例句】The weather is mild today; neither hot nor cold. 【译　文】今天天气很温暖，不冷也不热。

205

military [ˈmilitəri]	*a.* 军事的，军队的，军用的
mill [mil]	*n.* 磨坊，磨粉机；制造厂，工厂
millimeter [ˈmilimiːtə(r)]	*n.* 毫米
minimum [ˈminiməm]	*n.* 最小量，最低限度 *a.* 最小的，最低的 【经典例句】He said China would reduce losses incurred by SARS to the minimum. 【译　文】他说中国会把 SARS 引起的损失降到最小程度。
ministry [ˈministri]	*n.* 部门
minor [ˈmainə]	*a.* 较小的，较少的，较次要的　*n.* 辅修学科　*vi.* 辅修 【固定搭配】minor in 兼修，辅修 【经典例句】It's not a minor phenomenon. 【译　文】这个现象很常见。
minority [maiˈnɔriti, mi-]	*n.* 少数，少数派；少数民族 【经典例句】We are foreigners and we are among the small minority that can leave. 【译　文】我们是外国人，并且是少数可以离开的外国人。
minus [ˈmainəs]	*a.* 负的，减的　*prep.* 减去　*n.* 减号，负号
miracle [ˈmirəkl]	*n.* 奇迹，令人惊奇的人/事
miserable [ˈmizərəbl]	*a.* 痛苦的，悲惨的 【名师导学】辨析 miserable, unfortunate, unlucky：miserable 指某人由于某种情况（如贫穷、屈辱等）所引起的内心的痛苦或不幸；unfortunate 指某人因命运不佳而遭到意外；unlucky 指某人由于运气不好，办事不顺心，处处失意。
mislead [misˈliːd]	*vt.* 使误入歧途；把……带错路；使误解 【经典例句】The American Academy of Dermatology argues that advocating one carcinogen protect against other forms of cancer is dangerous and misleading. 【译　文】美国皮肤病学会认为，提倡用一种致癌物质来防止其他形式的癌症是危险的，还有误导性。
missile [ˈmisail, -səl]	*n.* 发射物；导弹
missing [ˈmisiŋ]	*a.* 失去的，失踪的 【经典例题】John complained to the bookseller that there were several pages missing in the dictionary he bought. 【译　文】约翰向销售商抱怨说，他买的字典里面有几页缺页。
mission [ˈmiʃən]	*n.* 使命，任务 【固定搭配】on a…mission 负有……使命
misunderstand [ˈmisʌndəˈstænd]	*vt.* 误解，误会，曲解
mixture [ˈmikstʃə]	*n.* 混合，混合物 【经典例句】Air is a mixture, not a compound, of gases. 【译　文】空气是几种气体的混合物，而不是化合物。
mobile [ˈməubail]	*a.* 运动的，活动的；流动的 【名师导学】辨析 mobile, movable, moving, motional：mobile 表示"（自由）移动、变动（位置或地点的）"，含主动意味；movable 表示"可（被）移动的"，含被动意味；moving 表示"（正在）移动的"或"动人的"；motional 表示"有关运动的"。

mode [məud]	*n.* 方式，样式 【固定搭配】be in mode 流行；be out of mode 不流行；follow the mode 追随时尚 【经典例句】The awful truth is that household and office electrical appliances left on stand-by mode are gobbling up energy, . 【译　文】糟糕的是，家用和办公的电器在待机的模式下会浪费能源。
moderate ['mɔdərit]	*a.* 中等的，适度的；温和的，稳健的
modest ['mɔdist]	*a.* 端庄的，朴素的；谦虚的，谦逊的 【经典例句】She's very modest about her success. 【译　文】她对自己的成就就很谦虚。
modify ['mɔdifai]	*vt.* 修改，变更；缓和，减轻 【经典例句】Adverbs modify verbs and adjectives. 【译　文】副词修饰动词和形容词。
moist [mɔist]	*a.* 湿润的，潮湿的 【经典例句】The thick steam in the bathroom had made the walls moist. 【译　文】浴室内浓浓的水蒸气把墙壁弄潮了。
moisture ['mɔistʃə]	*n.* 潮湿，湿气，温度
mold [məuld]	*n.* 霉，霉菌；模子，模型，铸模；（人的）性格，气质，类型　*vt.* 用模子制作，浇铸，塑造；使形成，影响……的形成，把……铸造成
molecule ['mɔlikjuːl, 'məu-]	*n.* 分子 【经典例句】A molecule is made up of atoms. 【译　文】分子由原子组成。
monthly ['mʌnθli]	*a. / ad.* 每月的/地，按月的/地　*n.* 月刊 【联想记忆】daily *n.* 日报；weekly *n.* 周刊；quarterly *n.* 季刊；yearly / annual *n.* 年刊
monument ['mɔnjumənt]	*n.* 纪念碑，纪念馆
mood [muːd]	*n.* 心情，情绪；语气 【固定搭配】be (not) in the mood for / to do sth. 有没有情绪做某事；be in good (bad) mood 情绪好不好 【经典例句】A mood of optimism pervaded the gathering. 【译　文】聚会上充满乐观的气氛。
moral ['mɔrəl]	*a.* 道德的，道义的，有道德的　*n.* 寓意，教育意义 【经典例句】As regards the development of moral standards in the growing child, consistency is very important in parental teaching. 【译　文】对于在成长中的孩子的道德水平的发展，一致性是非常重要的。
morality	*n.* 道德 【经典例题】When it comes to teaching ＿＿＿＿＿, many parents believe that if they love their children and treat them kindly, the kids will know how to behave. A. mentality　　B. morality　　C. majesty　　D. majority　　[B] 【译　文】提到道德教育，许多父母认为如果他们爱自己的孩子并和蔼地对待他们，孩子们就会知道如何正确举止。
moreover [mɔː'rəuvə]	*ad. / conj.* 再者，加之，而且
mosquito [məs'kiːtəu]	*n.* 蚊子 【联想记忆】insect *n.* 昆虫；bug *n.* 臭虫；spider *n.* 蜘蛛；fly *n.* 苍蝇；butterfly *n.* 蝴蝶
mostly ['məustli]	*a.* 主要的，多半，基本上都

motion ['məuʃən]	*n.* 动，运动；提议，动议 【固定搭配】in motion 在动，运转中 【名师导学】辨析 motion, movement, move：motion 主要指抽象或科学上所讲的那种运动，与静止相对；movement 一般指具体动作或政治运动；move 意为"移动"，指人或物向一个特定的方向活动、位移和行动。 【名师导学】在 motion that（提议）中，that 从句的谓语用"（should）＋原形动词"表示虚拟语气。 【经典例句】He gave a motion to handle the affairs in a friendly manner. 【译　文】他提议以友好的方式来处理这些事务。
motivate ['məutiveit]	*vt.* 作为……的动机，促动；激励 【经典例句】Examinations do not motivate a student to seek more knowledge. 【译　文】考试不能促使学生去追求更多的知识。
motive ['məutiv]	*n.* 动机，目的 *a.* 发动的，运动的
mount [maunt]	*vt.* 登上，爬上，骑上；装配，固定，镶嵌 *n.* 支架，底座，底板 【名师导学】辨析 mount, ascend, climb：mount 指一步一步向上移动，可与抽象名词连用；ascend 指不一定很费力气地向上爬或上升，不与抽象名词连用；climb 指费劲或曲折地向上爬。
multiple ['mʌltipl]	*a.* 多样的，多重的 【经典例句】As a medical team we simultaneously performed multiple procedures. 【译　文】作为医疗团队，我们同时处理多重程序。
multiply ['mʌltipli]	*vt.* 乘；增加；繁殖
muscle ['mʌsl]	*n.* 肌肉，体力
mutual ['mju:tjuəl, 'mju:tʃuəl]	*a.* 相互的；共同的 【名师导学】辨析 mutual, common, joint：mutual 指两者之间的相互关系，主要强调兴趣、观点、看法、感情等的共通；common 意为"共同的、共有的"，指三者或三者以上共同所有的东西；joint 主要强调两者真正地拥有某物。 【经典例句】He had taken the all-important first step to establish mutual trust. 【译　文】为了建立相互信任关系，他迈出了最重要的第一步。
mysterious [mis'tiəriəs]	*a.* 神秘的，可疑的，难以理解的
mystery ['mistəri]	*n.* 神秘，神秘的事，神秘小说，侦探小说
myth [miθ]	*n.* 神话

N

naked ['neikid]	*a.* 裸体的；毫无遮掩的
namely ['neimli]	*ad.* 即，也就是
nationality [ˌnæʃə'næliti]	*n.* 国籍；民族
naturally ['nætʃərəli]	*ad.* 当然，自然地；天然地，天生地

naughty ['nɔ:ti]	*a.* 淘气的
naval ['neivəl]	*a.* 海军的，军舰的 【联想记忆】navy *n.* 海军；navigation *n.* 航行 【经典例句】Germany planned to challenge Britain's naval supremacy. 【译　文】德国打算向英国的制海权挑战。
navigate ['nævigeit]	*v.* 航行，驾驶
navigation [ˌnævi'geiʃən]	*n.* 航行，航海，航空
navy ['neivi]	*n.* 海军
nearby ['niəbai]	*a. / ad.* 附近的　*prep.* 在……附近 【名师导学】nearby 既可以做前置定语，也可以做后置定语。辨析 nearby，near：nearby 指空间，不指时间；near 可指时间和空间。
necessary ['nesisəri]	*a.* 必要的，必需的；必然的
necessarily ['nesisərili; nesi'serili]	*ad.* 必然，必定；当然 【固定搭配】not necessarily 未必（表部分否定）
necessity [ni'sesiti]	*n.* 必要性，必然性；必需品 【固定搭配】of necessity 无法避免地，必定 【名师导学】necessity 所接的表语从句或同谓语从句的谓语常用"（should）+ 动词原形"，表虚拟语气。 【经典例句】Is it a logical necessity that the cost of living will go up if wages go up? 【译　文】如果工资提高生活费用就要上涨，这是逻辑的必然吗？
negative ['negətiv]	*a.* 否定的，消极的，反面的；负的，阴性的
neglect [ni'glekt]	*vt.* 忽视，忽略；疏忽 【经典例句】The plan was negatived by the committee. 【译　文】该计划被委员会否决了。
negotiate [ni'gəuʃieit]	*v.* 谈判，交涉，商议 【固定搭配】negotiate with sb. about / over / on / for sth. 与某人谈判某事
neighbo(u)rhood ['neibəhud]	*n.* 邻近，附近，周围 【固定搭配】in the neighborhood of 在……附近，大约
nerve [nə:v]	*n.* 神经；勇敢，胆量 【固定搭配】get on one's nerves 惹得某人心烦
network ['netwə:k]	*n.* 网络，网状系统；广播网，电视网
neutral ['nju:trəl]	*a.* 中立的，中性的 【经典例句】She is neutral in this argument, she does not care who wins. 【译　文】在这场辩论中她保持中立，不在乎谁赢谁输。
nevertheless [ˌnevəðə'les]	*conj.* 然而，不过　*ad.* 仍然，不过 【经典例句】Nevertheless these mass-produced foods affect our health, to a great or less degree. 【译　文】虽然如此，大批量生产的食物会或多或少地影响我们的健康。
nightmare ['naitmeə(r)]	*n.* 噩梦；恐怖的经历，可怕的事件

209

nitrogen [ˈnaitrədʒən]	*n.* 氮
nonsense [ˈnɔnsəns]	*n.* 胡说，废话 【固定搭配】speak / talk nonsense 胡说八道
normally [ˈnɔ:məli]	*ad.* 一般地；通常 【经典例题】If your lively pets become passive, they might be ill _____. A. traditionally B. rarely C. normally D. continually [C] 【译　文】如果你活泼好动的宠物变得怠惰，通常它们可能是病了。
noticeable [ˈnəutisəbl]	*a.* 显而易见的，显著的，值得注意的
notion [ˈnəuʃən]	*n.* 概念，意念；想法，见解
novel [ˈnɔvəl]	*n.* 长篇小说
nowhere [ˈnəuhwɛə]	*ad.* 哪儿也不，什么地方都没有 【固定搭配】get nowhere 使无进展，使不能成功；nowhere near 远远不，远不及 【名师导学】nowhere 放在句首时，句子用倒装结构。 【经典例题】Help will come from the UN, but the aid will be nowhere near what's needed. 【译　文】联合国将提供援助，但这远远满足不了需要。
nuclear [ˈnju:kliə]	*a.* 原子核的；核的，核心的 【经典例句】Some scientists favor pushing asteroids off course with nuclear weapons. 【译　文】一些科学家更倾向于用核武器将行星从它们的轨道推出去。
nucleus [ˈnju:kliəs]	*n.* 核，核心；原子核 【名师导学】nucleus 复数形式为 nuclei 或 nucleuses。
nuisance [ˈnju:sns]	*n.* 麻烦事，讨厌的人/事 【经典例句】Don't make a nuisance of yourself. 【译　文】别那么讨厌。
numeral [ˈnju:mərəl]	*n.* 数字，数词
numerous [ˈnju:mərəs]	*a.* 众多的，大批的，无数的 【经典例句】This product, skillfully done and of high quality, is appreciated by numerous customers. 【译　文】该产品的制作精巧和高质量赢得了广大顾客的赞誉。
nursery [ˈnə:səri]	*n.* 护理，养育，喂奶

objection [əbˈdʒekʃən]	*n.* 反对，异议 【固定搭配】have / make / raise take an objection to sth. 反对某事 【联想记忆】express disapproval of, have / make / offer opposition to, express dissatisfaction with 提出异议 【经典例题】I have objection to hearing your story again. 【译　文】我拒绝再听一遍你的故事。

210

objective [əb'dʒektiv]	*a.* 客观的　*n.* 目标，目的 【固定搭配】be objective about 对……很客观 【经典例题】An intimate and objective knowledge of how you are doing in the customer's eyes is critical. 【译　　文】在顾客眼里，详尽和客观地了解你在做什么是非常重要的。
obligation [ˌɔbliˈgeiʃən]	*n.* 义务；职责；责任 【固定搭配】be under an / no obligation (to do sth.)（没）有义务（做某事） 【经典例题】Parents have a legal obligation to ensure that their children are provided with efficient education suitable to their age. 【译　　文】父母在法律上有义务确保他们的孩子可以获得适合他们年龄的有效教育。
oblige [ə'blaidʒ]	*vt.* 强制；使感激 【固定搭配】be obliged to do sth. 被迫做；be obliged to sb. for sth. 为某事感激某人；oblige sb. to do sth. 迫使某人做 【经典例题】Cancellation of the flight _____ many passengers to spend the night at the airport. A. resulted　　　　　　　　B. obliged C. demanded　　　　　　　　D. recommended　　　　[B] 【译　　文】航班的取消使得许多乘客被迫在机场过夜。 【经典例句】I am obliged to you for your gracious hospitality. 【译　　文】我很感谢你的热情好客。
observation [ˌɔbzəˈveiʃən]	*n.* 观察，监视；观察力；评论，意见 【固定搭配】observation on / upon 关于……的评论；keep...under (close) observation 对……（密切）监视
observe [əb'zə:v]	*vt.* 观察，注意到，看到；遵守，奉行；说，评论 【固定搭配】observe on / upon 评论 【经典例句】The scientist continues to experiment and observe until the theories are proved. 【译　　文】这个科学家继续做实验并进行观察，直到这些理论被证明。
observer [əbˈzə:və]	*n.* 观察员，观察家
obstacle ['ɔbstəkl]	*n.* 障碍 【经典例句】Materialism and individualism in American society are the biggest obstacles. 【译　　文】美国社会的实利主义和个人主义是最大的障碍。
obtain [əb'tein]	*vt.* 获得，得到
obstruct [əb'strʌkt]	*vt.* 阻塞，阻挡，妨碍
obvious ['ɔbviəs, -vjəs]	*a.* 明显的，显而易见的
obviously ['ɔbviəsli]	*ad.* 明显地，显然地
occasion [ə'keiʒən]	*n.* 场合；大事，节日；时机，机会 【固定搭配】on occasion 有时，偶尔；on the occasion of …在……的时候 【联想记忆】between times，once in a while，now and then，every once in a while，every so often 有时
occasional [ə'keiʒnəl]	*a.* 偶然的，不时的

211

occupation [ˌɔkjuˈpeiʃən]	*n.* 占领，职业 【固定搭配】by occupation 职业上 【经典例句】Some of us have made interdisciplinary study in our occupation, which is no surprise. 【译　文】一部分人在自己的职业领域里从事跨学科研究，这不足为奇。
occupy [ˈɔkjupai]	*vt.* 占，占领，占据；使忙碌，使从事 【固定搭配】occupy oneself in doing sth. / with sth. 忙着（做某事）；忙（于某事）；be occupied with / in 忙于 【联想记忆】be engaged in / with，be busy with，be absorbed in，be involved in 忙于做某事 【经典例句】You were signaled forward to occupy the seat opposite him. 【译　文】有人暗示你向前去占他对面的座位。
occurrence [əˈkʌrəns]	*n.* 发生，出现，事件
odd [ɔd]	*a.* 奇数的，单的；奇怪的，古怪的；临时的，不固定的；挂零的，剩余的 【固定搭配】against (all) the odds 尽管有极大的困难，尽管极为不利；at odds (with) 与……不；与……争吵，与……不一致；odds and ends 零星杂物，琐碎物品 【名师导学】辨析 odd, queer, peculiar, strange：odd 指一反常态或出乎意料，因而引起人"诧异，稀奇、有趣"的感觉；queer 表示"古怪的，怪僻的，神经不正常的或可笑的"；peculiar 强调与众不同，强调奇异的独特性，不同寻常；strange 所指范围较广泛，凡异乎寻常或较少看到乃至新奇的东西都可称为 strange。
offend [əˈfend]	*vt.* 冒犯，触犯，得罪；使不快，使恼火 【固定搭配】be offended at / by / with 因……而生气 【经典例句】I have offended him. 【译　文】我得罪了他。
offensive [əˈfensiv]	*a.* 极讨厌的，令人作呕的；进攻的
omit [əuˈmit]	*vt.* 省略，省去；遗漏，忽略 【固定搭配】omit...from... 从……漏掉…… 【经典例句】Not a single one can be omitted. 【译　文】缺一不可。
opening [ˈəupniŋ]	*a.* 开始的，开幕的　*n.* 洞，孔，通道；开，开始，开端；空地；（职务的）空缺
operate [ˈɔpəreit]	*vi.* 操作，运转；动手术，开刀　*vt.* 操作，操纵，进行 【经典例句】People can retain conscious or subconscious memories of thinks that happened while they were being operated on. 【译　文】人们在被实施手术过程中能保持思维有意识或是潜意识的记忆。
operation [ˌɔpəˈreiʃən]	*n.* 操作，工作，运转；手术；运算
operational [ˌɔpəˈreiʃənl]	*a.* 操作的，运作的
operator [ˈɔpəreitə]	*n.* 操作人员；（电话）接线员
orphan [ˈɔ:fən]	*n.* 孤儿　*a.* 无父母的

212

opponent [ə'pəunənt]	*n.* 对手，敌手 【名师导学】辨析 opponent，match，rival：opponent 对手，指比赛、争论的对手；match 指在水平等方面与自己相当的对手、敌手；rival 指同一目标、目的的竞争者，有时可能怀有恶意或不可告人、不友好的动机。 【经典例题】We cannot look down upon our <u>opponent</u>, who is an experienced swimmer. A. player　　　　B. competitor　　C. referee　　　　D. partner　　　[B] 【译　　文】我们不能轻视对手，他是一名有经验的游泳选手。
opportunity [ˌɔpə'tjuːniti]	*n.* 机会 【经典例句】About 60 percent of American adults nap when given the opportunity. 【译　　文】大约60%的美国成年人在有机会的时候会小睡一下。
oppose [ə'pəuz]	*vt.* 反对，反抗 【固定搭配】be opposed to sth. / doing sth. 反对 【联想记忆】have an objection to，go against，object to 反对 【名师导学】be opposed to 后面接名词或动名词。 【经典例句】But they won't think this way; They will oppose us stubbornly. 【译　　文】可是，他们不会这样想，他们要坚决反对我们。
optical ['ɔptikəl]	*a.* 光学的，光的；视觉的，视力的
optimistic [ˌɔpti'mistik]	*a.* 乐观（主义）的 【联想记忆】pessimism *n.* 悲观（主义）；pessimist *n.* 悲观（主义）者；pessimistically *ad.* 悲观（主义）地 【经典例句】We should be optimistic because of the upward trend of the development. 【译　　文】既然事情发展是上升趋势，那我们就应该保持乐观。
option ['ɔpʃən]	*n.* 选择；供选择的事物 【固定搭配】at one's option 随意
optional ['ɔpʃənəl]	*a.* 可以任选的，非强制的 【经典例句】Is English an optional lesson, or does everyone have to learn it? 【译　　文】英语是选修课，还是每个人必修的课程？
oral ['ɔːrəl]	*a.* 口头的，口的 【经典例句】This drug is available for both oral and parenteral administration. 【译　　文】本药可供口服或注射用。
orbit ['ɔːbit]	*n.* 轨道　*v.* 沿轨道运行 【经典例句】Most orbit the sun far from Earth and don't threaten us. 【译　　文】大多数的行星围绕太阳运转，它们的轨道远离地球，不会威胁到我们。
orchestra ['ɔːkistrə, -kes-]	*n.* 交响/管弦乐队 【经典例句】The orchestra will prepare for a concert of New year. 【译　　文】管弦乐队要为新年音乐会排练。
orderly ['ɔːdəli]	*a.* 整齐的，有条理的
ore [ɔː(r)]	*n.* 矿石，矿砂
organ ['ɔːgən]	*n.* 器官；机构；风琴 【经典例句】The FBI is an organ of the Justice Department. 【译　　文】联邦调查局是司法部的一个机构。
organic [ɔː'gænik]	*a.* 有机体的，器官的

213

organization [ˌɔːɡənaiˈzeiʃən]	*n.* 组织，体制；团体，机构
organize [ˈɔːɡənaiz]	*vt.* 组织，组编 【经典例句】The hay field is getting organized. 【译　文】干草地开始并然有序。
origin [ˈɔridʒin]	*n.* 起源，由来；出身，血统 【名师导学】辨析 origin, root, source: origin 指事物的起源或者开端，着重于其发生的最早的时间或最初的地点，常表示某种历史文化现象、风俗习惯的起源，也可指人的门第或血统；root 常译为"根源、起因"，强调导致某事物最终出现的最根本的、最重要的原因，由此所产生的现象或事物常成为一种外观的产物；source 指河流或泉水的发源地，也是非物质的或无形的东西的出处或起源，常指情况或信息的来源、出处。
original [əˈridʒənel]	*a.* 最初的，原始的，原文的；新颖的，有独创性的 【经典例句】Internet was originally designed to promote education. 【译　文】因特网最初是为普及教育而设计的。
ounce [auns]	*n.* 盎司
outcome [ˈautkʌm]	*n.* 结果，后果，成果
outer [ˈautə]	*a.* 外部的，外层的，外表的
outlet [ˈautlet, -lit]	*n.* 出口，出路；销路，市场；批发商店；排水口
outline [ˈautlain]	*n.* 轮廓，外形；大纲，概要，图略　*vt.* 概述，列提纲 【固定搭配】in outline 扼要地
outlook [ˈautluk]	*n.* 展望，远景；眼界，观点 【名师导学】辨析 outlook, prospect: outlook 强调以专业人士的眼光来展望预测未来，得出的结论常有准确的细节且比较可靠；prospect 一般用做复数，意为"前景、前程、前途"，指能使人感兴趣、能引起情感反应的事情的前景。
output [ˈautput]	*n.* 产量，产品，输出 【名师导学】辨析 output, production, yield: output 和 production 指工业产量；yield 多指农业产量或矿物开采量。 【经典例句】Weisberg found that Schumann's compositional output indeed swelled during his manic years. 【译　文】韦斯伯格发现，舒曼的创作量的确在他患有狂躁症的几年间有很大的增加。
outset [ˈautset]	*n.* 开端，开始
outstanding [autˈstændiŋ]	*a.* 突出的，显著的 【名师导学】许多形容词是由动词加 ing 的或加 ed 构成，加 ing 表示其本身的性质，加 ed 表示使人如何。 【经典例句】Asian Americans have made outstanding contributions to the United States. 【译　文】亚裔美国人为美国做出了杰出的贡献。
overall [ˈəuvərɔːl]	*a.* 全面的，综合的 【经典例句】The overall goal of the book is to help bridge the gap between research and teaching, particularly between researchers and teachers. 【译　文】这本书的总体目标是要帮助建立研究与教学之间的桥梁，尤其是要加强研究人员与老师之间的沟通。

214

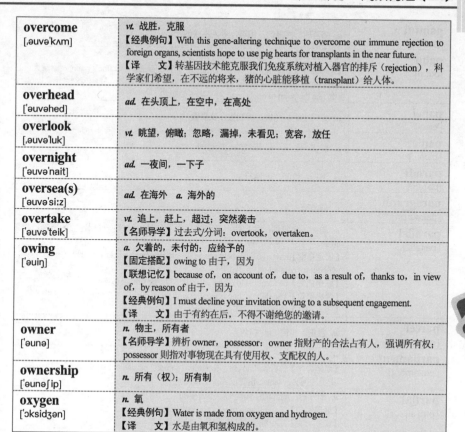

overcome [ˌəuvəˈkʌm]	*vt.* 战胜，克服 【经典例句】With this gene-altering technique to overcome our immune rejection to foreign organs, scientists hope to use pig hearts for transplants in the near future. 【译　文】转基因技术能克服我们免疫系统对植入器官的排斥（rejection），科学家们希望，在不远的将来，猪的心脏能移植（transplant）给人体。
overhead [ˈəuvəhed]	*ad.* 在头顶上，在空中，在高处
overlook [ˌəuvəˈluk]	*vt.* 眺望，俯瞰；忽略，漏掉，未看见；宽容，放任
overnight [ˈəuvəˈnait]	*ad.* 一夜间，一下子
oversea(s) [ˈəuvəˈsi:z]	*ad.* 在海外　*a.* 海外的
overtake [ˈəuvəˈteik]	*vt.* 追上，赶上，超过；突然袭击 【名师导学】过去式/分词：overtook，overtaken。
owing [ˈəuiŋ]	*a.* 欠着的，未付的；应给予的 【固定搭配】owing to 由于，因为 【联想记忆】because of，on account of，due to，as a result of，thanks to，in view of，by reason of 由于，因为 【经典例句】I must decline your invitation owing to a subsequent engagement. 【译　文】由于有约在后，不得不谢绝您的邀请。
owner [ˈəunə]	*n.* 物主，所有者 【名师导学】辨析 owner，possessor：owner 指财产的合法占有人，强调所有权；possessor 则指对事物现在具有使用权、支配权的人。
ownership [ˈəunəʃip]	*n.* 所有（权）；所有制
oxygen [ˈɔksidʒən]	*n.* 氧 【经典例句】Water is made from oxygen and hydrogen. 【译　文】水是由氧和氢构成的。

215

P

pace [peis]	*n.* （一）步，步子；步速，速度 【固定搭配】keep / lead pace with（与……）并驾齐驱，保持一致；set the pace 起带头作用 【联想记忆】catch up with 赶上；keep up with 与……看齐，赶上 【名师导学】辨析 pace，rate，speed，velocity：pace 意为"步速，速度，进度"，也指运动的速率，多指走路的人、跑步的人或小跑的马匹的行速，用于比喻时指各种活动、生产效率等发展的速度；rate 意为"速率，比率"，用与其他事物的关系来衡量速度、价值、成本等，作速度讲时强调单位时间内的速度；speed 意为"速率，速度"，指任何事物持续运动时的速度，尤指车辆等无生命事物的运动速度；velocity 意为"速度"，技术用语，指物体沿着定方向运动时的速率。
package [ˈpækidʒ]	*n.* 包装，包裹，箱；一揽子交易（或计划、建议等） 【固定搭配】a package deal / offer 一揽子交易
pad [pæd]	*n.* 垫，衬垫；便笺本，拍纸簿

painful ['peinful]	*a.* 痛苦的，疼痛的；困难，令人不快的
palm [pɑːm]	*n.* 手掌 【固定搭配】palm off 用欺骗手段把……卖掉；grease / oil one's palm 贿赂某人；have an itching palm 贪财；in the palm of one's hand 在某人完全控制之下；know sth. like the palm of one's hand 对某事了如指掌
panel ['pænl]	*n.* 专门小组；面板，控制板，仪表盘
panic ['pænik]	*n.* 惊慌，恐慌 *a.* 恐慌的，惊慌的
parade [pə'reid]	*n.* 游行，检阅 *v.* 游行
paragraph ['pærəgrɑːf]	*n.* 段，节
parallel ['pærəlel]	*a.* 与……平行的，并列的；类似的 *n.* 平行线；纬线；可相比拟的事物；相似处 【固定搭配】draw a parallel between 对照，比较；be parallel to / with 与……平行；without (a) parallel 无与伦比的 【联想记忆】be identical to / with 完全相同的；be similar to 类似的 【经典例句】The railway line is parallel with the highway. 【译　文】铁路线和那条公路平行。
parcel [pɑːsl]	*n.* 包裹，邮包 *vt.* 打包
parliament ['pɑːləmənt]	*n.* 议会，国会 【名师导学】辨析 parliament, congress, senate: parliament 指英国议会；congress 指美国国会；senate 指参议院或上议院。
partial ['pɑːʃəl]	*a.* 部分的，局部的；偏爱的，不公平的 【经典例句】The research project was only a partial success. 【译　文】那个研究课题只取得了部分成功。
participate [pɑː'tisipeit]	*vi.* 参与，参加 【固定搭配】participate in 参加，参与 【名师导学】辨析 participate in, take part in: participate in 比较正式，用于正式场合；take part in 是日常用语。 【经典例句】Americans want to participate in all kinds of activities. 【译　文】美国人想参加各种各样的活动。
particle ['pɑːtikl]	*n.* 粒子，微粒
particular [pə'tikjulə]	*a.* 特殊的，特别的；特定的，个别的；（过分）讲究，挑剔的 *n.* (*pl*) 细节，详情 【经典例句】The kana script contains symbols that correspond to particular sounds. 【译　文】假名书写中包含的符号都与特殊的读音相对应。
particularly [pə'tikjuləli]	*ad.* 特别地，尤其地
partner ['pɑːtnə]	*n.* 伙伴，合伙人，舞伴；搭档，配偶
passion ['pæʃən]	*n.* 激情，热情，酷爱 【固定搭配】have a passion for 喜爱；be passionate for 对……热衷，对……热爱 【经典例句】His skill as a player don't quite match his passion for the game. 【译　文】他的水平与他对这项游戏的酷爱程度不太相配。

216

passive ['pæsiv]	*a.* 被动的，消极的 【经典例句】There are about 3,000 passive smokers died of lung cancer. 【译　文】大概有 3 000 个被动吸烟者死于肺癌。
passport ['pɑ:spɔ:t]	*n.* 护照
paste [peist]	*n.* 糨糊　*v.* 贴，粘
pat [pæt]	*n. / v.* 轻拍 【固定搭配】pat on the back 赞扬，鼓励 【经典例句】She patted the baby's cheek. 【译　文】她轻轻地拍了拍婴儿的脸蛋儿。
patch [pætʃ]	*n.* 小片，小块，补丁　*vt.* 补，修补 【固定搭配】patch up 解决（争吵、麻烦）等；修补，草草修理
patience ['peiʃəns]	*n.* 忍耐，耐心 【固定搭配】run out one's patience 失去耐心；with patience 耐心地；out of patience with 对……失去耐心
payment ['peimənt]	*n.* 支付，付款 【固定搭配】in payment for 以偿付，以回报
peak [pi:k]	*n.* 峰，山峰；尖端，突出物
peculiar [pi'kju:ljə]	*a.* 特殊的，独特的；古怪的 【固定搭配】be peculiar to 是……所特有的 【联想记忆】specific to 特有的；proper to 特有的，固有的
peer [piə]	*v.* 偷看，窥探　*n.* 同辈；伙伴
penalty ['penlti]	*n.* 处罚，罚款；受苦；报应 【固定搭配】on / upon penalty of（违者）受……处罚 【名师导学】辨析 punishment, penalty：punishment 惩罚，指一般的惩罚行动；penalty 指法律上或规则上的惩罚，如监禁或罚款等。 【经典例题】It is well known that the minimum <u>penalty</u> for this crime is 2 years' imprisonment. A. conviction　　B. span　　　C. mercy　　　　D. punishment [D] 【译　文】众所周知，这类犯罪的最轻判罚是两年监禁。
penetrate ['penitreit]	*v.* 穿透，渗入，看穿 【固定搭配】penetrate through / into 穿过，渗透 【经典例句】Electrical fields cannot penetrate the body significantly. 【译　文】电场无法完全穿透人体。
pension ['penʃən]	*n.* 抚恤金，养老金 【固定搭配】draw one's pension 领退休金；retire on a pension 领养老金退休 【经典例句】Despite losing his job he retains his pension. 【译　文】他虽然失去了工作，但仍然享有养老金。
per [pə:, pə]	*prep.* 每
perceive [pə'si:v]	*vt.* 察觉，感知；理解，领悟 【经典例题】One study found that job applicants who make more eye contact are as more alert, dependable, confident and responsible. A. referred　　　B. perceived　　C. recommended　D. presumed　　[B] 【译　文】一项研究发现，多用目光进行交流的应试者被认为思维更敏捷、更可靠、更自信、更负责。

perception [pə'sepʃən]	n. 感知能力，觉察能力；认识，观念，看法 【固定搭配】perceive sb. do / doing sth.觉察到某人做某事
percentage [pə'sentidʒ]	n. 百分比 【名师导学】辨析 percent, percentage：percent 表示"百分之……"，相当于"％"，其前面为一具体数字；percentage 表示"百分比"，"百分数"，其前面不能是一具体数字，可被 high、low、large 等形容词修饰。
perform [pə'fɔ:m]	vt. 做，施行，完成；表演，演出
performer [pə'fɔ:mə(r)]	n. 表演者，演奏者
performance [pə'fɔ:məns]	n. 表演，演出；执行，完成；工作情况，表现情况 【经典例句】The performance of the Mozart group improved. 【译　文】莫扎特小组的表现改善了。
permanent ['pə:mənent]	a. 永久的，持久的 【名师导学】permanent, perpetual, eternal：permanent 指永久不变的，与暂时相对；perpetual 指动作无休止进行或状态无休止继续；eternal 表示无始无终的，永恒的。
permission [pə(:)'miʃən]	n. 允许，许可 【固定搭配】with your permission 如果你允许的话
persist [pə(:)'sist]	vi. 坚持 【固定搭配】persist in doing sth. 坚持 【联想记忆】persevere in，insist on 坚持
personality [.pə:sə'næliti]	n. 人格，个性 【经典例句】Personality in Americans is further complicated by successive waves of immigration from various countries. 【译　文】由于一波接一波外国移民的移入，美国人的性格更复杂了。
personnel [.pə:sə'nel]	n. 全体人员，全体职员；人事部门 【名师导学】personnel 作全体员工讲时，是集合名词，所以做主语时谓语用复数。
perspective [pə'spektiv]	n. 前景，前途；观点，看法；透视法 【经典例句】There is no need to choose between these two perspectives in art. 【译　文】在艺术中没有必要选定一个视角。
pessimistic [.pesi'mistik]	a. 悲观的，悲观主义的，厌世的
petrol ['petrəl]	n. 汽油
petroleum [pi'trəuliəm]	n. 石油
phase [feiz]	n. 阶段，时期；相位 【固定搭配】phase in 逐步采用；phase out 逐步停止；out of phase with 与……不协调；in phase with 与……协调
phenomenon [fi'nɔminən]	n. 现象 【名师导学】phenomenon 复数形式为 phenomena。
philosopher [fi'lɔsəfə]	n. 哲学家，哲人
philosophy [fi'lɔsəfi]	n. 哲学；人生哲学，见解，观点
phrase [freiz]	n. 短语，词组，习语

physical ['fizikəl]	*a.* 物质的，有形的；身体的；自然科学的，物理的 【固定搭配】physical education 体育；physical strength 体力；physical constitution 体格 【经典例句】When a danger is psychological rather than physical, fear can force you to take self-protective measures. 【译　文】当出现心理危险而非身体危险时，恐惧会迫使你采取自我保护措施。
physician [fi'ziʃən]	*n.* 内科医生 【联想记忆】doctor 医生（一般用语）；practitioner *n.*（医生、律师等）开业者；surgeon *n.* 外科医生；dentist *n.* 牙医
physicist ['fizisist]	*n.* 物理学家
pierce [piəs]	*v.* 刺穿；看穿，洞察
plantation [plæn'teiʃən]	*n.* 种植园，大农场
plastic ['plæstik, plɑ:stik]	*a.* 塑料的，塑性的；可塑的　*n.* (*pl.*) 塑料
platform ['plætfɔ:m]	*n.* 台，讲台；站台，月台；平台
pledge [pledʒ]	*n.* 誓约，保证　*vt.* 发誓，保证 【固定搭配】keep / break a pledge 信守/违背诺言；pledge to do / that 保证做 【联想记忆】commit oneself to do 答应做；engage oneself to do 保证做；undertake to do 承诺做 【经典例句】Take this ring as a pledge of our friendship. 【译　文】把这个戒指作为我们友谊的信物。
plentiful ['plentiful]	*a.* 丰富的，富裕的
plot [plɔt]	*n.* 一块地；计策，阴谋；情节　*v.* 策划
plug [plʌg]	*n.* 塞子，插头　*v.* 堵，插 【固定搭配】plug in 给……接通电源，连接
plunge [plʌndʒ]	*vt.* 跳入，（使）投入，（使）陷入；猛冲 【固定搭配】**plunge into** 冲入，投入；**take the plunge**（经过踌躇）决定冒险一试，采取决定性步骤 【联想记忆】dive / sink / throw into 投入 【经典例句】He made a headlong plunge into the river. 【译　文】他一头栽进河里。
plus [plʌs]	*prep.* 加　*a.* 正的，加的　*n.* 加号，正号 【联想记忆】add *v.* 加；subtract *v.* 减；multiply *v.* 乘；divide *v.* 除
poison ['pɔizn]	*n.* 毒物，毒药　*v.* 放毒，毒害
poisonous ['pɔiznəs]	*a.* 有毒的；恶毒的
policy ['pɔlisi]	*n.* 政策，方针
polish ['pɔliʃ]	*v.* 磨光，擦亮；使优美，润色　*n.* 光泽，光滑；优美，品质；擦光剂，上光蜡 【经典例句】He took off his glasses and gave a polish to them. 【译　文】他摘下眼镜擦了擦。

219

political [pə'litikəl]	*a.* 政治的
politician [pɔli'tiʃən]	*n.* 政治家，政客 【联想记忆】statesman *n.* 政治家（含褒义）
politics ['pɔlitiks]	*n.* 政治；政见，政纲
poll [pəul]	*n.* 投票，投票数，民意测验 *v.* 投票，进行民意测验
pollute [pə'lu:t, -'lju:t]	*vt.* 污染，玷污 【经典例句】You are one of the guilty people who are helping to pollute the planet. 【译　　文】你是污染这个星球的罪人之一。
pollution [pə'lu:ʃən, -'lju:-]	*n.* 污染
pop [pɔp]	*n.* 流行音乐 *v.* 突然出现，发生 *a.* 流行的，通俗的
portable ['pɔ:təbl]	*a.* 轻便的，手提（式） 【经典例句】The documents have been typed into a portable computer. 【译　　文】文件已经被输入到一台手提电脑里了。
porter ['pɔ:tə]	*n.* 搬运工人
portion ['pɔ:ʃən]	*n.* 部分，份 【名师导学】"a portion of+复数名词"做句子主语时，谓语用单数。 【经典例句】Two portions of the total market were targeted. 【译　　文】瞄准了全部市场的两个领域。
portrait ['pɔ:trit]	*n.* 肖像，画像
pose [pəuz]	*v.* 摆好姿势；提出（问题）*n.* 姿势
positive ['pɔzətiv]	*a.* 确定的，肯定的；正面的，积极的；正的，阳性的 【固定搭配】be positive about / of / that 确信；对……有自信 【经典例句】We still don't have a positive answer as to how he died. 【译　　文】他究竟如何死的，我们还没有得出明确的答案。
possess [pə'zes]	*vt.* 占有，拥有 【固定搭配】be possessed of 拥有；be possessed by / with 被……所迷住，被……所缠住 【名师导学】辨析 possess，own：possess 意为"占有，拥有"，既可指对某物有所有权或支配权，也指拥有才能、特点、品质等；own 意为"拥有，支配"，表示合法或天生地拥有某物，不能有抽象意义。
possibility [,pɔsi'biliti]	*n.* 可能（性） 【固定搭配】by any possibility 万一，也许
postpone [pəust'pəun]	*vt.* 推迟，延期
potential [pə'tenʃ(ə)l]	*a.* 潜在的，可能的 *n.* 潜力，潜能 【经典例句】It's much to be regretted that he died so young, his potential unfulfilled. 【译　　文】他才华未展，英年早逝，十分令人惋惜。
poverty ['pɔvəti]	*n.* 贫穷，贫困 【固定搭配】poverty of / in 缺乏，不足 【经典例句】The Athens County poverty rate still remains at more than 30 percent—twice the national average. 【译　　文】雅典郡的贫困率仍然保持在30%以上，是全国平均水平的两倍。

powder ['paudə]	*n.* 粉末，药粉；火药
powerful ['pauəful]	*a.* 强大的，有力的，有权的 【经典例句】Tobacco has a powerful grip, and many smokers are caught in a trap they cannot escape. 【译　文】香烟有很强的控制力，很多吸烟者深陷其中，无法逃脱。
practical ['præktikəl]	*a.* 实际的，实用的
practice ['præktis]	*n.* 实践，实施；练习，实习；业务，开业 *v.* 实践，实行；练习，实习；开业，从事
practically ['præktikəli]	*ad.* 实际上；几乎
praise [preiz]	*n.* 称赞，赞美　*v.* 称赞，表扬 【固定搭配】in praise of 极力赞美，称赞；praise sb. for 因……而赞扬某人；sing high praise for 因……而高度赞扬
pray [prei]	*v.* 祈祷，祈求；请求，恳求 【固定搭配】pray for 为……祈祷　pray sb. to do sth. 恳求某人做某事 【联想记忆】ask for，beg for，request for，appeal for 请求
prayer [prɛə]	*n.* 祈祷，祷告，祷文
precaution [pri'kɔ:ʃən]	*n.* 预防，留心，警戒　*vt.* 预告，警告 【经典例句】Our first priority is to take every precaution to protect our citizens at home and around the world from further attacks. 【译　文】我们首要任务是采取每一个预防措施，以保证我们的国民不论是在国内还是在世界上的其他地方都不再受到袭击。
preceding [pri(:)'si:diŋ]	*a.* 在前的，在先的
precise [pri'sais]	*a.* 精确的，准确的
predict [pri'dikt]	*v.* 预言，预测 【经典例句】With the constant change of the conditions, the outcome is not always predictable. 【译　文】随着情况的持续变化，结果并不总是可以预测的。
preface ['prefis]	*n.* 序言，引言，前言
pregnant ['pregnənt]	*a.* 怀孕的
prejudice ['predʒudis]	*n.* 偏见，成见
preliminary [pri'liminəri]	*a.* 预备的，初步的
preparation [,prepə'reiʃən]	*n.* 准备，预备；制备品，制剂 【固定搭配】make preparations for 为……做准备；in preparation 在准备中；in preparation for 作为……的准备；prescribe for 为……开处方
prescribe [pris'kraib]	*vt.* 开处方，开药；规定，指示 【经典例句】The doctor prescribed his patient a receipt. 【译　文】医生给病人开了一张药方。
presence ['prezns]	*n.* 出席，在场；存在 【固定搭配】in the presence of sb. 当着某人的面，有某人在场；presence of mind 镇定自若

221

presentation [ˌprezən'teiʃən]	*n.* 介绍，陈述；表现形式
presently ['prezəntli]	*ad.* 不久，一会儿目前，现在 【经典例题】Dinner will be ready _____, but we still have time for a drink. A. finally B. currently C. presently D. lately [C] 【译 文】宴会马上就开始了，但是我们还是有时间喝一杯。
preserve [pri'zə:v]	*vt.* 保护，保存；保藏，腌渍；维持，保持 【固定搭配】preserve...from 保护……免于 【经典例句】I tried to preserve family harmony. 【译 文】我努力维持家庭和睦。
pressure ['preʃə(r)]	*n.* 压力，紧张；强制；压强 【固定搭配】under the pressure of 在……强迫下，在……压力下 【名师导学】辨析 pressure, stress：pressure 指液体产生的压力，在这种压力下，各方面的受力是同样的，也指某事物所产生的压力、影响力；stress 指一定的困难或精神上、肉体上的痛苦所带来的压力，也指作用在物体上的力。
presumably [pri'zju:məbəli]	*ad.* 推测上，大概
prevail [pri'veil]	*vi.* 取胜，占优势；流行，盛行 【固定搭配】prevail over / against 战胜，压倒；prevail in / among 流行，普遍存在；prevail on / upon sb. to do sth. 劝说某人做某事 【经典例题】Nothing is so uncertain as the fashion market where one style _____ over another before being replaced. A. dominates B. manipulates C. overwhelms D. prevails [D] 【译 文】任何事情都是不确定的，就像在时装市场中，一种样式在被取代前，和其他样式相比都占优势地位。
previous ['pri:vjəs]	*a.* 先，前，以前的 【固定搭配】be previous to 在……之前 【名师导学】辨析 preceding, previous, prior：preceding 指"此前的"，多用于指文章中某一处之前；previous 多指时间发生在前的；prior 比 previous 多一层"优先"的意思。
priest [pri:st]	*n.* 教士，教父
primary ['praiməri]	*a.* 首要的，主要的，基本的；最初的，初级的
prime [praim]	*a.* 主要的，基本的；极好的，第一流的 *n.* 全盛时期；青壮年时期
primitive ['primitiv]	*a.* 原始的，早期的；简单的，粗糙的 【经典例句】Farmers began primitive genetic engineering at the dawn of agriculture. 【译 文】农民在农业的初期就开始了早期的基因工程。
principal ['prinsəp(ə)l, -sip-]	*a.* 主要的，最重要的，首要的 *n.* 负责人，校长；资本，本金 【经典例句】Smith has one principal rule for all teaching instructions. 【译 文】Smith 对所有的授课程序有一个主要的原则。
principle ['prinsəpl]	*n.* 原则，原理；主义，信念 【固定搭配】in principle 原则上，大体上；on principle 根据原则
prior ['praiə]	*a.* 在前的；优先的 【固定搭配】prior to 在……之前 【联想记忆】priority *n.* 优先权，优先考虑；superiority *n.* 优势，优越性；seniority *n.* 年长，资深 【经典例句】The competitor must make this decision prior to seeing either the time or the score from the initial attempt. 【译 文】选手必须在看到初次比赛的时间与分数前做出决定。

private ['praivit]	*a.* 私人的，私有的，私立的；私下的，秘密的 【固定搭配】in private 私下地 【经典例题】Mr. Morgan can be very sad _____, though in public he is extremely cheerful. A. by himself　　B. in person　　C. in private　　D. as individual [C] 【译　文】虽然摩根先生在公开场合表现得十分愉悦，但是私底下他还是非常伤心的。
privilege ['privilidʒ]	*n.* 特权，优惠，特许　*vt.* 给予优惠，给予特权 【经典例句】Parking in this street is the privilege of the residents. 【译　文】在这条街上停车是此处居民特有的权利。
probable ['prɔbəbl]	*a.* 有希望的，可能的；也许，大概
procedure [prə'si:dʒə]	*n.* 程序
proceed [prə'si:d]	*vi.* 继续进行 【固定搭配】proceed to do sth. 继续做（另一件事）；proceed with sth. 继续进行 【联想记忆】go on to do sth.，go on doing sth.，continue sth. / to do sth.，keep on doing sth.，keep on with sth. 继续做 【经典例句】Once your PIN has been reset, you may proceed to create a new PIN. 【译　文】一旦您的 PIN 被重新设置，您就可以继续创建新的 PIN。
process ['prəuses]	*n.* 过程，历程；工序，工艺　*vt.* 加工，处理 【固定搭配】in the process of 在……过程中 【经典例句】Achieving a high degree of proficiency in English as a foreign language is not a mysterious process without scientific basis. 【译　文】在英语学习中获得较高造诣并不是一个没有任何科学基础的神秘过程。
product ['prɔdəkt]	*n.* 产品，产物；乘积
profession [prə'feʃən]	*n.* 职业，自由职业 【固定搭配】by profession 在职业上，就职业而言
professional [prə'feʃnəl]	*a.* 职业的，专门的　*n.* 专业人员 【经典例句】He has just turned professional. 【译　文】他刚成为专业人士。
profile ['prəufail]	*n.* （面部或头部的）侧面（像）；传略，人物简介；轮廓，形象；姿态，引人注目的状态　*vt.* 为……描绘（轮廓等），写……的传略（或概括）
profit ['prɔfit]	*n.* 收益，利润，益处　*v.* 得利，获益 【固定搭配】make profits 获利；profit by / from 从……中获利 【经典例句】In either case, consumer tastes and the producer's desire for profit are manifestations of the human self-interest that underlies all economic activity in a market system. 【译　文】在任何一种情况下，消费者的喜好和厂商对利润的追求都表现了人类自身的利益，这构成了市场体制中一切经济行为的基础。
progressive [prə'gresiv]	*a.* 进步的，前进的，发展的
prohibit [prə'hibit]	*vt.* 禁止，阻止 【经典例句】Good manners prohibit me from so rude an answer. 【译　文】礼貌不允许我作如此粗鲁的回答。
project [prə'dʒekt] *v.* ['prɔdʒekt] *n.*	*n.* 计划，方案；工程，项目　*vt.* 设计，规划；投射；放映；使突出

223

prominent ['prɔminənt]	*a.* 凸起的；显著的，杰出的 【经典例句】A new theory is the most prominent feature of the book. 【译　文】一个新的理论是这本书最突出的特性。
promising ['prɔmisiŋ]	*a.* 有希望的，前途的 【联想记忆】promise　n. 诺言　v. 承诺 【名师导学】注意 promise 的现在分词形式的词义之一是形容词。 【经典例句】The weather report wasn't very promising. 【译　文】天气预报不太乐观。
promote [prə'məut]	*vt.* 提升，晋升；促进，增进，助长 【经典例句】They have greatly promoted American culture, and improved the living standards of the whole American people. 【译　文】他们极大促进了美国文化的发展，提高了所有美国人的生活水平。 【经典例题】The government is trying to do something to _____ better understanding between the two countries. A. raise　　　　B. promote　　　C. heighten　　　D. increase　　[B] 【译　文】政府正试图促进两国间的相互理解和认识。
promotion [prə'məuʃən]	*n.* 升级，晋级；宣传，推广
prompt [prɔmpt]	*a.* 敏捷的，迅速的，即刻的　*vt.* 促使，推动 【固定搭配】be prompt in sth. / doing sth. 在……方面敏捷的 【经典例句】Fuel scarcities and price increases prompt automobile designers to scale down the largest models and to develop completely new lines of small cars and trucks. 【译　文】燃料匮乏和价格上扬促使汽车设计人员开始减少大型车的设计，开始转向发展小型轿车和小型卡车的新产品线。
proof [pru:f]	*n.* 证据，证明
property ['prɔpəti]	*n.* 财产，所/物；性质，特性 【固定搭配】movable / personal property 动产；real property 不动产
proportion [prə'pɔ:ʃən]	*n.* 部分，份额；比例，比重；均衡，相称 【固定搭配】in proportion to 与……成比例　out of proportion to 与……不成比例 【经典例句】Gradually raise the proportion of the tertiary industry in the national economy. 【译　文】逐步提高第三产业在国民经济中的比重。
proposal [prə'pəuzəl]	*n.* 提议，建议；求婚 【名师导学】在 proposal 跟的同位语从句和表语从句中，谓语用虚拟语气。 【名师导学】辨析 proposal, suggest：proposal 意为"提议，忠告"，指正式或通过一定程序或途径而提出的建议；suggest 意为"建议"，指所提建议不一定正确，仅供对方参考。
propose [prə'pəuz]	*vt.* 提议，建议；求婚 【固定搭配】propose doing 建议做某事；propose to do 打算做某事；propose to sb. 向某人求婚 【名师导学】propose 的宾语从句中谓语用虚拟语气。
prospect ['prɔspekt]	*n.* 展望，前景 【固定搭配】in prospect 期望中的，展望中的 【经典例句】I see little prospect of an improvement in his condition. 【译　文】我看他的情况没有什么改进的希望。
prosperity [prɔs'periti]	*n.* 繁荣，兴旺

224

prosperous [ˈprɔspərəs]	*a.* 繁荣的，兴旺的
protection [prəˈtekʃən]	*n.* 保护 【固定搭配】protection for sb. / against sth. 保护，护卫
protective [prəˈtektiv]	*a.* 保护的，防卫的
protein [ˈprəutiːn]	*n.* 蛋白质
protest [prəˈtest] *v.* [ˈprəutest] *n.*	*v. / n.* 抗议，反对 【固定搭配】protest against / at / about sth. 反对，抗议 【联想记忆】oppose to，object to，go against，have an objection to 抗议；反对 【经典例句】Tens of thousands of demonstrators hit the streets yesterday in protest against the proposed anti-subversion law. 【译　文】数以万计市民昨日上街游行，抗议政府就基本法立法。
provoke [prəˈvəuk]	*vt.* 挑动，激发，招惹 【固定搭配】provoke sb. to do，provoke sb. into doing 激起某人做某事 【经典例句】The attitude of Japanese government provoked widespread criticism. 【译　文】日本政府的态度激起了广泛的批评。
psychological [ˌsaikəˈlɔdʒikəl]	*a.* 心理（上）的，心理学的
publication [ˌpʌbliˈkeiʃən]	*n.* 公布，出版，出版物
publicity [pʌbˈlisiti]	*n.* 众所周知，闻名；宣传，广告 【联想记忆】publication *n.* 发表，公布，出版
publish [ˈpʌbliʃ]	*vt.* 公布，发表；出版
pulse [pʌls]	*n.* 脉搏，脉冲
pump [pʌmp]	*n.* 泵　*vt.* 打气，泵送
punch [pʌntʃ]	*vt.* 冲压，穿孔　*n.* 冲压机，穿孔机
punctual [ˈpʌŋktjuəl]	*n.* 准时的，正点的 【经典例句】Not being punctual is his greatest shortcoming. 【译　文】不守时间是他最大的缺点。
purchase [ˈpəːtʃəs]	*n.* 购买；购买的东西　*vt.* 购买
pursue [pəˈsjuː]	*vt.* 追逐，追击；从事，进行 【经典例句】Dozens of scientific groups all over the world have been _____ the goal of a practical and economic way to use sunlight to split water molecules. A. pursuing　　B. chasing　　C. reaching　　D. winning　　[A] 【译　文】全世界许多的科学团队都在追求运用可行又经济的方法使用太阳能来分离水分子。 【经典例句】He was free to pursue his own life in his own way. 【译　文】他有自由以自己的方式过自己的生活。
puzzle [ˈpʌzl]	*n.* 难题，谜，迷惑　*vt.* 使迷惑 【固定搭配】puzzle sth. out 苦思而找出答案或解决问题；puzzle over sth. 深思某事，为某事大伤脑筋；be puzzled at 对……感到迷惑；be in a puzzle about sth. 对某事深感迷惑不解

qualification [ˌkwɔlifiˈkeiʃən]	*n.* 资格，条件，限制，限定
qualify [ˈkwɔlifai]	*vt.* 取得资格，使合格，使胜任 【固定搭配】qualify as 有条件成为 【经典例句】He does not qualify as a teacher of English for his poor pronunciation. 【译　文】他不适合当一名英语教师，因为他的发音很差。
queue [kju:]	*n.* 行列，长队　*vi.* 排长队 【固定搭配】jump the / a queue 插队
quit [kwit]	*vt.* 离开，退出；停止，放弃，辞职 【固定搭配】quit doing sth. 停止做某事；quit to do 停下来做（另一件事）
quiz [kwiz]	*n.* 小型考试，测验，问答比赛
quotation [kwəuˈteiʃən]	*n.* 引语，语录
quote [kwəut]	*vt.* 引用，援引 【经典例句】He quotes the *Bible*. 【译　文】他引用《圣经》的话。

racial [ˈreiʃəl]	*a.* 人种的，种族的 【经典例句】There is no racial discrimination to be felt in this city. 【译　文】在这个城市里感觉不到种族歧视。
rack [ræk]	*n.* 架，行李架
radar [ˈreidə]	*n.* 雷达
radical [ˈrædikəl]	a. 基本的，重要的；激进的，极端的 【经典例句】Radical psychoanalyst Wilhelm Reich believed that many of us inhibit or deny impulses, feelings, traumas, and stresses by tightening our muscles and creating a kind of body armor. 【译　文】激进的精神分析学家 Wilhelm Reich 认为，我们许多人通过收缩肌肉和创造一种身体防御来抑制或拒绝冲动、感情、创伤和压力。
rag [ræg]	*n.* 破布，碎布 【固定搭配】be in rags 衣衫褴褛
rage [reidʒ]	*n.* 愤怒 【固定搭配】be in a rage / fall into a rage 勃然大怒
raid [reid]	*n. / v.* 袭击，突击；搜查，搜捕；抢劫
rally [ˈræli]	*v.* 集合，重整；恢复（元气），振作（精神）　*n.* 群众集会；汽车拉力赛

226

range [reindʒ]	*n.* 范围，距离，领域；排列，连续，（山）脉 【固定搭配】range from…to…从……到……不等 【名师导学】此词在选择题的选项和题干中出现较多，阅读中也经常出现。 【经典例句】Your Bluetooth Wireless Headset can communicate with other Bluetooth devices within a range of approximately 10 meters (33 feet). 【译　文】此款无线蓝牙耳机可在约 10 米（33 英尺）范围内与任何一个蓝牙设备进行通讯。
rank [ræŋk]	*n.* 排，行列；等级，地位 *vt.* 评价，分等，归类 【经典例题】New York _____ second in the product of apples, producing 85,000,000 pounds this year. A. ranked　　B. occupied　　C. arranged　　D. classified　　[A] 【译　文】纽约今年的苹果产量位居第 2 位，总产量为 8 500 万磅。
rare [rɛə]	*a.* 稀有的，难得的，珍奇的；稀薄的，稀疏的 【名师导学】辨析 rare，scarce：rare 指罕见的，稀奇的物品；scarce 指寻常物的短缺。 【经典例句】It is a rare treasure of historical records. 【译　文】这是罕见的史料宝藏。
rarely ['rɛəli]	*ad.* 稀少，很少，难得 【经典例题】San Francisco is usually cool in the summer, but Los Angeles _____. A. is rarely　　B. is scarcely　　C. hardly is　　D. rarely is　　[D] 【译　文】在夏天，旧金山通常很凉爽，但是在洛杉矶就极少这样了。
rate [reit]	*n.* 速率，比率；等级；价格，费 *vt.* 评级，评价 【固定搭配】at any rate 无论如何，至少 【联想记忆】in any circumstances，under any condition，ad any cost，in any case，by all means 无论如何 【名师导学】辨析 rate，ratio：rate 意为"速率，速度"，一般用词，既可指速度又可指比率，如 survival rate（成活率）；ratio 意为"比率，比例"，指两个同类数目互相比较，其中一个数是另一个数的几倍或几分之几，如 4:3。
ratio ['reiʃiəu]	*n.* 比率，比
rational ['ræʃnəl]	*a.* 理性的，合理的 【名师导学】辨析 rational，reasonable：rational 强调有思考、推理的能力；reasonable 指公平合理，暗示行为或要求等不过火。 【经典例题】It's usually the case that people seldom behave in a _____ way when in a furious state. A. stable　　B. rational　　C. legal　　D. credible　　[B] 【译　文】通常人们在暴怒的情况下很少能表现得有理性。
raw [rɔː]	*a.* 生的，未煮熟的；未加工过的
react [ri'ækt]	*vi.* 反应，起作用 【固定搭配】react to 对……做出反应
reaction [ri(:)'ækʃən]	*n.* 反应；反作用（力） 【固定搭配】reaction to 对……的反应 【经典例题】It was difficult to guess what her _____ to the news would be. A. reaction　　B. impression　　C. comment　　D. opinion　　[A] 【译　文】很难猜测她对这个新闻的反应。
ready ['redi]	*a.* 准备好的，现成的；乐意的，情愿的；迅速的，立即的
readily ['redili]	*ad.* 容易地，乐意地

227

realistic [riə'listik]	*a.* 现实的，现实主义的；逼真的
reality [ri(:)'æliti]	*n.* 现实，实际；真实 【固定搭配】in reality 实际上，事实上
realm [relm]	*n.* 王国，国度；领域，范围
rear [riə]	*n.* 后部，尾部 *a.* 后方的，背后的 *vt.* 饲养；抚养 【固定搭配】at the rear of 在……的后部
reasonable ['ri:znəbl]	*a.* 合理的，讲理的；公道的 【经典例句】This statement is a reasonable conclusion looking at world politics and economics. 【译　文】看看世界的政治与经济就可以说这是个合理的断言。
rebel [ri'bel]	*vi.* 反抗，反叛，起义 *n.* 叛逆者，起义者
recall [ri'kɔ:l]	*vt.* 回想；叫回；收回 【名师导学】辨析 recall, recollect, remember, remind：recall 指经过努力才追想起过去的事，特别是心中对某物有所感触而唤起往事；recollect 指某人有意识地尽力把已经忘却了的事重新想起来；remember 指事物在记忆中自然出现，不含努力和意志，是一种无意识的活动；remind 指某事或某物使人回想起过去的事，或提醒某人做某事。 【经典例题】I remember seeing him years ago, but I cannot _____ where it was. A. remind　　B. recognize　　C. recall　　D. memorize　　[C] 【译　文】我记得几年前看到过他，但是具体的位置我已经记不清了。
receipt [ri'si:t]	*n.* 收据，收条；收到，接到 【固定搭配】on receipt of 收到……后
receiver [ri'si:və]	*n.* 话筒，受话器；接待者，接受者，收信人
recently ['ri:səntli]	*ad.* 最近，新近
reception [ri'sepʃən]	*n.* 接见，接待，招待会；接受，接收，接收效果 【固定搭配】hold a reception 举行招待会
recession [ri'seʃən]	*n.* 退回，后退；（经济）衰退，不景气 【经典例句】I used to make a small profit on my travel allowances, but since the recession I haven't been able to. 【译　文】我以前会在旅行津贴上赚点小利润，但是自从经济衰退以后就不能了。
reckon ['rekən]	*v.* 数，计算；想，料想 【固定搭配】reckon…as 把……看作；reckon on 指望，依靠 【经典例题】The movement of the moon conveniently provided the unit of month, which was _____ from one new moon to the next. A. measured　　B. reckoned　　C. judged　　D. assessed　　[B] 【译　文】月亮的运动很方便地提供了"月"这个单位，我们可以把它看作从一个新的月亮到下一个新的月亮出现之间的时间。
recognition [ˌrekəg'niʃən]	*n.* 认出，承认 【固定搭配】grant recognition 给予承认
recognize ['rekəgnaiz]	*vt.* 认出，识别；承认

recommend [,rekə'mend]	*vt.* 劝告，建议；介绍，推荐 【固定搭配】recommend sb. to do sth. 推荐某人（做）某事 【经典例句】Although my sister and her husband have eight children, they do not recommend other couples to have families of this size. 【译　文】尽管我姐姐姐夫有 8 个孩子，他们并不希望别的夫妇也生这么多子女。
recommendation [,rekəmen'deiʃən]	*n.* 劝告，建议；推荐；最高纪录，最佳成绩；履历，历史
recovery [ri'kʌvəri]	*n.* 复原，痊愈；收回，复得
recreation [,rekri'eiʃ(ə)n]	*n.* 娱乐，消遣
recruit [ri'kru:t]	*v.* 征募新兵，吸收新成员；补充　*n.* 新兵，新成员
reduction [ri'dʌkʃən]	*n.* 减少，缩小 【固定搭配】give / allow / make a reduction in price 降价
reference ['refrəns]	*n.* 提及，涉及；参考，查阅；参考文献，参考书目；介绍人/信，证明人/信 【固定搭配】in / with reference to 关于；have / bear some / no reference to 与……有关/无关 【经典例句】During the time we have done business you have been a very reliable customer, and if your suppliers approach us for a reference, we shall be very happy to support your request for credit facilities. 【译　文】在我们双方进行交易期间，贵公司一直是可靠的买主，如贵公司的供货商同我们联系了解你公司的资信情况，我们将乐于支持贵公司对赊购做法的要求。
refine [ri'fain]	*vt.* 精炼，精制，提纯；改善，改进
reflect [ri'flekt]	*vt.* 反射，反映，表现　*vi.* 反射，映出；思考，仔细考虑 【固定搭配】reflect on / upon 仔细考虑
reflection [ri'flekʃən]	*n.* 映像，倒影，反射；沉思，熟虑 【经典例题】Many novels that attempt to mirror the world are really reflections of the reality that they represent. 【译　文】许多意图呈现现实世界的小说都做到了对事实的如实反映。
reform [ri'fɔ:m]	*vt.* 革，改良；改造；重新组成　*n.* 改革，改良；改过，自新 【固定搭配】advocate a reform 倡导改革；carry out a reform 执行改革；initiate a reform 着手改革
refresh [ri'freʃ]	*vt.* 提神，振作，（使）清新 【名师导学】辨析 refresh, renew, restore：refresh 指提供某种必要的条件以恢复活力、生机、雄心或权力；renew 表示使已旧或已丧失力气、活力等物变新；restore 指某人借助他人的力量使某物回到原来的状态或使某物失而复得。 【经典例句】Get your car in top condition and refresh your driving experience. 【译　文】让爱车处于最佳状态，会让您获得更加顺畅的驾驶感受。
refugee [,refju(:)'dʒi:]	*n.* 难民，逃亡者
refusal [ri'fju:zəl]	*n.* 拒绝，回绝 【经典例句】I tried very hard to persuade him to join our group but I met with flat refusal. 【译　文】我非常努力地劝说他加入我们的组织，但是我遭到了干脆的拒绝。
region [ri:dʒən]	*n.* 地区，区域；范围 【固定搭配】in the region of 在……左右，接近 【经典例句】The bacteria which make the food go bad prefer to live in the watery regions of the mixture. 【译　文】能使食物变坏的细菌更喜欢在混合有水的区域生存。

229

register [ˈredʒistə]	*vt. / n.* 登记，注册，挂号 *n.* 登记，注册；登记簿，注册簿 *vi.* 登记，注册 【经典例句】A company which issues corporate bonds shall keep a corporate bonds register. 【译 文】发行公司债券的公司应当保存公司债券存根簿。
regulate [ˈregjuleit]	*vt.* 管理，控制；调整，调节，校准 【经典例句】The speed of the machine may be automatically regulated to pace the packing operation by an inner microcomputer. 【译 文】机器的速度可通过内部的微型电脑自动调节得同包装速度一致。
regulation [ˌregjuˈleiʃ ən]	*n.* 管理，控制；规章，规则 【固定搭配】adopt new regulations 采取新规定；break / violate a regulation 违反规定 obey / observe regulations 遵守规定
reinforce [ˌriːinˈfɔːs]	*vt.* 增援，加强 【经典例句】The same factors push wages and prices up together, the one reinforcing the other. 【译 文】相同的因素促使工资和物价同时上涨，彼此促进。
reject [riˈdʒekt]	*vt.* 拒绝，谢绝，驳回；舍弃，排斥，退掉 【经典例句】The university rejects a forth of all applicants. 【译 文】这所大学拒绝了 1/4 的申请者。
relate [riˈleit]	*vi.* 联系，关联 *vt.* 叙述，讲述 【固定搭配】be related to 与……有关系
relationship [riˈleiʃ ənʃip]	*n.* 关系，联系
relax [riˈlæks]	*vt.* 使放松，使休息；缓和，放宽 *vi.* 放松，休息；松弛
release [riˈliːs]	*vt.* 释放，放出；发布，发行；放开，松开 【经典例题】As a defense against air-pollution damage, many plants and animals _____ a substance to absorb harmful chemicals. A. relieve B. release C. dismiss D. discard [B] 【译 文】作为防止空气污染的屏障，许多的树木和动物都会释放一种能够吸收有害化学成分的物质。
relevant [ˈrelivənt]	*a.* (to) 相关的，切题的；适当的，中肯的 【经典例题】He failed to supply the facts relevant _____ the case in question. A. for B. with C. to D. of [C] 【译 文】他不能够提供与该案例相关的事实依据。
reliable [riˈlaiəbl]	*a.* 可靠的 【经典例句】And the only reliable penicillin was that made by the Allies. 【译 文】唯一可靠的盘尼西林是盟军制造的。
relief [riˈliːf]	*n.* 缓解，消除；救济，援救 【经典例句】I felt great relief when I heard I had passed the examination. 【译 文】听到已经通过考试的消息后，我感到轻松多了。
relieve [riˈliːv]	*vt.* 缓解，消除，减少 【固定搭配】relieve...of 解除（痛苦，磨难，诱惑等） 【经典例题】To our _____, Geoffrey's illness proved not to be as serious as we had feared. A. relief B. judgment C. view D. anxiety [A] 【译 文】使我们宽慰的是，杰弗里德的病最终被证实并不像我们以前所害怕的那样严重。
religion [riˈlidʒən]	*n.* 宗教，信仰 【经典例句】Citizens enjoy freedom to believe in religion and freedom not to believe in religion and to propagate atheism. 【译 文】公民有信仰宗教和不信仰宗教、宣传无神论的自由。

230

religious [ri'lidʒəs]	*a.* 宗教的，信教的，虔诚的
reluctant [ri'lʌktənt]	*a.* 不愿的，勉强的 【经典例句】He wanted to stay at home, but at last he agreed, very reluctantly though, to go to the concert. 【译　　文】他想待在家里，但是最后还是非常勉强地同意出席音乐会。
rely [ri'lai]	*vi.* 依靠，信赖，依仗 【固定搭配】rely on / upon 依靠；信赖 【经典例句】The poor used to rely on government aid. 【译　　文】穷人过去都依靠政府的援助。
remark [ri'ma:k]	*n.* 评语，意见　*vt.* 说，评论　*vi.* 议论，评论 【固定搭配】remark on / upon 就某事发表意见
remarkable [ri'ma:kəbl]	*a.* 值得注意的；显著的，异常的，非凡的 【经典例句】A newspaper is even more remarkable for the way one reads it. 【译　　文】报纸对于读者来说，阅读的方式是更值得注意的。
remedy ['remidi]	*n.* 药品；治疗措施，补救办法　*vt.* 纠正，补救；医疗，治疗 【固定搭配】beyond remedy 无法补救的，无可救药的；prescribe a remedy 开药方；work out a remedy 想出补救办法 【经典例句】The remedy is worse than the disease. 【译　　文】治不得法，越治越糟。
remote [ri'məut]	*a.* 遥远的，偏僻的；疏远的，远缘的 【经典例句】The elementary school in this area have begun teaching English, but it is difficult for those schools in remote, rural areas to hire qualified English teachers. 【译　　文】该地区的小学已经开始教授英语，但对于偏僻的农村地区来说，找到有水平的教师是很困难的。
render ['rendə]	*vt.* 致使，使成为；给予，提供；翻译；提出，呈递 【经典例句】Firms decide what goods to produce or what services to render in order to satisfy that demand. 【译　　文】公司生产何种产品以及提供何种服务均是为了满足需求。
renew [ri'nju:]	*v.* 重新开始，继续；使更新，更换 【固定搭配】renew a contract 续约
rent [rent]	*n.* 租金　*vt.* 租，租赁　*vi.* 出租
repeat [ri'pi:t]	*vt.* 重复，重说，重做；背，背诵　*n.* 重复
repeatedly [ri'pi:tidli]	*ad.* 重复地；再三地
repetition [ˌrepi'tiʃən]	*n.* 重复，反复；背诵 【经典例句】If the work of remedying of any defect or damage may affect the performance of the works, the engineer may require the repetition of any of the tests described in the contract. 【译　　文】如果任何缺陷或损害的修补工作可能影响到工程运行时，那么工程师就可要求重新进行合同中列明的任何检验。
replace [ri(:)'pleis]	*vt.* 放回，取代 【固定搭配】replace...with...以……代替…… 【名师导学】辨析 replace, substitute：replace 指取代、替换陈旧的、用坏的或遗失的东西，用法是 replace A with B（用 B 代替 A）；substitute 指用一件东西替换另一件东西，用法是 substitute B for A（用 B 代替 A）。 【经典例句】The new city, Brasilia, replaced Rio de Janeiro as the capital of Brazil in 1960. 【译　　文】巴西利亚这座新城市于 1960 年取代了里约热内卢成为巴西的首都。

231

replacement [ri'pleismənt]	*n.* 取代，替换，交换；替代品，代用品
represent [ˌri:pri'zent]	*vt.* 表示，阐明，说明；描写，表现，象征；代理，代表 【固定搭配】represent...as 把……描述成 【经典例句】They elected him to represent them. 【译　　文】他们选他当代表。
representative [ˌrepri'zentətiv]	*n.* 代表，代理人　*a.* 典型的，有代表性的 【固定搭配】be representative of 有代表性的，典型的
reproduce [ˌri:prə'dju:s]	*v.* 繁殖，生殖；复制，仿造
republican [ri'pʌblikən]	*a.* 共和政体的　*n.* 共和党人
reputation [ˌrepju(:)'teiʃən]	*n.* 名声，声望 【固定搭配】have a reputation for 因……而出名；gain / acquire / establish a reputation 博得名声 【经典例句】And if a company wants to use a technology with a bad reputation, it is the firm's responsibility to educate the consumer about why it is beneficial. 【译　　文】如果一个公司想使用口碑不好的技术，那么让消费者认识到这项技术的益处便是这个公司的责任了。
requirement [ri'kwaiəmənt]	*n.* 需求，要求 【固定搭配】to meet / satisfy one's requirement 满足某人的要求 【名师导学】require 的各种形式出现在句中，那么句中与其相关的名词性从句谓语部分使用虚拟语气。 【经典例题】One of the requirements for a fire is that the material _____ to its burning temperature. A. is heated　　　　　　　　B. will be heated C. be heated　　　　　　　　D. would be heated　　　　　　[C] 【译　　文】燃火的要求之一就是被点的材料必须加热到它的燃点。
rescue ['reskju:]	*vt. / n.* 援救，营救 【固定搭配】come / go to sb.'s rescue 来/去救某人 【名师导学】辨析 rescue, save: rescue 指"营救，援救"，从危险、祸患中迅速有效地把人解救出来，也指抢救东西不至损坏；save 指"挽救，救出"，指援救某人或某物使其脱离危险或灾难，使其生存或保存下来。 【经典例句】Police and helicopter rescue crews were at the scene within minutes. 【译　　文】警方和直升机救援队伍于数分钟内赶抵现场。
resemble [ri'zembl]	*vt.* 像，类似
reservation [ˌrezə'veiʃən]	*n.* 预定，预订；保留 【固定搭配】make a reservation for 预订 【经典例句】When he tried to make a reservation, he found that the hotel that he wanted was completely filled because of a convention. 【译　　文】当他想预订时，却发现那个饭店由于某个会议已经客满了。
reserve [ri'zə:v]	*vt.* 储备；保留；预定　*n.* 储备品，储备金，储备；保留地；节制，谨慎 【固定搭配】without reserve 毫无保留地 【经典例句】We'd like to reserve a table for five for dinner this evening. 【译　　文】我想预订一个今晚的 5 人饭桌。
reservoir ['rezəvwɑ:]	*n.* 水库；蓄水池
residence ['rezidəns]	*n.* 住宅，住处 【经典例句】That big house is the president's official residence. 【译　　文】那个大房子是总统的官邸。

resident ['rezidənt]	*n.* 居民，常住者 *a.* 居住的，住校的，住院的
resign [ri'zain]	*vt.* 辞去，辞职，放弃 *vi.* 辞职
resist [ri'zist]	*vt.* 抵抗，反抗；忍住，抵制 【经典例句】We must raise the Party's capacity to resist corruption. 【译　文】我们必须提高党的拒腐能力。
resistance [ri'zistəns]	*n.* 抵抗，反抗；抵抗力，阻力；电阻 【固定搭配】resistance to 对……有阻力
resistant [ri'zistənt]	*a.* 抵抗的，反抗的 【固定搭配】be resistant to 对……有抵抗力的 【经典例句】The researchers are already working with food companies keen to see if their products can be made resistant to bacterial attack through alterations to the food's structure. 【译　文】研究人员已经和食品公司联合起来，希望他们的产品能通过改变食品的结构来抵抗细菌的侵袭。
resolution [,rezə'lju:ʃən]	*n.* 决心，坚决；决定，决议（案） 【固定搭配】make / come to a resolution to do 做出决议，下决心做
resolve [ri'zɔlv]	*vt.* 解决（问题等）；决定，下决心；决议；分解 *n.* 决心，决议 【固定搭配】be resolved to 决心做 【经典例句】Only friends who could discuss and resolve their differences openly are true friends. 【译　文】只有能说不同意见的朋友才是最好的朋友。
resort [ri'zɔ:t]	*vi.* 诉诸，凭借　resort to 诉诸，求助于 *n.* 度假胜地
resource [ri'sɔ:s]	*n.* 资源，财力；谋略；应付办法
respective [ris'pektiv]	*a.* 各自的，各个的 【联想记忆】respectable *a.* 值得尊敬的；respectful *a.* 尊敬别人的；respected *a.* 受尊敬的
respectively [ri'spektivli]	*ad.* 各自地，独自地，个别地，分别地 【经典例题】Retail sales volume in local urban and rural areas rose 57.8 percent and 46.8 percent, _____, over February 1995. A. individually　B. accordingly　C. correspondingly　D. respectively　[D] 【译　文】1995 年 2 月，当地城市和农村的零售销售量分别增长了 57.8%和 46.8%。
respond [ris'pɔnd]	*vi.* 作答，答复；响应，起反应 【固定搭配】respond to 回答，响应；（药物）有效 【经典例句】Slowly he began to respond to the ward staff around him who hung over the side of his crib. 【译　文】慢慢地，他开始对徘徊在摇篮周围的看护人员有了回应。
response [ris'pɔns]	*n.* 回音，回答；反应，响应 【固定搭配】in response to 回答，响应 【经典例句】The tax cuts produced a favorable response from the public. 【译　文】税额削减受到了公众的欢迎。
responsibility [ris,pɔnsə'biliti]	*n.* 责任；职责 【固定搭配】do sth. on one's responsibility 自觉地尽职尽责；accept / assume / take on responsibility for…为……负责
responsible [ris'pɔnsəbl]	*a.* 应负责任的，有责任的；可靠的，认真的，尽责的；责任重大的，重要的 【固定搭配】be responsible for 为……负责

233

【经典例题】It does not alter the fact that he was the man _____ for the death of the little girl.

A. accounting　　B. guilty　　C. responsible　　D. obliged　　[C]

【译　文】什么都不能改变他应该对这个小女孩的死亡负责的事实。

restless ['restlis]	*a.* 不安的，坐立不安的
restore [ris'tɔ:]	*vt.* 归还，放回；修复，恢复
restrict [ris'trikt]	*vt.* 限制，约束 【固定搭配】restrict...to...把……限制在……范围之内 【经典例句】A graduated license requires that a teenager first prove himself capable of driving in the presence of an adult, followed by a period of driving with night or passenger restrictions, before graduating to full driving privileges. 【译　文】在取得完全的驾驶资格前，青少年必须先取得临时驾照，证明他能在成人的陪同下驾驶，然后要有一段时间的夜间行驶或载客行驶的经历。
resume [ri'zju:m]	*vt.* 恢复；重新开始 【经典例句】Resume his teaching post at City University. 【译　文】恢复他在城市大学的教职。
resume [rezju:mei]	*n.* 简历
retail ['ri:teil]	*n.* 零售　*a.* 零售的　*v.* 零售 【固定搭配】sell by/at retail 零售
retain [ri'tein]	*vt.* 保持，保留 【经典例句】Several studies have reported that people can retain conscious or subconscious memories of thinks that happened while they were being operated on. 【译　文】几项研究都认为，人们在动手术期间对过程中发生的事情会保留有意识或者潜意识的记忆。
retire [ri'taiə]	*vi.* 退下，离开；退休，引退；隐退
retreat [ri'tri:t]	*vi.* 撤退，退却 【经典例句】A person who has been a beacon of vision and idealism retreats into despair or cynicism. 【译　文】一个曾是远见卓识和理想主义代表的人沦落到绝望或是尖酸刻薄之境。
reveal [ri'vi:l]	*vt.* 揭示，揭露，展现；告诉，泄露 【经典例句】I hate people who reveal the end of a film that you haven't seen before. 【译　文】我讨厌那些在你还没看完电影之前提前说出结局的人。
revenue ['revinju:]	*n.* 收入，税收 【固定搭配】collect revenue 收税；raise revenue 增加收入 【经典例题】Local government _____ could be obtained through a local income tax and / or a local sales tax. A. budget　　B. expense　　C. finance　　D. revenue　　[D] 【译　文】当地政府的收入可以通过当地的收入所得税和营业税获得。
reverse [ri'və:s]	*v.* 颠倒，翻转，后退　*n.* / *a.* 反面（的），颠倒（的），相反（的） 【经典例句】Several international events in the early 1990s seem likely to reverse, or at least weaken, the trends that emerged in the 1980s. 【译　文】在 20 世纪 90 年代初期的少数国际事件似乎会扭转 20 世纪 80 年代出现的那个趋势，至少是减弱。
revise [ri'vaiz]	*vt.* 修订，修正

234

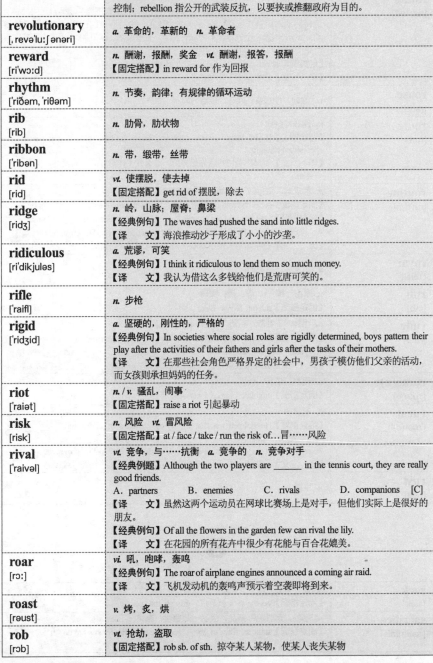

revolt [ri'vəult]	*v. / n.* 反抗，起义 【固定搭配】revolt against 反叛 【名师导学】辨析 revolt, rebellion：revolt 指不再效忠，拒绝接受目前的状况和控制；rebellion 指公开的武装反抗，以要挟或推翻政府为目的。
revolutionary [ˌrevə'luːʃənəri]	*a.* 革命的，革新的　*n.* 革命者
reward [ri'wɔːd]	*n.* 酬谢，报酬，奖金　*vt.* 酬谢，报答，报偿 【固定搭配】in reward for 作为回报
rhythm ['riðəm, 'riθəm]	*n.* 节奏，韵律；有规律的循环运动
rib [rib]	*n.* 肋骨，肋状物
ribbon ['ribən]	*n.* 带，缎带，丝带
rid [rid]	*vt.* 使摆脱，使去掉 【固定搭配】get rid of 摆脱，除去
ridge [ridʒ]	*n.* 岭，山脉；屋脊；鼻梁 【经典例句】The waves had pushed the sand into little ridges. 【译　　文】海浪推动沙子形成了小小的沙垄。
ridiculous [ri'dikjuləs]	*a.* 荒谬，可笑 【经典例句】I think it ridiculous to lend them so much money. 【译　　文】我认为借这么多钱给他们是荒唐可笑的。
rifle ['raifl]	*n.* 步枪
rigid ['ridʒid]	*a.* 坚硬的，刚性的，严格的 【经典例句】In societies where social roles are rigidly determined, boys pattern their play after the activities of their fathers and girls after the tasks of their mothers. 【译　　文】在那些社会角色严格界定的社会中，男孩子模仿他们父亲的活动，而女孩则承担妈妈的任务。
riot ['raiət]	*n. / v.* 骚乱，闹事 【固定搭配】raise a riot 引起暴动
risk [risk]	*n.* 风险　*vt.* 冒风险 【固定搭配】at / face / take / run the risk of……冒……风险
rival ['raivəl]	*vt.* 竞争，与……抗衡　*a.* 竞争的　*n.* 竞争对手 【经典例题】Although the two players are _____ in the tennis court, they are really good friends. A. partners　　B. enemies　　C. rivals　　D. companions　[C] 【译　　文】虽然这两个运动员在网球比赛场上是对手，但他们实际上是很好的朋友。 【经典例句】Of all the flowers in the garden few can rival the lily. 【译　　文】在花园的所有花卉中很少有花能与百合媲美。
roar [rɔː]	*vi.* 吼，咆哮，轰鸣 【经典例句】The roar of airplane engines announced a coming air raid. 【译　　文】飞机发动机的轰鸣声预示着空袭即将到来。
roast [rəust]	*v.* 烤，炙，烘
rob [rɔb]	*vt.* 抢劫，盗取 【固定搭配】rob sb. of sth. 掠夺某人某物，使某人丧失某物

235

romantic [rə'mæntik]	*a.* 浪漫的，传奇的；不切实际的，好幻想的
rotate [rəu'teit]	*v.*（使）旋转 【名师导学】辨析 rotate，revolve，swift，twirl：rotate 指围绕某物体自己的轴心的旋转运动，即自传运动；revolve 指围绕某一中心所做的圆周运动，即公转运动；swirl 指水、空气等使某物旋转而动，打着漩涡；twirl 常指用手操作某物而产生的一系列复杂的旋转运动。 【经典例句】You can rotate the wheel with your hand. 【译　文】你可以用手转动轮子。
rouse [rauz]	*vt.* 激起，使振奋；唤起，唤醒
route [ru:t]	*n.* 路线，航线 【经典例句】If you know exactly what you want, the best route to a job is to get specialized training. 【译　文】如果你确切知道你想要的，那么找工作最好的方法就是接受专业的训练。
routine [ru:'ti:n]	*a.* 常规的，例行的　*n.* 常规，例行公事 【固定搭配】break the routine 打破常规；follow the routine 墨守成规 【经典例题】Children and old people do not like having their daily _____ upset. A. habit　　　B. routine　　　C. practice　　　D. custom　　　[B] 【译　文】孩子和老人都不喜欢他们的日常生活被打乱。
royal ['rɔiəl]	*a.* 王室的；皇家的
rub [rʌb]	*v.* 摩擦，擦　*n.* 摩，擦；障碍 【固定搭配】rub out 擦掉，拭去
rude [ru:d]	*a.* 粗鲁，不礼貌；粗糙，粗陋　*n.* 小地毯 【经典例题】I was always taught that it was _____ to interrupt. A. rude　　　B. coarse　　　C. rough　　　D. crude　　　[A] 【译　文】我经常被教导说，打断别人是不礼貌的。
rumo(u)r ['ru:mə]	*n.* 谣言，谣传，传闻 【固定搭配】circulate / spread a rumor 散布谣言
rural ['ruər(ə)l]	*a.* 农村的 【经典例题】He pointed out that the living standard of urban and _____ people continued to improve. A. remote　　　B. municipal　　　C. rural　　　D. provincial　　　[C] 【译　文】他指出，城市和农村地区的人们的生活水平还在继续提高。
rust [rʌst]	*v.* 生锈

S

sack [sæk]	*n.* 袋，麻袋 【固定搭配】get the sack 被解雇　give sb. the sack 解雇某人
sacrifice ['sækrifais]	*n.* 牺牲，牺牲品；祭品，供品　*v.* 牺牲，献祭 【固定搭配】at the sacrifice of 牺牲；sacrifice one's life for sth. / to do sth. 为……牺牲生命

sake [seik]	*n.* 缘故，理由 【固定搭配】for the sake of 为了 【经典例句】We should continue to integrate theory with practice, study for the sake of application, and acquire a better understanding of the theory of Marxism. 【译　文】我们应该坚持理论联系实际，学以致用，提高马克思主义的理论水平。
salary ['sæləri]	*n.* 薪金，薪水 【固定搭配】boost / increase / raise salaries 加薪
sample ['sæmpl]	*n.* 样品，标本　*vt.* 从……抽样 【名师导学】辨析 sample，specimen：sample 意为"样品，标本"，指随便挑选出来作为同类事物或整体代表的样品；specimen 意为"标本，样本"，指选出来的有代表性的样品，或科研、化验、检验用的标本。
sanction ['sæŋkʃən]	*n.* 认可，许可，批准；支持，赞成；制裁，处罚
satellite ['sætəlait]	*n.* 卫星，人造卫星 【固定搭配】launch a satellite 发射卫星 【经典例句】We receive television pictures by satellite. 【译　文】我们通过人造卫星接收电视图像。
satisfactory [.sætis'fæktəri]	*a.* 令人满意的 【名师导学】辨析 satisfactory，satisfying，satisfied：satisfactory 意为"令人满意的，符合要求的"，因为可以满足某种愿望或合乎某种要求而令人满意，常指事物本身所特有的特性，含有主动意味，该词在句子中常做定语和表语；satisfying 表示事物"令人满意的"，具有较强的主动性，通常做定语；satisfied 表示"感到满意的"，指人达到某种希望时感到满足和愉快，含有被动意味。 【经典例句】The plan is almost satisfactory in every way. 【译　文】这个计划几近完美。
scale [skeil]	*n.* 标度，刻度（*pl.*）天平，天平盘；标尺，比例尺；音阶 【固定搭配】on a large scale 大规模地 【经典例句】It may be possible for large-scale change to occur without leaders with magnetic personalities, but the pace of change would be slow. 【译　文】缺乏独特个人魅力的领导者也有可能推动大规模的变化，但变化的进度可能会慢一些。
scan [skæn]	*n. / v.* 浏览；扫描 【名师导学】辨析 scan，skim，skip：skim 指为了寻找文章主题，获得总体印象，往往含有"粗略地看一看"之意；scan 特指搜寻特定信息，目的性较强，可引申为"审视，仔细打量"；skip 意为"略读，跳过"，指跳过不重要的或无关的部分。 【经典例句】He scanned *Time* magazine while waiting at the doctor's office. 【译　文】在医生的诊所候诊的时候，他翻阅了《时代》杂志。
scandal ['skændl]	*n.* 丑闻 【经典例句】There was a great scandal when we found out that doctor had been sent to prison for stealing. 【译　文】我们发现这位医生因偷盗而被送进监狱，真是个大丑闻。
scarce [skɛəs]	*a.* 稀少的，罕见的；缺乏的；不足的
scarcely ['skɛəsli]	*ad.* 几乎不；勉强 【固定搭配】scarcely... when 一……就
scare [skɛə]	*vt.* 惊吓，受惊　*vi.* 惊慌，惊恐

237

scatter [ˈskætə]	*vi.* 撒，驱散，散开；散布，散播 *vt.* 分散，消散 【名师导学】辨析 scatter，disperse，spread：scatter 指由于外力使人或物杂乱地向不同的方向散开或散播；disperse 指有目的地、安全地解散或彻底散开，范围较前者广；spread 指在表层分散，也可指疾病、谣言的传播 【经典例句】I hate to scold, but you mustn't scatter your things all over the place. 【译　文】我不想训斥你，但你不该总把东西到处乱丢。
scenery [ˈsiːnəri]	*n.* 舞台布景；风景，景色
schedule [ˈʃedjuːl; ˈskedʒiul]	*n.* 时间表，进度表；一览表 *v.* 安排；排定，预定 【固定搭配】on schedule 按预定时间；ahead of schedule 提前
scheme [skiːm]	*n.* 计划，方案；阴谋，诡计 *v.* 计划，图谋
scholar [ˈskɔlə]	*n.* 学者
scholarship [ˈskɔləʃip]	*n.* 奖学金；学问，学识 【固定搭配】award / grant a scholarship 授予奖学金；get / receive / win a scholarship 获得奖学金
scope [skəup]	*n.* 范围，视野；余地，机会 【固定搭配】scope for sth. / to do sth.（做……的）机会；within / outside the scope of 在……范围之内/外 【经典例题】In my opinion, you can widen the ＿＿＿＿ of these improvement through your active participation. A. dimension　　B. volume　　C. magnitude　　D. scope　　[D] 【译　文】就我认为，你能够通过积极地参与来延伸进步的范围。
scout [skaut]	*n.* 侦察员；童子军 *v.* 搜查，侦查 【固定搭配】on the scout 在侦查中
scrape [skreip]	*v. / n.* 擦，刮
scratch [skrætʃ]	*v.* 搔，抓，扒，勾销，删除 *n.* 搔，抓，抓痕 【固定搭配】scratch a living 勉强维持生活 【经典例句】The scratch on your hand will soon be well. 【译　文】你手上的划伤不久就会好。
screen [skriːn]	*vt.* 掩蔽，庇护；选拔，淘汰 *n.* 屏风；屏幕
screw [skruː]	*n.* 螺钉，螺 *vt.* 拧，拧紧；用螺丝固定
script [skript]	*n.* 手稿，打字原稿；笔迹
seal [siːl]	*n.* 封口，封蜡，封条；印戳，海豹 *vt.* 封，密封
secondary [ˈsekəndəri]	*a.* 第二的，中级的；次要的，次等的
section [ˈsekʃən]	*n.* 章节；部分；地区；截面，剖视图 【经典例句】One section of the class was reading and the other section was writing. 【译　文】班上的一部分人在看书，另一部分人在写东西。
sector [ˈsektə]	*n.* 扇形，部门
secure [siˈkjuə]	*a.* 安心的；可靠的 *vt.* 得到，获得；防护，保卫 【固定搭配】secure sth. from / against 保护（免于……的危险） 【经典例句】Your SMTP mail server could not start a secure connection. 【译　文】SMTP 邮件服务器无法启动安全链接。

238

security [si'kjuəriti]	*n.* 安全（*pl.*）治安防卫；证券，债券
segment ['segmənt]	*n.* 片，部分，断片，段
select [si'lekt]	*vt.* 选择，挑选 *a.* 精选的，选择的 【经典例句】I was selected for the team. 【译　文】我被选入这个队。
selection [si'lekʃən]	*n.* 选择，挑选；被挑选出来的人，精选品 【固定搭配】make one's own selection 自己选择
selfish ['selfiʃ]	*a.* 自私的，利己的
semester [si'mestə]	*n.* 学期
semiconductor [ˌsemikən'dʌktə]	*n.* 半导体
seminar [ˌseminɑ:]	*n.*（专家）研讨会；（大学）研究班 【经典例句】China will, in cooperation with the US and Singapore, hold an ARF seminar on non-proliferation in 2006. 【译　文】中国将与美国、新加坡于 2006 年共同承办东盟地区论坛防扩散研讨会。
senate ['senit]	*n.* 参议院
senator ['senətə]	*n.* 参议员
sensible ['sensəbl]	*a.* 明理的，明智的 【经典例题】Surely, it would be sensible to get a second opinion before taking any further action. 【译　文】当然，在进一步采取行动之前改变看法是明智的。
sensitive ['sensitiv]	*a.* 敏感的，灵敏的
sequence ['si:kwəns]	*n.* 连续，继续；序列，数列；先后，次序，顺序 【固定搭配】in sequence 依次，逐一 【名师导学】辨析 sequence, series, succession：sequence 指先后衔接次序，字母顺序，强调事情发生的先后逻辑顺序；series 指一串相同的东西彼此间有共同的关系，有独立的个性，但又构成一个整体；succession 指时间上或次序上相连续的事物，强调一个接一个没有间断。 【经典例句】What each person does is to put together, out of the pages of that day's paper, his own selection and sequence, his own newspaper. 【译　文】每个人所做的是将其从报纸中拿出来，再组合到一起。用他自己的选择和顺序，做成他自己的报纸。 【联想记忆】sequent *adj.* 接连而来的
series ['siəri:z]	*n.* 一系列，一连串；序列；丛书 【固定搭配】a series of 一系列，一连串
session ['seʃən]	*n.* 会期；一届会议；（某项活动）一场，一段时间
setting ['setiŋ]	*n.* 安装，放置；周围，环境
settlement ['setlmənt]	*n.* 调停，解决；居留地，住宅区；清偿，结算 【固定搭配】come to / make / reach a settlement 达成和解

239

severe [si'viə]	*a.* 严厉，严格；严重，凛冽；严峻，艰难 【名师导学】辨析 severe, strict, stern：severe 指法律、惩罚、言行等方面严格；strict 指对规则不仅自己严格遵守，而且对别人也毫不放松；stern 指利用权力使人服从，毫不讲情面，不为哀求和眼泪所动。 【经典例句】Severe punishment will be imposed on various tourist- concerning irregularities such as illegal operation in travel services. 【译　文】严厉查处非法经营旅游业务、销售假冒伪劣旅游商品。
shallow ['ʃæləu]	*a.* 浅的；浅薄的，肤浅的　*n.*（*pl.*）浅滩，浅处
shave [ʃeiv]	*vt.* 剃，刮，削　*vi.* 修面，刮脸　*n.* 刮脸
shed [ʃed]	*vt.* 脱落，脱去；流出，流下；发出，散发
sheer [ʃiə]	*a.* 纯粹的，绝对的，全然的 【经典例题】Out of _____ revenge, he did his worst to blacken her character and ruin her reputation. A. perfect　　　　B. total　　　　C. sheer　　　　D. integral　　[C] 【译　文】除了纯粹的报复，他还尽可能地诽谤她的人格并损毁她的名誉。
shell [ʃel]	*n.* 壳，贝壳；炮弹
shelter ['ʃeltə]	*n.* 隐蔽处，掩蔽部　*v./n.* 掩蔽，庇护 【固定搭配】under the shelter of 在……掩蔽下；find / take shelter from 躲避……
shield [ʃi:ld]	*n.* 盾，屏障　*vt.* 防护，保护
shift [ʃift]	*v./n.* 转移，移动，转变 【固定搭配】be on the night / day shift 上夜班/白班；shift sth. from...to... 把……从……转移到 【经典例句】Shift the economic growth mode from an extensive one to an intensive one. 【译　文】把走外延增长的经济模式转变到走内含增长的模式。
shiver ['ʃivə]	*vi./n.* 颤抖，哆嗦 【经典例句】He shivered as he heard the strange noise in the night. 【译　文】当他在夜晚听见这奇怪的声音时，吓得直发抖。
shortcoming ['ʃɔ:tkʌmiŋ]	*n.* 短处，缺点
shortly ['ʃɔ:tli]	*ad.* 立刻，马上
shrink [ʃriŋk]	*vi.* 起皱，收缩，退缩，畏缩 【经典例题】In our highly technological society, the number of jobs for unskilled workers is shrinking. 【译　文】在我们高度科技化的社会里，非技术工作的岗位将会紧缩。
shrug [ʃrʌg]	*v./n.* 耸肩（表示冷淡、怀疑、无奈、不满等） 【经典例句】She shrugged and said "I don't know". 【译　文】她耸耸肩说："我不知道。"
sideway(s) ['saidweiz]	*ad./a.* 斜向一边（的），侧身（的）
sigh [sai]	*vi.* 叹气，叹息　*n.* 叹息声
sightseeing ['saitsi:iŋ]	*n.* 观光，游览 【固定搭配】go sightseeing 观光
signal ['signl]	*n.* 信号，暗号　*v.* 发信号，打暗号

240

signature ['signitʃə]	*n.* 签字，签名
significance [sig'nifikəns]	*n.* 意义，含义；重要性
significant [sig'nifikənt]	*a.* 重大的；重要的；意味深长的
sin [sin]	*n.* 罪孽　*vi.* 犯罪
sincere [sin'siə]	*a.* 真诚的，诚挚的 【经典例句】We have just learned of your success, sincere congratulations and best wishes for the future. 【译　文】刚刚获悉你成功的消息，谨向你表示衷心的祝贺，并祝愿你日后更加飞黄腾达。
singular ['siŋgjulə]	*a.* 单数的；突出的
siren ['saiərin]	*n.* 警笛
site [sait]	*n.* 地点，场所
sketch [sketʃ]	*n.* 素描，速写；略图；梗概，大意　*vt.* 速写，写生；概述，简述 【固定搭配】sketch out 画出轮廓；概述 【经典例题】A _____ of the long report by the budget committee was submitted to the mayor for approval. A. shorthand　　B. scheme　　C. schedule　　D. sketch　　[D] 【译　文】预算委员会做的长篇报告的概要已经呈递给市长等待批复。
ski [ski:]	*n.* 雪橇　*vi.* 滑雪
skil(l)ful ['skilful]	*a.* 灵巧的，娴熟的 【固定搭配】be skillful in / at 擅长做 【名师导学】辨析 skilled, skillful：skilled 意为“熟练的，需要技能的”，既可修饰人，也可修饰物；skillful 意为“熟练的”，用以修饰人。
skilled [skild]	*a.* 有技能的，熟练的；需要技能的 【固定搭配】be skilled in / at 擅长做
skim [skim]	*vt.* 略读，快读，撇，撇去 【固定搭配】skim over 掠过；skim through 翻阅
skyscraper ['skaiskreipə(r)]	*n.* 摩天大楼
slam [slæm]	*v.* 砰地关上，砰地放下
slap [slæp]	*vt. / n.* 拍，掌击 【固定搭配】slap sb. in the face 打某人耳光
sleeve [sli:v]	*n.* 袖子
slender ['slendə]	*a.* 细长的，苗条的；微小的，微薄的 【联想记忆】slenderly *ad.* 细长地，苗条地；slenderness *n.* 苗条 【名师导学】辨析 slender, slim, thin, lean：slender 多用于女性，强调高而细，匀称而优美；slim 指瘦而健康之意；thin 可指一般的瘦，也可指不健康的瘦；lean 指自然而健康的瘦。 【经典例句】You have a beautifully slender figure. 【译　文】你的体形十分苗条。

slice [slais]	*n.* 片，薄片 *v.* 切片
slide [slaid]	*vi./n.* 滑，滑动 *n.* 幻灯片 【固定搭配】slide into 陷入 【名师导学】辨析 slide，slip，glide：slide 指物体在与其他物体的接触面上滑行或滑落；slip 指由于失误而不自主地滑动；glide 指在空中或水中无声地、较长时间地滑动、滑翔。 【经典例句】The drawers slide in and out easily. 【译　文】这些抽屉很容易推进和拉出。
slight [slait]	*a.* 轻微的，细微的；纤细的，瘦弱的 【固定搭配】not in the slightest 一点也不，毫不
slim [slim]	*a.* 苗条的；微小的，不充实的
slip [slip]	*vi.* 滑，滑倒；溜走；犯错误 *n.* 疏忽，笔误，口误 【固定搭配】make a slip of tongue 失言 【经典例句】Along the long way of changing, you may occasionally slip and fall. You have to learn to face failures, for the road to success is full of ups and downs. 【译　文】在不断变化的路途中，你偶尔可能会滑倒，会跌倒，你必须学会面对失败，因为成功的路上充满了起起落落。
slipper ['slipə]	*n.* 拖鞋
slippery ['slipəri]	*a.* 滑的，滑溜的；狡猾的
slope [sləup]	*n.* 坡，斜坡；倾斜；斜度 【经典例句】He ran up the slope to the top of the hill. 【译　文】他爬上斜坡，到了山顶。 【固定搭配】slope off（为了逃避或躲避工作）偷偷溜走
smash [smæʃ]	*vt./n.* 打碎，粉碎 【固定搭配】smash up 撞毁，毁坏 【经典例句】We are determined to smash terrorism. 【译　文】我们一定要消灭恐怖主义。 【经典例题】A window in the kitchen was _____; there was rubbish everywhere, and the curtains and carpets had been stolen. A. scattered　　B. scraped　　C. scratched　　D. smashed　　[D] 【译　文】厨房的窗户被打碎了。到处都是垃圾，窗帘和地毯也都被偷了。
smog [smɔg]	*n.* 烟雾
snap [snæp]	*v.* 突然折断；拍快照；猛咬，厉声说 【固定搭配】snap out of 使迅速从……中恢复过来；snap up 抢购；争相拿取 【经典例句】The rope snapped and the boy fell off. 【译　文】绳子突然断了，男孩子摔了下来。
soak [səuk]	*v.* 浸湿，浸透
soar [sɔ:, sɔə]	*vi.* 高飞，翱翔；高涨，猛增
sob [sɔb]	*v./n.* 哭泣，呜咽 【经典例句】She shut herself in her bedroom and sob her heart out. 【译　文】她把自己关在卧室里，哭得死去活来。
so-called	*a.* 所谓的，号称的

242

social ['səuʃəl]	*a.* 社会的；社交的，交际的 【经典例句】Social studies is the study of how man lives in societies. 【译 文】社科课程研究的是人们怎样在社会中生活。
software ['sɔftwεə]	*n.* 软件，计算方法
solar ['səulə]	*a.* 太阳的，日光的 【固定搭配】solar system 太阳系
sole [səul]	*a.* 单独的，唯一的
solution [sə'l(j)u:ʃən]	*n.* 解答，解决办法；溶解，溶液。 【固定搭配】arrive at / come to / reach a solution of / for / to a problem 找到解决……问题的办法 【经典例句】The solution to the problem was apparent to all. 【译 文】问题的解决方法是显而易见的。
solve [sɔlv]	*vt.* 解答，解决 【固定搭配】solve a problem / puzzle / riddle 解决问题/解谜/解答谜语
somehow ['sʌmhau]	*ad.* 设法；不知怎么的 【固定搭配】somehow or other 设法，想办法，不知道为什么
sometime ['sʌmtaim]	*ad.* 近期内；曾经，在某时候
sometimes ['sʌmtaimz]	*ad.* 有时，间或
somewhat ['sʌm(h)wɔt]	*ad. / n.* 一点儿，几分 【经典例句】I think I am somewhat on the shy side. 【译 文】我想我有点内向。
sophisticated [sə'fistikeitid]	*a.* 先进的，复杂的；精密的；老于世故的 【经典例句】The British in particular are becoming more sophisticated and creative. 【译 文】特别是英国人变得更加的成熟和有创造力。 【经典例题】The courses aim to give graduated an up-to-date grasp of their subject and laboratory skills. A. superficial　　B. subjective　　C. structural　　D. sophisticated　[D] 【译 文】这门课程的目标是使毕业生能够掌握当前最新的专业技能和最尖端的试验技能。
sore [sɔ, sɔə]	*a.* 疼痛的，痛心的　*n.* 疮口，痛处
sorrow ['sɔrəu]	*n.* 悲哀，悲伤 【固定搭配】to one's sorrow 令人遗憾（伤心）的是；feel sorrow 感到悲伤 【经典例句】My father still carried the sorrow and pain of my mother's death twenty years ago. 【译 文】我父亲对于20年前母亲的去世仍感到十分悲痛。
sour ['sauə]	*a.* 酸的，酸腐的；脾气坏的，刻薄的
source [sɔ:s]	*n.* 源，源泉；来源，根源
sow [sau]	*v.* 播种
spacecraft ['speiskrɑ:ft]	*n.* 宇宙飞船
spade [speid]	*n.* 铲子，铁锹

243

span [spæn]	*n.* 跨距，跨度；一段时间 【固定搭配】for a long / short span of time 长短时间内；the span of life 寿命
spark [spɑːk]	*n.* 火花，火星　*vi.* 发火花，发电花 【经典例句】A single spark can start a prairie fire. 【译　文】星星之火可以燎原。
specialist ['speʃəlist]	*n.* 专家 【固定搭配】a specialist in / on……方面的专家
specialize ['speʃəlaiz]	*vi.* 专攻，专门研究 【固定搭配】specialize in 专攻
specially ['speʃəli]	*ad.* 特别地，特地；格外地
species ['spiːʃiz]	*n.*（物）种，种类
specific [spiˈsifik]	*n.* 特效药，细节　*a.* 详细而精确的，明确的；特殊的，特效的；（生物）种的
specifically [spiˈsifikəli]	*ad.* 特定的，明确的
specify ['spesifai]	*vt.* 指定，详细说明
specimen ['spesimin, -mən]	*n.* 样本，标本 【固定搭配】collect specimens 采集标本
spectacular [spekˈtækjulə]	*a.* 壮观的
speculate ['spekjuˌleit]	*vi.* 思索，推测；投机 【固定搭配】speculate about / on / over 推测；speculate in 投机 【经典例句】We are living in the here and can only speculate about the hereafter. 【译　文】我们生活在现在，只能预测未来。
spelling ['speliŋ]	*n.* 拼法，拼写
sphere [sfiə]	*n.* 球，球体，范围，领域 【固定搭配】enlarge / widen one's sphere of knowledge 扩大知识范围 【联想记忆】globe *n.* 球体，地球，地球仪；bulb *n.* 灯泡；ball *n.* 球状物；cylinder *n.* 圆柱体；sphere *n.* 球体；triangle *n.* 三角形；square *n.* 正方形；diamond *n.* 菱形；circle *n.* 圆形；column *n.* 圆柱形；cube *n.* 立方体；disc *n.* 圆盘
spider ['spaidə]	*n.* 蜘蛛；设圈套者；三脚架
spill [spil]	*v.*（使）溢出来 【经典例句】One is not supposed to cry over spilled milk. 【译　文】对着已经洒了的牛奶哭是无济于事的。
spin [spin]	*v. / n.* 旋转，自转　*vi.* 纺，纺纱；结网，吐丝
spiritual ['spiritjuəl]	*a.* 精神（上）的，心灵的
spit [spit]	*vi.* 吐；唾，吐痰　*n.* 唾液 【固定搭配】spit in one's face 侮辱某人 【经典例句】If I were a cloud, I would spit out the thinnest thread to weave a web in the field. 【译　文】假如我是一朵云，我就要吐出最细的雨丝，让它在田野上织一张网。

spite [spait]	*n.* 恶意，怨恨 【固定搭配】in spite of 尽管，不顾
split [split]	*v.* 劈开，裂开 *a.* 分裂的 *n.* 裂缝，裂口；分化，分裂 【固定搭配】split up（使）分裂，（使）关系破裂 【联想记忆】divide into 把……分成；separate...from 把…分开；burst into 爆发出；break into 破门而入；split *v.* 劈开；divide *v.* 分开；cut *v.* 切开；chop *v.* 砍开 【经典例句】My daughter is heartbroken because she has just split up with her boyfriend, but she'll soon get over it. 【译　文】我女儿的心碎了，因为她刚同男朋友分手，不过她会很快摆脱出来的，很快就会忘记的。
spoil [spɔil]	*vt.* 搞糟，损坏；宠坏，溺爱 *vi.* 食物变坏 【经典例题】Children who are over-protected by their parents may become _____. A. hurt　　　　B. damaged　　　　C. spoiled　　　　D. harmed　　[C] 【译　文】始终在父母羽翼之下的孩子会被宠坏的。
spokesman ['spəuksmən]	*n.* 发言人
sponsor ['spɔnsə]	*n.* 发起人，主办者；资助者 *vt.* 发起，主办 【经典例句】He sponsored all sorts of questions. 【译　文】他提出了各种问题。
spot [spɔt]	*n.* 地点，场所；点，斑点，污点 【固定搭配】on the spot 当场，在现场 【经典例句】There is no proof that he was on the crime spot. 【译　文】没有证据证明他当时在犯罪现场。
spray [sprei]	*vt.* 喷，喷射，喷雾 *n.* 浪花，水沫；喷雾 【经典例句】The seed was sprayed over the ground in huge qualities by aeroplane. 【译　文】飞机把这些草籽大量地喷洒在地面上。
spur [spə:]	*n.* 刺激，刺激物 【固定搭配】on the spur of the moment 一时冲动之下，当即，当场 【经典例句】A business tax cut is needed to spur industrial investment. 【译　文】需要用减少商业税的办法刺激工业投资。
squeeze [skwi:z]	*vt.* 压榨，挤
stabilize ['steibilaiz]	*vt.* 使稳定，使稳固
stable ['steibl]	*a.* 安定的，稳定的 【经典例句】People guess that the price of oil should remain stable for the rest of the year. 【译　文】人们估计在今年剩下的日子里油价会保持稳定。
stadium ['steidiəm]	*n.* 体育场
staff [stɑ:f]	*n.* 工作人员，全体职员；参谋，参谋部 *vt.* 配备工作人员
stain [stein]	*n.* 污染，污点 *vt.* 沾染，污染 【经典例题】Please be careful when you are drinking coffee in case you _____ the new carpet. A. crash　　　　B. pollute　　　　C. spot　　　　D. stain　　[D] 【译　文】当你喝咖啡的时候要小心别把新的地毯弄脏了。
stake [steik]	*n.* 桩，标桩；赌注 【固定搭配】at stake 在危险中，利害攸关 【联想记忆】be in danger 在危险中；be in trouble，be in difficulty 在困境中 【经典例句】The stake had been sharpened to a vicious-looking point. 【译　文】木桩削得尖得吓人。

stale [steil]	*a.* 陈腐的，不新鲜的 【经典例句】There are pieces of stale bread on the ground which she threw away. 【译　文】地上到处都是她扔的坏面包。
standpoint ['stændpɔint]	*n.* 立场，观点 【固定搭配】maintain / alter one's standpoint 坚持/改变立场
starve [stɑːv]	*vt.* 使饿死　*vi.* 饿得要死 【固定搭配】starve for 渴望，急需
statement ['steitmənt]	*n.* 陈述，声明 【固定搭配】confirm a statement 证实某一说法
static ['stætik]	*adj.* 静力的，静态的
stationery ['steiʃ(ə)nəri]	*n.*（总称）文具
statistic [stə'tistik]	*n.* 统计数值
statue ['stætjuː]	*n.* 塑像，雕像 【联想记忆】portrait *n.* 肖像；photo *n.* 照片；picture *n.* 画片，图片；illustration *n.* 插图；sketch *n.* 素描；portrait *n.* 肖像；perspective *n.* 透明画法，透视图；figure *n.* 画像，肖像，塑像；image *n.* 肖像，影像；landscape *n.* 风景（画）；(oil) painting *n.* 油画，绘画；drawing *n.* 图画
status ['steitəs]	*n.* 地位，身份；情形，状况 【经典例句】China believes that nuclear-weapon states should respect the status of nuclear-weapon-free zones and assume corresponding obligations. 【译　文】中国认为，核武器国家应尊重无核武器区的地位并承担相应的义务。
steady ['stedi]	*a.* 稳定，不变；稳固，平稳；坚定，扎实 *v.*（使）稳定
steep [stiːp]	*a.* 险峻的，陡峭的　*vt.* 浸，泡
steer [stiə]	*vt.* 驾驶，掌舵 【经典例句】He managed to steer the discussion away from the subject of money. 【译　文】他设法把讨论内容从钱的话题上岔开了。
stem [stem]	*n.* 茎，干　*vt.* 堵住，挡住　*vi.* 起源于，由……造成 【固定搭配】stem from 起源于 【联想记忆】leaf *n.* 叶；root *n.* 根；branch *n.* 枝；shoot *n.* 苗 spring from, come from, originate from, derive from, result from 起源于，由……造成
sticky ['stiki]	*a.* 有黏性的；粘的
stiff [stif]	*a.* 硬，僵直；生硬，死板
stimulate ['stimjuleit]	*vt.* 刺激，激励，使兴奋 【固定搭配】stimulate sb. into / to sth. 鼓励某人做 【经典例题】An important property of a scientific theory is its ability to ＿＿＿ further research and further thinking about a particular topic. A. stimulate　　B. renovate　　C. arouse　　D. advocate　　[A] 【译　文】一个科学理论的最重要的特性在于它能够推进某个特定主题的进一步研究和思考。
sting [stiŋ]	*n.* 叮，刺痛，刺激

246

stir [stə:]	**vt.** 动，移动；搅拌，搅动；激动，轰动 **vi.** 微动，活动 **n.** 微动，动静；搅动；轰动 【固定搭配】stir up 惹起，煽动
stock [stɔk]	**n.** 树干；库存；股票，股份；托盘；祖先；血统；原料 **a.** 股票的；普通的，常备的，存货的；繁殖用的 **vt.** 进货；备有；放牧 **vi.** 出新芽；采购 【固定搭配】check a stock 清点存货；in / out of stock 备有现货/没有现货 【联想记忆】bond **n.** 公债；securities **n.** 证券；dividend **n.** 红利；interest **n.** 利息；share **n.** 股份；profit **n.** 利润；bonus **n.** 奖金；stock exchange **n.** 股票交易所 【经典例题】We regret to inform you that the materials you ordered are _____ . A. out of work　　B. out of reach　　C. out of stock　　D. out of practice　[C] 【译　　文】我们很遗憾地告诉你，预订的材料已经没有存货了。
stocking ['stɔkiŋ]	**n.** 长袜 【联想记忆】sock **n.** 短袜；boot **n.** 靴；shoes **n.** 鞋；slippers **n.** 拖鞋
stool [stu:l]	**n.** 凳子 【联想记忆】bench **n.** 长凳；chair **n.** 椅子；sofa **n.** 沙发
storage ['stɔridʒ]	**n.** 贮藏，保管；存储器
strain [strein]	**n.** 紧张，过劳；张力 **vt.** 拉紧，伸张；拉伤，扭伤 【固定搭配】ease / relieve the strain 缓和紧张；impose / lay/ place / put (a) strain on 使紧张 【联想记忆】twist **n.** 扭伤；strain **n.** 拉伤；hurt **n.** （肉体、感情上的）创伤；injure **vt.** （因偶然事故、名誉）受伤，伤害；wound **n.** 负（刀枪）伤；harm **n.** 损伤，伤害
strategy ['strætidʒi]	**n.** 战略；策略 【固定搭配】adopt / apply / pursue a strategy 采取策略 【经典例句】Meanwhile, we will also carry out the open strategy of Going Global and encourage qualified companies with competence to make overseas investment. 【译　　文】同时，我们还要实施"走出去"开放战略，鼓励有条件有实力的企业到境外投资办厂。
straw [strɔ:]	**n.** 稻草，麦秆；吸管 【固定搭配】catch / clutch / grasp at a straw 捞救命稻草，依靠完全靠不住的东西
stream [stri:m]	**n.** 河；流 **vi.** 流出 【固定搭配】in streams 川流不息 【联想记忆】stream **n.** 小河，溪流；river 河流，江河；spring **n.** 泉，源泉；fountain **n.** 喷泉；rapid **n.** 急流；waterfall **n.** 瀑布；overflow **v.** 溢出；spill **v.** 溢出；discharge **v.** 流出；shed **v.** 流出（眼泪，光、热）；stream **v.** 涌出；drip **v.** 滴下，滴出；flow **v.** 流动；pour **v.** 注，倾泻；run **v.** 流淌
strengthen ['streŋθən]	**n.** 加强，巩固 【联想记忆】long — lengthen 加长；strong — strengthen 加固；broad — broaden 加宽；wide — widen 加宽；high — heighten 加高；deep — deepen 加深 【经典例题】Competition, they believe, _____ the national character rather than corrupt it. A. enforces　　B. confirms　　C. intensifies　　D. strengthens　[D] 【译　　文】他们认为，竞争增强了而不是泯灭了民族特征。 【经典例句】Difficulties strengthen the mind, as labour does the body. 【译　　文】困难磨练意志，劳动增强身体。
stress [stres]	**n.** 压力；紧迫；强调 **vt.** 强调，着重 【固定搭配】put / lay / place stress on 强调

247

stretch [stretʃ]	*v. / n.* 拉长，延伸　*n.* 连续的一段时间；一大片 【固定搭配】at full stretch 倾注全力；stretch oneself 伸懒腰 【名师导学】辨析 stretch,extend, polong, expand：stretch 意为"拉伸"，extend 意为"长度的延展"，prolong 意为"时间的延长"，expand 意为"范围的扩大"。 【经典例题】Having finished morning work, the clerks stood up behind the desks, themselves. A. stretching　　B. extending　　C. prolonging　　D. expanding　　[A] 【译　文】忙完了早上的工作，店员们站在桌子后，伸展他们的身体。
striking ['straikiŋ]	*a.* 显著的，惊人的
string [striŋ]	*n.* 一串，一行，一列；弦，线，绳 【固定搭配】a string of 一串
strip [strip]	*n.* 窄条，长带　*vt.* 剥，剥去……衣服 【固定搭配】strip of 剥夺，夺取 【联想记忆】deprive sb. of 剥夺某人的；rob sb. of sth. 抢夺某人某物
stroke [strəuk]	*n.* 击，敲；报时的钟声；（网球等）一击，（划船等）一划，（绘画等）一笔；一次努力；打击　*vt.* 抚摸 【固定搭配】at a stroke 一举，一下子
structure ['strʌktʃə]	*n.* 结构，构造；建筑物
studio ['stju:diəu]	*n.* 画室，工作室，播音室
stuff [stʌf]	*n.* 物品，物质；个人所有物；材料，原料；东西　*vt.* 填满，塞满 【固定搭配】be stuffed with 被……填满 【联想记忆】be filled / crowded / packed with 被填满 【经典例句】Do I stuff too much laundry in the washer? 【译　文】我是不是塞进太多的衣服到洗衣机里头了呢？
style [stail]	*n.* 风格，文体；时尚，时髦；种类，类型 【固定搭配】in style 流行的；out of style 不再流行的 【联想记忆】in fashion 合时尚，时髦；out of fashion 过时
submerge [səb'mə:dʒ]	*vt.* 使浸水，使陷入　*vi.* 潜入水中 【经典例句】The flood submerged the town. 【译　文】洪水淹没了整个城市。
submit [səb'mit]	*v.* 屈服，服从；呈送，提交 【固定搭配】submit oneself / sth. to 服从；呈送　submit sb. to 使某人服从　submit sth. to 把……交给 【名师导学】辨析 submit, yield：submit 强调放弃抗拒，屈服于某一势力、权力或意志；yield 指在压力、武力或恳求下让步。 【经典例句】I was able to submit my paper before the bell rang. 【译　文】在铃响之前我及时交出了答卷。
subsequent ['sʌbsikwənt]	*a.* 随后的，后来的 【联想记忆】frequent *a.* 频繁的；consequent *a.* 作为结果的；sequent *a.* 连续的 【经典例句】Original documents must be sent by registered airmail, and duplicate by subsequent airmail. 【译　文】单据的正本须用挂号航空邮寄，副本随后用航空邮寄。
substance ['sʌbstəns]	*n.* 物质；实质，本质；要旨，大意 【固定搭配】in substance 大体上是，从本质上说 【经典例句】Water consists of various chemical substance. 【译　文】水由各种不同的化学物质构成。
substitute ['sʌbstitju:t]	*n.* 代用品，代替者　*vt.* 代，代替 【固定搭配】substitute…for 替代；取代，代替

248

subtract [səb'trækt]	**vt.** 减，减去 【经典例句】He could add and subtract, but hadn't learned to divide. 【译　文】他会做加减法，但还没有学会除法。
suburb ['sʌbə:b]	**n.** (*pl.*) 郊外，近郊 【经典例句】Mary young people who live in the suburbs work in the city. 【译　文】许多在市郊居住的青年人在城市中工作。
subway ['sʌbwei]	**n.** 地铁；地下人行道 【经典例句】When the auto enters the highway system, a retractable arm will drop from the auto and make contact with a rail, which is similar to those powering subway trains electrically. 【译　文】当这种车进入高速公路系统后，一个可伸缩的手臂将从车中伸出来和铁轨连接，就像电动的地铁火车。
succession [sək'seʃən]	**n.** 连续，系列；继任，继承 【固定搭配】in succession 一连，一个接一个
successive [sək'sesiv]	**a.** 连续的，接连的 【联想记忆】succeeding **a.** 后来的；successful **a.** 成功的
suck [sʌk]	**v.** 吸，吮
sufficient [sə'fiʃənt]	**a.** 足够的，充分的 【固定搭配】be sufficient for 足够 be sufficient in 在……方面充足 【联想记忆】be adequate to 足够；be rich in…在……方面富有；be abundant in…在……方面充足 【经典例句】Sufficient data have been collected for the building project. 【译　文】为这项建筑工程收集的资料已经很充分了。
suggest [sə'dʒest]	**vt.** 建议，提出；使想起，暗示
suggestion [sə'dʒestʃən]	**n.** 建议，提议，暗示，示意 【固定搭配】make / offer / put forward a suggestion 提出建议 【经典例题】The suggestion that the mayor ＿＿＿＿ the prizes was accepted by everyone. A．would present　　　　B．ought to present C．present　　　　　　 D．presents　　　　　　[C] 【译　文】由市长发奖牌的建议得到所有人的认可。
suicide ['sjuisaid]	**n.** 自杀 【固定搭配】commit suicide 自杀
sum [sʌm]	**n.** 总数，总和；金额　**v.** 总结，概括；估量，估计 【固定搭配】sum up 总结，概括
summarize ['sʌməraiz]	**vt.** 概括，总结
summary ['sʌməri]	**n.** 摘要，概要 【固定搭配】in summary 概括起来 【经典例句】This historic decision was based on a summary of the experiences of 24 years after the founding of the Party. 【译　文】这是总结建党 24 年经验作出的历史性决策。
summit ['sʌmit]	**n.** 顶，最高点；巅峰，高峰；最高级会议
super ['sju:pə]	**a.** 极好的，超级的
superb [sju:'pə:b]	**a.** 极好的

249

superficial [sju:pə'fiʃəl]	*a.* 表面的；肤浅的，浅薄的
superior [.sju:'piəriə]	*n.* 长者；高手；上级 *a.* 较高的；上级的；上好的，出众的；高傲的 【固定搭配】be superior to 优越于，地位高于 【经典例题】This watch is _____ to all the other watches on the market. A. superior　　B. advantageous　C. super　　　　D. beneficial　　[A] 【译　文】这个表比市场上其他的表都要优良。
supplement ['sʌpliment]	*n.* 补充（物）；增刊，副刊，附录　*vt.* 增补，补充
supreme [sju:'pri:m]	*a.* 最高的；极度的，重要的
surgery ['sə:dʒəri]	*n.* 外科，外科手术
surplus ['sə:pləs]	*n.* 过剩，剩余物；盈余，顺差　*a.* 多余的，过剩的
surrender [sə'rendə]	*vi.* 投降，屈服，让步　*vt.* 交出，放弃 【固定搭配】surrender oneself to... 向……投降，沉迷在……之中 【经典例句】We will not surrender without a struggle. 【译　文】我们绝不会不战而降。
surround [sə'raund]	*vt.* 围绕，包围
surroundings [sə'raundiŋz]	*n.* (*pl.*) 周围的事物，环境
survey ['sə:vei]	*n.* 俯瞰，眺望；测量，勘察；全面审查，调查 【固定搭配】conduct / do / make a survey of 对……进行调查 【经典例句】According to a survey, which was based on the response of over 188,000 students, today's traditional-age college freshmen are "more materialistic and less altruistic" than at any time in the 17 years of the poll. 【译　文】根据一项调查，当今的大学新生比任何时候都重视物质享受，更加自私。这是根据过去17年对同龄人进行的民意测验，在18.8万份反馈的基础上得出的结论。
survival [sə'vaivəl]	*n.* 幸存（者），生存
survive [sə'vaiv]	*vi.* 幸免于，幸存　*vt.* 从……逃出 【经典例句】There's little chance that mankind would survive a nuclear war. 【译　文】人类从核战争中幸存的概率很小。
suspect [səs'pekt] *v.* ['sʌspekt] *n.*	*vt.* 猜想，怀疑　*n.* 可疑分子，嫌疑犯　*a.* 可疑的 【固定搭配】suspect sb. of sth. 疑心某人干某事 【经典例句】We suspect that diet is related to most types of cancer but we don't have definite proof. 【译　文】我们怀疑饮食和多种癌症有关，但是我们没有确切的证据。
suspend [səs'pend]	*vt.* 悬，挂，吊；暂停，中止
suspicion [səs'piʃən]	*n.* 怀疑，猜疑 【固定搭配】arouse sb.'s suspicion 引起某人的怀疑；be under suspicion 受怀疑；with suspicion 怀疑地 【经典例句】There are suspicions that he may not be able to play at all. 【译　文】他是否参演还是值得怀疑的。

sustain [səs'tein]	*vt.* 支撑，撑住；经受，忍耐 【经典例句】Seana sustained only on pain medications . 【译　　文】西娜只能靠疼痛治疗维持着。
swallow ['swɔleu]	*v.* 吞，咽；轻信；忍受，抑制，食言　*n.* 燕子 【经典例句】Their homes will be swallowed up by the hungry sea. 【译　　文】他们的房屋将被汹涌的大海淹没。
sway [swei]	*n.* 摇摆，影响力，支配　*vt.* 摇动
swear [swɛə]	*vi.* 宣誓，发誓；咒骂，骂人 【固定搭配】swear at 骂（某人）；swear in（常用被动语态）使宣誓就职 【经典例句】Don't swear, for I dislike swearing. 【译　　文】别骂人，我不喜欢骂人。
sweat [swet]	*n.* 汗　*v.* 出汗
sweater ['swetə]	*n.* 毛衣，绒衣 【联想记忆】garment *n.* 衣服，服装；costume *n.* 特定场合的服装；uniform *n.* 制服；jacket *n.* 夹克；coat *n.* 上衣；pants / slacks *n.* 休闲裤子；shorts *n.* 短裤；overcoat *n.* 大衣，外衣；trousers *n.* 裤子；underwear *n.* 内衣；veil *n.* 面纱
swell [swel]	*vi.* 膨胀，增大，隆起 【固定搭配】swell with anger 满腔怒火
swift [swift]	*a.* 快的，迅速的
swing [swiŋ]	*vi.* 摇摆，摇荡；回转，转向　*n.* 秋千 【固定搭配】in full swing 正在全力进行中
switch [switʃ]	*n.* 转换，转变；电闸，开关；突然转向　*v.* 改变，交换 【固定搭配】switch off / on 关上/打开（开关） 【联想记忆】turn on / put on 打开（水、煤气）开关；turn off / put off / switch off 关上（电灯、电视、水、煤、）开关 【经典例句】At first, the speaker was referring to the problem of pollution in the country, but halfway in her speech, she suddenly switch to another subject. 【译　　文】首先，演讲者提到了这个国家的污染问题，但讲了一半她突然转到了其他主题。
symbol ['simbəl]	*n.* 象征，符号，标志
sympathetic [ˌsimpə'θetik]	*a.* 同情的，共鸣的 【固定搭配】be sympathetic to… 对……表示同情 【联想记忆】sympathize with sb., show sympathy towards sb., feel / express sympathy for / with sb., have sympathy for sb. 同情
sympathize ['simpəθaiz]	*vi.* 同情，怜悯；同感，共鸣
sympathy ['simpəθi]	*n.* 同情，同情心；赞同，同感 【固定搭配】feel / have sympathy for 同情某人
symptom ['simptəm]	*n.* 症状，征候 【固定搭配】have / show the symptoms of a cold 显出感冒的症状
synthetic [sin'θetic]	*a.* 合成的，人工的；综合的　*n.* 人工制品（尤指化学合成物） 【经典例句】The store now offers 531 varieties of synthetic fabrics, all Chinese-made. 【译　　文】这个店现在出售 531 种合成纤维，全部都是中国生产的。
system ['sistəm]	*n.* 系统，体系；制度，体制

systematic(al) [,sisti'mætik]	*a.* 系统的；有计划的，有步骤的；有秩序的，有规则的

T

tackle ['tækl]	*vt.* 解决，处理 【经典例句】The local government leaders are making every effort to tackle the problem of poverty. 【译　文】当地政府领导正在努力解决贫困问题。
tag [tæg]	*n.* 标签，货签
talent ['tælənt]	*n.* 天资；才能；人才 【固定搭配】have a talent for 对……有天赋　cultivate / develop one's talent 培养自己的才能 【经典例句】They also say that the need for talented, skilled Americans means we have to expand the pool of potential employees. 【译　文】他们也指出对有才华的、技术熟练的美国人的需求，这意味着我们要挖掘员工的潜力。
tame [teim]	*n.* 驯养　*a.* 驯服的，易驾驭的 【联想记忆】train *n.* 培训，训练；cultivate *n.* 培养；discipline *n.* 训导，训练；domesticate *n.* 驯养；harness *n.* 治理 【经典例题】It took him several months to _____ the wild horse. A. tend　　　B. cultivate　　　C. breed　　　D. tame　　　[D] 【译　文】驯服那匹野马花了他好几个月的时间。
tank [tæŋk]	*n.* 坦克；箱，罐，槽
target ['tɑ:git]	*n.* 靶子，目标 【固定搭配】hit / miss the target 射中/未射中靶子 【经典例句】The Government has set the target for full implementation of whole-day primary schooling for 2007-2008. 【译　文】政府已定下目标，将于2007~2008学年全面推行全日制小学。
tax [tæks]	*vt.* 征税　*n.* 税款 【固定搭配】escape taxes 逃税；collect taxes 征税 【联想记忆】tax-free 免税；taxpayer *n.* 纳税人
technician [tek'niʃ(ə)n]	*n.* 技术员，技师，技工
technology [tek'nɔlədʒi]	*n.* 工业技术，应用科学
tedious ['ti:diəs]	*a.* 沉闷的，冗长乏味的 【经典例句】In particular, different cases have to be distinguished, or these will make works tedious. 【译　文】应特别指出，不同的案例必须区分开，否则会使工作变得乏味。
teenager ['ti:neidʒə]	*n.* （13~19岁的）青少年
telescope ['teliskəup]	*n.* 望远镜

252

temper ['tempə]	*n.* 情绪，脾气 【固定搭配】be in a good / bad temper 心情好/不好；lose one's temper 发脾气，发怒 【经典例题】The violent _____ of his youth reappeared and was directed not only at the army, but at his wife as well. A. impatience　　B. character　　C. temper　　D. quality　　[C] 【译　　文】他又犯了年轻时候的粗暴脾气，这次不仅针对的是部队，而且还有他的妻子。
temple ['templ]	*n.* 庙，寺
temporary ['tempərəri]	*a.* 暂时的，临时的 【经典例句】Their temporary mud huts with thatched roofs of wild grasses often only last six months. 【译　　文】这种临时搭建的茅草屋顶的小泥屋通常只能维持 6 个月。
temptation [temp'teiʃən]	*n.* 引诱，诱惑；迷人之物，诱惑物 【经典例句】It is not easy for us to resist temptation. 【译　　文】对于我们来说，抵制诱惑是不太容易的。
tend [tend]	*vt.* 照料，护理　*vi.* 趋向，趋于 【经典例句】Most candidates make promises during a campaign to win voters' support. But after they get elected, they tend to forget most of things they promise to achieve. 【译　　文】大多数候选人在竞选过程中都做出各种保证，以赢得选民支持，但等他们当选后，他们往往忘记去兑现大部分的诺言了。
tendency ['tendənsi]	*n.* 趋向，趋势 【固定搭配】have a tendency to do 有做……的倾向 【名师导学】辨析 tendency, trend：tendency 指自然因素决定的趋势、倾向；trend 指在外界压力下事物发展的趋势、大的潮流，强调外界压力，人的作用。 【经典例题】Their profits have grown rapidly in recent years, and this upward is expected to continue. A. trend　　　B. increase　　　C. tendency　　　D. movement　　[C] 【译　　文】他们的利润最近几年增长很快，而且这种上升的趋势有望继续。
tender ['tendə]	*a.* 嫩的，柔软的；温柔的，温厚的；脆弱的，纤细的 【经典例句】My leg was very tender after the injection. 【译　　文】接受注射后我的腿发软。
tense [tens]	*a.* 拉紧的，绷紧的；紧张的 【经典例句】The air is so tense here. I feel like I cannot even cough. 【译　　文】这里气氛太紧张，我觉得好像连咳嗽都不行。
terminal ['tə:minl]	*a.* 末端的，终点的；学期的，期末的；晚期的，致死的　*n.* 末端；总站；计算机终端 【固定搭配】terminal cancer 癌症晚期　　terminal heart disease 心脏病晚期 【经典例句】His mom has a terminal illness. 【译　　文】他母亲的病已进入晚期。
terrific [tə'rifik]	*a.* 极好的，非常的，极度的 【名师导学】该词经常用在口语里，表示"极好的"。与此意思相近的词还有：wonderful, excellent, marvelous, amazing, brilliant。 【经典例句】We had a terrific time at the party. 【译　　文】我们在宴会上度过了一段极好的时光。
terrify ['terifai]	*v.* 使恐怖，使惊吓 【名师导学】注意该词的形容词形式是 terrified 而不是 terrific。同时 terrified 后边常常与介词 of / at 搭配。

253

territory ['terɪtərɪ]	*n.* 领土，地区；领域，范围 【经典例句】Wild animals will not allow other animals to enter their territory. 【译　文】野生动物不许其他动物进入它们的领地。
terror ['terə]	*n.* 恐怖，恐怖的人/事 【固定搭配】quiver in terror 怕得发抖 【经典例句】A rabid dog became the terror of the neighborhood. 【译　文】一条狂暴的狗让邻居们觉得很恐怖。
textile ['tekstaɪl]	*a. / n.* 纺织品（的） 【经典例句】China's woollen textile industry is forging ahead to meet the needs of the country. 【译　文】中国的毛纺工业正迅速发展以适应国家的需要。
theme [θiːm]	*n.* 主题，话题 【名师导学】此单词经常在阅读题的题干中出现，如：what is theme (topic) of the passage? 文章的主题是什么？ 【名师导学】辨析 theme, topic：theme 意为"主题"，指音乐或文学作品所表现出的思想；topic 意为"话题"，一般作为演讲或谈话的主题。 【经典例句】Stamp collecting was the theme of his talk. 【译　文】集邮是他谈话的主题。
theory ['θɪərɪ]	*n.* 理论；学说；意见 【固定搭配】in theory 理论上
therapy ['θerəpɪ]	*n.* 治疗，疗法 【名师导学】辨析 therapy，treatment，cure，heal：therapy "疗法"，尤指不用药物或手术的矫正疗法；treatment "医疗方法"，指用药物或手术进行的治疗；cure "治愈"；heal "治疗外伤"。
thereby [ˌðɛəˈbaɪ]	*ad.* 借以
thermometer [θəˈmɒmɪtə(r)]	*n.* 温度计
thorough ['θʌrə]	*a.* 彻底的，完全的；精心的 【经典例句】Going to a specialist physician will result in more thorough and up-to-date care for whatever ails you. 【译　文】看专科医生可以得到更完全和全新的护理，可以应对任何病痛。
thoughtful ['θɔːtful]	*a.* 深思的，沉思的；体贴的，关心的
threat [θret]	*n.* 威胁，危险现象
threaten ['θretn]	*vt.* 威胁，恐吓 【固定搭配】threaten sb. with / to do 威胁要 【联想记忆】argue / persuade / talk sb. into doing sth. 说服某人去做某事；cheat / trick sb. into doing sth. 哄骗某人去做某事；force sb. into doing sth. 迫使某人去做某事；frighten / scare / terrify sb. into doing sth. 恐吓某人去做某事；reason sb. into doing sth. 劝说某人去做某事 【经典例句】It will greatly threaten the security of this country. 【译　文】它将会极大地威胁这个国家的安全。
thrift [θrɪft]	*n.* 节俭，节约
thrive [θraɪv]	*vi.* 兴旺，繁荣 【联想记忆】flourish *n. / v.* 繁茂；prosper *v.* 繁荣；boom *n. / v.* 兴旺 【经典例句】She seems to thrive on hard work.

	【译　　文】她看起来是靠艰苦的工作而发迹的。 【经典例题】The timber rattlesnake is now on the endangered species list, and is extinct in two eastern states in which it once _____. A. thrived　　　B. swelled　　　C. prospered　　　D. flourished　[A] 【译　　文】这种森林响尾蛇现在已经属于濒危物种，而且在东部曾经常见的两个州也已经灭绝了。
thrust [θrʌst]	**n.** 插，戳，刺，猛推　**vt.** 插入，猛推 【经典例句】She thrust herself through the crowd. 【译　　文】她挤过了人群。
thunder ['θʌndə]	**n.** 雷，轰隆响　**vi.** 打雷，轰隆响
tide [taid]	**n.** 潮，潮汐 【经典例句】It is the tide of the times, an inevitability of history. 【译　　文】这是时代的潮流，历史的必然。
tidy ['taidi]	**vt.** 整理，收拾　**a.** 整洁，整齐 【固定搭配】tidy up 使整洁 【经典例句】They went into the house and found that it is extremely tidy. 【译　　文】他们进入房子，发现房子真整洁。
timber ['timbə]	**n.** 木材，木料；森林；梁 【联想记忆】lumber **n.** 木材，木料；log **n.** 原木，圆木；board **n.** 木板 【经典例句】The main products of the district are wool, cotton and timber. 【译　　文】这个地区的主要产品是羊毛、棉花和木材。
tiresome ['taiəsəm]	**a.** 令人厌倦的，讨厌的
tissue ['tisju:]	**n.** 织物，薄纸；（机体）组织 【经典例句】What he said is a tissue of lies. 【译　　文】她说的是一整套谎话。
title ['taitl]	**n.** 书名，题目；头衔，称号 【固定搭配】bestow / confer a title on sb. 授予某人头衔
toast [təust]	**n.** 烤面包，吐司；祝酒词　**v.** 烤（面包片等）；提议为……祝酒 【经典例句】This bread toasts well. 【译　　文】这个面包烤得不错。
tolerate ['tɔləreit]	**vt.** 忍受，容忍，容许 【经典例题】Some old people don't like pop songs because they can't _____ so much noise. A. resist　　　B. sustain　　　C. tolerate　　　D. undergo　[C] 【译　　文】一些老人不喜欢流行音乐是因为他们受不了那么嘈杂的声音。
tone [təun]	**n.** 音，音调，声调；腔调，语气；色调；气氛，调子 【固定搭配】tone in... 与……和谐；与……相配
topic ['tɔpik]	**n.** 题目；论题，话题 【固定搭配】bring up a topic 提出话题
torch [tɔ:tʃ]	**n.** 火把
torture ['tɔ:tʃə]	**n. / vt.** 拷问，拷打；折磨，痛苦 【固定搭配】put sb to torture 拷问某人 【名师导学】辨析 torture, torment：torture 指身体上或肉体上所受的撕裂般的巨大痛苦；torment 在现代英语中多用来指精神上的强烈痛苦或不安，也可表示由于连续性伤害所引起的肉体上的重复性剧痛。 【经典例句】He would rather die than surrender under the enemy's cruel torture. 【译　　文】在敌人的酷刑之下，他宁死不屈。

tough [tʌtʃ]	*a.* 坚韧的，难嚼烂的；结实的，能吃苦耐劳的；艰巨的，困难的，严厉的 【固定搭配】be / get tough with sb. 对某人强硬
trace [treis]	*n.* 痕迹，踪迹 *vt.* 跟踪，查找 【固定搭配】trace back to 追溯到 【名师导学】辨析 trace, track, trail：trace 意为"痕迹，踪迹，遗迹"，指在其他物体上留下的明显痕迹；track 意为"（人、动物、车等）踪迹，足迹"，常指人或动物经常往返而自然踩出的路；trail 意为"（人或动物留下的）足迹"，还可表示人或动物留下的其他痕迹，如气味、尘土等。 【经典例句】Much of Chinese mythology is lost, and what is not lost is scattered and difficult to trace. 【译　文】中国神话散失很多，仅存的文献又很分散，难以寻查。
tractor ['træktə]	*n.* 拖拉机；牵引车
tradition [trə'diʃən]	*n.* 传统，惯例
tragedy ['trædʒidi]	*n.* 悲剧；惨事，灾难
trail [treil]	*n.* 痕迹，足迹 *vt.* 跟踪，追踪
transfer [træns'fə:] *v.* ['trænsfə:] *n.*	*vt.* 迁移，调动；换车；转让，过户 *n.* 迁移，调动；换车；转让，过户 【固定搭配】transfer sth. from…to 转移，调任，换乘 【名师导学】transfer, transmit, transport：transfer 意为"转移"，指从一处到另一处；transmit 意为"传送"，指通过媒介或设备传导、输送；transport 意为"运输"，指用火车、轮船等交通工具运送人或货物。 【经典例句】Transfer research results into commodities according to market rules. 【译　文】将研究成果按市场规律转换成商品。
transform [træns'fɔ:m]	*vt.* 转换，变形；变化，变压 【联想记忆】change…into，turn…into 由……变成 【名师导学】在词汇题中以词义辨析为主，而只要能辨认前缀 trans-后的词义，就不难辨析词义，而阅读中则以变化的形式出现。 【经典例题】The twentieth century has witnessed an enormous worldwide political, economic and cultural _____. A. tradition　　　　　　　　　B. transportation C. transmission　　　　　　　　D. transformation　　　　　[D] 【译　文】20 世纪见证了世界范围内的政治、经济和文化各方面的巨大转变。
translate	*v.* 翻译，变成 【固定搭配】translate into 变成，转变
translation [træns'leiʃən]	*n.* 翻译
transmit [trænz'mit]	*vt.* 传送，传输，传达，传导，发射 *vi.* 发射，信号，发报 【固定搭配】transmit a match live 实况转播比赛 【经典例句】Some diseases are transmitedt by certain water animals. 【译　文】一些疾病是通过某种水栖动物传播的。
transparent [træns'pεərənt]	*a.* 透明的
transport [træns'pɔ:t] *vt.* ['trænspɔ:t] *n.*	*vt. / n.* 运输，运送 【经典例句】Additional social stresses may also occur because of the population explosion or problems arising from mass migration movements — themselves made relatively easy nowadays by modern means of transport. 【译　文】由于人口猛增或大量人口流动（现在交通运输工具使大量人口流动得相对容易）所引起的各种社会问题也会对社会造成新的压力。

transportation [ˌtrænspɔːˈteiʃən]	*n.* 运输，运输系统
trap [træp]	*n.* 陷阱，圈套 *vt.* 诱捕，使中圈套 【固定搭配】fall into a trap 陷入圈套 【经典例句】I just want your boys to have a chance to avoid the trap. 【译　文】我只希望孩子们有机会避开陷阱。
trash [træʃ]	*n.* 垃圾，废物
trauma [ˈtrɔːmə]	*n.* 外伤；精神创伤
treat [triːt]	*vt.* 待遇，对待；治疗，疗法
treatment [ˈtriːtmənt]	*n.* 待遇，对待；治疗，疗法
treaty [ˈtriːti]	*n.* 条约；协定 【经典例句】Under the treaty, inspection are required to see if any country is secretly developing nuclear weapons. 【译　文】基于此条约，如果任何一个国家在秘密地发展核武器，那么就需要对其进行调查。
tremble [ˈtrembl]	*vi.* 颤抖，颤动
tremendous [triˈmendəs]	*a.* 巨大的
trend [trend]	*n.* 倾向，趋势 【经典例句】The development of the trend toward multi-polarity contributes to world peace, stability and prosperity. 【译　文】多极化趋势的发展有利于世界的和平、稳定和繁荣。
trial [ˈtraiəl]	*n.* 试验；审判 【固定搭配】be on trial 实验性地；在受审
triangle [ˈtraiæŋgl]	*n.* 三角，三角形 【经典例句】Her earrings were in the shape of triangles. 【译　文】她的耳环是三角形的。
trim [trim]	*vt. / n.* 整理，修剪，装饰 【固定搭配】trim down 削减；trim off 减掉
triumph [ˈtraiəmf]	*n.* 胜利，成功 *vi.* 得胜，战胜 【固定搭配】triumph over 获胜 【联想记忆】win sb. over 把某人争取过来 【名师导学】辨析 triumph，conquest，victory：triumph 指辉煌的胜利、征服、大成功；victory 指战争、比赛、竞赛等所有各类争斗的胜利；conquest 指把战败的一方的人或国家置于完全的控制之下。 【经典例句】This year has seen one signal triumph for them in the election. 【译　文】今年是他们在选举中取得重大胜利的一年。
troop [truːp]	*n.* （一）队，（一）群；（*pl.*）部队，军队
tropical [ˈtrɔpikl]	*a.* 热带的 【经典例句】Bananas are tropical fruit. 【译　文】香蕉是热带水果。
truly [ˈtruːli]	*ad.* 正确地，事实上；真诚地

trumpet ['trʌmpit]	*n.* 喇叭，小号
trunk [trʌŋk]	*n.* 树干，躯干；大衣箱，（汽车后部）行李箱
tube [tju:b]	*n.* 管，软管；电子管，显像管；地铁
tune [tju:n]	*n.* 调子，曲调；和谐，协调 *vt.* 为……调音；调整，调节 【固定搭配】in tune with 与……和谐／协调；tune in (to sth.) 调谐，收听 【经典例句】There's many a good tune played on an old fiddle. 【译　文】[谚]提琴虽老，仍可奏出好的曲子；老当益壮。
tunnel ['tʌnl]	*n.* 隧道，地道 *vt.* 挖隧道／地道
turbine ['tə:bin, -bain]	*n.* 汽轮机，涡轮机
tutor ['tju:tə]	*n.* 家庭教师，指导教师 *v.* 指导
twin [twin]	*n.* 孪生儿 *a.* 孪生的，成双的
twist [twist]	*v./n.* 搓，捻；拧，扭 *n.* 扭弯，扭转 *v.* 歪曲，曲解 【固定搭配】twist sb.'s arm 扭某人的胳膊；强迫做某事 【经典例句】To twist the law in order to obtain bribes. 【译　文】贪赃枉法。
typical ['tipikəl]	*a.* 典型的，有代表性的；独有的，独特的 【固定搭配】be typical of 代表性的，典型的

U

ultimate ['ʌltimit]	*a.* 最后的，最终的 *n.* 终极，顶点 【经典例句】The union leaders declared that the ultimate aim of their struggle was to increase pay and improve working conditions for the workers. 【译　文】工会领导人宣称他们斗争的最终目的是要增加工人工资和改善工作条件。
undergo [ʌndə'gəu]	*vt.* 经历，遭受 【固定搭配】undergo hardships / changes 经历苦难/变化 【名师导学】在英文中有许多已 under-这个前缀开头的单词，多指"在……之下"。 【经典例句】Security programs should undergo actuarial review. 【译　文】对保障方案进行精算评估。
undergraduate [ʌndə'grædjuit]	*n.* 大学生，大学肄业生 【联想记忆】undergraduate *n.* 本科生；postgraduate *n.* 研究生；Ph. student *n.* 博士生
underground ['ʌndəgraund]	*a.* 地下的，秘密的 *n.* 地铁 *ad.* 在地下，秘密地
underline [ʌndə'lain]	*vt.* 在……之下划线；强调，着重
underneath [ʌndə'ni:θ]	*prep.* 在……下面 *ad.* 在下面，在底层；在里面
understanding [ʌndə'stændiŋ]	*n.* 理解，理解力；谅解 *a.* 能体谅人的，宽容

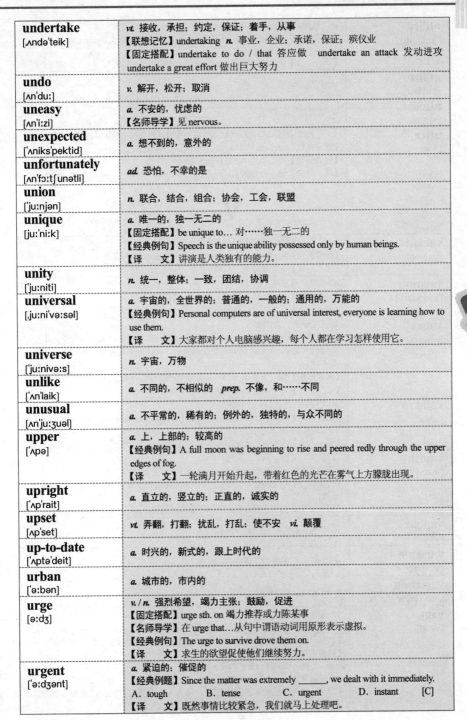

undertake [ˌʌndə'teik]	*vt.* 接收，承担；约定，保证；着手，从事 【联想记忆】undertaking *n.* 事业，企业；承诺，保证；殡仪业 【固定搭配】undertake to do / that 答应做　undertake an attack 发动进攻 undertake a great effort 做出巨大努力
undo [ʌn'du:]	*v.* 解开，松开；取消
uneasy [ʌn'i:zi]	*a.* 不安的，忧虑的 【名师导学】见 nervous。
unexpected ['ʌniks'pektid]	*a.* 想不到的，意外的
unfortunately [ʌn'fɔ:tʃunətli]	*ad.* 恐怕，不幸的是
union ['ju:njən]	*n.* 联合，结合，组合；协会，工会，联盟
unique [ju:'ni:k]	*a.* 唯一的，独一无二的 【固定搭配】be unique to... 对……独一无二的 【经典例句】Speech is the unique ability possessed only by human beings. 【译　文】讲演是人类独有的能力。
unity ['ju:niti]	*n.* 统一，整体；一致，团结，协调
universal [ˌju:ni'və:səl]	*a.* 宇宙的，全世界的；普通的，一般的；通用的，万能的 【经典例句】Personal computers are of universal interest, everyone is learning how to use them. 【译　文】大家都对个人电脑感兴趣，每个人都在学习怎样使用它。
universe ['ju:nivə:s]	*n.* 宇宙，万物
unlike ['ʌn'laik]	*a.* 不同的，不相似的　*prep.* 不像，和……不同
unusual [ʌn'ju:ʒuəl]	*a.* 不平常的，稀有的；例外的，独特的，与众不同的
upper ['ʌpə]	*a.* 上，上部的；较高的 【经典例句】A full moon was beginning to rise and peered redly through the upper edges of fog. 【译　文】一轮满月开始升起，带着红色的光芒在雾气上方朦胧出现。
upright ['ʌp'rait]	*a.* 直立的，竖立的；正直的，诚实的
upset [ʌp'set]	*vt.* 弄翻，打翻；扰乱，打乱，使不安　*vi.* 颠覆
up-to-date ['ʌptə'deit]	*a.* 时兴的，新式的，跟上时代的
urban ['ə:bən]	*a.* 城市的，市内的
urge [ə:dʒ]	*v. / n.* 强烈希望，竭力主张；鼓励，促进 【固定搭配】urge sth. on 竭力推荐或力陈某事 【名师导学】在 urge that...从句中谓语动词用原形表示虚拟。 【经典例句】The urge to survive drove them on. 【译　文】求生的欲望促使他们继续努力。
urgent ['ə:dʒənt]	*a.* 紧迫的；催促的 【经典例题】Since the matter was extremely _____, we dealt with it immediately. A. tough　　　B. tense　　　C. urgent　　　D. instant　　[C] 【译　文】既然事情比较紧急，我们就马上处理吧。

259

utility ['ju:tiliti]	*n.* 效用，实用；公用事业 【经典例句】The abstract shall state briefly the main technical points of the invention or utility model. 【译　文】摘要应当简要说明发明或者实用新型的技术要点。
utilize ['ju:tilaiz]	*vt.* 利用，使用
utmost ['ʌtməust]	*a.* 最远的　*n.* 极限
utter ['ʌtə]	*a.* 完全的，彻底的，绝对的　*vt.* 说，发出（声音）；说出，说明，表达 【固定搭配】utter one's thoughts / feelings 说出自己的想法/感觉 【经典例句】What he is doing is utter stupidity! 【译　文】他正在做的是完全愚蠢的事！

vacant ['veikənt]	*a.* 空的；（职位）空缺的；茫然的 【经典例句】Are there any rooms vacant in this hotel? 【译　文】这家旅馆有空房吗？
vacuum ['vækjuəm]	*n.* 真空；真空吸尘器 【经典例句】Her death left a vacuum in his life. 【译　文】她的去世给他的生活留下一片真空。
vague [veig]	*a.* 不明确的，含糊的 【名师导学】辨析 vague，obscure：vague 指言辞不确定或太笼统，使人不能完全猜透其意；obscure 指某物的意思复杂、深奥或未明确地表达出来，使其晦涩难懂。 【经典例句】Your enquiry is too vague to enable us to reply you. 【译　文】你们的询问不明确，我们无法答复。
valid ['vælid]	*a.* 有根据的，正确的；有效的 【经典例句】However logical and valid the argument may be, they only skim the surface of the issue. 【译　文】不管这些争论多么有逻辑性和正确，他们只看到了问题的表面。
vanish ['væniʃ]	*vi.* 消失，消散；消逝，灭绝 【固定搭配】vanish away 消失（away，表示向相反的方向离开） 【经典例句】As a rule, where the broom does not reach the dust will not vanish of itself. 【译　文】扫帚不到，灰尘照例不会自己跑掉。
vapour ['veipə]	*n.* 蒸气，雾气
variable ['vɛəriəbl]	*n.* 变量　*a.* 易变的；可变的，可调节的
variation [,vɛəri'eiʃən]	*n.* 变化，变动；变种，变异
vary ['vɛəri]	*vt.* 变化，改变 【固定搭配】vary with... 随……变化；vary from...to... 由……到……情况不同 【名师导学】在词汇和阅读题中多是以 vary 的词形变化形式出现。 【经典例题】The hopes, goals, fears and desires _____ widely between men and women, between the rich and the poor. A. alter　　　B. transfer　　　C. shift　　　D. vary　　[D] 【译　文】无论男女，无论贫富，每个人的希望、目标、忧虑和愿望都大不相同。

260

vehicle ['vi:ikl]	*n.* 车辆，交通工具 【经典例句】Cars and trucks are vehicles. 【译　文】小汽车和大卡车都是交通工具。
venture ['ventʃə]	*n. / vi.* 冒险，拼，闯　*v.* 敢于，大胆表示　*n.* 冒险（事业） 【固定搭配】at a venture 胡乱地，随便地 【名师导学】辨析 venture，adventure，risk：venture 指冒生命危险或经济风险；adventure 指使人心振奋、寻求刺激性的冒险；risk 指不顾个人安危、主动承担风险的事。
verify ['verifai]	*vt.* 证实，证明；查清，核实 【经典例题】There are often discouraging predictions that have not been proved verified by actual events. 【译　文】经常会有未经过事实证明的令人泄气的预测。
version ['və:ʃən]	*n.* 形式，式样；看法，说法；版本，译本，改写本　*prep.*（诉讼、竞赛等中）……对……；与……相对（比） 【经典例句】Asteroids are bigger versions of the meteoroids that race across the night sky. 【译　文】行星是划过夜空的流星的更大一些的形式。
vertical ['və:tikəl]	*a.* 垂直的，竖的 【经典例句】On the vertical exterior surface of the outer ring, 3,800 solar cells are mounted on panels to convert the sun's energy to electrical power. 【译　文】在外环空间的垂直外部表面上，有 3800 个太阳能电池被镶嵌在嵌板上，将太阳能转化为电力。
vessel ['vesl]	*n.* 容器，器皿；船舶；管，导管，血管 【联想记忆】steamship *n.* 蒸汽船；liner *n.* 客轮；ferry *n.* 摆渡；tanker *n.* 油轮
veteran ['vetərən]	*n.* 老兵，老手　*a.* 老练的
via ['vaiə, 'vi:ə]	*prep.* 经，经由，通过 【经典例句】I went to Pittsburgh via Philadelphia. 【译　文】我经过费城到匹兹堡。
vibrate [vai'breit]	*v.*（使）振动，（使）摇摆 【经典例句】The diaphragm vibrates, thus setting the air around it in motion. 【译　文】膜片振动使得周围的空气也动了起来。
vice [vais]	*n.* 罪恶；恶习；缺点，毛病 【固定搭配】vice versa 反之亦然
victim ['viktim]	*n.* 牺牲者，受害者
video ['vidiəu]	*a.* 电视的，视频的；录像的　*n.* 电视，视频；录像 【经典例句】It's not just video games and movies; children see a lot of murder and crime on the local news. 【译　文】不仅从电视游戏和电影，在当地的新闻中孩子也能见到许多的谋杀和犯罪。
view [vju:]	*n.* 观察，视域，眼界；观点，见解，看法；风景，景色　*vt.* 看待，考虑，观察 【固定搭配】view…as 把……看作；in view of 考虑到；由于；come into view 进入视野 【联想记忆】regard…as / think of…as / look upon…as 把……看作 【经典例句】Although I like the appearance of the house, what really made me decide to buy it was the beautiful view through the window. 【译　文】尽管我很喜欢这房子的外型，但真正让我下决心买下它的是窗外的美景。
viewpoint ['vju:ˌpɔint]	*n.* 观点

vigorous ['vigərəs]	*a.* 精力充沛的 【经典例句】He is successful as a doctor because of his <u>vigorous</u>personality. He seems to have unlimited energy. 【译　文】因为有着精力充沛的个性，所以他是一位成功的医生。他似乎有用不完的力量。
vinegar ['vinigə]	*n.* 醋
violate ['vaiəleit]	*vt.* 违犯，违背，违例 【固定搭配】violate the regulation / agreement 违反规定/协约 【经典例句】The actress violated the terms of her contract and was prosecuted by the producer. 【译　文】这位女演员违反了她合同上的条款，被制片人起诉了。
violence ['vaiələns]	*n.* 强暴，暴力；暴行；猛烈，激烈 【固定搭配】resort to violence 诉诸暴力
violent ['vaiələnt]	*a.* 猛烈的，强烈的，剧烈的；强暴的，由暴力引起的
violet ['vaiəlit]	*n.* 紫罗兰 *a.* 紫罗兰色的 【联想记忆】violate *vt.* 违背；purple *a.* 紫色的；brown *a.* 棕色的；pink *a.* 粉红色的
virtual ['və:tjuəl, -tʃuəl]	*a.* 虚的，虚拟的；实际上的
virtually ['və:tjuəli]	*ad.* 实际上，几乎
virtue ['və:tju:]	*n.* 美德；优点 【固定搭配】by / in virtue of 借助，经由 【联想记忆】by means of 借助；by way of 借助，经由；as a result of，by reason of 经由 【经典例题】The manager spoke highly of such virtues as loyalty, courage and truthfulness shown by his employees. 【译　文】经理对员工们所表现出的诸如忠诚、勇气和诚实这类的美德给予了高度的评价。
virus ['vaiərəs]	*n.* 病毒 【经典例句】This is the pernicious virus of racism. 【译　文】这是种族主义的毒害。
visible ['vizəbl]	*a.* 可见的，有形的
vision ['viʒən]	*n.* 视觉，视力；幻想，幻影；眼力，想象力；远见 【名师导学】辨析 vision, sight, view：vision 指人的视力或视野，引申为远见卓识、美妙景色等；sight 指事物在人视线中的客观映像，引申为奇观、风景名胜等；view 指视线、视野时，可与 sight 互换使用，但 view 可指运用视力直接观察事物，也可指问题的角度、个人意见、美景等。
visual ['viʒuəl]	*a.* 视觉的
vital ['vaitl]	*a.* 极其重要的，致命的；生命的；有生机的 【固定搭配】be vital to 对……极其重要 【名师导学】It's vital that 从句谓语动词用原形表示虚拟形式。 【经典例句】The young people are the most active and vital force in society. 【译　文】青年是整个社会力量中最积极最有生气的一部分力量。
vitamin ['vaitəmin, 'vi-]	*n.* 维生素

vivid ['vivid]	*a.* 鲜艳的；生动的，栩栩如生的 【经典例句】Many children turn their attention from printed texts to the less challenging, more vivid moving pictures. 【译　文】许多孩子将他们的注意力从绘有彩图的课文转到了难度较小，却更加生动的动画片上了。
vocabulary [və'kæbjuləri]	*n.* 词汇（量/表） 【经典例句】His English vocabulary is limited, but his Chinese vocabulary is large. 【译　文】他英文的词汇量有限，但他中文的词汇量却很丰富。
volcano [vɔl'keinəu]	*n.* 火山 【固定搭配】a dormant volcano 休眠火山　an extinct volcano 死火山 【联想记忆】famine *n.* 饥荒；plague *n.* 瘟疫，灾害；earthquake *n.* 地震；landslide *n.* 山崩，山体滑坡；slide *n.* 雪崩，山崩；draught *n.* 干旱
volt [vəult, vɔlt]	*n.* 伏特 【联想记忆】transformer *n.* 变压器；voltage *n.* 电压；volt *n.* 伏特；watt *n.* 瓦，瓦特；current *n.* 电流
volume ['vɔljuːm; -jəm]	*n.* （一）卷，（一）册；体积，容积；音量，响度 【联想记忆】thickness *n.* 厚度，浓度；density *n.* 密度；depth *n.* 深度；width *n.* 宽度；breadth *n.* 广度；length *n.* 长度；area *n.* 面积；volume *n.* 体积；weight *n.* 重量；size *n.* 尺码；measure *n.* 度量 【经典例句】He bound up the two books into one volume. 【译　文】他将这两本书装订成一册。
voluntary ['vɔləntəri; -teri]	*a.* 自愿的　*n.* 自愿者 【经典例句】There is a voluntary conveyance of property. 【译　文】这是一桩自愿的财产转让。
volunteer [ˌvɔlən'tiə(r)]	*n.* 志愿者，志愿兵
vote [vəut]	*n.* 选票，选票数　*n./v.* 选举，表决 【固定搭配】vote for / against 投票支持/反对 【经典例句】I have to admire the ladies who fifty years ago worked so hard to get women the right to vote. 【译　文】我很钦佩以前那些女士们，她们在五十年前就努力为妇女争取选举权。

wage [weidʒ]	*n.* 工资，报酬
wag(g)on ['wægən]	*n.* 运货马车，运货车
waist [weist]	*n.* 腰，腰部 【联想记忆】kidney *n.* 肾，肾脏；liver *n.* 肝脏；lung *n.* 肺；stomach *n.* 胃；limb *n.* 四肢；chest *n.* 胸；rib *n.* 肋骨；lap *n.* 坐着时大腿的前面部分；waist *n.* 腰部；knee *n.* 膝盖；ankle *n.* 踝，踝关节；wrist *n.* 腕，腕关节；elbow *n.* 手肘；heel *n.* 脚后跟；paw *n.* 爪；claw *n.* 脚爪
wander ['wɔndə]	*vi.* 徘徊，漫步；走神，恍惚；迷路，迷失；离开正道，离题 【固定搭配】wander off the subject 离题 【联想记忆】wonder 疑惑 【经典例句】He realized his audience's attention was beginning to wander. 【译　文】他意识到听众精神已不太集中了。

263

warmth [wɔ:mθ]	*n.* 暖和，温暖；热忱，热烈；保暖
wax [wæks]	*n.* 蜡，蜂蜡 *vt.* 打蜡
weave [wi:v]	*v.* 编织 【经典例句】How long does it take to weave five yards of cloth? 【译　文】织五码的布需要多长时间呢？
weld [weld]	*vt.* 焊接，锻接；熔接，焊缝 【经典例句】These alloys weld at different heats. 【译　文】这些合金可在不同的温度熔接。
welfare ['welfɛə]	*n.* 福利
whatsoever [ˌwɔtsəu'evə(r)]	=whatever　*pron.* 无论什么
whereas [(h)wɛər'æz]	*conj.* 鉴于；然而，但是；反之
whichever [(h)witʃ'evə]	*pron.* 无论哪个，无论哪些
whip [(h)wip]	*n.* 鞭子　*vt.* 鞭打，抽打；搅拌（奶油，蛋等）
whistle [(h)wisl]	*v.* 吹口哨，鸣笛　*n.* 口哨声，汽笛声；哨子，汽笛
whoever [hu:'evə(r)]	*pron.*（引出名词从句）谁，无论谁，不管谁；究竟是谁 【经典例题】Please give the ticket to _____ comes here first. A. whomever　　　　　　　B. whom C. who　　　　　　　　　D. whoever　　　[D] 【译　文】谁第一个来就把票给谁。
wicked ['wikid]	*a.* 邪恶的，恶劣的；淘气的，顽皮的
widespread ['waidspred, 'spred]	*a.* 普遍的，分布/散布广的 【经典例句】SARS is not a widespread disease. 【译　文】SARS 并不是一种广泛传播的疾病。
wise [waiz]	*a.* 智慧的，聪明的
wisdom ['wizdəm]	*n.* 智慧，明智；名言，格言；古训
wit [wit]	*n.* 机智；(*pl.*) 智力，才智；(*pl.*) 健全的头脑 【经典例题】It is surely not beyond the <u>wit</u> of the government to solve this simple problem. A. intention　　B. endowment　　C. intelligence　　D. enlightenment　　[C] 【译　文】对于政府来说，解决这一简单的问题毫不费力。
withdraw [wið'drɔ:]	*vt.* 收回；撤回，提取　*vi.* 撤退，退出 【固定搭配】withdraw...from... 将……从……撤回；withdraw from 退出 【经典例句】If after education he or she still shows no change, the Party branch shall persuade him or her to withdraw from the Party. 【译　文】经教育仍无转变的，应当劝其退党。

264

withstand [wɪð'stænd]	*vt.* 抵抗，经受住 【经典例句】The new beach house on Sullivan's Island should be able to withstand a Category 3 hurricane with peak winds of 179 to 209 kilometers per hour. 【译　　文】在苏离岛的海边房屋应该能够抵挡第三类的飓风，这种飓风的最大风速为每小时 179 到 209 公里。
witness ['witnis]	*n.* 目击者，见证人　*vt.* 目击；证明 【固定搭配】bear witness to... 为……作证，作……的证人 【联想记忆】judge *n.* 法官；lawyer *n.* 律师；court *n.* 法院；accuse *n.* 指控 【经典例句】She is the witness to the accident. 【译　　文】她是事故的目击者。
wool [wul]	*n.* 羊毛；毛线，毛织品 【联想记忆】textile *n.* 纺织品；fabric *n.* 织物，纺织品；tissue *n.* 织物，薄绢；fiber *n.* 纤维；nylon *n.* 尼龙；wool *n.* 毛织品；cashmere *n.*（克什米尔的）细羊毛，开士米，羊绒
workman ['wə:kmən]	*n.* 工人，工匠，男工
workshop ['wə:kʃɔp]	*n.* 车间，工场；研讨会，讲习班
worldwide ['wə:ld,waid]	*a.* 世界范围的，遍及全球的 【联想记忆】nationwide *a.* 全国范围的；schoolwide *a.* 全校的
worship ['wə:ʃip]	*n.* 礼拜；礼拜仪式　*v.* 崇拜，敬仰 【联想记忆】church *n.* 教堂；pray *n.* 祈祷；god *n.* 神，上帝；Christianity *n.* 基督教；heaven *n.* 天堂
worthless ['wə:θlis]	*a.* 无价值的，无用的
worthwhile ['wə:ð'(h)wail]	*a.* 值得（做）的
worthy ['wə:ði]	*a.* 有价值的，可尊敬的；值……的，足以……的 【固定搭配】be worthy of... 值得……的　　be worthy to do... 值得去做…… 【联想记忆】it is worthwhile to do sth./ sth. is worth doing 值得做某事 【名师导学】sth. is worth (doing)（接名词或动名词） 　　　　　　sth. is worthy to be done（接不定式） 　　　　　　sth. is worthy of（接 of 短语） 　　　　　　it is worthwhile to do sth.（接不定式做主语） 　　　　　　sth. is deserving of（接 of 短语）
wrap [ræp]	*vt.* 卷，包，缠绕　*n.* 披肩 【固定搭配】wrap sth. in... 用……将某物包起来；be wrapped in... 用……包裹好；穿着……；wrap up 包好
wreck [rek]	*n.* 失事，遇难；沉船，残骸　*vt.*（船等）失事，遇难 【经典例句】The strong storm did a lot of damage to the coastal villages; several fishing boats were wrecked and many houses collapsed. 【译　　文】猛烈的暴风雨破坏了海边的许多村庄，一些渔船沉没，许多房屋倒塌。

X-ray ['eks'rei]	*n.* X 射线，X 光

265

Y

yawn [jɔ:n]	*vi.* 打呵欠　*n.* 呵欠 【固定搭配】yawn out 打着哈欠说出 【经典例句】A yawn is a silent shout. 【译　　文】呵欠是无声的叫喊。
yearly ['jə:li]	*a.* 每年的，一年一度的
yield [ji:ld]	*vt.* 生产，出产；让步，屈服　*vi.* 屈服，服从　*n.* 产量，收获量 【固定搭配】yield to 向······让步；increase the yield 增加产量 【联想记忆】submit *n.* 屈服；obey *n.* 服从；compromise *n.* 妥协；surrender *n.* 投降 【经典例句】They were short of sticks to make frames for the climbing vines, without which the yield would be halved. 【译　　文】他们缺少搭葡萄架的杆儿，没有它们葡萄产量就会减少一半。 【经典例题】We love peace, yet we are not the kind of people to yield _____ military threat. A. up　　　　B. to　　　　　C. in　　　　D. at　　　　[B] 【译　　文】我们热爱和平，但我们绝不会屈服于军事威胁。
youngster ['jʌŋstə]	*n.* 青年，年轻人；少年

Z

zone [zəun]	*n.* 地带，区域 【经典例句】Which time zone is your city located in? 【译　　文】你们的城市位于哪个时区？

266

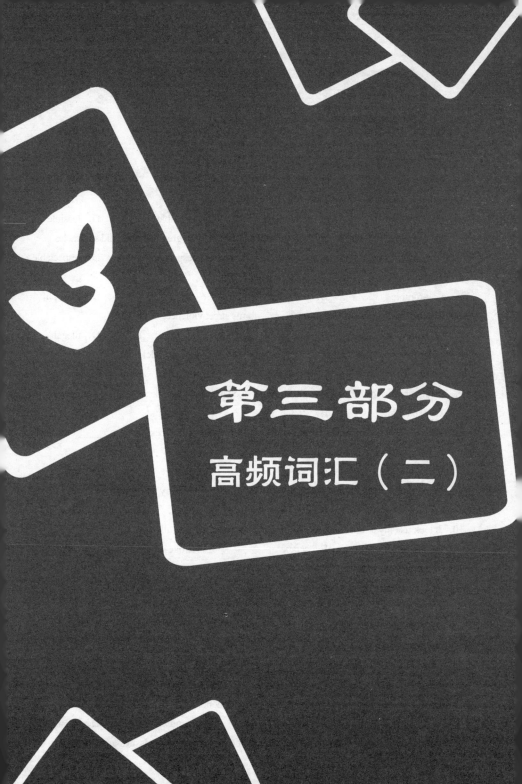

第三部分

高频词汇（二）

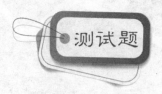

1. The doctors don't _____ that he will live much longer.

   A. articulate   B. anticipate   C. manifest   D. monitor

2. I suggest we put the scheme into effect, for it is quite _____.

   A. eligible   B. sustainable   C. probable   D. feasible

3. The old gentleman was a very _____ looking person, with grey hair and gold spectacles.

   A. respectful   B. respected   C. respective   D. respectable

4. This book is expected to _____ the best-seller lists.

   A. promote   B. prevail   C. dominate   D. exemplify

5. That part of the city has long been _____ for its street violence.

   A. notorious   B. responsible   C. historical   D. illegal

6. Under the guidance of their teacher, the pupils are building a model boat _____ by steam.

   A. towed   B. pressed   C. tossed   D. propelled

7. Having finished their morning work, the clerks stood up behind their desks, _____ themselves.

   A. expanding   B. stretching   C. prolonging   D. extending

8. England's team, who are now superbly fit, will be doing their best next week to _____ themselves for last year's defeat.

   A. revive   B. retort   C. revenge   D. remedy

9. If you want to get into that tunnel, you first have to _____ away all the rocks.

   A. haul   B. transfer   C. repel   D. dispose

10. It took us only a few hours to _____ the paper off all four walls.

   A. shear   B. scrape   C. stroke   D. chip

11. The famous scientist _____ his success to hard work.

   A. imparted   B. granted

   C. ascribed   D. acknowledged

12. It is difficult to _____ of a plan to end poverty.

   A. speculate   B. conceive   C. ponder   D. reckon

13. Now the cheers and applause _____ in a single sustained roar.

   A. mingled   B. concentrated   C. assembled   D. permeated

14. Improved consumer confidence is _____ to an economic recovery.

   A. crucial   B. subordinate   C. cumulative   D. satisfactory

15. Although the body is made up of many different tissues, these tissues are arranged in an

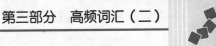

_____ and orderly fashion.

    A. incredible   B. intricate   C. internal   D. initial

16. If you work under a car when repairing it, you often get very _____.

    A. waxy   B. slippery   C. sticky   D. greasy

17. The damage to his car was _____; therefore, he could repair it himself.

    A. considerable   B. appreciable   C. negligible   D. invisible

18. My sister is quite _____ and plans to get an M.A. degree within one year.

    A. aggressive   B. enthusiastic   C. considerate   D. ambitious

19. The manager tried to wave aside these issues as _____ details that would be settled later.

    A. versatile   B. trivial   C. preliminary   D. alternate

20. His _____ was telling him that something was wrong.

    A. intuition   B. hypothesis   C. inspiration   D. sentiment

21. This book is about how these basic beliefs and values affect important _____ of American life.

    A. fashions   B. frontiers   C. facets   D. formats

22. Parents often faced the _____ between doing what they felt was good for the development of the child and what they could stand by way of undisciplined noise and destructiveness.

    A. paradox   B. junction   C. dilemma   D. premise

23. Clark felt that his _____ in one of the most dramatic medical experiments of all time was worth the suffering he underwent.

    A. apprehension   B. appreciation   C. presentation   D. participation

24. As one of the youngest professors in the university, Miss King is certainly on the _____ of a brilliant career.

    A. threshold   B. edge   C. porch   D. course

25. The _____ lawyer made a great impression on the jury.

    A. protecting   B. guarding   C. defending   D. shielding

26. Very few people understood his lecture, the subject of which was very _____.

    A. dim   B. obscure   C. conspicuous   D. intelligible

27. This movie is not _____ for children to see: it contains too much violence and too many love scenes.

    A. profound   B. valid   C. decent   D. upright

28. The wood was so rotten that, when we pulled, it _____ into fragments.

    A. broke off   B. broke away   C. broke through   D. broke up

29. The detective and his assistant have begun to _____ the mysterious murder.

    A. come through   B. look into   C. make over   D. see to

30. Sadly, the Giant Panda is one of the many species now in danger of _____.

269

    A. extinction   B. migration   C. destruction   D. extraction

31. For many patients, institutional care is the most _____ and beneficial form of care.

    A. pertinent   B. appropriate   C. acute   D. persistent

32. Among all the changes resulting from the _____ entry of women into the work force, the transformation that has occurred in the women themselves is not the least important.

    A. massive   B. quantitative   C. surplus   D. formidable

33. Mr. Smith became very _____ when it was suggested that he had made a mistake.

    A. ingenious   B. empirical   C. objective   D. indignant

34. Rumours are everywhere, spreading fear, damaging reputations, and turning calm situations into _____ ones.

    A. turbulent   B. tragic   C. vulnerable   D. suspicious

35. The _____ cycle of life and death is a subject of interest to scientists and philosophers alike.

    A. incompatible   B. exceeding   C. instantaneous   D. eternal

36. She remains confident and _____ untroubled by our present problems.

    A. indefinitely   B. infinitely   C. optimistically   D. seemingly

37. Fiber-optic cables can carry hundreds of telephone conversations _____.

    A. simultaneously   B. spontaneously

    C. homogeneously   D. contemporarily

38. The police were alerted that the escaped criminal might be in the _____.

    A. vain   B. vicinity   C. court   D. jail

39. Whether you live to eat or eat to live, food is a major _____ in every family's budget.

    A. nutrition   B. expenditure   C. routine   D. provision

40. Now a paper in *Science* argues that organic chemicals in the rock come mostly from _____ on earth rather than bacteria on Mars.

    A. configuration   B. constitution

    C. condemnation   D. contamination

41. There is much I enjoy about the changing seasons, but my favorite time is the _____ from fall to winter.

    A. transmission   B. transformation   C. transition   D. transfer

42. I think we need to see an investment _____ before we make an expensive mistake.

    A. guide   B. entrepreneur   C. consultant   D. assessor

43. The _____ on this apartment expires in a year's time.

    A. treaty   B. lease   C. engagement   D. subsidy

44. The elderly Russians find it hard to live on their state _____.

    A. pensions   B. earnings   C. salaries   D. donations

45. There is supposed to be a safety _____ which makes it impossible for trains to collide.

A. appliance   B. accessory   C. machine   D. mechanism

46. After four years in the same job his enthusiasm finally _____.

A. deteriorated   B. dispersed   C. dissipated   D. drained

47. No one can function properly if they are _____ of adequate sleep.

A. deprived   B. ripped   C. stripped   D. contrived

48. For years now, the people of that faraway country have been cruelly _____ by a dictator.

A. depressed   B. immersed   C. oppressed   D. cursed

49. Ever since the rise of industrialism, education has been _____ towards producing workers.

A. harnessed   B. hatched   C. motivated   D. geared

50. The prospect of increased prices has already _____ worries.

A. provoked   B. irritated   C. inspired   D. hoisted

51. The suspect _____ that he had not been in the neighbourhood at the time of the crime.

A. advocated   B. alleged   C. addressed   D. announced

52. Although the colonists _____ to some extent with the native Americans, the Indians' influence on American culture and language was not extensive.

A. migrated   B. matched   C. mingled   D. melted

53. E-mail is a convenient, highly democratic informal medium for conveying messages that _____ well to human needs.

A. adheres   B. reflects   C. conforms   D. satisfies

54. The wings of the bird still _____ after it had been shot down.

A. slapped   B. scratched   C. flapped   D. fluctuated

55. The disagreement over trade restrictions could seriously _____ relations between the two countries.

A. tumble   B. jeopardize   C. manipulate   D. intimidate

56. When you put up wallpaper, should you _____ the edges or put them next to each other?

A. coincide   B. extend   C. overlap   D. collide

57. Under the present system, state enterprises must _____ all profits to the government.

A. turn down   B. turn up   C. turn out   D. turn in

58. Oil companies in the U.S. are already beginning to feel the pressure. Refinery workers and petroleum-equipment-manufacturing employees are being _____.

A. laid out   B. laid off   C. laid down   D. laid aside

59. We'll _____ you for any damage done to your house while we are in it.

A. compensate   B. remedy   C. supplement   D. retrieve

60. She cut her hair short and tried to _____ herself as a man.

A. decorate   B. disguise   C. fabricate   D. fake

61. Starting with the _____ that there is life on the planet Mars, the scientist went on to develop

his argument.

    A. premise   B. pretext   C. foundation   D. presentation

62. After several nuclear disasters, a _____ has raged over the safety of nuclear energy.

    A. quarrel   B. suspicion   C. verdict   D. controversy

63. Their diplomatic principles completely laid bare their _____ for world conquest.

    A. admiration   B. ambition   C. administration   D. orientation

64. The director gave me his _____ that he would double my pay if I did my job well.

    A. warrant   B. obligation   C. assurance   D. certainty

65. The Christmas tree was decorated with shining _____ such as colored lights and glass balls.

    A. ornaments   B. luxuries

    C. exhibits   D. complements

66. The two most important _____ in making a cake are flour and sugar.

    A. elements   B. components   C. ingredients   D. constituents

67. Cultural _____ indicates that human beings hand their languages down from one generation to another.

    A. translation   B. transition   C. transmission   D. transaction

68. We must look beyond _____ and assumptions and try to discover what is missing.

    A. justifications   B. illusions

    C. manifestations   D. specifications

69. No one imagined that the apparently _____ businessman was really a criminal.

    A. respective   B. respectable   C. respectful   D. realistic

70. If nothing is done to protect the environment, millions of species that are alive today will have become _____.

    A. deteriorated   B. degenerated   C. suppressed   D. extinct

71. The _____ of the scientific attitude is that the human mind can succeed in understanding the universe.

    A. essence   B. texture   C. content   D. threshold

72. The old lady has developed a _____ cough which cannot be cured completely in a short time.

    A. perpetual   B. permanent   C. chronic   D. sustained

73. What the correspondent sent us is an _____ news report. We can depend on it.

    A. evident   B. authentic   C. ultimate   D. immediate

74. Having had her as a professor and adviser, I can tell you that she is an _____ force who pushes her students to excel far beyond their own expectations.

    A. inspirational   B. educational

    C. excessive   D. instantaneous

75. Some researchers feel that certain people have nervous systems particularly _____ to hot,

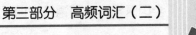

dry winds. They are what we call weather sensitive people.

    A. subjective   B. subordinate   C. liable   D. vulnerable

76. Hurricanes are killer winds, and their _____ power lies in the physical damage they can do.

    A. cumulative   B. destructive   C. turbulent   D. prevalent

77. In some countries, students are expected to be quiet and _____ in the classroom.

    A. skeptical   B. faithful   C. obedient   D. subsidiary

78. In spite of the _____ economic forecasts, manufacturing output has risen slightly.

    A. gloomy   B. miserable   C. shadowy   D. obscure

79. Body paint or face paint is used mostly by men in the literate societies in order to attract good health or to _____ disease.

    A. set aside   B. ward off   C. shrug off   D. give away

80. The international situation has been growing _____ difficult for the last few years.

    A. invariably   B. presumably   C. increasingly   D. dominantly

81. The prisoner was _____ of his civil liberty for three years.

    A. discharged   B. derived   C. deprived   D. dispatched

82. Small farms and the lack of modern technology have _____ agricultural production.

    A. blundered   B. tangled   C. bewildered   D. hampered

83. The Japanese scientists have found that scents _____ efficiency and reduce stress among office workers.

    A. enhance   B. amplify   C. foster   D. magnify

84. All the students have to _____ to the rules and regulations of the school.

    A. confirm   B. confront   C. confine   D. conform

85. He _____ his head, wondering how to solve the problem.

    A. scrapped   B. screwed   C. scraped   D. scratched

86. As soon as the boy was able to earn his own living he _____ his parents' strict rules.

    A. defied   B. refuted   C. excluded   D. vetoed

87. The helicopter _____ a light plane and both pilots were killed.

    A. coincided with   B. stumbled on   C. tumbled to   D. collided with

88. To _____ is to save and protect, to leave what we ourselves enjoy in such good condition that others may also share the enjoyment.

    A. conserve   B. conceive   C. convert   D. contrive

89. Put on dark glasses or the sun will _____ you and you won't be able to see.

    A. discern   B. distort   C. distract   D. dazzle

90. In _____ times human beings did not travel for pleasure but to find a more favourable climate.

    A. prime   B. primitive   C. primary   D. preliminary

91. It was _____ that the restaurant discriminated against black customers.

273

A. addicted   B. alleged   C. assaulted   D. ascribed

92. The medicine _____ his pain but did not cure his illness.

    A. activated   B. alleviated   C. mediated   D. deteriorated

93. He is the only person who can _____ in this case because the other witnesses were killed mysteriously.

    A. testify   B. charge   C. accuse   D. rectify

94. Professor Hawking is _____ as one of the world's greatest living physicists.

    A. dignified   B. clarified   C. acknowledged   D. illustrated

95. The financial problem of this company is further _____ by the rise in interest rates.

    A. increased   B. strengthened   C. reinforced   D. aggravated

96. We shall probably never be able to _____ the exact nature of these sub-atomic particles.

    A. assert   B. impart   C. ascertain   D. notify

97. All the people in the stadium cheered up when they saw hundreds of colourful balloons _____ slowly into the sky.

    A. ascending   B. elevating   C. escalating   D. lingering

98. Many years had _____ before they returned to their original urban areas.

    A. floated   B. elapsed

    C. skipped   D. proceeded

99. What you say now is not _____ with what you said last week.

    A. consistent   B. persistent

    C. permanent   D. insistent

100. Military orders are _____ and cannot be disobeyed.

    A. defective   B. conservative

    C. alternative   D. imperative

答案:

1—10	BDDCA	DBCAB		11—20	CBAAB	DCDBA
21—30	CCDAC	BCDBA		31—40	BADAD	CABBB
41—50	CCBAD	DACDA		51—60	BCCCB	CDBAB
61—70	ADBCA	CCBBD		71—80	ACBAD	BCABC
81—90	CDADD	ADADB		91—100	BBACD	CABAD

巧战提示:

您测试的正确率是 _____ %;

如果您的正确率<80%,建议您要从【高频词汇二】部分开始认真学起;

如果您的正确率≥80%,您可以对【高频词汇二】做简要的筛选式复习,用扫读的方式过一遍即可,然后开始更高层次的词汇备考。

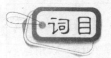

abate	***v.*** 减轻，减退；废除 【经典例句】Lately, as economic concerns globally proved to be a priority, the importance of this topic appears to abate. 【译　文】最近，随着对经济的担忧成了全世界最为关注的问题，有关他的话题的重要性有所减弱。
abnormal [æb'nɔ:məl]	***a.*** 不正常的 【名师导学】abnormal, irregular, unnatural 均含有"反常"之含义。abnormal 指因超过适当的限度而显得奇形怪状；irregular 是一般用语，指因偏离风俗习惯、规章制度而不符合常规；unnatural 指由于不合乎人情或天理而使人感到反常。 【经典例句】The so-called Mad Cow Disease is caused by abnormal proteins coming into contact with neurons in the brain. 【译　文】所谓"疯牛病"，是异常蛋白质侵入脑神经原的结果。
abolish [ə'bɔliʃ]	***vt.*** 废除，取消 【名师导学】abolish, exterminate, extinguish, extirpate, eradicate, obliterate 这些动词都表示"除去，消除"的意思。abolish 主要指消除状况、行为或条令；exterminate 指用故意、有选择性的方式完全毁坏，如生物；extinguish 指扑灭诸如火之类的事物；extirpate 指用除去根或其他稳固的根源进行有效的破坏；eradicate 有extirpate 的含义，但强调物体所产生的抵抗；obliterate 指不留痕迹地破坏。 【经典例句】The first step is to abolish the existing system. 【译　文】首先要废除现行体制。
abortion [ə'bɔ:ʃən]	***n.*** 流产，夭折 【经典例句】The latest evidence suggested the banned abortion pill was just as safe and might even be safer than surgical termination. 【译　文】最近的研究据表明，禁止服用的堕胎药是安全的，甚至可能比手术还要安全。
abound [ə'baund]	***vi.*** 多，大量存在；盛产；富有 【固定搭配】abound in / with 富于；充满，多
abrupt [ə'brʌpt]	***a.*** 突然的，意外的 【名师导学】近义词：steep, precipitate, sheer, precipitous, sudden, sharp, angular, craggy, unexpected, uneven, rough, rugged, irregular, jagged, perpendicular; rough, blunt, short, terse, brusque, unceremonious, sudden, hasty, hurried, precipitate, impetuous, uncivil, gruff, impolite, curt, bluff, ungracious, rude 【经典例句】*The Day After Tomorrow* is particularly interesting for science students because it focuses on a topic that is currently the subject of considerable scientific research: the possibility of abrupt climate change. 【译　文】理科学生对《后天》特别感兴趣，原因在于这部电影主要描述了目前许多科学研究所关注的问题：气候突变的可能性。
absurd [əb'sə:d]	***a.*** 荒谬的 【名师导学】absurd, foolish, silly 与 ridiculous 均含有"不合情理的，荒唐的，可笑的，愚蠢的"之意。absurd 强调"不符合人情或常识的"；foolish 强调"缺乏智慧和判断力的"；silly 强调"单纯的，糊涂的，低能的"；ridiculous 意为"荒谬的，令人发笑的"，常有"鄙视"之意。 【经典例句】I dare say you think me eccentric, or supersensitive, or something absurd. 【译　文】你当然要说我这是乖张古怪，或者说过于敏感，或者说荒诞不经的了。
acceptable [ək'septəbl]	***a.*** 可接受的；合意的，令人满意的

275

accommodate [ə'kɔmədeit]	*vt.* 为……提供住宿；容纳，接纳；使适应，调节 【名师导学】该词常用短语为 accommodate oneself to, 意思是"使自己适应于……"。contain, involve, hold 以及 accommodate 都有"容纳"之意。contain 是一般用语，指某物所容纳的东西是其组成的一部分，有时指一大物体容纳着许多小物体；involve 指包含有根据整体的性质决定的成分或结果，一般用于抽象的意思；hold 指在一定固定空间内能接纳人或物的能力，有时用于比喻；accommodate 与 hold 同义，但指某物很舒适地接纳某人住宿或休息。 【经典例句】The union has made every possible effort to accommodate the management. 【译　文】工会极力迁就管理方。
accountable [ə'kauntəbl]	*a.* 有责任的；应负责的，应对自己的行为做出说明的 【经典例题】The hospital should be held <u>accountable</u> for the quality of care it delivers. A. practicable　　B. reliable　　C. flexible　　D. responsible　　[D] 【译　文】医院应该对他们提供的护理质量负责。
acquaint [ə'kweint]	*vt.* 使熟悉，使认识 【名师导学】该词常与介词 with 搭配，acquaint with 意为"使认识，使了解，使熟悉"。该词用于被动语态中，过去分词 acquainted 已经失去动作意义，相当于一个形容词。例如："我是去年认识他的。"不能译作："I acquainted him last year." 或 "I was acquainted with him last year."。第一句是语态错误，第二句混淆了"状态"和"动作"，只能译成："I got/ became acquainted with him last year." 或 "I made his acquaintance last year."。 【经典例句】The leadership at various levels will acquaint itself with the situation through these bulletins and be able to find solutions to problems when they arise. 【译　文】各级领导接到这样的简报，掌握了情况，有问题就有办法处置了。
activate ['æktiveit]	*vt.* 使活动起来，使开始起来 【经典例句】Research discovered that plants infected with a virus give off a gas that activates disease resistance in neighboring plants. 【译　文】研究发现，感染了病毒的植物会散发出一种气体，来激活周围植物的疾病抵抗能力。 【名师导学】近义词：stimulate, initiate, arouse, actuate
activist ['æktivist]	*n.* 积极分子，活动分子
addict [ə'dikt]	*vt.* 使成瘾，热衷于 【经典例句】Many people mistakenly believe the term drug refers only to some sort of medicine or an illegal chemical taken by addicts. 【译　文】很多人错误地认为，"药物"这个词仅仅指某些药品或是吸毒成瘾者服用的违禁化学品。
addicted [ə'diktid]	*a.* 对……上瘾的，入迷的 【固定搭配】be addicted to 对……上瘾，入迷
adolescence [,ædəu'lesəns]	*n.* 青春期，青少年
aesthetic [i:s'θetik]	*a.* 美学的，审美的；悦目的，雅致的 【经典例句】The more one is conscious of one's political bias, the more chance one has of acting politically without sacrificing one's aesthetic and intellectual integrity. 【译　文】一个人越是意识到自己的政治态度，他越是可能按政治行事而又不牺牲自己美学和思想上的气节。
adhere [əd'hiə]	*vi.* 依附，附着；坚持 【名师导学】该词常用短语是 adhere to, 意为"黏附，附着，遵守，坚持"。近义词：bond, cleave, cling, cohere, stick, connect; abide by, carry out, comply, conform, follow, keep, mind, obey, observe 【经典例句】Adhere to the principle of coordinated development between the economy, the society and the environment. 【译　文】坚持经济、社会和环境协调发展的方针。

administer [əd'ministə]	*vt.* 管理，经营；行政机关 【名师导学】近义词：conduct, direct, control, govern, command , manage; furnish, dispense, regulate, apply, authorize 【经典例句】In the 3rd International Mathematics and Science Study, 13-year-olds from Singapore achieved the best scores in standardized tests of maths and science that were administered to 287,896 students from 41countries. 【译　文】在第三届国际数学与科学研究中，来自新加坡的 13 岁年龄组在标准化考试中获得最好成绩，参加该项测试的共有来自 41 个国家的 287896 名学生。
advent ['ædvent]	*n.*（尤指不寻常的人或事）到来 【名师导学】近义词：approach, coming, appearance, arrival 【经典例题】People are much better informed since the _____ of the Internet. A. convenient　　B. advent　　C. interface　　D. aftermath　　[B] 【译　文】因特网面世以来，人们的见识广了。
afflict [ə'flikt]	*vt.* 使苦恼，折磨
aggravate ['ægrəveit]	*vt.* 加重；加剧；[口]使恼火，激怒；使……恶化
agony ['ægəni]	*n.*（极度的）痛苦，创痛 【名师导学】agony, distress, misery 都有"苦痛"之意。agony 指全身的、连续的、剧烈的痛苦；distress 指因不幸发生而带来的精神上的痛苦；misery 指巨大的痛苦和不幸；suffering 强调对痛苦的感受和忍耐。 【经典例句】Nobody can stand for long agony of a severe toothache. A. sufferance　　B. suppuration　C. plague　　D. torment　　[D] 【译　文】没有人能够忍受强烈的牙痛带来的煎熬。
agreeable [ə'griəbl]	*a.* 令人愉快的；（to）与……一致的，符合的 【经典例句】They were all agreeable to our proposal. 【译　文】他们都乐于接受我们的建议。
air-conditioning	*n.* 空调设备，空调系统 【经典例句】Our offices are fully equipped with air-conditioning. 【译　文】我们的办公室都装有空调设备。
album ['ælbəm]	*n.* 相片册，邮票簿
allegation [,æli'geiʃən]	*a.* 断言，主张，见解
allege [ə'ledʒ]	*vt.* 断言，声称 【名师导学】近义词：assert, affirm, testify, claim, declare 【经典例句】It was alleged that the restaurant discriminated against black customers. 【译　文】据称那家饭店歧视黑人顾客。
alleviate [ə'li:vieit]	*vt.* 减轻（痛苦等），缓和（情绪） 【经典例句】The doctor gave him an injection in order to alleviate the pain. 【译　文】医生给他注射来减轻疼痛。
alloy ['æloi]	*n.* 合金 【经典例句】Brass is an alloy of copper and zinc. 【译　文】黄铜是铜和锌的合金。
alien ['eiljən]	*a.* 外国的，外国人的；陌生的；性质不同的，不相容的　*n.* 外国人；外星人 【名师导学】alien 与 foreign 都含有"外国人"的意思。alien 指住在一个国家，但不是该国公民的人；foreigner 指生于或来自他国者，尤指有不同语言、文化的人。 【经典例句】There are more than 1,000 alien species in China. 【译　文】中国约有 1 000 多种外来物种。

alternate [ɔːlˈtəːnit]	*v.* 交替，轮流　*a.* 交替的，轮流的 【名师导学】近义词：vary, fluctuate, vacillate, oscillate, waver, seesaw, teeter, shift, sway, totter; rotate, substitute 【经典例句】Conversation calls for a willingness to alternate the role of speaker with that of listener, and it calls for occasional "digestive pauses" by both. 【译　文】会话要求说话人与听话人都愿意交换角色，并且要求双方偶尔做出停顿，让对方有时间"消化吸收"说话一方的意思。
amass [əˈmæs]	*vt.* 积累，积聚；收集
amazing [əˈmeizin]	*a.* 令人惊异的
ambiguous [æmˈbigjuəs]	*a.* 模棱两可的，意思含糊的；引起歧义的 【名师导学】obscure, vague 和 ambiguous 都含有"不明确的"的意思。obscure 指因某事的意思含糊不清或因知识缺乏而难解；vague 指"模糊的，不明确的"；ambiguous 表示有两种或两种以上的解释而意义不明确的。 【经典例句】You need to rewrite this sentence because it is ambiguous; the readers will have difficulty in understanding it. 【译　文】你把这个句子改写一下，因为它模棱两可，读者不易理解。
ambitious [æmˈbiʃəs]	*a.* 有雄心的，有抱负的 【固定搭配】be ambitious to do sth. 有抱负做某事 【经典例句】She's ambitious and eager to get on (in the world). 【译　文】她雄心勃勃，一心要（在世上）出人头地。
amend [əˈmend]	*vt.* 修改，改良　*vi.* 改过自新 【名师导学】correct, rectify 和 amend 均有"改正"之意。correct 是一般用语，指按一定标准或规则，把不正确的、不真实的、不完善的、有错误的、有缺点的东西变成正确、完善的东西。rectify 语气较强，指不仅改正了过失或错误，使其变得正当，而且还强调不再犯类似的过失。amend 语气最强，用于人时，指改邪归正，含有积极的意味；用于物时，指既改正缺点又弥补不足，使其变得更加完美。 【经典例句】The Secret Act has been amended to prevent further leaks. 【译　文】《保密法案》已得到修订，以防止进一步泄漏。
amendment [əˈmendmənt]	*n.* 改正，修正，改善；修正案
amid [əˈmid]	*prep.* 在……中，在……当中
ammunition [ˌæmjuˈniʃ(ə)n]	*n.* 弹药，军火；武器，军事装备 【经典例句】They blazed away all their ammunition. 【译　文】他们把所有弹药都打光了。
ample [ˈæmpl]	*a.* 足够的；宽敞的，面积大的 【名师导学】近义词：sufficient, adequate, abundant, plentiful; spacious, roomy, extensive; broad
amplify [ˈæmplifai]	*vt.* 放大，增大，扩大 【经典例句】By turning this knob to the right you can amplify the sound from the radio. 【译　文】朝右边拧一拧旋钮，你就能放大收音机的声音。
amplitude [ˈæmplitjuːd]	*vt.* 逗乐，使开心；给……提供娱乐
amusement [əˈmjuːzmənt]	*n.* 娱乐，消遣，娱乐活动
amusing [əˈmjuːziŋ]	*a.* 有趣的，逗乐的
analogy [əˈnælədʒi]	*n.* 类似，相似；类比，类推 【名师导学】该词常用短语为 by analogy，意为"用类比的方法"。 【经典例句】If you understand this point, you can understand the rest by analogy. 【译　文】如果懂得这点，其他的就可以触类旁通了。

analyst [ˈænəlist]	***n.*** 分析者，善于分析者，化验员
antenna [ænˈtenə]	***n.*** 天线
antiseptic [ˌænti'septik]	***a.*** 防腐的，抗菌的 ***n.*** 防腐剂；抗菌剂
announcement [əˈnaunsmənt]	***n.*** 布告，通告；预告，声明
anonymous [əˈnɔniməs]	***a.*** 匿名的；无名的 【经典例句】The individual TV viewer invariably senses that he or she is nothing more than an anonymous, statistically insignificant part of a huge and diverse audience. 【译　文】单个电视观众总是感到自己仅仅是个在巨大的、形形色色的观众群中默默无闻的，在统计数字上无关紧要的一员。
appalling [əˈpɔ:liŋ]	***a.*** 骇人听闻的，令人震惊的，可怕的
apparatus [ˌæpəˈreitəs]	***n.*** 器械；装置；仪器 【名师导学】apparatus, machine, machinery 均有"器械"之意。apparatus 指比较复杂而又精密的机械装置；machine 指能代替人工作，全自动或半自动的机械装置；machinery 与 machine 同义，指机器的总称，不能用复数。 【经典例句】It took us half an hour to fit up the apparatus. 【译　文】安装这台仪器花了我们大约半小时的时间。
appendix [əˈpendiks]	***n.*** 附录 【名师导学】注意 appendix 的复数形式可以是 appendixes 或 appendices。 【经典例句】The dictionary has several appendices including one on irregular verbs. 【译　文】这本词典后有好几个附录，包括一个不规则动词表。
applaud [əˈplɔ:d]	***vt.*** 鼓掌，欢呼或喝彩（以示赞许等） 【经典例句】The school master applauded the girl's bravery in his opening speech. 【译　文】在开场演说中，校长表扬了那个女孩子的勇敢。
appraisal [əˈpreizəl]	***n.*** 评价，估价 【名师导学】appraisal, estimation 以及 evaluation 皆有"估计，评估"之意。estimation 指凭自己经验和知识对某种事物的性质、数量做大概的推断；appraisal 语气比 estimation 强，用于物时指内行对某物的真伪或好坏的辨别，并确定其准确的价值和价格，用于人时指对某人的优缺点的鉴别；evaluation 与 appraisal 同义，但只能指对人的品质或物的价值给予评定，而不能评定物的价格。 【经典例句】She gave a detailed appraisal of the current situation. 【译　文】她对当前的局势做出了详细的评估。
appreciation [əˌpri:ʃiˈeiʃən]	***n.*** 评定，评价；鉴赏；感激，感谢
approximately [əˈprɔksimətli]	***ad.*** 大约，近似地
aptitude [ˈæptitju:d]	***n.*** 才能，资质，天资
apt [æpt]	***a.*** 易于，有……倾向；恰当的；适宜的；聪明的，反应敏捷的 【名师导学】apt, liable, prone 均有"易于……的"的意思，只能做表语，不能做定语，后面都接不定式。apt 为常用词，尤其是用于口语中；liable 表示易于产生某种（对主语的）后果的（常用于警告）；prone 侧重主语（往往是人，极少用物）的本性，使之"倾向于（某种弱点、错误或不良行为）"。 【经典例句】Shoes of this kind are apt to slip on wet ground. 【译　文】这种鞋在潮湿的地上容易打滑。

279

arch [ɑ:tʃ]	**n.** 拱门，弓形结构
archaeology [ˌɑ:kiˈɔlədʒi]	**n.** 考古学
archives [ˈɑ:kaivz]	**n.** 档案，案卷；档案室
array [əˈrei]	**n.** 一系列，大量；排列，数组；穿着 【经典例句】When the Council gets an enquiry from a member about a particular product or market, we provide the member with an array of services. 【译　　文】当我协会得到来自某一会员询问关于某种特殊产品或市场的情况时，我们会为其提供一系列的服务。
arrogant [ˈærəgənt]	**a.** 傲慢的，自大的 【名师导学】arrogant, conceited, proud, vain 都有"骄傲的，傲慢的"的意思。arrogant 一般为贬义，表示"傲慢无礼的"；conceited 一般为贬义，表示"自负的，自大的"；proud 可褒可贬，表示"自豪的（褒），傲慢的（贬）"；vain 一般为褒义，表示"无益的，爱虚荣的" 【经典例句】Often these children realize that they know more than their teachers, and their teachers often feel that these children are arrogant, inattentive, or unmotivated. 【译　　文】这些孩子常常觉得他们比老师知道的要多，老师们常常感到这些孩子自大、不用心或者缺乏学习动机。
articulate [ɑ:ˈtikjulit]	**a.** 发音清晰的，善于表达的；表达清晰有力的　**vt.** 明确有力地表达；清晰地吐（词），清晰地发音 【经典例句】With no friends nearby, he finds it very difficult to articulate his distress. 【译　　文】没有一个朋友在身边，他感到很难表达清楚自己的痛苦。
artillery [ɑ:ˈtiləri]	**n.** 火炮，大炮；炮兵
ascend [əˈsend]	**v.** 上升，升高；登上 【名师导学】climb, ascend, mount 以及 scale 均有"登上"之意。climb 是一般用语，用于人时，指用手足攀登着东西往上爬；用于物时，指很费力地往高处移动；有时可做比喻，指社会地位的上升。ascend 是正式用语，指一直往上升。用于人时，指用脚很不费力地逐步上升到较高处；用于物时，指通过水或空气垂直向上运动；用于比喻时指某人的地位达到了极点。mount 指人攀着某物上升到最高处，有时指跨到某物上，用于比喻时指数量提高了。scale 指人用梯子或有阶梯的东西爬上某物顶部或爬过某物，有时用于比喻数字按比例增大。 【经典例句】The path started to ascend more steeply at this point. 【译　　文】这条路从这里向上就更陡了。
ascertain [ˌæsəˈtein]	**vt.** 查明，弄清，确定 【名师导学】近义词：learn, find out, determine, discover 【经典例句】We shall probably never be able to ascertain the exact nature of these sub-atomic particles. 【译　　文】我们可能将永远不能确定这些亚原子颗粒的确切本质。
aspire [əsˈpaiə]	**vi.** 追求，渴求，渴望（to, after）
aspirin [ˈæspərin]	**n.** 阿司匹林
aspiration [ˌæspəˈreiʃən]	**n.** 强烈的愿望，志向，抱负 【经典例句】But as useful as computers are, they are nowhere close to achieving anything remotely resembling these early aspirations for humanlike behavior. 【译　　文】但是，尽管计算机非常有用，但它们离早期期望的类似人类行为的愿望还差之万里。

assassinate [ə'sæsineit]	*vt.* 暗杀，行刺
assassination [ə,sæsi'neiʃən]	*n.* 暗杀，刺杀 【经典例句】Two members of a UN team investigating the February assassination of former Lebanese Prime Minister on Friday interviewed Lebanon's President. 【译　文】负责调查黎巴嫩前总理二月遭暗杀事件的两名联合国调查小组成员于周五会见了黎巴嫩总统。
assert [ə'sə:t]	*vt.* 宣称，断言；维护，坚持（权利等） 【名师导学】assert, asseverate, declare, affirm, aver, avow 这些动词的意思是"肯定地提出……"。assert 是指自信地讲出自己的观点，但常常是没有证据来支持；asseverate 指郑重真诚的断言；declare 有接近于 assert 所表述的力量，但含有表示讲话者礼节和权威的意思；affirm 和 aver 强调讲话人对所讲东西正确性的自信；avow 含有坦诚地、坦率地承认或确认。 【经典例句】Why does the author assert that all things from American are fascinating to foreigners? Because they have gained much publicity through American media? 【译　文】为什么作者断言美国所有的东西对外国人都有吸引力？因为它们通过美国的媒体已经获得了巨大的知名度。
assimilate [ə'simileit]	*vt.* 吸收，消化；使同化 *vi.* 被吸收，被消化；被同化 【经典例句】One of the reasons why children resemble their parents is that they assimilate the characteristics of their parents. 【译　文】孩子往往长得像父母，其原因之一就是孩子吸取并同化了父母的各种特征。
astronomy [ə'strɔnəmi]	*n.* 天文学
atop [ə'tɔp]	*prep.* 在……顶上
attachment [ə'tætʃmənt]	*n.* 附属物，附件；依恋；依附
attendance [ə'tendəns]	*n.* 出席；出席的人数；伺候，照料
attendant [ə'tendənt]	*n.* 侍者，服务员；出席者；随从 *a.* 出席的；随行的，伴随的 【名师导学】该词作为形容词不太被大家熟悉，但是形容词的词意和用法也要掌握，如：attendant problems 随之而来的问题。该词从动词 attend 派生出来，由于 attend 本身有多层意思，所以要将该词与 attend 派生出来的其他名词区分开来。 【经典例句】The Prime Minister was followed by five or six attendants when he got off the plane. 【译　文】首相从飞机上下来时有五六个随从跟着。
auction ['ɔ:kʃən]	*n.* 拍卖 *vt.* 拍卖 【经典例句】His car is certain to fetch a good price at the auction. 【译　文】他的那部车在这次拍卖会上一定能卖个好价钱。
authentic [ɔ:'θentik]	*a.* 真的，真正的；可靠的，可信的
authorize ['ɔ:θəraiz]	*vt.* 授权，委托；许可，批准 【名师导学】该拼法是美式拼法，英式英语拼法为 authorise。重要短语有 authorize sb. to do sth.。-rize 是很重要的后缀，意思是"使……"，名词/形容词+ize 变为相应动词，如：realize，urbanize 等。相关近义词都有"给某人以行动的职权"的意思：accredit（信任，授权，归于）；commission（委任，任命，委托）；empower（授权予，使能够）；licensed to（授权给）。 【经典例句】I authorized him to act for me while I was away. 【译　文】我曾委托他在我不在的时候做我的代理人。

281

autonomy [ɔ:'tɔnəmi]	*n.* 自治，自治权；自主权 【名师导学】该词的形容词是 autonomous。the autonomous region 自治区。 【经典例句】The authors of the United States Constitution attempted to establish an effective national government while preserving autonomy for the states and liberty for the individuals. 【译　文】美国宪法的缔造者们试图建立一个有效的全国政府，而同时保护各州的自治权和个人的自由权利。
aviation [ˌeivi'eiʃən]	*n.* 航空，航空学 【经典例句】At the same time he told the House of Lords of Britain's willingness to attend an international conference on civil aviation. 【译　文】同时他告诉上议院英国愿意参加民用航空国际会议。
axis ['æksis]	*n.* 轴 【经典例句】It fluctuates in strength, drifts from its axis, and every 100,000 years undergoes dramatic polarity reversal—a period when north pole becomes south pole and south pole becomes north pole. 【译　文】磁场在力量强度上有波动，偏离它的轴线，而且每过十万年，就会戏剧性地发生反转——这个时期，北极变成南极，南极变成北极。

bachelor ['bætʃələ]	*n.* 学士；单身汉
bald [bɔ:ld]	*a.* 光秃的，秃的；不加掩饰的，明显的
ballot ['bælət]	*n.*（无记名投票）选举，选票
bandage ['bændidʒ]	*n.* 绷带 【经典例句】I twisted the bandage round her knee. 【译　文】我用绷带缠住了她的膝盖。
bandwidth ['bændwidθ]	*n.* 频带宽度；通带宽度
basement ['beismənt]	*n.* 地下室，地窖；底座，（建筑物的）底部　*vt.* 以……为根据
belly ['beli]	*n.* 肚子，腹部；（像肚子一样）鼓起来的部分，膛 【经典例句】Obviously, he likes drinking very much, as his beer belly tells us everything. 【译　文】很显然，他很喜欢喝酒，因为他的大啤酒肚告诉了我们一切。
besiege [bi'si:dʒ]	*vt.* 围攻，周围；围住，围困；拥在……周围
bestow [bi'stəu]	*vt.* 授予，适用，利用 【名师导学】近义词：accord, award, confer, grant, present; contribute, donate, give, hand out 【经典例题】The country's highest medal was _____ upon him for heroism. A. earned　　　　B. bestowed　　　C. credited　　　D. granted　　　[B] 【译　文】由于英勇，他被授予国家的最高奖项。
betray [bi'trei]	*vt.* 出卖，背叛；暴露，泄密
bewilder [bi'wildə]	*vt.* 使迷惑，使难住 【名师导学】近义词：addle, befuddle, confound, confuse, discombobulate, dizzy, fuddle, jumble, mix up, muddle, mystify, perplex, puzzle
bias ['baiəs]	*n.* 偏见，偏心，偏袒　*vt.* 使有偏见
bibliography [ˌbibli'ɔgrəfi]	*n.* 参考书目 【经典例句】The scholar compiled a bibliography of the unpublished writings of Emerson. 【译　文】这位学者编制了一部爱默生未发表的作品的目录。

bile [bail]	*n.* 胆汁 【联想记忆】biliary *a.* 胆汁的
binocular [bai'nɔkjulə]	*a.* 双目的；双筒的　*n.* 双目镜
biography [bai'ɔgrəfi]	*n.* 传记 【经典例句】Who should write the biography of a family, for example? Because of their closeness to the subject, family members may have special information. 【译　　文】例如，谁该写一个家族的传记呢？由于家族成员对此题材较为贴近，他们可能有些特殊素材。
bionics [bai'ɔniks]	*n.* 仿生学
biotechnology [ˌbaiəutek'nɔlədʒi]	*n.* 生物技术
blaze [bleiz]	*vi.* 熊熊燃烧，着火；发（强）光，放火焰　*n.* 火焰，烈火；迸发，爆发；灿烂，炫耀 【名师导学】相关近义词辨析：blaze 强调燃烧强度并暗示发光的光辉；flame 指喷火或一道火舌；flare 指耀眼但不稳定的光；flash 意指突发瞬间的爆发；glare 强调强烈、让人难以忍受的强光；glow 强调一种无焰光，它尤其暗示无强光下辐射的稳定性。 【经典例句】The fire blazed away and destroyed the whole hotel. 【译　　文】大火继续燃烧，最终把整个旅馆烧毁。
bleach [bli:tʃ]	*v.* 漂白　*n.* 漂白剂
bless [bles]	*vt.* 保佑，赐福
blunder ['blʌndə]	*n.*（因无知、粗心造成的）错误　*vt.* 跌跌撞撞地走，慌忙地走；犯错误 【名师导学】常用搭配：make a blunder 犯错误；blunder about / around 跌跌撞撞；blunder into 撞上某物。带有"笨拙而踉跄地移动"的意思的相近词有：bumble（爬行，踉跄，笨拙地做）；flounder（挣扎，笨重地移动）；lumber（笨重地行动），lurch（举步蹒跚）；stumble（跌跌撞撞地走）。 【经典例句】I think that I committed a blunder in asking her because she seemed very upset by my question. 【译　　文】我意识到问她是一个错误，因为她似乎由于我的刨根问底而感到不安。
blur [blə:]	*n.* 模糊，模糊的东西　*v.*（使）变模糊 【经典例句】The houses appeared as a blur in the mist. 【译　　文】房屋在雾霭中呈现出一片模糊的景象。
bonus ['bəunəs]	*n.* 奖金；津贴；红包
booth [bu:θ]	*n.*（集市上的）货摊；小间，亭子 【名师导学】近义词：stand（台，摊）。
bored [bɔ:d]	*a.* 觉得无聊的，无趣的，烦人的 【名师导学】近义词：wearied, fatigued, uninterested, jaded, dull, irked, annoyed 【固定搭配】be bored with … 对……不耐烦或感到厌烦
botanical [bə'tænikl]	*a.* 植物学的，植物的
boycott ['bɔikət]	*vt.*（联合）抵制，拒绝参与 【经典例句】It can be inferred from the passage that women should boycott the products of the fashion industry. 【译　　文】从文章中可以推断出女人需要联合抵制时装业的产品。

283

breach [bri:tʃ]	v. 破坏，违反，不履行 n. 违犯（法纪）；毁约 【固定搭配】breach of sth. 违背，违反，破坏 in breach of sth. 违犯 【经典例句】Your action is a breach of our agreement. 【译 文】你的行为破坏了我们的协议。
breakthrough ['breikθru:]	n. 重大发现，突破 【名师导学】来自于词组 break through 突破。常和 breakdown, outbreak 放在一起考辨析题。outbreak 意思是"（战争的）爆发，（疾病的）发作"。 【经典例句】While a full understanding of what causes the disease may be several years away, a breakthrough leading to a successful treatment could come much sooner. 【译 文】尽管要完全理解这种疾病的病因还要好几年时间，但距离治疗方法的突破性进展已为时不远。
brood [bru:d]	vi. 沉思，孵蛋 n. （雏鸡等的）一窝；（一个家庭的）所有孩子 【名师导学】常考词组 brood on / over / about 考虑，沉思。共有的中心意思"闷闷不乐地在脑海里长时间冥思苦想"的相关近义词：dwell（踌躇）；fret（使烦恼，焦急）；mope（闷闷不乐）；stew（忧虑，愤懑）；worry（烦恼，忧虑，苦恼）。 【经典例句】People do brood over bygone wrongs sometimes. 【译 文】人们有时候对于过去的冤屈总是无法忘却的。
browse [brauz]	v. / n. 浏览
bruise [bru:z]	n. 青肿，擦伤，挫伤，擦痕 v. 使受伤，研碎 【经典例句】He was covered with bruises as a result of a fall from his bicycle. 【译 文】由于从自行车上跌下来，他全身伤痕累累。
brutal ['bru:tl]	a. 残忍的，野蛮的 【名师导学】近义词：pitiless, harsh, unmerciful, cruel 【经典例题】His behavior was so _____ that even the merciful people could not forgive him. A. unique　　B. unconventional　　C. brutal　　D. brilliant　　[C] 【译 文】他的行为十分残暴，哪怕是最仁慈的人都不会原谅他。
brew [bru:]	v. 酿造；调制；煎（药）
bud [bʌd]	n. 芽，花蕾 【经典例句】When the first bud of the willow appears, that indicates the spring has arrived in this city. 【译 文】当柳树的初芽出现的时候，这就预示着春天已经来到了这座城市。
bug [bʌg]	n. 虫子，臭虫 【经典例句】Was your illness serious, or did you just have a bug or something? 【译 文】你得的是重病还是小毛病？
bull [bul]	n. / a. 公牛（似的），雄性（的）；大型（的），庞大物体（的）；（证券等的）买方 【名师导学】Grab the bull by the horns, take the bull by the horns. 当机立断，快刀斩乱麻。 【经典例句】The bulls expect the market to break another record this week. 【译 文】吃进股票的投机者们期待本周市场再创新高。
bulletin ['bulitin]	n. 公告，电子布告栏 【经典例句】The doctor issues daily bulletins on the condition of his patients. 【译 文】医生每日发布病人病情的报告。
bully ['buli]	n. 恃强欺弱者 vt. 威吓，欺侮 【经典例句】Our survey indicates that one in four children are bullied at school. 【译 文】我们的调查表明，四分之一的孩子在学校受到欺负。
bureaucracy [bjuəˈrɔkrəsi]	n. 官僚，官僚主义，官僚机构 【经典例句】Many an old firm was replaced by a limited liability company with a bureaucracy of salaried managers. 【译 文】许多老商行被责任有限公司所取代，这种公司有一个由领薪经理组成的官僚机构。

bust [bʌst]	v. 使爆裂，击破 【经典例句】I dropped my cassette recorder on the pavement and bust it. 【译　　文】我把盒式录音机掉在人行道上摔坏了。
buzz [bʌz]	vi. 发出嗡嗡声；忙乱，急行；发出嘈杂的谈话声　n. 嗡嗡声；嘈杂的谈话声 【固定搭配】buzz around / about 忙乱，急行；buzz off 走掉 【经典例句】Robert thinks that the insects may listen for the plants that cry and then they buzz in to kill. 【译　　文】罗伯特认为昆虫可能寻找哭泣的植物，然后嗡嗡地飞过去杀死它们。

cafeteria [ˌkæfi'tiəriə]	n. 自助餐厅 【经典例句】That cheapskate took his date to a cafeteria. 【译　　文】那个小气鬼居然把女友带到自助餐馆约会。
calcium ['kælsiəm]	n. 钙
calorie ['kæləri]	n. 卡（热量单位） 【经典例句】I would like to have a cup of black coffee. I am counting my calories at the moment. 【译　　文】我想要一杯不加糖和奶的咖啡（黑咖啡）。我目前正在控制所摄取的热量。
canvas ['kænvəs]	n. 帆布 【名师导学】习惯用语：under canvas 张帆，（军队）露营；receive the canvas 被解雇，被驱逐，被拒婚。 【经典例句】The priceless canvas was stolen from the art gallery. 【译　　文】那幅珍贵的油画被人从艺术馆偷走了。
capacitance [kə'pæsitəns]	n. 电容
capacitor [kə'pæsitə]	n. 电容器
cape [keip]	n. 斗篷，披肩；海角，岬 【经典例句】Steer the ship around the cape and into the harbor. 【译　　文】驾驶船舶绕过海角，驶进港口。
caption ['kæpʃən]	n. 标题，（图片的）说明，解说词 【经典例句】I didn't understand the drawing until I read the caption. 【译　　文】直到我看了这幅画的说明才理解了它的含义。
captive ['kæptiv]	a. 被俘虏的，被俘获的　n. 俘虏 【经典例句】The pirates took many captives and sold them as slaves. 【译　　文】海盗抓了许多俘虏并把他们当作奴隶卖掉。
cardinal ['kɑ:dinəl]	a. 极其重要的，主要的，基本的 【名师导学】近义词：capital, chief, first, foremost, key, leading, main, major, number one, paramount, premier, primary, prime, principal 【固定搭配】cardinal numbers 基数词；ordinal numbers 序数词 【经典例句】Having clean hands is one of the cardinal rules when preparing food. 【译　　文】做饭之前把手洗干净非常重要。
carve [kɑ:v]	vt. 雕刻；切割，切开 【经典例句】She carved up the roast beef and gave us each a proportion. 【译　　文】她切碎烤牛肉，给我们每人一份。
census ['sensəs]	n. 人口普查，统计 【经典例句】Emerging from the 1980 census is the picture of a nation developing more and more regional competition, as population growth in the Northeast and Midwest reaches a standstill. 【译　　文】1980 年的人口普查表明，随着东北和中西部地区人口增长停止，国家内部的地区之间竞争加剧了。

285

ceramic [si'ræmik]	*a.* 陶瓷的 *n.* 陶瓷器
casualty ['kæʒjuəlti]	*n.* 伤亡人数，死伤者；受害人，损失的东西 【名师导学】近义词：accident, mishap, calamity, fatality; catastrophe, disaster, misfortune; fatalities, losses, death toll, the injured, dead, victims 【经典例句】Though we often hear about air crashes and serious casualties, flying is still one of the safest ways to travel. 【译　文】尽管我们经常听到飞机失事或严重人员伤亡事故，飞行仍然是最安全的旅行方式之一。
cater ['keitə]	*v.* 满足，迎合，投合 【名师导学】catering 公共饮食业；酒席承办。cater for / to sb. / sth. 满足需要，迎合。 【经典例句】TV programmes usually cater for all tastes. 【译　文】电视节目一般是为了迎合大众的口味。
cathedral [kə'θi:drəl]	*n.* 大教堂 【经典例句】Did you visit the St. Paul's Cathedral when you were in London? 【译　文】在伦敦时，你参观圣保罗大教堂了吗？
Catholic ['kæθəlik]	*n.* 天主教徒 *a.* 天主教的 【经典例句】Is he a Catholic or a Protestant? 【译　文】他是天主教徒还是新教徒？
caution ['kɔ:ʃən]	*n.* 谨慎，小心；警告 【固定搭配】do sth. with caution 谨慎小心地做；caution sb. against / about sth. 警告某人某事 【经典例句】Others viewed the findings with caution, noting that a cause- and-effect relationship between passive smoking and cancer remains to be shown. 【译　文】其他人谨慎地看待这些发现，因为他们注意到在被动吸烟和癌症之间的因果关系仍然有待观察。
championship ['tʃæmpjənʃip]	*n.* 冠军称号，冠军地位；锦标赛
chant [tʃɑ:nt]	*vt.* 反复有节奏地喊或叫（唱）；咏唱 *n.* 反复有节奏的喊叫；赞美诗，圣歌 【经典例句】They chanted "Equal rights for all". 【译　文】他们反复高喊"人人平等"。
cherish ['tʃeriʃ]	*vt.* 珍惜，珍爱；爱护，抚育；抱有……希望 【名师导学】该词是出现频率较高的词。词义在不同语境下有不同的意思。最后一项意思也出现过（怀有……希望）。常用短语：cherish the memory of... 意为"怀念……"。 【经典例句】He still cherishes the memory of his carefree childhood spent in that small wooden house of his grandparents. 【译　文】他依旧怀念他在爷爷奶奶的小木屋子里度过的无忧无虑的童年。
chore [tʃɔ:]	*n.* 家庭杂务，日常零星工作；困难的工作，令人讨厌的工作
chorus ['kɔ:rəs]	*n.* 合唱；齐声，异口同声地说 【固定搭配】in chorus 一起，一齐，同时；chorus girl 合唱团女成员 【经典例句】Due to the serious corruption of the government, it has aroused a chorus of voices calling for the Prime Minister's resignation. 【译　文】由于政府严重的腐败问题，引起了人们一致要求首相下台的呼声。
circulation [,sə:kju'leiʃən]	*n.* 循环；发行额 【名师导学】in circulation（观念）流行中，流通中。与之相反的意思是：out of circulation 不再流通（流行）。表示发行量的常用表达方式为 have a circulation of。 【经典例句】The circulation of rumour is common in wartime. 【译　文】在战争时期谣言流传是常事。

circus [ˈsəːkəs]	**n.** 杂技场，马戏场；马戏团 【经典例句】The circus has always been very popular because it fascinates both the old and the young. 【译　文】马戏团一直都很受欢迎，因为年长者和年轻人对它都一样着迷。
clamp [klæmp]	**vt.**（用夹具等）夹紧，夹住，固定　**n.** 夹头，夹具，夹钳 【固定搭配】clamp A and B (together) 把 A 和 B 夹紧，固定；clamp down (on sb. / sth.) 严厉打击（犯罪等） 【经典例句】Clamp the two parts together until the glue dries. 【译　文】把两部分夹紧，直到胶水干了再松开。
climax [ˈklaimæks]	**n.** 顶点，极点；高潮　**v.**（使）达到顶点，（使）达到高潮 【名师导学】该词属于常考词汇，经常是在词汇选择、阅读部分。考生要注意常用的相关同义词：culmination（顶峰，结局），highlight（最精彩部分，最重要的部分），orgasm（极度兴奋，兴奋的高潮），summit（顶点，指高峰或最高级的职位）。 【经典例句】They believed that this was not the climax of their campaign for equality but merely the beginning. 【译　文】他们相信，这不是这场争取平等的运动的高潮，相反，它仅仅是一个开头。
cling [kliŋ]	**vi.** 缠住，粘住，依恋，依靠，坚信，坚持 【名师导学】该词属于常考词汇。考生要注意常用的一组相关同义词adhere to（黏附，坚持），attach to（依附），stick to（坚持），以及另一组常用的相关同义词grasp（抓住，抓紧），hold（拿住，抓住，抱住，托住）。该词以固定搭配cling to 出现居多，并且该搭配后均为名词出现，意为"紧抓住或抱住某人（某物），紧靠着某人或物"。需要重点注意的是此固定搭配 cling to something 还可以表示"舍不得放弃某事物；拒绝放弃某事物"。 【经典例句】At the party we found that the shy girl clinging to her mother all the time. 【译　文】在宴会上，我们发现那个害羞的女孩子一直紧挨着她的母亲。
clip [klip]	**vt.** 剪短，修剪，夹住　**n.** 曲别针，夹，钳 【名师导学】考生要注意区分这一组词：clip（既可指剪掉不需要的部分，也可指剪下要保留的部分），crop（修剪），pare（除掉某物的外层或边缘），shave（剃毛发，通常指身体上的毛发），trim（为了使某物整齐而修剪，整理）。 【经典例句】The letters were held together with a paper clip. 【译　文】这些信是用一枚回形针夹在一起的。
clone [kləun]	**n.** 克隆，无性繁殖系（的个体）；复制品，翻版 【名师导学】考生要注意常用的相关同义词：duplicate（复制，重复），copy（复印，模仿，仿效，抄写），reproduce（繁殖，生殖）。 【经典例句】When a Scottish research team startled the world by revealing three months ago that it had cloned an adult sheep, President Clinton moved swiftly. 【译　文】三个月前，当一个苏格兰研究小组透露他们克隆了一只成年绵羊使世界为之震惊时，克林顿总统迅速做出反应。
clue [kluː]	**n.** 线索，提示 【名师导学】考生要注意常用的相关同义词：cue（暗示，提示），evidence（迹象，证据，证物），hint（暗示，提示，线索），proof（证据），sign（征兆，迹象）。 【经典例句】I have not a clue how to compose a waltz. 【译　文】对于创作华尔兹舞曲我是一窍不通。
cluster [ˈklʌstə]	**n.**（果实、花等的）串，簇；（人、物等的）群，组　**vi.** 群集，丛生　**vt.** 使集群，集中 【名师导学】该词属于常考词汇。考生要注意常用的一组相关同义词 assemble（集合，聚集，装配）batch（集中，挤在一起），gather（集合，聚集，渐增），muster（聚集，召集，集合），swarm（云集，挤满），以及另一组相关同义词有 bunch（串，束），group（组，团，群，批），set（一副，一批）。注意用法 cluster / be clustered (together) round sb. / sth.（聚集在某人或某物的周围；丛生，群聚）。

287

	【经典例句】When we go abroad, we tend to cluster in hotels and restaurants where English is spoken. 【译　文】当我们去国外时，我们一般会聚集在说英语的旅馆和餐馆。
clutch [klʌtʃ]	*v.* 抓住，攫取　*n.* 抓紧，紧握；离合器 【名师导学】考生要注意常用的相关同义词：clasp（紧抱，紧握，抱紧，握紧），clench（捏紧，紧握，牢牢地抓住），grasp（抓住，抓紧，掌握）。该词经常以固定搭配 clutch at 出现。其复数形式 clutches 表示"势力范围，控制"，用于以下示例：be in one's clutches（某人控制下），fall into the clutches of sb. / sth.（落入某人或某物的势力范围）。 【经典例句】Just when man thinks he can do everything, he finds himself helpless in the clutch of some unknown force. 【译　文】正当人类认为自己无所不能时，却发现自己受制于某种不可知的力量，而陷于无助。
coalition [ˌkəuəˈliʃən]	*n.* 联合，盟军 【名师导学】考生要注意常用的相关同义词：alliance（联盟，联合），union（联合，合并，结合，联盟，协会）。 【经典例句】It took five months for the coalition to agree on and publish an economic program. 【译　文】这个同盟花了五个月的时间达成了协议并发布了一个经济计划。
cocaine [kəˈkein]	*n.* 可卡因 【名师导学】下列同义词同样值得关注：drug（麻醉药，毒品），heroin（海洛因，吗啡），morphine（吗啡）。 【经典例句】The phrase "substance abuse" is often used instead of "drug abuse" to make clear that substances such as alcohol and tobacco can be just as harmfully misused as heroin and cocaine. 【译　文】他们经常用"物质滥用"这个短语来取代"药物滥用"，为了清楚地说明许多物质，如烟草、酒精，如果滥用就与海洛因和可卡因一样有害。
cocktail [ˈkɔkteil]	*n.* 鸡尾酒 【名师导学】下列同义词同样值得关注：brandy（白兰地），champagne（香槟酒），whisky（威士忌）。 【经典例句】On the party, guests are offered wine or a champagne cocktail when they arrive. 【译　文】宴会为刚到的宾客们提供葡萄酒或香槟鸡尾酒。
cocoa [ˈkəukəu]	*n.* 可可粉（饮料）
cognitive [ˈkɔgnitiv]	*a.* 认知的 【经典例句】Our soul possesses two cognitive powers. 【译　文】我们的灵魂具有两种认知力量。
coherent [kəuˈhiərənt]	*a.* 一致的，连贯的 【名师导学】下列同义词同样值得关注：articulate（发音清晰的，清楚的），logical（合理的），lucid（明晰的，清晰的）。该词的反义词是在该词的基础上加前缀"in"构成"incoherent"（不连贯的，语无伦次的）。 【经典例句】My head hurt so much I could not give a coherent answer. 【译　文】我的头疼得很厉害，我无法给出一个有条理的回答。
coincide [ˌkəuinˈsaid]	*vi.* 同时发生；一致，相符 【名师导学】近义词：correspond, agree, concur, co-occur, occur simultaneously, fall together, tally, match, accord, harmonize; 【经典例句】It is fortunate for the old couple that their son's career goals and their wishes for him coincide. 【译　文】儿子的职业目标和他们对他的期望不谋而合，这真是老两口的幸运。

collaborate [kəˈlæbəreit]	v. 合作，协作
collide [kəˈlaid]	vi. 碰撞，抵触 【名师导学】该词属于常考词汇。考生要注意常用的相关同义词：bump（撞击，颠簸），clash（冲突，不协调），crash（碰撞，砸碎，碰撞，坠落，坠毁），conflict（冲突，抵触）。注意固定搭配 collide with（与……相撞），后面接名词，是该词的常用搭配。 【经典例句】The morning news says a school bus collided with a train at the junction and a group of policemen were sent there immediately. 【译　文】早间新闻报道，一辆校车和火车在交叉口相撞，一批警察立即赶赴现场。
colonial [kəˈləunjəl]	a. 殖民地的；n.（同类人的）聚居地 【经典例句】The imperialists plunder and exploit the people of the colonial countries. 【译　文】帝国主义者掠夺和剥削殖民地国家的人民。
comet [ˈkɔmit]	n. 彗星 【经典例句】This discovery revealed new clues about the origin of comets. 【译　文】这一发现揭示了关于彗星起源的新线索。
comic [ˈkɔmik]	a. 喜剧的；滑稽的 【名师导学】考生要注意常用的联想词 tragic（悲剧的，悲惨的，可悲的）。 【经典例句】The song provides some comic relief from the intensity of the scene. 【译　文】这首歌给紧张的画面提供了喜剧性的调节。
commemorate [kəˈmeməreit]	vt. 纪念，庆祝 【名师导学】该词属于常考词汇。考生要注意常用的相关同义词：acclaim（欢呼，喝彩），celebrate（庆祝，颂扬），honor（给以荣誉）。 【经典例句】To commemorate important dates in history, countries create special holidays. 【译　文】为纪念历史上的重要日子，各国家分别创立了一些特别的节日。
commend [kəˈmend]	vt. 表扬，称赞；推荐 【名师导学】考生要注意常用的一组相关同义词：approve（赞成，满意），compliment（称赞，褒扬，致意），praise（赞扬，歌颂，称赞）。 【经典例句】An order was issued to commend them. 【译　文】他们被通令嘉奖。
commence [kəˈmens]	vt. 开始；着手
commentary [ˈkɔməntəri]	n. 评论，评注，实况广播报道，现场口头评述 【名师导学】该词属于常考词汇。考生要注意常用的相关同义词：explanation（解释，说明，阐述），remark（谈论，评论）。该词后面通常接介词 on 或者 of，意为"对……报道"。 【经典例句】Stop shouting! I can't hear the football commentary. 【译　文】别嚷了！我听不见足球赛的现场解说了。
commentator [ˈkɔmənteitə]	n. 评论员；实况广播员
commissioner [kəˈmiʃənə]	n. 专员，委员，政府部门大官
commodity [kəˈmɔditi]	n.（pl.）日用品；商品，货物，有用的东西；农矿产品 【名师导学】该词属于常考词汇。考生要注意常用的相关同义词：article（物品，商品），commerce（商业，贸易），merchandise（商品，货物），stock（现货，库存；股份，公债）。 【经典例句】I lead a very busy life, so spare time is a very precious commodity to me. 【译　文】我的生活非常繁忙，空余时间对我来说是非常珍贵的东西。
commonplace [ˈkɔmənpleis]	a. 普通的，平庸的 n. 寻常的东西，平庸的东西 【名师导学】该词属于常考词汇。考生要注意常用的相关同义词：common（平

常的，普通的），customary（习惯上的，惯常的），routine（例行的，常规的），stale（不新鲜的，陈腐的，疲倦的，陈旧的）。

【经典例句】Men substantially outnumber women, and heavy drinking is a commonplace.

【译　文】男人数目比女人多得多，酗酒现象司空见惯。

commonwealth ['kɔmənwelθ]	*n.* 联邦，英联邦 【名师导学】该词属于常考词汇。考生要注意常用的相关词：colony（殖民地），federation（联邦），union（联盟，工会）。 【经典例句】The island country didn't join the commonwealth, thinking it could do better on its own. 【译　文】这个岛国认为自力更生可以发展得更好，因此没有参加联邦。
commute [kə'mjuːt]	*vi.* 乘公交车上班，经常乘车（或船等）往返于两地　*vt.* 减（刑）；折合，折偿 *n.* 上下班交通 【名师导学】该词属于常考词汇。考生要注意常用的相关同义词：communication（交通或通讯工具，交流，交际），transportation（运输，运输系统，运输工具）。 【经典例句】Urban Japanese have long endured commutes and crowded living conditions, but as the old group and family values weaken, the discomfort is beginning to tell. 【译　文】都市里的日本人长期忍受着漫长的上下班、来回交通和拥挤不堪的居住条件，但随着旧的群体和家庭道德的削弱，令人不舒服的结果开始显现。
compact ['kɔmpækt]	*a.* 紧密的，结实的；紧凑的，简洁的 【名师导学】该词属于常考词汇。考生要注意常用的一组相关同义词：compress（密集的，密度大的），dense（压紧的，压缩的），以及另一组相关同义词：brief（简短的），concise（简明的，简练的），succinct（简洁的）。注意 compact disc 表示激光唱片。 【经典例句】As the market develops, the compact family car is becoming more common while the price continues to decrease. 【译　文】随着市场的发展，紧凑型家庭轿车日益走向普及化，价格门槛不断降低。
compatible [kəm'pætəbl]	*a.* 兼容的 【名师导学】该词属于常考词汇。该词及其衍生词在历年考试中出现频率非常高，尤其是在阅读和词汇部分。考生要注意常用的相关词：appropriate（适当的，恰当的），fitting（适合的，恰当的），suitable（合适的，适宜的）。该词的反义词是在该词的基础上加前缀"in"构成 incompatible（不调和的，不共戴天的），在历年的考试中出现的次数不少于五次。注意固定搭配 be compatible with（与……相兼容），是该词的常用搭配。 【经典例句】Don't trust the speaker any more, since the remarks he made in his lectures are never compatible with the facts. 【译　文】再也别相信那个演讲者，因为他演讲时说的和事实从来就不一致。
compensate ['kɔmpənseit]	*vt.* 补偿，偿还，酬报（for）；给……付工钱，赔偿 【固定搭配】compensate sb. for 因……而赔偿某人；compensate for 弥补 【名师导学】该词属于常考词汇。注意固定搭配 compensate for（弥补，补偿），后面接名词，是该词的常用搭配。考生要注意常用的相关同义词 repay（归还，欠款；报答，回报）。常用的相关同义词有 make up for（补偿），offset（弥补，抵消）。 【经典例句】To compensate for his unpleasant experiences he drank a little more than how much was good for him. 【译　文】为了借酒消愁，他喝得有点过了头。
compensation [ˌkɔmpən'seiʃən]	*n.* 补偿，赔偿 【名师导学】该词属于常考词汇，经常出现在阅读和词汇部分。 【经典例句】The insurance company paid him $10,000 in compensation after his accident. 【译　文】事故之后，保险公司支付给他一万美元作为赔偿。

competence ['kɔmpətəns]	*n.* 能力，胜利，技能 【名师导学】该词属于常考词汇。考生要注意常用的相关同义词：ability（能力，才能），capacity（才能，能力）。注意用法 competence in doing sth. 或者 competence to do sth. 表示"胜任，有能力做，称职"。 【经典例句】I assure you of his honesty and competence. 【译　文】我向你保证他的诚实和能力。
competent ['kɔmpitənt]	*a.* 称职的，胜任的，有能力的
compile [kəm'pail]	*vt.* 编辑，汇编 【名师导学】考生要注意常用的相关同义词 edit（编辑，校订，主编，选辑）。 【经典例句】The computers can quickly compile the weather information. 【译　文】计算机能够快速编辑这些气象信息。
complement ['kɔmplimənt]	*n.* 补足；余数；补语 【名师导学】该词属于常考词汇。考生要注意常用的相关同义词：supplement（补充，增补），supply（补给，供给）。 【经典例句】Movie directors use music to complement the action on the screen. 【译　文】电影导演运用音乐与屏幕上的情节相配合。
complexion [kəm'plekʃən]	*n.* 肤色；情况，局面 【名师导学】考生要注意常用的相关同义词：appearance（外貌，外表，外观），hue（色彩，色调）。 【经典例句】Drinking lots of water is good for the complexion. 【译　文】多喝水对面色有好处。
complexity [kəm'pleksiti]	*n.* 复杂（性），复杂的事物
complicated ['kɔmplikeitid]	*a.* 错综复杂的，难懂的 【名师导学】考生要注意常用的相关同义词：ambivalent（矛盾的），intricate（复杂的，错综的，难以理解的），complex（复合的；复杂的，难懂的）。 【经典例句】This is too complicated a matter to settle all by myself. 【译　文】这事太复杂，我一人难以对付。
complication [,kɔmpli'keiʃ(ə)n]	*n.* 错杂；新增的困难，新出现的问题；并发症 【经典例题】His broken arm healed well, but he died of the pneumonia which followed as a _____. A. complement　　B. compliment　C. complexion　D. complication　　[D] 【译　文】他的断臂愈合得很好，但最终死于肺炎这一并发症。
compliment ['kɔmplimənt]	赞美（话），恭维（话）；（复）致意，问候 *vt.* 赞美，恭维
comply [kəm'plai]	*vi.* 遵守，照办 【名师导学】考生要注意下列常用意义相近词和词组：abide by（坚持，遵守），adhere to（遵守，坚持），conform to（符合，遵照），obey（服从，顺从），observe（遵守）。常用相关反义词：disobey（违反，不服从），resist（抵抗，反抗）。注意固定搭配 comply with（遵从，服从），后面接名词。注意 comply with = conform to = abide by，注意介词的不同。 【经典例题】If you want to set up a company, you must <u>comply with</u> the regulations laid down by the authorities. A. abide by　　　B. work out　　C. check out　　D. succumb to　　[A] 【译　文】如果你想成立一家公司，你就必须遵守政府的各项规定。
comprehend [,kɔmpri'hend]	*vt.* 理解，领会，了解

291

compulsory [kəmˈpʌlsəri]	*n.* 强制的，必修的；规定的，义务的 【名师导学】该词属于常考词汇。考生要注意常用的相关同义词：forced（被迫的，强迫的），mandatory（命令的，强制的），obligatory（强制性的，约束的，有义务的）。相关的反义词：optional（可选择的，随意的），selective（选择的，选择性的），voluntary（自愿的，志愿的）。需要注意其衍生词使用范围更广。 【固定搭配】compulsory subject 必修学科；optional subject 选修学科 【经典例题】In front of the platform, the students were talking with the professor over the quizzes of their _____ subject. A. compulsory　　B. compulsive　C. alternative　　D. predominant　　[A] 【译　　文】学生们在讲台前与教授谈论他们选修课程的测试。
compute [kəmˈpjuːt]	*vt.* 计算；估计 【名师导学】该词属于常考词汇。考生要注意常用的相关同义词calculate（计算，核算）。需要注意其衍生词。 【经典例句】Scientists have computed the probable course of the rocket. 【译　　文】科学家们用计算机计算了火箭可能运行的轨道。
computerize [kəmˈpjuːtəraiz]	*vt.* 用计算机处理，使计算机化
conceive [kənˈsiːv]	*vt.* 设想，构想出（主意、计划等） 【名师导学】该词属于常考词汇。考生要注意常用的相关同义词：contrive（设计，想出，谋划，策划），devise（设计，发明，图谋），envisage（想象，设想），imagine（想象）。注意固定搭配conceive of（构想出，设想），后面接名词，是该词的常用搭配。 【经典例题】Even after reading it for three times he couldn't _____ the meaning of that letter. A. conceive　　B. consult　　C. contrast　　D. concern　　[A] 【译　　文】即使读了三遍，他也想不出那封信的意思。
conception [kənˈsepʃən]	*n.* 构思，构想；概念，观念
concise [kənˈsais]	*a.* 简明的，简要的 【名师导学】考生要注意常用的相关同义词：brief（简短的，简练的），compact（紧凑的，紧密的），succinct（简洁的），terse（简洁的，简练的）。 【经典例句】The new secretary has written a remarkably concise report within a few hundred words but with all the important details included. 【译　　文】新来的秘书写了一份十分简洁的报告，只用几百个字就概括了所有重要的细节。
conceive [kənˈsiːv]	*vt.* （构）想出，认为　*vi.* 构思出，考虑，设想；怀孕
concerning [kənˈsəːnin]	*prep.* 关于，涉及，就……来说
condemnation [ˌkɔndemˈneiʃən]	*n.* 定罪，判罪，宣告有罪；谴责，非难，指责
confer [kənˈfəː]	*vi.* 商谈，商议　*vt.* 授予，赋予 【名师导学】考生要注意常用的相关同义词award（给予，授予），bestow（赠予，授予），consult（商量，商议，请教），discuss（讨论）。注意固定搭配confer on（赋予，授予），是该词的常用搭配。 【经典例句】She withdrew to confer with her advisers before announcing a decision. 【译　　文】她先去请教顾问然后再来宣布决定。
conform [kənˈfɔːm]	*vi.* 遵守，适应，顺从；相似，一致，符合 【名师导学】该词属于常考词汇。考生要注意常用的相关同义词：abide（遵守，履行），accord（符合），adhere（遵守，坚持），comply（遵从，依从，服从），follow（遵循，跟随）。该词的固定词组有conform to与comply with，后面均接

名词，意为"适应，遵守，符合"。该词的衍生词应该多加注意。

【经典例句】E-mail is a convenient, highly democratic informal medium for conveying messages that conforms well to human needs.

【译 文】电子邮件是一种便捷且高度民主的非正式信息传递媒介，它非常符合人们的需求。

conscious ['kɔnʃəs]	*a.* 意识到的；有知觉的；有觉悟的，自觉的 【固定搭配】be conscious of 意识到 【名师导学】该词属于常考词汇。考生要注意常用的相关同义词 aware（知道的，明白的，意识到的）。该词的反义词是在该词的基础上加前缀"un"构成 unconscious（不省人事，未发觉的，无意识的），或者 unaware（不知道的，没觉察到的）。注意固定搭配 be conscious of（知道）和 become conscious（恢复知觉，意识），都是该词的常用搭配。 【经典例句】I am conscious of your thoughts, and of your violent purposes against me. 【译 文】我知道你们的意思，以及诬害我的计谋。
consensus [kən'sensəs]	*n.* （意见等）一致，一致同意 【名师导学】该词属于常考词汇，经常出现在阅读部分。考生要注意常用的相关同义词：concord（和谐，一致），consent（准许，同意，赞同），unanimity（全体一致，一致同意）。 【经典例句】The executives believed that consensus rather than conflict enhanced financial indicators. 【译 文】经理们相信，是意见一致，而不是相互争论，促进了金融指标的上升。
consequent ['kɔnsikwənt]	*a.* 作为结果的，随之发生的 【名师导学】考生要注意常用的相关同义词：following（接着的，下面的），ensuing（随后的，继而发生的）。 【经典例句】The warming of the Earth and the consequent climatic changes affect us all. 【译 文】全球升温以及由此带来的气候上的变化都影响着我们大家。
conserve [kən'sə:v]	*vt.* 保存，保护；节约，节省 【名师导学】conserve, protect, reserve, preserve: conserve 指保护从而使其不受损失或伤害，也指节约，谨慎或节省地使用，避免浪费；protect 指保护使免于受到损坏、攻击、偷盗或伤害；reserve 指收藏保留，如用于将来使用或某个特殊的目的，也指"预订，预约"；preserve 意为"保存，保持，收藏"，指保护某物不受破坏，使之完好无损。 【经典例句】We must conserve our famous scenic spots for future generations. 【译 文】我们必须为子孙后代保护好风景胜地。
considering [kən'sidəriŋ]	*prep.* 就……而论，照……说来；鉴于
consistency [kən'sistənsi]	*n.* 一致性，连贯性；坚持
console [kən'səul]	*vt.* 安慰，慰问 *n.* 控制台，操作台 【名师导学】考生要注意常用的相关同义词：comfort（安慰，使痛苦缓和），solace（安慰），soothe（安慰，使平静）。常用的相关反义词：torment（折磨），torture（折磨）。该词的衍生词应该多加注意。 【经典例句】He consoled himself with the thought that it might have been worse. 【译 文】他聊以自慰的是，幸亏事情没有更糟。
consolidate [kən'sɔlideit]	*v.* 加固，巩固 【名师导学】该词属于常考词汇，尤其出现在词汇部分。考生要注意常用的相关同义词：solidify（使……凝固，使……团结，巩固），strengthen（加强，巩固），unify（使联合，统一）。 【经典例句】Consolidate and develop socialist relations characterized by equality, unity and mutual assistance among all ethnic groups for common prosperity and progress. 【译 文】巩固和发展平等、团结、互助的社会主义民族关系，实现各民族共同繁荣和进步。

293

conspiracy [kən'spirəsi]	*n.* 阴谋，密谋，共谋
constituent [kən'stitjuənt]	*n.* 选民，选区居民；成分，组成要素 【名师导学】考生要注意常用的相关同义词：component（成分），element（要素，元素，成分）。 【经典例句】In the not-for-profit organizations, decision-making effectiveness was defined from the perspective of satisfying constituents. 【译 文】在非营利机构，决策的效率是以满足机构中不同成员的需要的观点来界定的。
constrain [kən'strein]	*vt.* 限制，约束；克制，抑制 【名师导学】近义词：necessitate, compel, hold back, stifle; force, restrain 【经典例句】The mayor was asked to constrain his speech in order to allow his audience to raise questions. 【译 文】市长被要求压缩他的讲话，以便听众有时间提问题。
contaminate [kən'tæmineit]	*vt.* 弄脏，污染 【名师导学】该词属于常考词汇。考生要注意常用的相关同义词：foul（弄脏，污染），pollute（弄脏，污染；腐蚀），taint（弄脏，污染；使感染）。常用的相关反义词：purify（使纯净）。 【经典例句】Now a paper in *Science* argues that organic chemicals in the rock come mostly from contamination on earth rather than bacteria on Mars. 【译 文】最近《科学》上的一篇文章宣称：岩石中的有机化学物质主要来自地球本身的污染，而并非来自火星上的细菌。
contemplate ['kɔntempleit]	*v.* 沉思，仔细考虑 【名师导学】考生要注意常用的相关同义词：consider（考虑，细想），ponder（思索，考虑，沉思），reflect（反省，细想），think（想，思索），survey（调查，全面审视）。该词的衍生词应该多加注意。 【经典例句】Every inhabitant of this planet must contemplate that it may no longer be habitable. 【译 文】世界上每个人都必须思考到地球上可能不再适合人住的那一天。
contempt [kən'tempt]	*n.* 轻视，蔑视；受辱，丢脸 【名师导学】该词属于常考词汇。考生要注意常用的相关同义词：disdain（蔑视，鄙视，不屑），disgrace（使丢脸，使耻辱），dishonor（使丢脸，使耻辱），scorn（轻蔑，藐视）。常用的相关反义词：admiration（钦佩，赞美，羡慕），respect（尊敬，尊重，敬意）。注意词组 beneath contempt，表示"不齿"。 【经典例句】Companies such as Virtual Vineyards are already starting to use similar technologies to push message to customers about special sales, product offerings, or other events. But pushing technology has earned the contempt of many Web users. 【译 文】像 Virtual Vineyards 这样的公司业已开始采用类似的技术将有关特价商品、产品推销或其他活动的信息"推送"给用户。但"推送"技术遭到许多网上用户的鄙视。
contend [kən'tend]	*vi.* 竞争；争夺 *vt.* 争论；主张，声称 【名师导学】近义词：contest, battle, dispute, fight , quarrel 【固定搭配】contend with / against sb. / sth. 与对手竞争，与他人争夺，与困难搏斗
converge [kən'və:dʒ]	*vi.* 会合，相互靠拢；会聚，集中；（思想、观点等）趋势 【名师导学】考生要注意常用的相关同义词：approach（靠近，接近），concentrate（集中，聚集），focus（聚集，集中，聚焦）。 【经典例句】If the fire alarm is sounded, all residents are requested to converge in the courtyard. 【译 文】如果火警响起来，所有居民应当到院子里集合。
conversion [kən'və:ʃən]	*n.* 转化，转换，转变 【名师导学】考生要注意常用的相关词：modification（更改，修改），transformation（改变，改革，改造）。 【经典例句】He used to support monetarist economics, but he underwent quite a conversion when he saw how it increased unemployment. 【译 文】他一向赞同货币经济理论，然而当他看到这种理论加重了失业现象之后，他彻底改变了看法。

cordial ['kɔ:diəl; 'kɔ:dʒəl]	*a.* 热情友好的，热诚的 【名师导学】考生要注意常用的相关同义词：friendly（友好的，友谊的），hearty（亲切的），gracious（亲切的，和蔼的），hospital（好客的，热情的），sincere（诚挚的，真诚的，诚恳的），warm（热情的）。 【经典例句】The letter you wrote me is very cordial. 【译　文】你写给我的信很诚恳。
cork [kɔ:k]	*n.* 软木，软木塞 【经典例句】Cork is often used for insulation. 【译　文】软木经常用作绝缘材料。
corps [kɔ:]	*n.* (医务、通信等兵种的）队，部队；(从事同等专业工作的）一组 【名师导学】考生要注意常用的相关同义词 troop（部队，军队）。 【经典例句】Educated dad just could not understand why I decided to quit and join the Marine Corps. 【译　文】受过良好教育的爸爸更加无法理解我为什么决定放弃工作而加入海军陆战队。
corpse [kɔ:ps]	*n.* 尸体，死尸 【名师导学】考生要注意常用的相关同义词 remains（残骸，遗体）。 【经典例句】A corpse was found in the park early this morning. 【译　文】今天一大早，公园里发现了一具尸体。
correlate ['kɔrileit]	*vt.* 使相互有关 *vi.* (to, with)相关，关联 【名师导学】注意固定搭配 correlate to / with（相关，关联），后面接名词，是该词常用的搭配。 【经典例句】It is true that being overweight correlates with an increased risk of heart and blood vessel disease. 【译　文】确实如此，超重和增加患心血管疾病的风险是紧密相关的。
corrupt [kə'rʌpt]	*a.* 腐败的，贪污的，被破坏的，混浊的，（语法）误用的 *vt.* 使腐烂，腐蚀，使恶化 *vi.* 腐烂，堕落 【经典例句】It is corrupt friends who lead him astray. 【译　文】近墨者黑。
contradict [,kɔntrə'dikt]	*vt.* 反驳，反对，否认；与……矛盾，与……抵触，与……相反 【名师导学】近义词：differ, confront, oppose; disclaim, repudiate, deny
contribution [,kɔntri'bju:ʃən]	*n.* 贡献，捐赠；投稿
converse [kən'və:s]	*vi.* 谈话，交谈（with, on, upon） *n.* 相反的事物；倒，逆行 *a.* 相反的，颠倒的
correspondence [,kɔris'pɔndəns]	*n.* 相当（应，称）；符合，一致；通信，信件
corrode [kə'rəud]	*vt.* 腐蚀，侵蚀；损害，损伤
costume ['kɔstju:m, -'tju:m]	*n.* 服装；剧装 【经典例句】We were greatly impressed by her national costume at the anniversary last night. 【译　文】昨晚的周年聚会上她身着民族服饰，给我们留下了深刻的印象。
corruption [kə'rʌpʃən]	*n.* 腐败，堕落，恶化；贪污，贿赂
cosy ['kəuzi]	*a.* 暖和舒服的；（感觉）舒适的
counterpart ['kauntəpɑ:t]	*n.* 对等的人；副本 【名师导学】该词属于常考词汇，主要出现在词汇选择和阅读部分。其中 counter 原指"柜台"，可想象成顾客和服务生面对面的场景，转义为"相对的"。 【经典例句】Your right hand is the counterpart of your left hand. 【译　文】你的右手是你左手的相对物。

295

coupon ['ku:pɔn]	**n.** 息票；赠券
courtesy ['kə:tisi, 'kɔ:-]	**n.** 礼貌，客气
coverage ['kʌvəridʒ]	**n.** 范围，总额；保险额，保证金；新闻报道（范围） 【名师导学】该词在翻译时容易直译成"覆盖面"，但它在特定语境下还表示观察、分析、报道事物的范围或程度，比如和 news 搭配译为"新闻报道"，意指新闻所覆盖的范围。 【经典例句】They must reflect that diversity with their news coverage or risk losing their readers' interest and their advertisers' support. 【译　文】报纸行业必须展现其新闻报道的多样性，否则就有失去读者的关注以及广告商的支持的风险。
coward ['kauəd]	**n.** 胆小鬼，懦夫 【名师导学】该词在近十年考试中共出现 3 次，主要出现在词汇选择和阅读部分。 【经典例句】Harvard Business School professor George Lodge calls the ritual acceptance of blame "almost a feudal way of purging the community of dishonor", and to some in the United States, such resignations look cowardly. 【译　文】哈佛商学院教授乔治·洛奇认为这种逆来顺受地接受责骂的行为"简直是用来清除业绩不佳的员工的封建方式"，对于美国的某些人而言，这种顺从是懦夫的行为。
cozy ['kəuzi]	**a.** （暖和）舒适的；亲切友好的 【经典例句】Things are cozy enough around here for Nelson. 【译　文】这里的一切对纳尔逊来说已够舒适的了。
cradle ['kreidl]	**n.** 摇篮，发源地 【经典例句】He was in the company of poverty from cradle to grave. 【译　文】从生到死，贫穷一直伴随着他。
creation [kri'eiʃən]	**n.** 创造，建立，产生；作品；创造物
credible ['kredəbl, -ibl]	**a.** 可信的，可靠的 【名师导学】近义词：probable, believable, conceivable; trustworthy, dependable, sincere; reliable 【经典例句】He will be a credible witness when needed. 【译　文】如果需要的话，他会是一位可信的证人。
crisp [krisp]	**a.** 脆的，易碎的；新鲜的；爽快的，明快的 【名师导学】该词主要用来形容食物松脆。如：crisp potato chips（松脆土豆片），crisp noodle（干脆面）。 【经典例句】The reason why so many children like to eat this new brand of biscuit is that it is particularly sweet and crisp. 【译　文】如此多的儿童喜欢吃这种饼干是因为这个新牌子的饼干又甜又脆。
cripple ['kripl]	**n.** 残废的人，跛子　**vt.** 使残废
criterion [krai'tiəriən]	**n.** 标准，准则 【名师导学】该词经常用于指代各类赛事的评分标准，常见的近义词：rule（准则），standard（标准），regulation（规则）等。 【经典例句】The most important criterion for assessment in this contest is originality of design. 【译　文】这次比赛最重要的评判标准就是设计的原创性。
curb [kə:b]	**vt.** 控制，约束　**n.** 控制，约束；（街边和人行道的）路缘 【经典例句】You have to curb your laughter when you are in church. 【译　文】在教堂里你得收敛你的笑声。
cyclist ['saiklist]	**n.** 骑自行车/摩托车的人
cylinder ['silində]	**n.** 圆柱体，圆筒；气缸

cynical [ˈsinikəl]	*a.* 愤世嫉俗的，（对人性或动机）怀疑的 【经典例句】Popularly, one refers cynically to "human nature" in accepting the inevitability of such undesirable human behavior as greed, murder, cheating and lying. 【译　文】生活中会出现贪婪、谋杀、作弊、撒谎等种种令人不悦的行为，而人们往往对发生诸如此类行为的必然性欣然接受，在谈到这种"人性"时也总是显得玩世不恭。

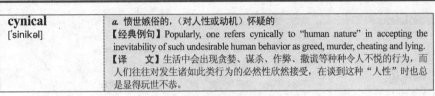

database [ˈdeitəbeis]	*n.* 数据库 【名师导学】该词在历年考题中均出现在阅读部分。需要注意的是，data 一词来源于 datum，表达复数概念。 【经典例句】This information is combined with a map database. 【译　文】这一信息同地图数据库结合在一起。
dazzle [ˈdæzl]	*vt.* 使目眩；使赞叹不已，使倾倒　*n.* 耀眼的光，令人赞叹的东西 【名师导学】该词的词形容易和下列词语混淆，如：drizzle（*n.* 细雨），dizzy（*a.* 眩晕的）等。在记忆单词时应加以辨别。 【经典例句】The dazzle of the spotlights made him ill at ease. 【译　文】聚光灯的耀眼强光使他局促不安。
deadly [ˈdedli]	*a.* 致命的，致死的；极有害的 【名师导学】辨析 deadly, fatal, mortal: deadly 意为"可能致死的"（likely to cause or able to produce death），表示能够或可能引起死亡，但不一定有导致死的结果；fatal 意为"导致死亡的"（causing or resulting in death），多指已经或将要导致死亡，强调死亡是不可避免的，指未能永存；mortal 意为"死亡的"，指未能永存。 【经典例句】It was the worst tragedy in maritime history, six times more deadly than the Titanic. 【译　文】这是航海史上一次空前的灾难，所造成的损失超过泰坦尼克号的六倍。
dean [diːn]	*n.* 系主任，教务长 【经典例句】Dean of Studies is not available today. He was said to visit a university abroad. 【译　文】教务处长今天不在，据说到国外一所大学考察去了。
deceit [diˈsiːt]	*n.* 欺骗，欺诈
decimal [ˈdesiməl]	*a.* 小数的，十进制的
decode [ˌdiːˈkəud]	*vt.* 解码，译解
decoration [ˌdekəˈreiʃən]	*n.* 装饰，装饰品
dedicate [ˈdedikeit]	*vt.* 奉献 【经典例句】I want to see all of us dedicate ourselves to the principles for which we fought. 【译　文】我希望看到所有的人献身于我们为之奋斗的原则中去。
deduce [diˈdjuːs]	*vt.* 推论，推断，演绎 【名师导学】近义词：infer, conclude, reason, gather, assume 【经典例句】His conclusion is deduced from the facts and evidence presented by the court. 【译　文】他的结论是从法庭提供的事实和证据中推断出来的。
deem [diːm]	*vt.* 认为，视为 【名师导学】表示"认为，想"的意义时单词较多，不一定总是使用 I think…，除了上述真题中的 deem 以外，还包括 consider, assume, believe, suppose 等等。 【经典例句】Being thin is deemed as such a virtue. 【译　文】身材瘦削竟被视为优点。
defendant [diˈfendənt]	*n.* 被告 【经典例句】He stood there as a defendant, dull and wordless. 【译　文】他作为被告站在那里，目光呆滞，一言不发。

297

deficiency [diˈfiʃənsi]	**n.** 缺乏，不足；缺点，缺陷 【名师导学】近义词：scarcity, insufficiency, paucity, lack, loss 【经典例句】He looked pale because of nutrient deficiency. 【译　文】由于营养不足，他看上去脸色苍白。
deficit [ˈdefisit]	**n.** 不足，缺陷；亏损，亏空（额）；赤字，逆差，欠缺
defy [diˈfai]	**vt.** 公然反抗，蔑视；向……挑战；激，惹 【经典例句】He challenged the tradition, defied the law and was exiled to the north at the end of 18th century. 【译　文】他不循规蹈矩，不服从法律，于18世纪末被流放到北方。
degeneracy [diˈdʒenərəsi]	**n.** 堕落，退化，退步
dentist [ˈdentist]	**n.** 牙科医生 【名师导学】该词在历年考题中出现，一般表述为 go to my dentist，意为"看牙"，类似的表述还有 go to the clinic（去诊所）。 【经典例句】In any case neither toothache nor a visit to a dentist is very pleasant. 【译　文】牙疼也好，去看牙医也好，都不是什么令人愉快的经历。
depict [diˈpikt]	**v.** 描绘，描写，描述 【名师导学】表达"描述"意义的单词还有 describe（描述，形容），如：The driver described the accident to the police.（司机向警方描述了这起事故。）picture（构想，生动描绘），如：It is hard to picture the life of the old days.（很难想象过去人们的生活是什么样的。）portray（描绘，扮演），如：She successfully portrayed Jones and won her an Oscar.（她成功地扮演了琼斯的角色并为自己赢得了一次奥斯卡奖。） 【经典例句】The artist tried to depict realistically the Battle of Waterloo. 【译　文】这位画家试图逼真地刻画滑铁卢战役。
deprive [diˈpraiv]	**vt.** 剥夺，夺去，使丧失 【名师导学】该词最常见的用法为 be deprived of。 【经典例句】And it made him determined to do something for convicts and slaves and for all who were oppressed and deprived of their liberty. 【译　文】这一经历促使他下定决心去为了罪犯和奴隶，为了所有受压迫、被剥夺了自由的人们做力所能及的事。
delta [ˈdeltə]	**n.**（河流的）三角洲
demonstration [ˌdemənsˈtreiʃən]	**n.** 展示；示威
denial [diˈnaiəl]	**n.** 否认 【名师导学】表达"拒绝"含义的名词有很多，但各有侧重点，如：refusal 强调推却，rejection 强调抵制，declination 强调婉言谢绝，而 denial 在下述真题中强调拒绝颁发的意义。 【经典例句】Failure in a required subject may result in the denial of a diploma. 【译　文】如果有一门必修课程不及格，就拿不到毕业证书。
denote [diˈnəut]	**vt.** 意思是；表示，是……的标志 【经典例句】A red face often denotes embarrassment or shyness. 【译　文】脸儿通红往往意味着尴尬或害羞。
denounce [diˈnauns]	**vt.** 指责；告发 【名师导学】近义词：condemn, charge, blame, accuse, censure, criticize, indict, implicate, vilify, prosecute, revile, stigmatize, reproach, castigate, rail at, brand, boycott, rebuke 【经典例句】Would you rather denounce your stepmother? 【译　文】你愿意揭发你的继母吗？

298

descendant [diˈsend(ə)nt]	**n.** 后裔，子孙 【经典例句】Some descendants of Confucius were said to dwell in this small southern village for ages. 【译　　文】据说在这座南方的小山村里老早就居住着孔老夫子的一些子孙。
descent [diˈsent]	**n.** 降下；血统，出身 【经典例句】He was born an Asian descent but spoke British English because he was brought up by a British family. 【译　　文】他具备亚洲血统，但由于在一个英国家庭被抚养长大，他说的语言是英语。
deserted [diˈzə:tid]	**a.** 荒芜的，没有人的
designate [ˈdezigneit]	**v.** 指明，标明，指出；指派，指定 【经典例句】Junior Peter was designated as his only successor. 【译　　文】小彼得被指定为他的唯一继承人。
desolate [ˈdesəlit]	**a.** 荒凉的，荒芜的；孤独的，凄凉的　**v.** 使荒芜，使孤寂
despatch [disˈpætʃ]	**vt.** 派遣，发送　**n.**（公文）急件，快信；（记者发回的）新闻报道；派遣，调遣　**a.** 衰退的，堕落的
despise [disˈpaiz]	**vt.** 鄙视，看不起 【名师导学】近义词：scorn, disdain, contemn, hate, look down on, spurn, sneer at, flout, dislike, loathe, detest, abhor 【经典例句】Certainly the last thing an Englishman should despise is poetry. 【译　　文】英国人是绝不会轻视诗歌的。
destructive [disˈtrʌktiv]	**n.** 破坏（性）的 【名师导学】近义词：adverse, negative, unfavorable；ruinous, noxious, fatal, deleterious, pestilential, catastrophic, calamitous, disastrous, devastating, dire, lethal, mortal, mischievous, detrimental, annihilative, hurtful, harmful, subversive, murderous, disruptive, suicidal, evil, injurious, toxic, baleful, disintegrative, corrosive, corroding, erosive, eroding, damaging 【经典例句】The electronic economy made possible by information technology allows the haves to increase their control on global markets with destructive impact on the have-nots. 【译　　文】信息技术所带动的电子经济使得富国增强了对国际市场的掌控能力，而给贫穷国家带去了毁灭性的影响。
detain [diˈtein]	**v.** 拘留，扣押 【经典例句】Some teachers began on time, ended on time, and left the room without saying a word more to their students, very seldom being detained by questioners. 【译　　文】一些教师按时上课，准点下课，离开教室时和自己的学生一句多余的话都没有，很少留下来解答学生的问题。
detergent [diˈtə:dʒənt]	**a.** 使清洁的　**n.** 清洁剂；去垢剂
deteriorate [diˈtiəriəreit]	**v.**（使）恶化，变坏，蜕变 【经典例句】Some scientists are dubious of the claim that organisms deteriorate with age as an inevitable outcome of living. 【译　　文】有机组织随着年龄的增长而退化是不可避免的自然生理现象，对这一论断有些科学家持怀疑态度。
deviate [ˈdi:vieit]	**vi.** 背离，偏离
diagnose [ˈdaiəgnəuz]	**v.** 诊断；判断 【经典例句】One of my neighbors caught a bad cold and went to his doctor, who diagnosed his cold as SARS. 【译　　文】我的一个邻居感冒得很厉害，看病时被医生诊断为非典型性肺炎。

299

differentiate [ˌdifəˈrenʃieit]	*v.* 区别，区分 【名师导学】近义词：contrast, set apart, separate, discriminate, distinguish; modify, adapt, alter, change 【经典例句】This company does not differentiate between men and women—they employ both equally. 【译　文】这家公司对男女职工一视同仁——男女职工都雇用。
diffuse [diˈfjuːz]	*n.* 扩散，使弥漫；散布 【经典例句】But in legal systems the responsibility for revenge becomes depersonalized and diffused. 【译　文】但在司法体系当中复仇行为要承担其刑事责任，这种做法也很普遍，不再只是某个部落的个别现象了。
dignity [ˈdigniti]	*n.* 威严，尊严 【经典例句】Poverty failed to make her lose her dignity. She stood there with head upward, confident as usual. 【译　文】贫穷没能让她丧失尊严，她总是站在那儿，头高高地昂起，一如既往的自信。
dilemma [diˈlemə, dai-]	*n.* 困境，进退两难 【名师导学】该词在历年考题中均为词汇题选项。 【经典例句】Parents often faced the dilemma between doing what they felt was good for the development of the child and what they could stand by way of undisciplined noise and destructiveness. 【译　文】家长们经常碰到让他们进退两难的事情：是坚持执行对子女发展有帮助的计划，还是顺其自然，能忍则忍，尽管是通过毫无修养可言的怒吼和破坏行为来迫使自己忍受。
diligent [ˈdilidʒənt]	*a.* 勤奋的，勤勉的 【名师导学】近义词：industrious, hard-working, assiduous, sedulous, studious, pertinacious, persevering, persistent, keen, tireless 【经典例句】I have nothing but one key to success: be diligent, whenever and wherever. 【译　文】我成功的秘诀只有一个：无论何时何地，都要用功。
dilute [daiˈljuːt, diˈl-]	*v.* 稀释，冲淡；*a.* 稀释的，冲淡的 【经典例句】Dilute wine with water. 【译　文】掺水把酒冲淡。
diminish [diˈminiʃ]	*v.* 减少，缩小 【名师导学】近义词：decrease, wane, abate, decline; decrease, lessen, reduce, abbreviate 【经典例句】Environmental worries and diminishing oil reserves would prohibit mass car use anywhere. 【译　文】对环境恶化的担忧以及原油储备的减少将使得大量汽车上路的现象不复存在。
dioxide [daiˈɔksaid]	*n.* 二氧化物
diplomat [ˈdipləmæt]	*n.* 外交官；善交际者 【经典例句】He was the most distinguished diplomat in American history. 【译　文】他是美国历史上最著名的外交官。
directory [diˈrektəri]	*n.*（规则、指令等）指南；通讯录；电话簿；目录 【经典例句】I found the address and telephone number of this advertisement company in the directory. 【译　文】我在地址簿上找到了这家广告公司的地址和电话号码。
disabled [disˈeib(ə)ld]	*a.* 残疾的，残废的
disadvantage [disədˈvɑːntidʒ]	*n.* 不利，不利条件；缺点，劣势
disappointed [ˌdisəˈpɔintid]	*a.* 失望的

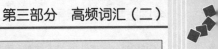

disastrous [di'zɑ:strəs]	*a.* 损失惨重的，悲伤的
discern [di'sə:n]	*v.* 看出，觉察出；识别，认出 【经典例句】The child finds it hard to discern between blue and green. 【译　文】那孩子对于分辨蓝绿二色感到有困难。
disclose [dis'kləuz]	*v.* 透露，泄露 【名师导学】近义词：uncover, unveil, expose; confess, reveal, publish 【经典例句】The witness refuses to disclose his name and address. 【译　文】这名目击者拒绝透露自己的姓名和住址。
discriminate [dis'krimineit]	*vt.*（between）区分，辨别；（against）歧视 【名师导学】使用该词时多搭配介词 from "将……同……区分开来"，between "区分，辨别"以及 against "歧视，排斥"。 【经典例句】However, paradoxically, just recently a group of black parents filed a lawsuit in California claiming that the state's ban on IQ testing discriminates against their children by denying them the opportunity to take the test. 【译　文】然而荒谬的是，就在最近，加州的一群黑人家长一纸诉讼，状告地方所颁布的智商测试禁令歧视黑人小孩，剥夺了孩子们参加考试的机会。
discuss [dis'kʌs]	*v.* 讨论
discussion [dis'kʌʃən]	*n.* 讨论
disgust [dis'gʌst]	*Vt.* 令人厌恶，令人厌烦
disgusting [dis'gʌstiŋ]	*a.* 令人厌恶的，令人厌烦的
disillusion [,disi'lu:ʒən]	*n.* 觉醒；幻灭
dismay [dis'mei]	*n.* 失望，气馁，惊愕　*vt.* 使失望，使惊愕 【经典例句】I was dismayed at Professor Smith's comment on my paper. 【译　文】听到史密斯教授对我的论文的评价，我感到沮丧。
disperse [dis'pə:s]	*vi.* 散开，分散　*vt.* 使消散，驱散 【名师导学】近义词：scatter, break up, separate, disband 【经典例句】The police dispersed the crowd and arrested two of the political activists. 【译　文】警察疏散了人群，并逮捕了两名激进分子。
displace [dis'pleis]	*vt.* 取代，替代，迫使……离开家园，使离开原位 【经典例句】Television have displace motion picture as America's most popular form of entertainment. 【译　文】电视取代了电影的地位，成了美国最为普遍的娱乐方式。
disposition [,dispə'ziʃən]	*n.* 性情，性格；意向，倾向；处置，布置，部署 【名师导学】在历年考题中该词均以词汇选择题干扰项出现，常见用法有 at sb.'s disposition，意为"随某人支配"；易混淆的词有：temper（脾气），personality（个性），以及 temperament（气质）。 【经典例句】Whether a person likes a routine office job or not depends largely on disposition. 【译　文】一个人是否喜欢程式化的办公室工作很大程度上取决于性情。
disregard [,disri'gɑ:d]	*vt.* 忽视，忽略，漠视，不顾　*n.* 忽视，漠视
disrupt [dis'rʌpt]	*vt.* 使混乱，使崩溃，使分裂，使瓦解 【经典例句】The successive storms seriously disrupted the transportation in Beijing and consequently brought a series of car accidents. 【译　文】连续不断的暴风雪严重干扰了北京的交通秩序，并随之导致了一系列的交通事故。

301

distort [dis'tɔ:t]	*v.* 曲解，歪曲 【名师导学】该词主要为阅读和词汇选择题，动词后加 ed 变成形容词词形，意为"被扭曲的，被误解的"。 【经典例句】Many Americans harbor a grossly distorted and exaggerated view of most of the risks surrounding food. 【译　　文】许多美国人对食品周遭暗藏的多数危险因素怀着非常扭曲和夸大的态度。
distract [dis'trækt]	*vt.* 使⋯⋯分心，使分散注意力 【经典例句】Although we tried to concentrate on the lecture, we were distracted by the noise from the next room. 【译　　文】尽管我们试图将注意力集中在讲座上，但隔壁房间传来的噪声还是让我们分了神。
disturbance [dis'tə:bəns]	*n.* 动乱；骚扰，干扰；（身心）失调 【经典例句】This disturbance would have occurred sooner or later. 【译　　文】这场风波迟早要来。
divert [di'və:t]	*vt.* 使转向，使转移 【经典例句】The government planned to divert the water from rivers into fields. 【译　　文】政府部门计划将水从河里引向田间。
dividend ['dividend]	*n.* 红利
divine [di'vain]	*a.* 神的，神圣的，神授的 【经典例句】Divine songs flew in the air when Christmas was approaching. 【译　　文】圣诞节来临之际，到处都能听见圣歌。
dizzy ['dizi]	*a.* 头昏眼花的 【经典例句】The paper mountain and the typing pool made me feel dizzy. 【译　　文】成堆的文件和打印稿整得我晕晕乎乎的。
dock [dɔk]	*n.* 船坞；码头 【经典例句】The sailors docked their ship and went to the pub. 【译　　文】水手们把船停在码头后便去了酒吧。
domain [də'mein]	*n.* （活动、思想等）领域，范围；领地，势力范围 【名师导学】该词源于拉丁语 dominium，意为"财产"，常见用法有 out of one's domain，"不是某人的专长"；the domain of sth.，"在某个领域"等。 【经典例句】If you do not confirm this Internet domain change with your ISP, you will not be able to send or receive E-mail. 【译　　文】如果不与 ISP 确认该 Internet 域的更改，你将无法收发电子邮件。
donate [dəu'neit]	*v.* 捐赠，馈赠 【经典例句】President donated thousands of books to the local library and visited the local schools with his wife. 【译　　文】总统向当地的图书馆捐赠了上千本图书，并和夫人一起参观了当地的几所学校。
doom [du:m]	*vt.* 注定，命定　*n.* 厄运，劫数 【名师导学】表达"命运，定数"意义的单词还有 fortune，fate，lot，destiny 等；用作动词时，doom 的用法为 be doomed to sth.。 【经典例句】But last week the New Zealand Life Sciences Network accused Ingham of "presenting inaccurate, careless and exaggerated information" and "generating speculative doomsday scenarios that are not scientifically supportable". 【译　　文】但上周新西兰生活科学网起诉英格海姆，控告他"提供不甚准确、草率而夸张的信息"以及"制造纯属臆测的缺乏科学依据的世界末日的局面"。
download ['daunləud]	*n. / v.* 下载

302

drawback ['drɔ:bæk]	*n.* 困难，缺点，不足之处 【经典例句】Is it true that this is the major drawback of the new medical plan? 【译　文】那就是新的医疗计划的主要障碍，这是真的吗？
dreadful ['dredful]	*a.* 可怕的 【名师导学】近义词：terrible, appalling, fearful, frightful , offensive 【经典例句】I was not in mood that day. Everything seemed dreadful to me. 【译　文】那天我心情不好，一切都显得那么糟糕。
drought [draut]	*n.* 旱灾 【经典例句】The soil is fertile, productive and drought-enduring. 【译　文】这是一片肥沃的土地，多产且耐旱。
dual ['dju(:)əl]	*a.* 双的；二重的；二元的
dubious ['dju:biəs]	*n.* 怀疑的，犹豫不决的，无把握的；有问题的，靠不住的 【经典例句】Why people are prepared to tolerate a four hour journey each day for the dubious privilege of living in the country is beyond my ken. 【译　文】为了追求在农村生活的模糊的好处，人们为何甘愿忍受每天在路上花四个小时，这便超越了我的见识了。
duplicate ['dju:plikeit]	*vt.* 复制　*n.* 复制品，副本 【经典例句】The problem, the scientists say, is that AI has been trying to separate the highest, most abstract levels of thought, like language and mathematics, and to duplicate them with logical, step-by-step programs. 【译　文】科学家们认为，问题在于 AI 一直试图将最高级、最抽象的思维层次分离开来，如语言和数学思维，并利用逻辑程序逐步将这些思维复制。
dwarf [dwɔ:f]	*n.* 个头矮小的人　*vt.* 使矮小，阻碍发育
dwell [dwel]	*vi.* 居住 【名师导学】该词在历年考题中多数为词汇选择题。dwell 除了居住的含义以外，和不同的介词搭配产生不同的意义，如 dwell on 表示"详细描述，仔细研究"，dwell in 表示"停留，驻足于"。 【经典例句】You should stop dwelling on your condition and do something about it. 【译　文】你别总想着自己的条件（差），应该做些什么（改变它）。

easter ['i:stə]	*n.* 复活节
eccentric [ik'sentrik]	*a.*（人、行为、举止等）古怪的，怪癖的，异乎寻常的　*n.* 古怪的人，有怪癖的人 【经典例句】It is generally known that New York is a city and a center for eccentric odd bits of information. 【译　文】众所周知，纽约这座城市就是个蕴藏着各种离奇古怪见闻的信息中心。
eclipse [i'klips]	*n.*（日、月）食，遮掩（天体的）光　*vt.* 使暗淡，使失色，使相形见绌
ecology [i(:)'kɔlədʒi]	*n.* 生态学 【名师导学】可遵循构词法记忆此类单词，如以-ology 结尾的单词大多为某一门学科，如 biology（生物学），geology（地质学）等。 【经典例句】Chemicals in the factory's sewage system have changed the ecology of the whole area. 【译　文】这座工厂排出的化学物质改变了整个地区的生态。
ectopic [ek'tɔpik]	*a.* 异位的
edible ['edibl]	*a.* 可以吃的，可食用的 【经典例句】Such kind of flower is edible and on sale in supermarkets. 【译　文】此类花卉可供食用，超市里均有销售。

ego [ˈiːɡəu]	*n.* 自我，自己，自尊
eject [iˈdʒekt]	*vt.* 驱逐，逐出；喷射，排出 【经典例句】Many types of rock are ejected from volcanoes as solid, fragmentary material. 【译　　文】火山喷发的岩石中有许多都是坚硬、断裂的材质。
electrician [i.lekˈtriʃ(ə)n]	*n.* 电学家，电工 【经典例句】One of my friends was an electrician, who helped a lot when needed. 【译　　文】我有一位朋友是电工，你需要他的时候他总能帮上忙。
elevate [ˈeliveit]	*vt.* 提升……的职位，提高，改善；使情绪高昂，使兴高采烈；举起，使上升 【名师导学】近义词：hoist, heave, tilt, levitate, raise; advance, upgrade, further, promote 【经典例句】Second, will male-dominated companies elevate women to higher-paid jobs as they elevate men? 【译　　文】其二，男子一统天下的公司会像他们提拔男子一样提拔女子到高薪岗位吗？
eligible [ˈelidʒəbl]	*a.* 有资格的，合格的，适宜的 【名师导学】本词属于常考词汇，考生要注意相关短语：eligible for something（符合），eligible to do something（有资格去做）。 【经典例句】Only native-born citizens are <u>eligible</u> for the U.S. presidency. A. obliged　　B. intelligible　　C. competent　　D. qualified　　[D] 【译　　文】只有本国出生的公民才有资格担任美国总统的职务。
elite [eiˈliːt]	*n.* 精华，名流 【经典例句】This means that while local elites, foreign communities and subsidiaries of transitional corporations may benefit, those lives depend on access to the information are denied. 【译　　文】这就意味着，在当地的精英人物、外国人社区和跨国公司的子公司可能获益的同时，那些依靠获得这些信息而生活的人却被拒之门外了。
embark [imˈbɑːk]	*v.* 乘船，上船，搭载 【名师导学】本词属于常考词汇，考生要注意相关短语 embark on（着手，开始做）。作为"上船"、"上飞机"的意思时，既可用作及物动词也可用作不及物动词。 【经典例句】We have embarked on the most important and wide-ranging reforms since 1992. 【译　　文】1992 年以来，我们着手进行了最重大、涉及领域最广泛的改革。
embed [imˈbed]	*vt.* 把……嵌入；使深留脑中
embody [imˈbɔdi]	*vt.* 使具体化，具体表现，体现；包括，包含，收入 【经典例句】Such institutions embody the value of solidarity and the duty of mutual help, without which a society cannot survive. 【译　　文】这种体系体现了团结的价值观和相互帮助的责任感，没有这些，一个社会是难以存续的。
emigrate [ˈemigreit]	*vi.* 移居外国，移民
emotional [iˈməuʃənl]	*a.* 情绪的，情感的
empirical [emˈpirikəl]	*a.* 经验主义的 【名师导学】本词属于常考词汇，记住它的反义词 theoretical（理论上的），就可以很好地理解 empirical 的含义。 【经典例句】His theory is inconsistent with the empirical evidence. 【译　　文】他的理论与以经验为根据的证据不一致。
emulate [ˈemjuleit]	*vt.* 同……竞赛（竞争）；努力赶上（超过）

endeavour [in'devə]	**vi.** 努力，尽力，尝试 【名师导学】近义词：attempt, aim, essay, strive, try, effort 【经典例句】Apart from philosophical and legal reasons for respecting patients' wishes, there are several practical reasons why doctors should endeavor to involve patients in their own medical care decisions. 【译　文】除了在道义上和法律方面要求尊重病人的愿望之外，医生之所以努力让病人参与自己的医疗护理决策也有不少现实的原因。
enlighten [in'laitn]	**vt.** 启发，开导 【经典例句】I see teaching as an opportunity to enlighten students, not just inform them. 【译　文】我认为教育是启迪学生的良机，而不只是传授他们知识。
enlist [in'list]	**v.** 征募，征召，参军
enrich [in'ritʃ]	**vt.** 使富裕，使丰富 【经典例句】All States Parties should implement the CCW in good faith and constantly enrich and improve it if situation requires. 【译　文】各国应切实履行公约，同时根据形势发展需要对其不断充实和完善。
enroll [in'rəul]	**vt.** 登记，编入，招收 【经典例句】The club will enroll new members in the first week of September. 【译　文】九月的第一个星期这家俱乐部将要招收新会员。
entail [in'teil]	**vt.** 使承担，使成为必要，需要 【经典例句】I didn't want to take on a job that would entail a lot of traveling. 【译　文】我不想做需要经常出差的工作。
entity ['entiti]	**n.** 实体，独立存在体，实际存在 【经典例句】Fish resources are diminishing because they are not owned by any particular entity. 【译　文】鱼类资源逐渐枯竭是由于这种资源不属于任何企业和个人。
entrepreneur [ˌɔntrəprə'nə:]	**n.** 企业家 【经典例句】A few months ago a young property entrepreneur bought a vacant house, redecorated it and sold it for twice the original value. 【译　文】几个月前，一位年轻的地产商买下一座空房子，重新装饰后以两倍于原价的价格卖出。
enzyme ['enzaim]	**n.** 酶
epidemic [ˌepi'demik]	**n.** 传染病，流行病　**a.** 流行的，传染性的
equator [i'kweitə]	**n.** 赤道 【经典例句】The Northern Hemisphere is the part of the world north of the equator, and the Southern Hemisphere is south of the equator. 【译　文】北半球是地球赤道以北的部分，南半球是赤道以南的部分。
erase [i'reiz]	**vt.** 抹去，擦掉
erosion [i'rəuʒən]	**n.** 腐蚀，侵蚀 【经典例句】The sea has an important earth-shaping power, producing erosion through the action of the waves and tides. 【译　文】通过波浪和潮汐的运动而产生侵蚀，海洋便有了造地的力量。
erupt [i'rʌpt]	**v.** （火山等）迸发，爆发 【经典例句】Violence erupted after police shot a student during the demonstration. 【译　文】警察射杀了一名示威学生后，暴力活动爆发了。

305

essence ['esns]	*n.* 本质，实质；精华，精粹 【名师导学】近义词：pith, core, kernel, gist, root, nature, basis, essential quality, spirit, reality, quintessence, constitution, substance 【经典例句】For most thinkers since the Greek philosophers, it was self-evident that there is something called human nature, something that constitutes the essence of man. 【译　文】不言而喻，对于希腊哲学家及其后的思想家来说，有种叫作人性的东西；一种构成人的本质的东西。
establishment [is'tæbliʃmənt]	*n.* 确立，建立，制定
esteem [is'ti:m]	*n. / vt.* 尊重，珍重
eternal [i(:)'tə:nl]	*a.* 永久的，不朽的 【名师导学】本词属于常考词汇，相关近义词有：everlasting（永恒的，持久的，无止境的，耐用的），infinite（无穷的，无限的，无数的，极大的），permanent（永久的，持久的），perpetual（永久的）。相关反义词有：momentary（瞬间的，刹那间的），temporary（暂时的，临时的，临时性的）。 【经典例句】Seeking perfection is the eternal theme of our factory. 【译　文】追求完美是我厂永恒的主题。
evacuate [i'vækjueit]	*vt.* 转移，撤离，疏散
evade [i'veid]	*v.* 规避，逃避，躲避
evaporate [i'væpəreit]	*v.* 蒸发，气化
evoke [i'vəuk]	*vt.* 唤起，引起，使人想起 【名师导学】近义词：elicit, provoke, draw forth, excite; elicit, provoke, draw forth; see excite 【经典例句】"Yuppies" usually evokes a negative image. 【译　文】雅皮士通常让人想起反面形象。
excel [ik'sel]	*v.* 优秀，胜过他人
excerpt ['eksə:pt]	*n.* 摘录
exile ['eksail, 'egz-]	*n.* 流放，放逐，充军；被流放者　*vt.* 流放，放逐，把……充军 【经典例句】The house was raided and the family was forced into exile. 【译　文】房子被袭击后，这家人被迫流亡了。
exotic [ig'zɔtik]	*a.* 奇异的，异乎寻常的；异国情调的 【经典例句】These girls are wild, exotic creatures. 【译　文】这些女孩性情奔放又有异国情调。
expedition [,ekspi'diʃən]	*n.* 远征（队），探险（队），考查（队） 【经典例句】The purpose of the expedition was to explore the North American coastline. 【译　文】这次远征的目的是探索北美洲的海岸线。
expel [iks'pel]	*vt.* 把……除名，把……开除；驱除，赶走，放逐 【经典例句】We've just installed a fan to expel cooking smells from the kitchen. 【译　文】我们刚才安装了一个排气扇来排出厨房里的气味。
expectation [,ekspek'teiʃən]	*n.* 期待，预料；指望，展望

expenditure [iks'penditʃə, eks-]	**n.**（时间、劳力、金钱等）支出；使用，消耗 【名师导学】本词属于常考词汇，在词汇题中多次出现，比较选项有 nutrition：（营养），routine（日常事物），provision（供应；预备），dissipation（挥霍），disposal（处置；安排）和 consumption（消费）等。各词义差别较大，主要根据语境选择通顺的选项。 【经典例句】Soon afterward, the Federal government drastically cut down its expenditures for this purpose and later abolished them, causing a sharp drop in the number of nursery schools in operation. 【译　文】很快，联邦政府大幅削减了这方面的支出，后来完全停止了这些支出，导致营业的托儿所的数量迅速下降。
expertise [,ekspə'ti:z]	**n.** 专门知识，专长 【名师导学】来自 expert。expertise 可以理解为专家的意见。相关近义词有：specialization（特殊化，专门化），profession（职业，专业），specialty（专业；特色菜）。 【经典例句】Additionally we continued to show our expertise in technology and project management. 【译　文】此外，我们在技术与项目管理方面也表现出了我们的优势。
expire [iks'paiə, eks-]	**v.** 期满，失效；去世 【经典例句】In addition to their mastery of forging passports, at least three of the 19 Sept. 11 hijackers（劫机者）were here on expired visas. 【译　文】而且他们善于伪造护照，19 名 911 劫机者中至少三人持有已经过期的签证。
explicit [iks'plisit]	**a.** 详述的，明确的；直言的，毫不隐瞒的，露骨的 【名师导学】本词属于常考词汇，考生要注意相关近义词有：definite（明确的，一定的），direct（径直的，直接的，直率的），distinct（清楚的，明显的，截然不同的），express（急速的，特殊的，明确的）。相关反义词有：ambiguous（暧昧的，不明确的），implicit（暗示的，含蓄的），vague（含糊不清的，茫然的，暧昧的）。 【经典例句】Creating so much confusion, Mason realized he had better make explicit what he was trying to tell the audience. 【译　文】造成如此大的混乱，梅森意识到他早该弄清楚自己想告诉观众些什么。
exquisite ['ekskwizit]	**a.** 精美的，精致的；敏锐的，有高度鉴赏力的；剧烈的，感觉剧烈的 【名师导学】本词属于常考词汇，考生要注意相关近义词有：delicate（精巧的，精致的；病弱的，脆弱的），elegant（文雅的，端庄的，雅致的），superb（极好的）。 【经典例句】The sets and costumes for the dance performance were exquisite. 【译　文】这场舞蹈表演的布景和服装十分精美。
extinct [iks'tiŋkt]	**a.** 濒临灭绝的 【名师导学】本词及其变形 extinction 在词汇选择和阅读部分都有出现。 【经典例句】If we continue to destroy the countryside many more animals will become extinct. 【译　文】我们若继续破坏自然环境，将会有更多的动物绝种。
extinguish [iks'tiŋgwiʃ]	**vt.** 熄灭，扑灭 【经典例句】The news extinguished all hope of his return. 【译　文】这些消息让他返回的希望破灭了。
extract [iks'trækt] **vt.** ['ekstrækt] **n.**	**vt.** 取出，抽出，拔出；提取，提炼，榨取；获得，索取；摘录，抄录 **n.** 摘录，选段；提出物，精华，汁 【经典例句】It is one thing to locate oil, but it is quite another to extract and transport it to the industrial centers. 【译　文】找到石油是一回事，提炼并把石油运送到工业中心却完全是另一回事。

F

fabricate ['fæbrikeit]	**vt.** 制造，建造，装配，伪造 【名师导学】考生要注意相关近义词：invent（发明，创造，编造），contrive（设计，想出，谋划，策划），manufacture（制造，产生，编造）等。 【经典例句】The woman said she fabricated her testimony because she thought she was going to get a $10,000 reward. 【译　文】这个妇女说她编造了证词，因为她认为她会获得一万美元的酬劳。
facilitate [fə'siliteit]	**vt.** 使容易；促进，帮助 【名师导学】考生要注意相关近义词有：assist（援助，帮助），ease（使安心，减轻）等。 【经典例句】Technology has facilitated the sharing, storage and delivery of information, thus making more information available to more people. 【译　文】科学技术已经促进了信息的共享、储存和传递，因此，更多的人就可以方便地获得信息了。
fake [feik]	**n.** 假货，赝品；骗子，冒充者　**a.** 假的，伪造的，冒充的　**vt.** 伪造，捏造；伪装，假装 【名师导学】近义词：false, pretended, fraudulent, bogus, artificial; deception, counterfeit, copy, cheat, imitation, fraud, pretense, fabrication, forgery 【经典例句】Some criminals were printing fake dollar bills until they were arrested. 【译　文】一些罪犯在被捕前一直在印制假美钞。
feast [fi:st]	**n.** 盛宴，筵席 【经典例句】All the guests were invited to attend the wedding feast and had a very good time. 【译　文】所有的客人都被邀请参加婚宴，大家都玩得很愉快。
federation [,fedə'reiʃən]	**n.** 联合会；联邦 【经典例句】He is now chairman of the British Olympic Federation. 【译　文】他目前是英国奥委会主席。
feeble ['fi:bl]	**a.** 虚弱的，衰弱无力的；无效的，无益的 【名师导学】本词属于常考词汇。辨析：feeble 指体质虚弱，意志薄弱；weak 为普通用词，指身体、精神和意志上缺乏力量；fragile 指人容易生病。 【经典例句】The ties that bind us together in common activity are so feeble that they can disappear at any moment. 【译　文】连接我们共同活动的纽带十分脆弱，随时都可能消失。
fellowship ['feləuʃip]	**n.** 社团；（常指学术团体的）会员资格；（大学中的）研究员职位，研究员薪金；伙伴关系，交情 【经典例句】Regular outings contribute to a sense of fellowship among co-workers. 【译　文】经常户外旅行有助于增强同事之间的友谊。
feminine ['feminin]	**a.** 女性的；娇柔的 【经典例句】His long, feminine eyelashes were very noticeable. 【译　文】他那长长的女人似的睫毛很引人注意。
ferry ['feri]	**n.** 渡轮，摆渡船 【经典例句】The ship was used to ferry supplies to Russia during the war. 【译　文】战争期间，这艘船是用来给俄国运输补给的。
finite ['fainait]	**a.** 有限的，有限制的；限定的 【经典例句】Logically, one day they must: the planet is a finite place. 【译　文】从理论上讲，它们一定会（被用光）：这个星球的资源有限。
flare [flɛə]	**vi.**（火焰）闪耀，（短暂地）烧旺；突发，突然发怒（或激动）　**n.** 闪光信号，照明弹 【经典例句】A match flared in the darkness. 【译　文】一根火柴的光线在黑暗中一闪。

308

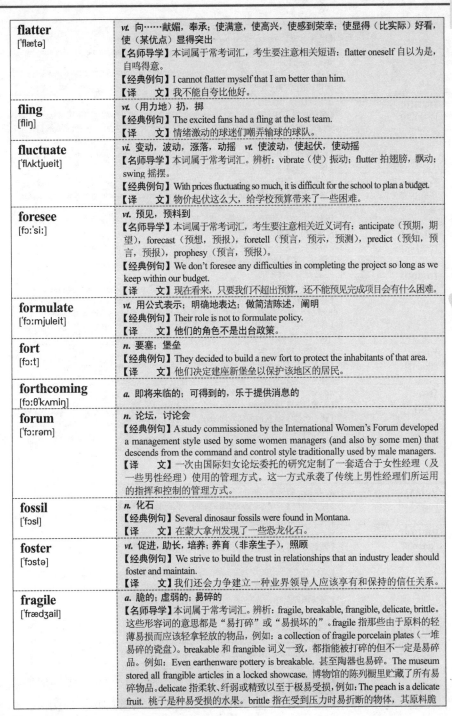

flatter ['flætə]	***vt.*** 向……献媚，奉承；使满意，使高兴，使感到荣幸；使显得（比实际）好看，使（某优点）显得突出 【名师导学】本词属于常考词汇，考生要注意相关短语：flatter oneself 自以为是，自鸣得意。 【经典例句】I cannot flatter myself that I am better than him. 【译　文】我不能自夸比他好。
fling [fliŋ]	***vt.*** （用力地）扔，掷 【经典例句】The excited fans had a fling at the lost team. 【译　文】情绪激动的球迷们嘲弄输球的球队。
fluctuate ['flʌktjueit]	***vi.*** 变动，波动，涨落，动摇 ***vt.*** 使波动，使起伏，使动摇 【名师导学】本词属于常考词汇。辨析：vibrate（使）振动；flutter 拍翅膀，飘动；swing 摇摆。 【经典例句】With prices fluctuating so much, it is difficult for the school to plan a budget. 【译　文】物价起伏这么大，给学校预算带来了一些困难。
foresee [fɔ:'si:]	***vt.*** 预见，预料到 【名师导学】本词属于常考词汇，考生要注意相关近义词有：anticipate（预期，期望），forecast（预想，预报），foretell（预言，预示，预测），predict（预知，预言，预报），prophesy（预言，预报）。 【经典例句】We don't foresee any difficulties in completing the project so long as we keep within our budget. 【译　文】现在看来，只要我们不超出预算，还不能预见完成项目会有什么困难。
formulate ['fɔ:mjuleit]	***vt.*** 用公式表示；明确地表达，做简洁陈述，阐明 【经典例句】Their role is not to formulate policy. 【译　文】他们的角色不是出台政策。
fort [fɔ:t]	***n.*** 要塞，堡垒 【经典例句】They decided to build a new fort to protect the inhabitants of that area. 【译　文】他们决定建座新堡垒以保护该地区的居民。
forthcoming [fɔ:θ'kʌmiŋ]	***a.*** 即将来临的；可得到的，乐于提供消息的
forum ['fɔ:rəm]	***n.*** 论坛，讨论会 【经典例句】A study commissioned by the International Women's Forum developed a management style used by some women managers (and also by some men) that descends from the command and control style traditionally used by male managers. 【译　文】一次由国际妇女论坛委托的研究定制了一套适合于女性经理（及一些男性经理）使用的管理方式。这一方式承袭了传统上男性经理们所运用的指挥和控制的管理方式。
fossil ['fɔsl]	***n.*** 化石 【经典例句】Several dinosaur fossils were found in Montana. 【译　文】在蒙大拿州发现了一些恐龙化石。
foster ['fɔstə]	***vt.*** 促进，助长，培养；养育（非亲生子），照顾 【经典例句】We strive to build the trust in relationships that an industry leader should foster and maintain. 【译　文】我们还会力争建立一种业界领导人应该享有和保持的信任关系。
fragile ['frædʒail]	***a.*** 脆的；虚弱的；易碎的 【名师导学】本词属于常考词汇。辨析：fragile, breakable, frangible, delicate, brittle. 这些形容词的意思都是"易打碎"或"易损坏"的。fragile 指那些由于原料的轻薄易损而应该轻拿轻放的物品，例如：a collection of fragile porcelain plates（一堆易碎的瓷盘）。breakable 和 frangible 词义一致，都指能被打碎的但不一定是易碎品。例如：Even earthenware pottery is breakable. 甚至陶器也易碎。The museum stored all frangible articles in a locked showcase. 博物馆的陈列橱里贮藏了所有易碎物品。delicate 指柔软、纤弱或精致以至于极易受损，例如：The peach is a delicate fruit. 桃子是种易受损的水果。brittle 指在受到压力时易折断的物体，其原料脆

而无弹性，例如：brittle bones（易碎的骨头）。

【经典例句】Dispossessed peasants slash and burn their way into the rain forests of Latin America, and hungry nomads turn their herds out onto fragile African grassland, reducing it to desert.

【译　　文】被剥夺得一无所有的农民披荆斩棘走进了拉丁美洲的热带雨林，而饥饿的游牧民族把他们的家畜赶进了脆弱的非洲草原，使它退化成沙漠。

frantic [ˈfræntik]	*a.* 狂乱的，疯狂的 【名师导学】相关近义词有：hysterical（歇斯底里的，异常兴奋的），violent（猛烈的，激烈的），wild（狂热的，疯狂的；野性的，野生的，野蛮的）。常与之搭配使用的名词有：activity，attempt，effort，pace，rush，search 等。 【经典例句】Before the game there was a frantic rush to get the last few remaining tickets. 【译　　文】比赛之前，人们疯狂抢购最后的剩余票。
fraud [frɔːd]	*n.* 欺骗；假货 【经典例句】Harold claimed that he was a serious and well-known artist, but in fact he was a fraud. 【译　　文】哈罗德自称是个技艺精湛的有名艺术家，但是事实上他是个骗子。
friction [ˈfrikʃən]	*n.* 摩擦，摩擦力 【经典例句】Heat can be produced by chemical reactions or friction. 【译　　文】化学反应或摩擦可以产生热。
furious [ˈfjuəriəs]	*a.* 狂怒的；猛烈的 【名师导学】近义词：enraged, raging, infuriated; violent, agitated, tumultuous 【经典例句】Although John completed his assignments quickly and successfully, he was furious when he learned that the boss had deliberately assigned him a difficult client. 【译　　文】虽然约翰迅速并顺利地完成了任务，但是当他知道老板是有意给他安排了一个棘手的客人时，他愤怒了。
fury [ˈfjuəri]	*n.* 愤怒，怒气；激烈，猛烈 【经典例句】In their fury, they went through the streets wrecking cars. 【译　　文】他们在狂怒中沿街捣毁汽车。
fuse [fjuːz]	*n.* 保险丝；导火线，引线　*v.* 熔化，熔合 【经典例句】I taught him how to change a fuse. 【译　　文】我教他如何换保险丝。

G

galaxy [ˈgæləksi]	*n.* 星系，银河系 【经典例句】She was awarded a galaxy of medals for her bravery. 【译　　文】由于她的勇敢行为，她被授予一系列奖牌。
gamble [ˈgæmbl]	*n. / v.* 赌博，投机 【固定搭配】gamble at cards 打牌赌博；gamble in 投机买卖；gamble on 把赌注压在……上，做……投机生意 【名师导学】本词属于常考词汇，考生要注意相关短语：gamble away（赌掉，输光），take a gamble（冒风险），gamble on（赌博，打赌），gamble on / in（投机，冒险）。 【经典例句】Their religion forbids them to drink or gamble. 【译　　文】他们所信仰的宗教禁止饮酒和赌博。
garment [ˈgɑːmənt]	*n.* 衣服，（*pl.*）服装 【名师导学】辨析：dress, clothing, garment, clothes。dress 指正式场合穿着的衣服；clothing 指衣服的总称，单数形式；garment 常指一件穿在外面的衣服；clothes 指衣服的总称，复数形式，但不能与数词连用。 【经典例句】The garment industry has grown by 20% in this area in the past five years. 【译　　文】这一地区的成衣制造业在过去五年里增长了20%。

gasp [gɑːsp]	*vi.* 喘气，喘息，倒抽气 *vt.* 纯喘着气说出（或发出喘气声）*n.* 喘气，喘息，倒抽气 【经典例句】"Do you think you can walk?" I asked. "I'll try." he gasped. 【译　文】"你能走吗？"我问。"我试试吧。"他喘着气说。
gauge [geidʒ]	*v.* 精确计量；估计 *n.* 标准量度；计量器 【名师导学】fuel / temperature / pressure gauge 油表，温度计，气压计。 【经典例句】My car's gas gauge indicated that there was little gas left. 【译　文】我车上的汽油表显示剩下的油不多了。
generalize ['dʒenərəlaiz]	*v.* 概况，归纳，推断 【名师导学】本词属于常考词汇，考生要注意 generalized 是形容词，意为"广泛的，普及的"。 【经典例句】In the emic approach the researchers might choose to focus only on middle-class white families without regard for whether the information obtained in the study can be generalized or is appropriate for ethnic minority groups. 【译　文】使用着位法，研究者可能只注意到那些白人中产阶级家庭，全然不考虑研究中所获得信息是否有普遍性或者对少数民族群体是否合适。
genetic [dʒi'netik]	*a.* 遗传的，起源的 【经典例句】The human population contains a great variety of genetic variation, but drugs are tested on just a few thousand people. 【译　文】人类具有各种各样的遗传变异，可是药品的试验只能在数千人中进行。
geology [dʒi'ɔlədʒi]	*n.* 地质学 【经典例句】An officer must know some chemistry and biology, and the local geology and geography. 【译　文】军官应该懂得一些化学和生物学知识，并且也要了解当地的地质概况和地理知识。
glamour ['glæmə]	*n.* 魅力，诱惑力 【经典例句】Forget all you read about the glamour of television. 【译　文】把你所知的电视的魅力都忘了吧。
gland [glænd]	*n.* 腺
glare [glɛə]	*vi.* (at) 怒目而视；发射强光，发出刺眼的光 *n.* 强光；怒视，瞪眼；炫耀，张扬 【经典例句】High visibility cab gives greater crew comfort, with tinted windows to reduce the glare. 【译　文】高清晰度的驾驶室为驾驶人员提供舒适的驾驶条件，淡紫色的玻璃可降低眩目的强光。
gleam [gliːm]	*vi.* 闪亮，闪烁；(with) 闪现，流露 *n.* 闪光，闪亮；闪现，流露 【经典例句】A Rolls Royce was parked outside, gleaming in the sunshine. 【译　文】一辆劳斯莱斯停在外面，在阳光下熠熠生辉。
glide [glaid]	*n. / vi.* 溜，滑行 【经典例句】A swan glided across the surface of the lake. 【译　文】一只天鹅滑翔过湖面。
glitter ['glitə]	*vi.* 一闪一闪地发光 *n.* 闪光，光辉，灿烂 【经典例句】Her jewelry glittered under the spotlights which made her become the dominant figure at the ball. 【译　文】她戴的珠宝在灯光下闪闪发光，让她在舞会上光彩照人。
gloom [gluːm]	*n.* 黑暗；阴沉，朦胧；愁闷，忧郁 【名师导学】辨析：gloom 指"忧伤，忧郁，阴暗"，表示不开心的状态；sadness 为普通用词，指"悲哀，悲伤"；blues 为非正式用词，常用于口语，表示"忧郁，沮丧"；depression 则比较正式，表示"精神沮丧，意志消沉"。 【经典例句】He couldn't read in the dim gloom of the warehouse. 【译　文】在昏暗的仓库里，他无法读书。

gorgeous
['gɔ:dʒəs]

a. 华丽的，漂亮的

【名师导学】相关近义词有：beautiful, brilliant, dazzling（眼花缭乱的，耀眼的）；divine（神的，神圣的；非凡的，超人的；非常可爱的）；glorious（光荣的，显赫的）；splendid, stunning（足以使人晕倒的，极好的）。

【经典例句】I love your dress! It's such a gorgeous color!

【译　　文】我喜欢你的衣服！颜色太美了！

---

gossip
['gɔsip]

n. 闲话，流言；闲谈之人 *vi.* 搬弄是非，闲聊

【名师导学】gossip 的前身是古英语的复合词 godsib，其中 god 即上帝，而 sib 则意为 relatives（亲属），故 godsib 原意为 godparent（教父或教母），由于教父或教母一般都是受洗者父母的较亲密的朋友，他们之间有许多共同感兴趣的事情可谈，因此 gossip 之义逐渐演变为"爱说长道短的人"和"闲谈"。

【经典例句】George enjoys talking about other people's private affairs. He is a gossip.

【译　　文】乔治喜欢谈论别人的私事，他是个爱说长道短的人。

---

gown
[gaun]

n. 女礼服，女裙服；（法官等穿的）长袍；（外科医生手术时穿的）罩衣

【名师导学】注意此词在不同短语中词义发生的变化，如：take / wear the gown 当律师，当教士；black gown 有学问的人，学者；academic gown 学（位）袍。

【经典例句】She was dressed in a long flowing gown that touched the floor.

【译　　文】她穿着一件长及地板的上衣。

---

graphic
['græfik]

a. 生动的，形象的；绘画的，文字的，图表的

【名师导学】以 ph 或 phy 结尾的名词，变成形容词时往往都是在名词后面加后缀 ic 或 ical，例如 geographic(al) 地理的，biographic(al) 传记的。

【经典例题】He kept telling us about his operation in the most graphic detail.

A. verifiable　　B. explicit　　C. precise　　D. ambiguous　　[B]

【译　　文】他不停地向我描述他的手术细节，非常详尽（用图解式的语言）。

---

graze
[greiz]

v. 喂草，吃草，放牧

【经典例句】This field will graze 30 head of cattle.

【译　　文】这块地可供 30 头牛吃草。

---

grease
[gri:s]

n. 动物脂，油脂，润滑脂

【名师导学】注意相关的短语，例如：fry in one's own grease 自作自受，melt one's grease 使完了劲。

【经典例句】If you work under a car when repairing it, you often get very greasy.

【译　　文】修车时如果钻在车底下，你会弄得满身油污。

---

greed
['gri:d]

n. 贪欲；贪婪

---

grieve
[gri:v]

vt. 使悲哀，使伤心

【名师导学】grieve 后面常跟介词 for 或 over，表示"为……感到伤心"，例如：She is still grieving for / over her dead husband. 她仍在为死去的丈夫伤心。另外请注意以-eve 结尾的动词变为名词时，去掉"ve"变成"f"，例如：believe→belief, relieve→relief, grieve→grief。

近义词：lament, bewail, regret, sorrow for, mourn

【经典例句】I grieve very much for what I have done.

【译　　文】我为自己的行为感到痛心。

---

grin
[grin]

vi. / n. 露齿笑

【名师导学】熟记：on the (broad) grin 笑嘻嘻，咧着嘴笑，sardonic grin 冷笑，grin and bear it 逆来顺受。另外应区分该词与其他几个近义词在表示笑的状态时有差异，如：chuckle, giggle, sneer, snigger。

【经典例句】But no sooner would I get within 10 feet of him than he would run invariably straight over to the frisbee, grab it and start running like mad, looking over his shoulder with a look that looked suspiciously like a grin.

【译　　文】但当我一到达接近它十英尺的范围内，它总是直接跑向飞碟，叼着它开始疯跑，带着有点像咧嘴笑的神情回头看看。

312

groan [grəun]	**n.** 呻吟，叹息 【经典例句】After the house collapsed, groans could be heard from the people trapped in the rubble. 【译　　文】房屋倒塌后，能听到困在废墟中的人们的呻吟声。
guardian ['gɑːdjən]	**n.** 监护人，保护人 【经典例句】As the legal guardian of you, I must protect you against being hurt. 【译　　文】作为你的合法监护人，我必须保护你，让你免受伤害。

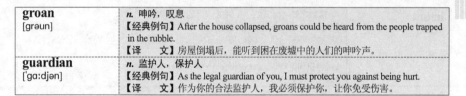

hail [həil]	**n.** 雹；一阵　**v.** 下雹；高呼，喝彩
hamper ['hæmpə]	**vt.** 阻碍，妨碍；牵制，危害 【名师导学】近义词：impede, thwart, embarrass, hinder 【经典例题】The biggest engineering project that they undertook was <u>encumbered</u> by lack of funds. A. hampered　　　B. propelled　　C. cancelled　　D. haunted　　　[A] 【译　　文】他们接手的这项最大的工程由于缺乏资金而被耽搁了。
handbook ['hænd,buk]	**n.** 手册 【名师导学】hand 常常与其他词组合成新词，在词中表示"手的，与手有关的"，例如：hand-knit 用手编织，hand-launder 用手搓洗，handmade 手工的，手制的，handprint 手印。 【经典例句】The software came with a handbook, but David still doesn't know how to use it. 【译　　文】虽然软件买来时带有使用手册，但大卫还是不知道怎么用它。
handicap ['hændikæp]	**n.** 伤残，障碍，不利条件　**vt.** 妨碍 【名师导学】近义词：hindrance, obstacle, block, impediment; disability, impairment, affliction, chronic disorder 【经典例句】A history of long and effortless success can be a dreadful handicap, but, if properly handled, it may become a driving force. 【译　　文】一段漫长而不费力的成功史有可能成为一道可怕的障碍，但如果处理得当，它也许会成为一股推动力。
harass ['hærəs]	**vt.** 使疲乏，困扰，反复袭击 【经典例句】A number of black youths have complained of being harrassed by the police. 【译　　文】许多黑人青年抱怨被警察骚扰。
harden ['hɑːdn]	**v.** 使坚强；使坚硬
harmful ['hɑːmful]	**a.** 有害的；伤害的
hatch [hætʃ]	**v.** 孵，孵化 【名师导学】注意两个常用的短语：hatch out 孵化出来，想出计划；hatch up 发明，设计，计划。 【经典例句】Don't count the chickens before they are hatched. 【译　　文】（谚语）鸡蛋还未孵，别忙数鸡雏。
haul [hɔːl]	**v. / n.** 拖，拉 【名师导学】注意与该词相关的短语，例如：a good haul 一大网鱼，一大笔收获；a long haul 长途旅行，相当长的时间；short haul 短途旅行，短时间；haul in 拉进；haul off 改变航向以躲避某物，退却，撤退；haul up 船迎风行驶，把……拖上来，停止。 【经典例句】At each night's encampment, we all hauled supplies and cleaned dishes. 【译　　文】在每晚的露营地，我们都拖运物资，清洗碗碟。

haunt [hɔ:nt]	**n.** 常到之处，出没处 **vt.** 常去，常到，出没
	【名师导学】haunt 可以指思想、回忆等"萦绕于心头"，此意常被忽略，请注意它的用法，例如：I was haunted by his last words to me. 他向我说的最后的话萦绕在我的心头。
	【经典例句】This is one of the cafes I used to haunt.
	【译　文】这是我以前常去的一家咖啡馆。

hawk [hɔ:k]	**n.** 鹰，隼，（主战或主张强硬路线的）"鹰派"人物
	v. 放鹰；叫卖，兜售；捕捉；散播
	【名师导学】此词可与形容词搭配，组成新的形容词，表示与鹰有关的，如：hawk-eyed（像鹰一样）目光锐利的，hawk-nosed 鹰钩鼻子的。
	【经典例句】The hawks called for military intervention to settle the domestic turbulence.
	【译　文】鹰派主张武力干预以解决国内的骚乱。

healthcare ['helθkɛə]	**n.** 医疗保健，健康护理

heir [ɛə]	**n.** 继承人
	【名师导学】阅读理解中常出现这样的表达：heir at law 法定继承人，heir collateral 旁系继承人，heir in tail 直系继承人。
	【经典例句】Richard was his father's only heir, as he had no brothers or sisters.
	【译　文】理查德是他父亲的唯一继承人，因为他没有兄弟姐妹。

hemisphere ['hemisfiə]	**n.** 半球
	【名师导学】前缀 hemi-表示"一半的，部分的"，例如：hemicycle 半圆形；hemiidentic 半相同的，近似的；hemistich 诗的半句，半行。
	【经典例句】The eye controlled by the sleeping hemisphere keeps shut, while the wakeful hemisphere's eye stays open and alert.
	【译　文】受到睡眠半球控制的眼睛一直闭着，而清醒半球控制的眼睛则睁着保持警惕。

herb [hə:b]	**n.** 草药，草本植物
	【经典例句】A large range of herbs and spices are used in Indian cookery.
	【译　文】印度人在烹调时使用各种香草和调味品。

heritage ['heritidʒ]	**n.** 世袭财产，遗产
	【经典例句】They also visit China regularly in order to imbibe its splendors and rich heritage.
	【译　文】他们也不时走访中国，欣赏壮观的自然风景和认识丰富的文化遗产。

hierarchy ['haiərɑ:ki]	**n.** 等级制度；统治集团，领导层
	【经典例句】The lack of importance attached to human-resource management can be seen in the corporate hierarchy.
	【译　文】可以从公司等级制度看出其是否缺乏对人力资源管理部门的重视。

hike [haik]	**vi.** 徒步旅行，步行
	【经典例句】It's four-kilometer hike from my house to the school.
	【译　文】从我家到学校要步行 4 公里。
	【名师导学】熟记：go on a hike 徒步旅行，on the hike 流亡，流浪。另外 hike 还可以表示"提高，增加"，例如：a hike in living expenses 生活费用高涨，a price hike 物价猛涨。

hinder ['hində]	**vt.** 阻碍，妨碍
	【名师导学】后缀-er 的用法如下：附在名词、形容词、动词和动词词组构成的复合词后，构成名词，表示"……人"，"……者"，"……派"，如：singer 歌手，runner 奔跑者。表示"……地方的人"，如：New Yorker 纽约人，southerner 南方人。表示"……物"、"用于……的机械，器具等"，如：boiler 锅炉，fighter-bomber 战斗轰炸机，gasburner 煤气灯，weekender 周末旅行者。表示"从事……职业的人"，如：docker 码头工人，writer 作者。另外可以附在单音形容词或以-y, -ly, -le, -er, -ow 的双音节形容词及少数副词后构成比较级，表示"更……"，如：greater 更大的，happier 更开心的，harder 更坚硬的，faster 更快的。但是有的词虽然也以-er 结尾，却是动词，例如：hinder, linger 逗留。

314

	【经典例句】His career was not noticeably hindered by the fact that he had never been to college. 【译　文】他的事业没有因为他从未上过大学受到明显的阻碍。
historian [his'tɔ:riən]	*n.* 历史学家 【名师导学】注意区别两个形容词 historical 和 historic。historical 表示与历史有关的，有历史依据的，如：a historical play 历史剧，historical school 历史学派。而 historic 表示有历史意义的，有历史影响的，如：a historic meeting between the two leaders 两位领导人的具有历史意义的会见，the historic first voyage to outer space 具有历史意义的首次太空旅行。 【经典例句】Until recently most historians spoke very critically of the Industrial Revolution. 【译　文】直到最近，大多数历史学家还对工业革命持批评态度。
hitherto [ˌhiðə'tu:]	*ad.* 到目前为止，迄今 【经典例句】The weather, which had hitherto been sunny and mild, suddenly turned cold. 【译　文】一直以来晴朗温暖的天气突然变冷了。
hop [hɔp]	*vi.*（人）单足跳跃，单足跳行；（鸟、昆虫等）齐足跳跃，齐足跳行　*vt.* 跳上（汽车、火车、飞机等） 【经典例句】She hopped across the room because she had her foot hurt. 【译　文】她单脚跳着穿过房间，因为她的脚受伤了。
hospitality [ˌhɔspi'tæliti]	*n.*（对客人的）友好款待，好客 【名师导学】以-able 结尾的形容词变成名词时，往往只需将-able 变为-ability，例如：able（能……的，有才能的）→ability（能力，才干），capable（有能力的，能干的）→capability（能力，性能，容量），changeable（可改变的）→changeability（可变性，易变性），但是请注意 hospitable（好客的，招待周到的）→hospitality（好客，殷勤）。 【经典例句】Thank you so much for your generous hospitality. 【译　文】非常感谢您盛情款待。
hostage ['hɔstidʒ]	*n.* 人质 【名师导学】注意：give hostages to fortune 听天由命，有家室之累，take sb. hostage 将某人扣留作为人质。另外注意后缀-age，表示"集体"，如：cellarage 地窖（总称），baggage 行李。表示"地位、身份、状态"，如：baronage 男爵，bondage 奴役。表示"动作"，如：breakage 破坏，passage 通过。表示"费用、租金"，如：cartage 货车运费，postage 邮费。 【经典例句】It is reported that several men with guns attacked a school and took about ten students hostages. 【译　文】据报道，几名持枪男子袭击了一所学校并挟持了大约十名学生作为人质。
hound [haund]	*n.* 猎犬　*vt.* 追逼，烦扰，纠缠 【名师导学】本词属于常考词汇，考生要注意相关短语：be hounded out of 从……中被赶出，hound a person on 激励某人，hound out 挑唆，煽动。 【经典例句】The police are always hounding the murderer. 【译　文】警方一直在追捕这名凶手。
hover ['hɔvə]	*vi.*（鸟等）翱翔，盘旋；逗留在近旁，徘徊 【经典例句】A hawk hovers in the sky when it looks for animals to kill on the ground. 【译　文】一只鹰在空中盘旋，寻找地上的动物猎杀。
hug [hʌg]	*vt.*（热烈地）拥抱，紧抱，怀抱　*vi.* 紧紧抱在一起，互相拥抱　*n.* 紧抱，热烈拥抱 【名师导学】本词属于常考词汇，考生要注意相关短语：hug oneself for（为……而）庆幸，沾沾自喜；give sb. a big hug 紧紧抱住某人，例如：Jack hugged himself for being so lucky. 杰克庆幸自己是那么幸运。 【经典例句】He hugged his daughter closely and feared losing her again. 【译　文】他紧紧拥抱女儿，害怕再次失去她。
humidity [hju:'miditi]	*n.* 湿度 【经典例句】Store the camera away from humidity and in a dust-free place. 【译　文】要把相机置于干燥、无尘的地方。

315

hurl [həːl]	vt. 猛投，力掷；大声叫骂
	【经典例句】He hurled the brick through the window to show his resentment.
	【译　文】他用力把砖头从窗户投进去，表示自己的愤怒。

hurricane ['hʌrikən, -kin]	n. 飓风
	【经典例句】The hurricane flung their motor boat upon the rocks.
	【译　文】飓风把他们的摩托艇抛到岩石上。

hypothesis [hai'pɔθisis]	n. 假设
	【名师导学】以-sis 结尾的名词，变成复数时词尾变为-ses，例如：thesis→theses 论题，论文；hypothesis→hypotheses 假设，臆测；analysis→analyses 分析，分解。
	【经典例句】This is only a sort of scientific hypothesis which has not been proved by experiments.
	【译　文】这仅仅是一个尚未被实验证明的科学假说。

hysterical [his'terikəl]	a. 情绪异常激动的，歇斯底里般的
	【经典例句】The young man grew hysterical when he heard that he has been infected with AIDS.
	【译　文】这名年轻男子得知自己染上艾滋病后，开始歇斯底里起来。

identification [ai,dentifi'keiʃən]	n. 辨认，视为同一；证明，鉴定
	【固定搭配】identification card = identity card 身份证
	【经典例句】He used a letter of introduction as identification.
	【译　文】他用一封介绍信作为身份的证明。

ideology [,aidi'ɔlədʒi, id-]	n. 思想（体系），思想意识
	【名师导学】后缀-ology 表示"……学"，"……论"，"……研究"，如：biology 生物学，生物；psycology 心理学；sociology 社会学；ecology 生态学。
	【经典例句】This ideology is very dangerous to our country because it includes undemocratic philosophies.
	【译　文】这种意识形态对我们国家是非常危险的，因为其中包含了非民主的观点。

idiom ['idiəm]	n. 惯用语，成语，习语
	【经典例句】To be "hard up" is an English idiom meaning to lack money.
	【译　文】hard up 是英语的惯用语，意思是"缺钱花"。

idiot ['idiət]	n. 白痴，傻子，笨蛋
	【固定搭配】beg sb. for an idiot 把某人当作傻瓜　of all the idiots 糊涂透顶
	【经典例句】You may disagree with me as to how we ought to deal with the problem, but you shouldn't treat me as an idiot.
	【译　文】至于我们应该怎样解决这个问题，你可以和我持不同看法，但是你不应该把我当个傻瓜来看。

ignite [ig'nait]	vt. 引燃，点火机，着火
	【经典例句】His speech ignite the audience's cheer.
	【译　文】他的讲话激起了听众的喝彩。

illuminate [i'lju:mineit]	vt. 照明，阐明，说明　vi. 照亮；用灯装饰
	【名师导学】近义词：interpret, elucidate, clarify, explain; lighten, irradiate, illumine, brighten
	【经典例句】Researchers have begun to piece together an illuminating picture of the powerful geological and astronomical forces that have combined to change the planet's environment over a period stretching back hundreds of millions of years.
	【译　文】地球环境从热变冷，从潮湿变干燥，然后又周而复始，这一过程可追溯至几亿年前，强大的地质和天文力量结合在一起使地球发生了这些变化，研究人员开始将这些组合成了一幅清晰的画面。

illusion [i'lu:ʒən, i'lju:-]	*n.* 幻觉，错觉，错误的信仰（或观念） 【名师导学】考生要注意相关短语 be under no illusion about sth. 对某事不存幻想，cherish the illusion that 错误地认为，have no illusion about 对……不存幻想。 【经典例句】The magician made us think he cut the girl into pieces, but it was merely an illusion. 【译　文】魔术师让我们以为他把那个女孩切成了碎片，但这只是错觉。
imaginative [i'mædʒinətiv]	*a.* 富有想象力的，爱想象的 【名师导学】注意 imaginative 和 imaginary 虽然都是形容词，但它们的意思还是有区别的，imaginative 常用来形容某人富有想象力，喜欢想象，而 imaginary 多用来形容某事物或某故事是假想的，虚构的，例如：He is an imaginative writer. 他是一个富有想象力的作者。He told a story about an imaginary land. 他讲了一个关于虚构的地方的故事。 【经典例句】She is a very imaginative student. She's always talking about traveling to outer space. 【译　文】她是一个富有想象力的学生，总是谈论关于遨游外太空的事情。
immediately [i'mi:djətli]	*ad.* 立即地，马上地，直接地
immerse [i'mə:s]	*vt.* 使陷没；（in）使沉浸在，使专心于 【名师导学】此词常以被动形式出现于短语中：be immersed in 沉浸于，沉溺于，专心于。 【经典例句】They were immersed in their scientific research, not knowing what happened just outside their lab. 【译　文】他们沉浸在科学研究中，不知道实验室外面发生了什么。
immune [i'mju:n]	*a.* 被豁免的，免除的；免疫（性）的，有免疫力的；不受影响的 【固定搭配】be immune to / against / from sth. 免受某事影响，对某事有免疫力 【名师导学】此词常与介词 against, from, to 连用，表示"免疫的、免受伤害的"，如：be immune from taxation 免于纳税，be immune from criminal prosecution 免于刑事诉讼，be immune to persuasion 不能被说服的，be immune from punishment 免受惩罚。 【经典例句】This hypothesis states that environments that are too clean may actually make the immune system develop oversensitive responses. 【译　文】这个假设认为过于洁净的环境实际上可能会使免疫系统产生过敏反应。
impair [im'pɛə]	*v.* 损害，损伤，削弱 【名师导学】近义词：spoil, injure, hurt, damage , destroy; diminish, undermine, reduce, weaken 【经典例句】Memory can be both enhanced and impaired by use of drugs. 【译　文】使用药物可以提高也可以损伤记忆力。
impart [im'pɑ:t]	*v.* 给予，传授；告知，透露
impede [im'pi:d]	*vt.* 妨碍；阻碍；阻抗，阻止
imperative [im'perətiv]	*a.* 必要的，紧急的，极重的；命令的　*n.* 必要的事，必须完成的事；祈使语气 【经典例句】Military orders are imperative and cannot be disobeyed. 【译　文】军令是强制性的，必须遵守。
imperial [im'piəriəl]	*a.* 帝国的，帝王的；（度量衡）英制的 【经典例句】All the single rooms are occupied. But if you like, I can check with Imperial Hotel to see if they have any. 【译　文】所有的单间都住满了。但如果你愿意，我可以和帝国旅馆联系，看他们是否还有单间。

impetus ['impitəs]	*n.* 促进，刺激，推动力 【名师导学】近义词：force, impulsion, spur, stimulus, incentive, purpose
implicit [im'plisit]	*a.* 含蓄的，不言明的；内含的；固有的；无疑的；无保留的
impulse ['impʌls]	*n.* 冲动，驱使 *vt.* 推动 【固定搭配】on impulse 一时冲动；give an impulse to sth. 促进 【经典例句】In fact as he approached this famous statue, he only barely resisted the impulse to reach into his bag for his camera. 【译　文】实际上，当他走近这座著名雕像时，他差点忍不住从包里拿出照相机来的冲动。
inaugurate [i'nɔ:gjureit]	*vt.* 开始，开展；为……举行就职典礼，使正式就任；为……举行开幕式，为……举行落成仪式 【经典例句】The new president of the company will be inaugurated in January. 【译　文】公司新总裁将在 1 月份就任。
incentive [in'sentiv]	*n.* 激励前进的动力 【固定搭配】price incentive 价格刺激；tax incentive 税收鼓励；give sb. an incentive to do sth. 激发某人去干某事 【经典例句】Money is still a major incentive to most people. 【译　文】对于大多数人来说，金钱仍是主要的刺激物。
incidence ['insidəns]	*n.* 发生（率） 【名师导学】注意形近词，以-ence 结尾的名词不少，如：accidence, evidence, confidence, dependence。 【经典例题】The _____ of lung cancer is particularly high among long-term heavy smokers, especially chain smokers. A. incident　　B. accident　　C. incidence　　D. evidence　　[C] 【译　文】肺癌的发病率在长期吸烟的人群中特别高，尤其是连续吸烟人群。
incidentally [insi'dentəli]	*ad.* 附带提及地，顺便地 【名师导学】有些副词用来表示评价一件事，或说明一种状态，可以单独放在句首，除 incidentally 以外，常见的还有：fortunately 幸运的是，unfortunately 不幸地，luckily 幸运地，generally（或 generally speaking）一般说来。 【经典例句】I must go now. Incidentally, if you want that book I'll bring it next time. 【译　文】我现在该走了。顺便提一句，如果你要那本书，我下次带来。
incorporate [in'kɔ:pəreit]	*vt.* 结合，合并，使加入，收编 *vi.* 合并，混合 【经典例句】We will incorporate your suggestion in the new plan. 【译　文】我们将把你的建议纳入新计划。
indignant [in'dignənt]	*a.* 愤慨的，义愤的 【名师导学】注意和不同的介词搭配时，意义的区别：be indignant at sth. 对某事感到愤慨，be indignant with sb. 对某人表示愤愤不平。 【经典例句】The members of Parliament were indignant that the government had not consulted them. 【译　文】议会成员对于政府没有与他们协商这件事很愤怒。
induce [in'dju:s]	*vt.* 引起，感应 【名师导学】注意相关短语：induce sb. to do sth. 劝导某人做某事。 【经典例句】When he realized he had been induced to sign the contract by intrigue, he threatened to start legal proceedings to cancel the agreement. 【译　文】当他意识到自己被诡计诱导着签了合同时，他威胁说要通过法律行动来取消合约。

indulge [inˈdʌldʒ]	v. 放任，纵容，沉溺；使（自己）纵情享受
	【名师导学】本词属于常考词汇，常以该短语出现：indulge in 沉溺于，纵情享受。
	【经典例句】On weekends my grandma usually indulges in a glass of wine.
	【译　文】我的祖母常在周末畅饮一杯。
inertia [iˈnəːʃiə]	n. 惯性，惯量
	【经典例句】The reason why many badly needed reforms were never introduced is the inertia of the system.
	【译　文】许多急需进行的改革却没有进行，原因是由于制度具有惰性。
infectious [inˈfekʃəs]	a. 传染的，感染性的，有感染力的
inherent [inˈhiərənt]	n.（in）内在的，固有的，生来就有的
	【名师导学】近义词：innate, inborn, inbred, indigenous to, intrinsic, internal, original, native, deep-rooted, built-in, latent, implicit, congenital
	【经典例句】He has pointed out the dangers inherent in this type of nuclear power station.
	【译　文】他已经指出这类核电站内在的危险。
inhibit [inˈhibit]	vt. 阻止，妨碍，抑制
	【经典例句】Childhood viral infections will inhibit the development of brain cells.
	【译　文】幼年时的病毒感染会抑制脑细胞的发育。
initiate [iˈniʃieit]	vt. 开始，创始，发动，启蒙，使入门；引入，正式介绍
	【固定搭配】be initiated into 正式加入　initiate sb. into sth. 准许或介绍某人加入某团体，把某事传授给某人
	【经典例句】We should initiate a new social custom.
	【译　文】我们要开创社会新风尚。
inject [inˈdʒekt]	vt. 注射，注入；插进（话），引入
	【名师导学】本词属于常考词汇，考生要注意相关短语：inject into 把……注入，给……增添；inject with 用……注入
	【经典例句】Look at your talk and pick out a few words and sentences which you can turn about and inject with humour.
	【译　文】注意自己的言语，挑出几个你能把握的词句，注入幽默。
inland [ˈinlənd]	a. 内地的，内陆的，国内的　ad. 在内地，向内地
	【名师导学】通常用在这样的搭配里：go inland 到内地去，live inland 住在内地，inland trade 国内贸易，inland telegraph 国内电报。注意前缀 in-，可以表示"在……里面，进入……之内"，例如：incage（n. 囚禁），incase（v. 装进箱、筒、包等容器内），input（n. / v. 输入）；还可以表示"否定，与……相反"，例如：incalculable（a. 不可计算的），inability（n. 无能力）。
	【经典例句】I headed inland for some place of hiding.
	【译　文】我跑到内陆去找藏身之所。
innovation [ˌinəuˈveiʃən]	n. 创新，改革
	【经典例句】Given this optimistic approach to technological innovation, the American worker took readily to that special kind of nonverbal thinking required in mechanical technology.
	【译　文】有了这种对技术革新的乐观态度，美国工人很快便习惯了机械技术所需要的非语言的思维方式。
insane [inˈsein]	a. 蠢极的，荒唐的；（患）精神病的，精神失常的，疯狂的
	【经典例句】I know all about your insane plan.
	【译　文】我对你的愚蠢计划了如指掌。
installment [inˈstɔːlmənt]	n. 分期付款；（连载的）一部分，一期
	【经典例句】We pay for our holidays in installment of $50 a month.
	【译　文】我们用每月付 50 美元分期付款的方式度假。

319

insulate ['insjuleit]	*vt.* 绝缘 【经典例句】Many houses in the north are warm in winter because they are insulated so that the heat is not lost. 【译　文】北方的许多房子在冬天很暖和，因为它们都做了隔热处理，使热量不致散失。
integral ['intigrəl]	*a.* 组成的，完整的，构成整体所需要的
integrate ['intigreit]	*vt.* 综合，使完整，使成整体 【固定搭配】integrate … into 使……并入　integrate with 与……结合
integrity [in'tegriti]	*n.* 诚实，正直，完整 【经典例句】They have always regarded man of integrity and fairness as a reliable friend. 【译　文】他们一直认为诚实、正直的人是可信赖的朋友。
intellect ['intilekt]	*n.* 理智，智力；有才智的人
intermittent [,intə(:)'mitənt]	*n.* 间歇的，断断续续的 【经典例句】The weather forecast is for sun, with an intermittent shower. 【译　文】天气预报是晴天，间歇有阵雨。
intervene [,intə'vi:n]	*vi.* 干预，干涉；介入 【经典例题】The first step before making any decision to ＿＿＿ was to determine exactly who did the killing. A. interact　　B. integrate　　C. intervene　　D. intensify　　[C] 【译　文】在做决定介入前，第一步要做的是确定谁杀的人。
intrinsic [in'trinsik]	*a.* 固有的，内在的，本质的 【经典例句】The emphasis is no longer on equilibrium but on the intrinsic dynamics of urban change. 【译　文】重点不再是城市变化的平稳性，而是内在的动力。
intuition [,intju(:)'iʃən]	*n.* 直觉 【经典例句】His intuition was telling him that something was wrong. 【译　文】直觉告诉他出事了。
invalid [in'vælid]	*a.* (指法律上)无效的，作废的；无可靠根据的，站不住脚的　*n.* (the)病弱者，残疾者 【经典例句】Your license has been invalid. 【译　文】你的执照已经作废了。
inventory ['invəntri]	*n.* 存货，库存量；财产等的清单 【名师导学】后缀-ory 可构成形容词和名词，表示"……所在，……地方"或"……性质，与……有关的"，例如：inventory 详细目录，存货清单；advisory 劝告的；crematory 与火葬有关的；monitory 训诫的。 【经典例句】Nike misjudged the strength of the aerobics shoe craze and was forced to unload huge inventories of running shoes through discount stores. 【译　文】耐克公司错误地估计了健身鞋的热销程度，于是不得不通过廉价商店来倾销大量的跑鞋存货。
invert [in'və:t]	*v.* 颠倒，翻转 【经典例句】Invert the subject and predicate of a sentence. 【译　文】颠倒主句的主语和谓语。
irrespective [,iris'pektiv]	*a.* 不考虑的，不顾及的 【联想记忆】respective *a.* 分别的，各自的
ironic(al) [aiə'rɔnik(əl)]	*a.* 讽刺的，冷嘲的

irony ['aiərəni]	**n. 反话，讽刺** 【经典例句】The irony of the historian's craft is that its practitioners always know that their efforts are but contributions to an unending process. 【译　文】对历史学家这一行业具讽刺意味的是，参与实践者总是明白，他们的努力只是对一个无穷的过程的小小奉献。
irritate ['iriteit]	**v. 激怒，使恼怒** 【经典例句】Please do not be irritated by his offensive remarks since he is merely trying to attract attention. 【译　文】请不要因为他无理的言语生气，那只是他想吸引别人的注意力罢了。
isle [ail]	**n. 岛** 【经典例句】The policeman watches traffic on the traffic isle. 【译　文】警察在路中心安全岛上指挥交通。
ivory ['aivəri]	**n. 象牙；象牙色，乳白色** 【名师导学】后缀-ry 或-ery 构成名词，表示"种类；职业；境况；场所；行为"，如：bakery 面包店；slavery 奴隶身份，苦役；bribery 行贿，受贿。 【经典例句】White piano keys used to be made of ivory. 【译　文】过去白色的钢琴琴键是用象牙做的。

J

321

jeopardize ['dʒepədaiz]	**vt. 危及，损害** 【经典例句】Isn't it possible that something could happen there that would jeopardize the fundamental interests of Hong Kong itself? 【译　文】难道香港就不会出现损害香港根本利益的事情？
jog [dʒɔg]	**n. 慢跑；（尤指不正当的）轻轻碰撞** 【名师导学】此词须掌握重点词组：jog sb.'s memory 唤起某人记起某事；jog along / on 持续而缓慢地进行。 【经典例句】He goes jogging every evening. 【译　文】他每天晚上都进行慢跑。
judicial [dʒu(:)'diʃəl]	**a. 司法的，法庭的，审判的；明断的，公正的**
junction ['dʒʌŋkʃən]	**n. 连接；会合处，交叉点** 【经典例句】The morning news says a school bus collided with a train at the junction and a group of policemen were sent there immediately. 【译　文】早间新闻说一辆火车和一辆校巴在交叉路口相撞，一些警察被立刻派往现场。
justification [dʒʌstifi'keiʃ(ə)n]	**n.（做某事的）正当理由，借口；齐行，整版**

K

kidnap ['kidnæp]	**vt. 诱拐，绑架** 【名师导学】此词在阅读中出现较多，注意连同此词相关联的词一起记，如劫持、人质、赎金等。 【经典例句】Terrorists kidnapped the minister and demanded $10,000 from the government for his release. 【译　文】恐怖分子绑架了部长，向政府索要一万美元赎金。
kidney ['kidni]	**n. 肾脏，腰子** 【经典例句】After the operation, John had only one kidney left. 【译　文】手术后，约翰就剩下一个肾了。

kit [kit]	*n.* 用具包，旅行行装 【名师导学】此词常与 up, out 连用，如：kit out 装备；供应。 【经典例句】The soldiers packed their kit for the journey. 【译　文】士兵们整理他们的装备，准备行军。
knit [nit]	*vt.* 编结，编织；使紧密地结合，使紧凑，皱紧，皱眉　*vi.* 编结，编织；（骨折）愈合 【经典例句】The treaty knit the economies of the two nations together. 【译　文】该条约把两国的经济紧密地连结在一起了。
knob [nɔb]	*n.*（门、抽屉的）球形把手，球形柄；（收音机等的）旋钮；小块 【名师导学】此词常在说明性的阅读中出现，注意其含义均与球形有关。 【经典例句】This machine has lots of knobs on it. Which one starts it? 【译　文】这机器有许多旋钮。哪一个是启动它的？

lace [leis]	*n.* 网眼花边，透孔织品，花边；鞋带，系带 【固定搭配】lace up 用鞋带束紧 【经典例句】Please lace up your shoes. 【译　文】请系紧你的鞋带。
lame [leim]	*a.* 跛的，瘸的；站不住脚的，差劲的，蹩脚的 【名师导学】注意此词的引申意义；是考查的重点，如：a lame excuse 不充分的理由。 【经典例句】He gave a lame excuse for being absent. 【译　文】他找了个蹩脚的借口来解释缺席的原因。
lash [læʃ]	*v.*（用绳索等）将（物品）系牢；鞭打，抽打，（风、雨等）猛烈打击；骂，挖苦，严厉斥责　*n.* 鞭打；眼睫毛；鞭梢 【名师导学】注意此词引申意义：lash out 猛烈攻击；抨击；大量捐（款）。 【经典例句】He lash the horse across the back with a whip. 【译　文】他用鞭子抽打马背。
latitude [ˈlætitjuːd]	*n.* 纬度；（*pl.*）纬度地区 【经典例句】The test of any democratic society lies not in how well it can control expression but in whether it gives freedom of thought and expression the widest possible latitude. 【译　文】任何社会的民主，不在于它对言论的控制，而在于是否给予了人们思考和表达的最广泛的自由。
layman [ˈleimən]	*n.* 门外汉，外行 【经典例句】Where the law is concerned, I am only a layman. 【译　文】就法律知识而言，我们都是门外汉。
leaflet [ˈliːflit]	*n.* 传单 【经典例句】He was standing at the door of the theatre handing out leaflets. 【译　文】他正站在剧院门口发传单。
legend [ˈledʒənd]	*n.* 传说，传奇；传奇文学；传奇性人物或事件 【经典例句】He has been a legend for centuries for his heroic deeds. 【译　文】几个世纪以来，他由于自己的英勇事迹而成为传奇人物。
legitimate [liˈdʒitimit]	*a.* 合情合理的；合法的，法律认可的 【名师导学】近义词：licit, legal, rightful, authorized, lawful, legal; reasonable, probable, consistent; logical , understandable; verifiable, valid, reliable, genuine 【经典例句】Protect (or safeguard) the legitimate rights and interests of women and children. 【译　文】维护妇女、儿童合法权益。

322

lever ['li:və, 'levə]	*n.* 杠杆；控制杆，推杆 【经典例句】The mechanic should sit down among levers, screws, wedges, wheels, etc., like a poet among the letters of the alphabet, considering them as exhibition of his thoughts. 【译　　文】技术人员坐在杠杆、螺钉、轮子等中间，如同一位诗人处在字母构成的辞藻当中，把他们（这些工具）看作自己思想的一种表达。
levy ['levi]	*n. / v.* 税款，征税 【名师导学】此词常用的相关同义词有：tax（*n. / v.* 税，征税），tariff（关税，税率）。 【经典例句】The judge levied a $3 million fine against the factory for polluting the river. 【译　　文】因该厂污染河流，法官对他们征税 300 万美元。
liability [ˌlaiə'biliti]	*n.* 责任，义务；（*pl.*）债务，负债 【固定搭配】liability for 对……有责任；liability to do 有责任做 【名师导学】辨析 duty, liability, obligation, responsibility：duty 指按照道德、法律或良心必须要去做的事，比较强调自觉性；liability 指对某事物有责任或义务；obligation 多指履行某一特定的契约、诺言或根据社会习惯等的约束而对他人应尽的责任或义务；responsibility 指法律上和道义上应负的责任或职务上应尽的义务。 【经典例句】A few common misconceptions: Beauty is only skin-deep. One's physical assets and liabilities don't count all that much in a managerial career. 【译　　文】有一些普遍的错误看法：美丽只是表面的。在管理职业生涯中，一个人外表的美丑并不意味着全部。
likelihood ['laiklihud]	*n.* 可能，可能性
limp [limp]	*vi.* 蹒跚，一瘸一拐地走　*a.* 软弱的，柔软的，无力的
liner ['lainə]	*n.* 班船，班机
linger ['liŋgə]	*vi.* （因不愿离开而）继续逗留，留恋徘徊；（on）继续存留，缓慢消失 【名师导学】常与 over, on 连用表示拖延；常与 on 连用表示苟延残喘。比如：The custom still lingers on in some village. 有些村庄里还有这个风俗。 【经典例句】Mother told him not to linger on the way home. 【译　　文】妈妈告诉他不要在回家的路上逗留。
literacy ['litərəsi]	*n.* 识字，有文化，读写能力 【名师导学】注意该词的派生词。其反义词是加前缀 il-，即 illiteracy。注意一些以 l 开头的词的反义词都是加前缀 il-，如：legal—illegal; liberal—illiberal。 【经典例句】Despite almost universal acknowledgement of the vital importance of women's literacy, education remains a dream for far too many women in far too many countries of the world. 【译　　文】尽管几乎全世界都承认妇女识字的重要性，但是在很多的国家，接受教育仍然只是很多妇女的梦想。
literally ['litərəli]	*ad.* 确实地，毫不夸张地；照字面地，逐字地
litter ['litə]	*n.* 废弃物，被胡乱扔掉的东西；一窝（幼崽）；（一堆）杂乱的东西，（随处）乱扔东西　*vt.* 乱扔废弃物 【经典例句】If the dangers from bacterially contaminated chicken were so great as some people believe, the streets would be littered with people lying here and there. 【译　　文】如果来自被细菌污染的鸡肉的危险像一些人想象的那么严重的话，那么街道上将到处都是倒毙的人。
locomotive [ˌləukə'məutiv]	*n.* 机车，火车头　*a.* 运动的，移动的；运载的

longitude ['lɔndʒitjuːd]	*n.* 经度
loom [luːm]	*n.* 织布机 *vi.* 阴森地逼近，隐现；即将来临 【经典例句】Today Mars looms as humanity's next terra incognito. 【译　文】今天，火星作为人类下一个伟大的未探明之地隐约出现了。
lounge [laundʒ]	*n.* 休息厅，休息室 *vi.*（懒洋洋地）倚，（懒散地）躺；闲逛，闲荡 【经典例句】There are more comfortable chairs in the lounge, if you find the dining room chair too hard. 【译　文】如果你觉得餐厅的椅子太硬，休息厅里有一些更软的椅子。
lubricate ['luːbrikeit]	*vt.* 润滑，加润滑油 【名师导学】注意该词的派生词，其名词有两个，去 e 加名词后缀 tion 或 or，意思不同。 【经典例句】You should lubricate the wheels of your bicycle once a month. 【译　文】你应该每个月给自行车轮子加一次润滑油。
luminous ['ljuːminəs]	*a.* 发光的，发亮的，光明的 【经典例句】I bought an alarm clock with a luminous dial, which can be seen clearly in the dark. 【译　文】我买了一只带有发光钟面的闹钟，可以在黑暗中清楚地看到。
lunar ['ljuːnə]	*n.* 月亮的
lure [ljuə]	*n.* 吸引人的东西，诱惑物 *vt.* 引诱，吸引 【名师导学】注意该词加前缀 al-后意思基本相同，即：allure（*n.* 诱惑力，魅力；*v.* 吸引，引诱，诱惑）。 【经典例句】Many young Japanese engineers have been lured to the Middle East by the promise of high wages. 【译　文】在给予高薪允诺的引诱下，许多年轻的日本工程师去了中东。

magistrate ['mædʒistrit, -treit]	*n.* 行政长官；治安法官 【名师导学】注意该词常用的同义词有：judge，officer，official。 【经典例句】The magistrate ruled that the young man was innocent. 【译　文】治安官裁定那个年轻人无罪。
magnify ['mægnifai]	*vt.* 放大，扩大；夸张 【经典例句】He tried to magnify the part he played in the battle. 【译　文】他想夸大他在那场战斗中所起的作用。
magnitude ['mægnitjuːd]	*n.* 巨大，重大；大小，数量 【名师导学】注意此词的动词形式也不容忽视，即 magnify，以 fy 结尾的多为动词，意思是"使……"，如：satisfy，justify 等。注意常用短语 of the first magnitude，意思是"头等重要的"。 【经典例题】The destruction an earthquake causes depends on its magnitude and duration, or the amount of shaking that occurs. 【译　文】地震引起的破坏程度由震级和持续的时间，或者发生的次数决定。
mall [mɔːl]	*n.*（由许多商店组成的）购物中心
maneuver [məˈnuːvə]	*n.* 谨慎而熟练的动作；策略，花招；（*pl.*）演习 *vt.* 设法使变动位置；（敏捷或巧妙地）操纵，控制 *vi.* 设法使变动位置；用策略，耍花招 【名师导学】此词常与 into，out of 连用，意思是"操纵，设法使……"。

manifest ['mænifest]	*a.* 明显的，显然的，明了的 *vt.* 明显，表明，证明；使显现，使显露 【名师导学】注意区分此词和几个常用同义词的区别：manifest 指让隐蔽的事物明白地表现出来，常接抽象名词；show 为最普通用词，表示说明的意思；demonstrate 指通过实例、实验来推理证明。 【经典例句】The fact of first-rate importance is the predominant role that custom plays in experience and in belief and the very great varieties it may manifest. 【译　文】头等重要的事实就是风俗在信念和经验中所起的重要作用以及它所表现的众多变化形态。
manipulate [mə'nipjuleit]	*vt.* 操纵，利用，操作，巧妙地处理 【经典例句】In this exercise, we'll look at how we can manipulate the columns and rows in a table. 【译　文】在此练习中，我们将了解如何处理表中的列和行。
manuscript ['mænjuskript]	*n.* 手稿，原稿 【名师导学】与该词意思相反的是 print（印刷物）。 【经典例句】The 215-page manuscript, circulated to publishers last October, sparked an outburst of interest. 【译　文】去年 10 月传到出版商那里的 215 页手稿激发了他们浓厚的兴趣。
marble ['ma:bl]	*n.* 大理石 【固定搭配】lose one's marbles 失去理智；气疯了
marshal ['ma:ʃəl]	*n.* 元帅，最高指挥官；（某些群众活动的）总指挥，司仪；（美国的）执法官，警察局长，消防队长 *vt.* 整理，排列，集结
married ['mærid]	*a.* 已婚的，婚姻的
masculine ['ma:skjulin]	*a.* 男性的，男子的；男子气的 【名师导学】注意此词的常用同义词 manly（男子气概的）；其反义词是 feminine（女性的，女人气的）。
masterpiece ['ma:stəpi:s]	*n.* 杰作，名著
mediate ['mi:diit, -djət]	*v.* 仲裁，调停
medieval [,medi'i:vəl]	*a.* 中世纪的，中古（时代）的
melody ['melədi]	*n.* 曲调，旋律 【经典例句】When the melody is repeated in various forms in a longer composition, this basic tune is said to constitute its theme, or subject. 【译　文】当旋律在一个较长的作品里以不同形式反复出现时，人们便认为这一基调成了作品的主旋律或主题。
memorize ['meməraiz]	*vt.* 记住，熟记，背熟 【经典例句】He memorized the list of dates, but neglected the main facts corresponding to them. 【译　文】他记住了那一系列日期，但却忽略了与其有关的主要事情。
menace ['menəs]	*n.* 具有危险性的人；威胁，威吓 *vt.* 威胁，威吓 【经典例句】A man who drives fast is a menace to other people. 【译　文】开快车的人对其他人是个威胁。
mercury ['mə:kjuri]	*n.* 水银（柱），汞；（the Mercury）水星
merge [mə:dʒ]	*v.* 合并，结合，融合 【名师导学】此词经常在经济类的阅读文章中出现。如：Two of Indonesia's top banks are planning to merge.印度尼西亚有两家大银行正在计划合并。常用的介词搭配是 with 和 into，搭配意思是"融合"。 【经典例句】The board of directors decided to merge the two sections into the public relations department. 【译　文】董事会决定将这两个科室裁并至公共关系部。

325

messenger ['mesindʒə]	*n.* 送行者，使者，传令兵
metropolitan [metrə'pɒlit(ə)n]	*n. / a.* 大城市（的） 【经典例句】In a recent survey, questionnaires were sent to reporters in five middle size cities around the country, plus one large metropolitan area. 【译　　文】在最近一次调查中，给全国的五座中等城市及一座大都市的记者发放了调查问卷。
migrate [mai'greit, 'maigreit]	*v.* 迁移，迁居；定期移栖 【经典例句】We find that some birds migrate twice a year between hot and cold countries. 【译　　文】我们发现，有些鸟每年在热带与寒带国家之间迁徙两次。
millionaire [,miljə'neə]	*n.* 百万富翁
mingle ['miŋgl]	*vt.* 使混合，使相混　*vi.* 混合起来，相混合；相交往，相往来 【名师导学】该词常与介词 with 连用，意思是"与……混合，与……相联系"。例如：The king mingled with the people in the streets. 国王和街上的人群混在一起了。 【经典例句】If we mingle with the crowd we shall not be noticed. 【译　　文】如果我们混在人群里，就不会被人注意了。
miniature ['minjətʃə]	*n.* 缩图，缩影　*a.* 微型的，缩小的 【经典例句】The toy maker produces a miniature copy of the space station, exactly in every detail. 【译　　文】这个玩具制造商制造了一种每个细节都很逼真的空间站缩微模型。
minimize ['minimaiz]	*vt.* 使减少到最少，使降到最低 【经典例句】The fire has caused great losses, but the factory tried to minimize the consequences by saying that the damage was not as serious as reported. 【译　　文】这场大火灾造成了巨大损失，但这家工厂却竭力降低对其后果的评估，说并没有报道的那么严重。
missionary ['miʃənəri]	*n.* 传教士
mistress ['mistris]	*n.* 女主人，主妇；情妇 【名师导学】与此词意思相对的是 master。以-ess 结尾的都表女性，如：host—hostess, act—actress。 【经典例句】All the girls like their new English mistress. 【译　　文】所有的女孩子都喜欢她们新来的女英语教师。
moan [məun]	*vi.* 呻吟，呜咽；(about) 抱怨，发牢骚　*vt.* 抱怨　*n.* 呻吟声，呜咽声；怨声，牢骚 【固定搭配】moan about 抱怨，发牢骚 【经典例句】Each time she moved her leg, she let out a moan. 【译　　文】每次她动一下腿，就发出一声呻吟。
mob [mɔb]	*n.* 暴民，乌合之众　*vt.* 成群围住，聚众袭击 【经典例句】When he left the hall after his speech, the party leader was mobbed by his supporters. 【译　　文】当这位政党领袖结束演讲离开大厅时，一大群支持者围住他欢呼。
mock [mɔk]	*v.* 嘲弄，嘲笑 【名师导学】近义词：deride, make fun of, taunt, ridicule; brave, defy, challenge 【经典例句】Although he failed in the math test, it was wrong to mock his efforts. 【译　　文】虽然他的数学没有考及格，但是嘲笑他的努力是不对的。
modernize ['mɔdə (:)naiz]	*v.* 使现代化
module ['mɔdju:l]	*n.* 模数，模块；太空舱

momentum [məu'mentəm]	*n.* 气势，冲力；动量
monetary ['mʌnitəri]	*a.* 货币的，钱的；通货的；金融的；财政的 【经典例句】China's policymakers may lack the monetary tools to engineer a soft landing. 【译　　文】制定政策的中国官员可能缺乏金融工具来安排软着陆。
monopoly [mə'nɔpəli]	*n.* 垄断，垄断专利权 【经典例句】A university education shouldn't be the monopoly of the minority whose parents are rich. 【译　　文】大学教育不应是少数富家子弟的专利。
monster ['mɔnstə]	*n.* 怪物，妖怪 【经典例句】Hydroelectric power and flood control and irrigation are possible without building monster dams. 【译　　文】即使不建大型水坝，水力发电、洪水治理和农田灌溉也是有可能实现的。
mortal ['mɔ:tl]	*a.* 致死的；终有一死的；人世间的
mortgage ['mɔ:gidʒ]	*n.* 抵押；抵押单据，抵押所借的款项 【经典例句】The China Construction Bank offered mortgage loan to commercial residence house buyers. 【译　　文】中国建设银行为商品房购买者提供按揭贷款。
motel [məu'tel]	*n.* 汽车旅馆
mourn [mɔ:n]	*v.* 哀悼，悲哀 【经典例句】While many applaud the increasing individualism and freedom of children within the family, others mourn the loss of family responsibility and discipline. 【译　　文】当很多人为孩子在家庭中的个人主义和自由与日俱增鼓舞喝彩时，另外一些人则在哀叹家庭责任和纪律的缺失。
multitude ['mʌltitju:d]	*n.* 众多，大量；人群，大众 【名师导学】注意此词的相关常用短语：a multitude / multitudes of 许多，大量。 【经典例句】A multitude of factors, both inherited and environmental, influence the development of health-related behaviors. 【译　　文】大量因素，既有遗传因素也有环境因素，影响着健康行为的培育。
municipal [mju(:)'nisipəl]	*a.* 市政的，市立的，地方性的，地方自治的 【经典例句】It was moreover a step away from individual initiative, towards collectivism and municipal and state-owned business. 【译　　文】而且这也是公司摆脱个人主导，走向集体化和向市营、国营迈出的一步。
mute [mju:t]	*a.* 哑的；缄默的 *n.* 哑巴；弱音器 【名师导学】注意此词的引申含义，如例句所示。再者，注意此词的几个常用同义词：speechless, voiceless, deaf。 【经典例句】Sometimes when her friend asked her questions, she pretended to be deaf and mute. 【译　　文】有时她朋友问她问题时，她装聋作哑。
mutter ['mʌtə]	*v.* 喃喃说出（不满、怨言等），低声嘀咕 *n.* 嘟哝，喃喃之言 【经典例句】He was muttering on the telephone so I asked him to speak more clearly. 【译　　文】他打电话声音很低，因此我让他说得清楚些。

N

naive [nɑ:'i:v]	*a.* 幼稚的，轻信的；天真的 【经典例句】Parents take a great interest in the naive questions raised by their children. 【译　文】父母对孩子提出的天真的问题很有兴趣。
napkin ['næpkin]	*n.* 餐巾 【经典例句】Immediately before him was a very flat piece of bread that looked, to him, very much like a napkin. 【译　文】一块平的面包立即出现在他的面前，在他看来简直就像是一条餐巾。
narrate [næ'reit]	*v.* 叙述
nasty ['næsti]	*a.* 极令人不快的；很脏的；危险的 【名师导学】和该词意思相反的是 pleasant（愉快的，可爱的）。 【经典例句】Since the dawn of human ingenuity, people have devised ever more cunning tools to cope with work that is dangerous, boring, burdensome, or just plain nasty. 【译　文】自从人类灵智开发以来，就一直在设计愈来愈精巧的工具，去应付那些危险、枯燥、繁重或实在不堪忍受的各种劳动。
noble ['nəubl]	*a.* 高尚的，贵族的，高贵的　　*n.* 贵族
nominal ['nɔminl]	*a.* 名义上的，有名无实的；（费用等）很少的，名称上的；名词性的 【经典例句】The old man is only the nominal head of the business. 【译　文】那老人只是这个企业的挂名的总裁。
nominate ['nɔmineit]	*vt.* 提名，任命 【名师导学】注意此词加前缀 in-，即 innominate（未名的，无名的，匿名的）。 【经典例句】To their surprise, she has been nominated as candidate for the Presidency. 【译　文】出乎他们意料之是，她被提名为总统选举的候选人。
nonetheless [ˌnʌnðə'les]	*ad.* 虽然如此，但是
norm [nɔ:m]	*n.* 标准，规范；平均数
notorious [nəu'tɔ:riəs]	*a.* 臭名昭彰的，众所周知的 【名师导学】该词的常用同义词有：infamous（声名狼藉的），反义词较多：celebrated, famous, renowned, outstanding。 【经典例句】That part of the city has long been notorious for its street violence. 【译　文】这个城市的那个地区一直因为街头暴力而臭名昭著。
nourish ['nʌriʃ]	*vt.* 提供养分，养育 【名师导学】注意和此词的派生词一起记：nourishing（*a.* 滋养的）；nourishment（*n.* 食物）。 【经典例句】There remains an undeniable fascination in the rest of the world with all things from American, nourished by Hollywood films and U.S. television series. 【译　文】美国所有的东西，在世界上其他地方仍有着不可否认的魅力，这些东西因好莱坞电影和美国电视系列剧的推波助澜而更加深入人心。
nurture ['nə:tʃə]	*n.* 营养物；养育，培育，教养　　*vt.* 给……营养；养育，培育，教养 【经典例句】Instead, the marketplace must nurture the idea that society must value, care for, and educate each human being. 【译　文】相反，市场应该形成这种思想：社会必须珍视、关心和教育每一个人。
nutrition [nju:'triʃən]	*n.* 营养，营养学

oak [əuk]	*n.* 栎树，橡树，橡木 *a.* 橡木制的
oath ['əuθ]	*n.* 誓言，誓约；咒骂，诅咒语 【名师导学】近义词：swearword, blasphemy, curse; affirmation, vow, testimony, word, deposition, contract, pledge 【固定搭配】on / under oath 在法庭上宣过誓；be on oath 宣誓不做伪证；swear / take an oath 宣誓 【经典例句】He swore an oath to support the king. 【译　　文】他宣誓支持国王。
obedient [ə'bi:djənt, -diənt]	*a.* 服从的，孝顺的 【经典例句】Children were expected to be obedient and contribute to the well-being of the family. 【译　　文】孩子们应该服从长辈，并为家庭的幸福做贡献。
obedience [ə'bi:djəns, -diəns]	*n.* 服从，顺从
obese [əu'bi:s]	*a.* 肥胖的；肥大的
obesity [əu'bisiti]	*n.* 过度肥胖；肥大；肥胖症
obsession [əb'seʃən]	*n.* 迷住，困扰
obscure [əb'skjuə]	*a.* 不著名的，不重要的；费解的，模糊不清的 *vt.* 使变模糊，掩盖 【经典例句】The poetry of Ezra Pound is sometimes difficult to understand because it contains so many obscure references. 【译　　文】Ezra Pound 的诗有时很难理解，因为它包含了很多隐晦的比喻。
odds [ɔdzç]	*n.* 可能的机会，成败的可能性 【固定搭配】against all odds 困难重重
offset ['ɔ:fset]	*n.* 抵消，弥补 *vt.* 弥补，抵消
offspring ['ɔfspriŋ; US 'ɔ:f-]	*n.* 儿女，子孙，后代 【名师导学】注意该词单复数同形，没有加 s 的形式。 【经典例句】Personality is to a large extent inherent— A-type parents usually bring about A-type offspring. 【译　　文】性格在很大程度上是先天形成的，A 型性格的父母通常生 A 型性格的子女。
optimum ['ɔptiməm]	*n.* 最适合条件，最佳效果，最优化 【名师导学】注意以 mum 结尾的词义都是 "最……"，如：maximum (*n.* 最大量，最大极限；*a.* 最高的，最多的，最大极限的)，minimum (*n.* 最小值，最小化；*a.* 最小的，最低的)。 【经典例句】If you wait for the optimum moment to act, you may never begin your project. 【译　　文】如果你一味等待最佳行动时机，那你可能永远不会着手你的计划。
orient ['ɔ:riənt]	*vi.* 向东 *vt.* 使适应，确定方向 【固定搭配】orient to / toward 以……为方向（目标） 【经典例句】Columbus went west to look for better trade routes to the Orient and to promote the greater glory of Spain. 【译　　文】哥伦布向西寻找通向东方的更好的贸易线路，并且要增加西班牙的荣耀。
oriental [,ɔ(:)ri'entl]	*n.* 东方人 *a.* 东方诸国的，亚洲的，东方的

orientation [ˌɔː(ː)riənˈteiʃən]	*n.* 方向，方位，定位，倾向性
originate [əˈridʒineit]	*vt.* 引起，发明，发起，创办 *vi.* 起源，发生 【固定搭配】originate from / in / with 产生于
ornament [ˈɔːnəmənt]	*n.* 装饰，装饰品 *vt.* 装饰 【经典例句】On Christmas Eve, she spent two hours ornamenting the room with flower chains. 【译　　文】圣诞节前夜，她花了两个小时用花环装饰房间。
orthodox [ˈɔːθədɔks]	*a.* 传统的；正统的，正宗的 【经典例句】Such orthodox thinking will not lead to a new solution to the problem. 【译　　文】这样传统的思维不会产生解决问题的新方法。
outbreak [ˈautbreik]	*n.*（战争、情感、火山等的）爆发；（疾病、虫害等的）突然发生 【经典例句】During the acute phase of the outbreak, it is necessary to keep suspects at special risk under observation. 【译　　文】在爆发的急剧阶段，必须将面临特殊威胁的疑似病例置于监视之下。
outfit [ˈautfit]	*n.*（为特殊用途的）全套装备，全套工具，用品；全套服装，一套特别的服装 *v.* 配备 【名师导学】该词常以被动语态形式出现。 【经典例句】The expedition was outfitted with the latest scientific equipment. 【译　　文】探险队装备了最先进的科学设备。
outrage [ˈautreidʒ]	*n.* 暴行，粗暴；失礼；震怒，愤慨 *v.* 使（某人）震怒；使愤慨；违背，破坏（法律、道德） 【名师导学】近义词：indignity, abuse, affront, insult; offend, abuse, insult 【经典例句】When we recall a story of identical offspring of Adolf Hitler being raised in order to further his horrible work, we are outraged. 【译　　文】阿道夫·希特勒的继承人被推举出来继续他可怕的事业，每当我们回想起这个故事时都会义愤填膺。
overflow [ˈəuvəˈfləu]	*v.*（使）溢出，（使）泛滥，涌出 *n.* 泛滥，过剩；超出额，溢出物 【名师导学】注意该词的引申义词组 overflow with。 【经典例句】The river overflowed its banks because of the heavy rain. 【译　　文】由于大雨，河水溢出了堤岸。
overlap [ˈəuvəˈlæp]	*v.*（与……）部分重叠；（与……）部分相同 *n.* 重叠，重叠的部分 【经典例句】The two images overlap and match perfectly. 【译　　文】这两张图像重叠起来，吻合得天衣无缝。
overt [ˈəuvəːt]	*a.* 公开的，不隐蔽的 【经典例句】She criticized any overt display of emotion and attempts at open rebellion against the Ruling Power. 【译　　文】凡是明显的感情流露或者公开反抗执政党的企图，她都予以批评。
overthrow [ˌəuvəˈθrəu]	*vt.* 推翻，颠覆 【经典例句】They will fight until the government is overthrown. 【译　　文】他们将继续战斗直到政府被推翻。
overwhelm [ˌəuvəˈwelm]	*vt.* 使不知所措；征服，制服 【联想记忆】over 过，超过+whelm 淹没，覆盖，压倒=overwhelm 征服，不知所措 【经典例句】We are all overwhelmed with more facts and information than we can possibly absorb. 【译　　文】我们淹没在大量难以吸收的事实和信息中。
overwhelming [ˌəuvəˈwelmiŋ]	*a.* 势不可挡的，压倒的 【经典例句】Of the thousands of known volcanoes in the world, the overwhelming majority are inactive. 【译　　文】在世界上已知的数以千计的火山中，大多数是死火山。
ozone [ˈəuzəun, əuˈz-]	*n.* 臭氧；（海岸等的）新鲜空气 【经典例句】The destruction of Earth's ozone layer could contribute to the general process of impoverishment by allowing ultra-violet rays to harm plants and animals. 【译　　文】地球臭氧层的破坏致使紫外线伤害动植物，这可能造成普遍的生态环境恶化。

330

pact [pækt]	n. 协定，条约；契约 【经典例句】The trade pact between those two countries come to an end. 【译　　文】这两个国家的通商协定宣告结束。
paradise ['pærədaiz]	n. 天堂 【经典例句】It is sheer paradise to be home again and be able to relax. 【译　　文】能再次回家放松真是太棒了！
paradox ['pærədɔks]	n. 似乎矛盾而（可能）正确的说法；自相矛盾的人（或事情） 【经典例句】We work to make money, but it's a paradox that people who work hard and long often don't make the most money. 【译　　文】我们工作是为了挣钱，但矛盾的是，那些工作辛苦、时间又长的人并不是挣钱最多的人。
paralyze ['pærəlaiz]	vt. 使瘫痪，使麻痹；使丧失作用；使惊愕，使呆若木鸡 【经典例句】In May, Julie Nimmus, president of Schutt Sports in Illinois, successfully fought a lawsuit involving a football player who was paralyzed in a game while wearing a Schutt helmet. 【译　　文】5 月，伊利诺伊州舒特体育用品公司的总裁朱利打赢了一场官司，那场官司中的原告是一名橄榄球队员，他戴着舒特公司的头盔在一场比赛中受伤瘫痪。
parental [pə'rentl]	a. 父母的，父（母）亲的
parasite ['pærəsait]	n. 寄生动物 【经典例句】Don't be a parasite, and earn your own way in life. 【译　　文】不要当寄生虫，要自食其力。
pastime ['pɑːstaim]	n. 消遣，娱乐 【名师导学】近义词：diversion, recreation, amusement, sport, entertainment 【经典例句】She sacrificed her pleasure and pastime to look after the old man. 【译　　文】她牺牲自己的消遣和娱乐时间去照料这位老人。
pasture ['pɑːstʃə]	n. 牧草地，牧场 vt. 放牧 【经典例句】Nothing can be compared with the sight of the rising sun glinting on the trees and pastures. 【译　　文】冉冉升起的旭日照在树林和牧场上闪烁发光，没有什么能与这个景色相媲美了。
patent ['peitənt, 'pætənt]	n. 专利权，专利品 a. 特许的，专利的 vt. 取得……的专利权，请准专利 【经典例句】Communications technology is generally exported from the U.S., Europe, or Japan; the patents skills and ability to manufacture remain in the hands of a few industrialized countries. 【译　　文】通信技术一般是由美国、欧洲和日本出口的，专利技术技能和制造能力掌握在一些工业化国家手中。
patriotic [,pætri'ɔtik, ,peitri-]	a. 爱国的 【经典例句】At Llewellyn's funeral service, she was remembered as a patriotic American who had served her country well. 【译　　文】在卢埃林的葬礼上，她作为一个鞠躬尽瘁的有爱国心的人，为大家所铭记。
patrol [pə'trəul]	n. 巡逻，巡逻队 v. 巡逻，巡查 【经典例句】At that moment a patrol came within sight of our observation post. 【译　　文】那时，一支巡逻队进入我们观察哨所的视野。
patron ['peitrən, 'pæ-]	n. 保护人，赞助人 【经典例句】This restaurant offers a discount for its regular patrons. 【译　　文】这家饭馆为老主顾提供一定的折扣。

331

pave [peiv]	*vt.* 铺砌，铺（路） 【固定搭配】pave the way for / to 为……铺平道路，使……容易进行 【经典例句】The agreement paves the way for a lasting peace. 【译　　文】该协议为永久的和平铺平了道路。
peanut ['pi:nʌt]	*n.* 花生
pearl [pə:l]	*n.* 珍珠 【经典例句】The natural pearl is much more expensive than a cultured one. 【译　　文】天然珍珠比人工养殖的要贵重得多。
pedal ['pedl]	*n.* 踏板，踏脚　*vi.* 踩踏板，骑车 【经典例句】The driver had to let off the gas pedal to slow down. 【译　　文】驾驶员必须松开油门以使车速放慢。
pedestrian [pe'destriən]	*n.* 步行者，行人 【经典例句】More than one third of all pedestrian injuries are children. 【译　　文】行人伤害事故中，三分之一以上的对象是小孩。
peel [pi:l]	*v.* 削皮，剥皮　*n.* 果皮 【经典例句】One speaks of orange peel, banana peel, and apple peel, but of tomato skin. 【译　　文】人们说"橘子皮"，"香蕉皮"，"苹果皮"时用"peel"，但西红柿皮却用"skin"。
pendulum ['pendjuləm]	*n.* 钟摆
peninsula [pi'ninsjulə]	*n.* 半岛 【经典例句】Shandong peninsula is one of the most beautiful places in China, and many beautiful cities locate there. 【译　　文】山东半岛是中国最美丽的地方之一，那里有许多美丽的城市。
perfection [pə'fekʃən]	*n.* 完全，完美；完成，改善 【固定搭配】to perfection 完美地，尽善尽美地，完全地
perfume ['pə:fju:m]	*n.* 香水，香料，香气　*vt.* 使充满芳香；洒香水于 【经典例句】What does the perfume smell like? 【译　　文】这种香水闻起来怎样？
perish ['periʃ]	*vi.* 丧失，毁灭，消亡；（橡胶、皮革等）失去弹性，老化 【名师导学】近义词：die, pass away, depart 【经典例句】Thousands of people perished in the earthquake. 【译　　文】数以千计的人死于那场地震。
perplex [pə'pleks]	*vt.* 使困惑，使费解，使复杂化 【经典例句】Discerned from the perplexing picture of population growth the 1980 census provided, America in 1970s witnessed a southwestern shift of population. 【译　　文】从 1980 年人口普查提供的复杂的人口增长图景中可以明辨：美国在 20 世纪 70 年代经历了一场朝西南方向的人口迁移运动。
persistent [pə'sistənt]	*a.* 坚持的，百折不挠的；固执的 【名师导学】近义词：tenacious, steadfast, determined, resolute
pest [pest]	*n.* 有害的生物，害虫；讨厌的人 【经典例句】Animal and vegetable pests spread with extreme rapidity. 【译　　文】动植物疫害传播极快。
petition [pi'tiʃən]	*n.* 请愿，祈求，请愿书　*v.* 请愿，祈求 【经典例句】The townspeople sent a petition to the government asking for electric light for the town. 【译　　文】市民向政府递交请愿书，要求为该市安装电灯。
petty ['peti]	*a.* 不重要的，次要的；渺小的，偏狭的；地位低下的 【名师导学】近义词：small, insignificant, frivolous, trivial, unimportant; small-minded, close-minded, narrow, narrow-minded, insular 【经典例句】The stifling atmosphere of the royal court, with all its petty restrictive rules. 【译　　文】宫廷里的气氛令人窒息，因为那有各种繁文缛节。

pirate ['paiərit]	*n.* 海盗 *v.* 侵犯版权，盗版 【经典例句】Monarchs pretended to close their eyes to it while they shared the loot and then honored the pirate heroes. 【译　文】君主在分享掠夺物的时候，假装对海盗视而不见，并随后会给海盗英雄以荣誉。
pistol ['pistl]	*n.* 手枪 【经典例句】When the shopkeeper asks for his money, he takes a pistol out of his pocket and gives it to him. 【译　文】当店主向他要钱时，他从口袋里掏出一把手枪给了店主。
plague [pleig]	*n.* 瘟疫，麻烦，苦恼，灾祸 *vt.* 折磨，使苦恼
plaster ['plɑ:stə]	*n.* 灰浆，灰泥；石膏 【经典例句】These rough places on the wall could be plastered over. 【译　文】可以在墙上毛糙的地方涂上灰泥。
plausible ['plɔ:zəbl]	*a.* 似乎合理的；似乎可能的，似是而非的 【经典例题】One team from Bristol announced that it had evidence to back a controversial but plausible theory which would explain how power lines might cause cancer [2008] 【译　文】来自布里斯托尔的一个团队对外宣布，该团队已经有证据支持一个充满争议但似乎合理的理论，该理论能够对电线可能引发癌症做出解释。
plead [pli:d]	*v.* 请求，恳求 【名师导学】近义词：implore, solicit, appeal, beg; defend, advocate, allege, prosecute, argue, debate 【经典例句】Your youth and simplicity plead for you in this instance. 【译　文】在这种情况下你的年轻和单纯成为有力的辩护。
pleased [pli:zd]	*a.* 高兴的，满足的
poke [pəuk]	*vt.* 戳，捅，用……戳（或捅），戳向，伸出，穿出 *vi.* 伸出，突出 *n.* 戳，捅 【固定搭配】poke one's nose into 探问，干预 【经典例句】Don't go poking your nose into other people's business! 【译　文】少管闲事！
polar ['pəulə]	*a.* 两极的 【联想记忆】pole *n.* 极 【经典例句】Love and hatred are polar feelings. 【译　文】爱与恨是完全相反的感情。
ponder ['pɔndə]	*v.* 沉思，考虑 【名师导学】近义词：meditate, deliberate, consider, reflect
Pope [pəup]	*n.* 天主教教皇
pore [pɔ:, pɔə]	*n.* 毛孔 *vi.* 钻研；注视；细心思索 【固定搭配】pore over 仔细阅读 【经典例句】She was poring over an old map of the area. 【译　文】她正在仔细查阅该地区的旧地图。
portray [pɔ:'trei]	*vt.* 描写，描绘；扮演，饰演
posture ['pɔstʃə]	*n.* 姿态，态度；看法，态度 *vi.* 摆出（不自然的）姿势，装模作样 【经典例句】She went on diet to maintain good posture. 【译　文】她节食以保持良好的体态。
preach [pri:tʃ]	*v.* 传教，布道；劝诫，宣扬 【经典例句】I have been transformed from a passionate advocate of the philosophy of "having it all", preached by Linda Kelsey for the past seven years in the pages of *She* magazine, into a woman who is happy to settle for a bit of everything. 【译　文】我已从一个"获得一切"哲学（琳达凯茜过去七年里在《女性》这本杂志中所宣扬的）的狂热支持者，变成了得到一点东西就满心欢喜的女人。

333

precede [pri(:)'si:d]	***vt.*** 先于，在……（之）前；比……更重要 【经典例句】A further stimulus to invention came from the "premium" system, which preceded our patent system and for years ran parallel with it. 【译　　文】推动发明的另一种刺激因素来自"奖赏"制度，它产生于专利制度之前，并与之并存了多年。
predecessor ['pri:disesə]	***n.*** 前辈，前任 【名师导学】该词在考题中会比其近义词 ancestor 出现的频率高，注意一些词的同义异形。 【经典例句】Judging by the past, we can expect that a new species will arise out of man, surpassing his achievements as he has surpassed those of his predecessor. 【译　　文】由过去来判断，我们可以展望，一个新的物种将从人类中出现，就像超过祖先的成就一样，超过人类的成就。
premier ['premjə, -miə]	***n.*** 首相，总理 【经典例句】He is an architect of premier rank. 【译　　文】他是顶级的建筑师。
premise ['premis]	***n.*** 前提，根据 【经典例句】Advice to investors was based on the premise that interest rates would continue to fall. 【译　　文】给予投资者的建议是以利率将继续下降这一点为前提的。
premium ['primjəm]	***n.*** 奖赏，奖金/品，佣金；（利息，工资等以外的）酬金；额外的费用 【固定搭配】put / place a premium on sth. 高度评价，重视；pay a premium for 付……佣金；at a premium 奇缺的，难得的 【经典例句】Among the many shaping factors, I would single out the country's excellent elementary schools; the practice of giving premiums to inventors; and above all the American genius for nonverbal, "spatial" thinking about technological things. 【译　　文】在诸多形成因素中，我想特别指出国家的优异的初等教育；给发明者以奖励的做法；尤其是美国人在处理技术问题时所具有的非语言的空间思维天赋。
preoccupy [pri(:)'ɔkjupai]	***v.*** 使全神贯注，迷住
prescription [pri'skripʃən]	***n.*** 药方，处方 【经典例句】If you want this painkiller, you'll have to ask the doctor for a prescription. 【译　　文】如果你想要这种止疼药，你就必须得到医生的处方。
presume [pri'zju:m]	***vt.*** 假定，假设，姑且认为　***vi.*** 揣测 【经典例句】Twelve passengers are missing, presumed dead. 【译　　文】12 名乘客失踪，估计已死亡。
prevalent ['prevələnt]	***n.*** 流行的，普遍的 【名师导学】近义词：widespread, accepted, common, prevailing
prey [prei]	***n.*** 被捕食的动物，捕获物；受害者　***v.***（on）捕食；折磨，使烦恼 【名师导学】该词是常考词，要特别注意以下词组：fall prey to 成为……的牺牲品，深受……之害；prey on 捕食。还要注意该词与 pray（祈祷）的区别。 【经典例句】She fell an easy prey to his charm. 【译　　文】她一下子就被他迷住了。
privileged ['privilidʒd]	***a.*** 享有特权的 【联想记忆】pri 主要的+vile(will)意愿+ge（哥）=哥是主要的意愿=privilege 特权 【经典例题】I am feeling very privileged to have the opportunity to create a new life. [2009] 【译　　文】能够有机会创造新生命，我觉得自己非常特别。
probability [,prɔbə'biliti]	***n.*** 可能性，概率 【固定搭配】in all probability 十有八九，很可能 【经典例句】A fall in interest rates is a probability in the present economic climate. 【译　　文】从目前的经济形势看，很有可能降低利率。

probe [prəub]	*n.* 探针，探测器　*vt.* 穿刺；探察，查究，调查 【固定搭配】probe into 调查，探索 【名师导学】考试中经常考查这个用法：probe into sth. 探究，调查。 【经典例句】The newspaper report probing into the activities of drug has attracted widespread attention. 【译　　文】报上这篇调查毒品交易活动的报道，引起了广泛关注。
proclaim [prə'kleim]	*vt.* 宣布，声明；表明 【名师导学】近义词：declare, announce, give out, blazon 【经典例句】Early in the age of affluence that followed World War II, an American retailing analyst named Victor Lebow proclaimed, "Our enormously productive economy demands that we make consumption our way of life." 【译　　文】二战后的富裕时代早期，一位叫 Victor Lebow 的零售业分析家宣称，"我们巨大的生产力，要求我们把消费作为生活方式。"
productive [prə'dʌktiv]	*a.* 多产的，（土地）肥沃的；有收获的，很多成果的 【名师导学】近义词：rich, fruitful, prolific, fertile 【经典例句】They work hard, but their efforts are not very productive. 【译　　文】他们很努力，但效率不太高。
productivity [ˌprɔdʌk'tiviti]	*n.* 生产力，生产能力 【经典例句】Raise labor productivity, land productivity and utilization rate of the resources. 【译　　文】提高劳动生产率、土地生产力和资源利用率。
proficiency [prə'fiʃ ənsi]	*n.* 精通，熟练，精练 【固定搭配】proficiency in (doing sth.) 精通 【经典例题】The tutor tells the undergraduates that one can acquire proficiency in a foreign language through more practice. 【译　　文】导师告诉这些大学生，要熟练掌握一门外语需要更多的练习。
profitable ['prɔfitəbl]	*a.* 有利可图的，有益的 【经典例句】The system was redesigned to embrace the network and eventually steer it in a profitable direction. 【译　　文】该系统被重新设计，使其与网络兼容，并最终使网络朝赢利的方向发展。
profound [prə'faund]	*a.* 深奥的，渊博的；由衷的；深远的，深刻的 【名师导学】近义词：intelligent, learned, scholarly, abstruse, sage, serious, sagacious, penetrating, discerning, knowing, wise, reflective, knowledgeable, intellectual, enlightened, thorough, informed 【经典例句】The new research has profound implications for the environmental summit in Rio de Janeiro. 【译　　文】这项新研究对里约热内卢的环境峰会具有深远的意义。
prolong [prə'lɔŋ]	*vt.* 延长，拉长，拖延 【经典例句】On another level, many in the medical community acknowledge that the assisted-suicide debate has been fueled in part by the despair of patients for whom modern medicine has prolonged the physical agony of dying. 【译　　文】另一方面，许多医学界人士承认，致使医助自杀这场争论升温的部分原因是由于病人们的绝望情绪，对于这些病人来说，现代医学延长了临终前肉体上的痛苦。
prone [prəun]	*a.* 易于……的，有……倾向的；俯卧的 【固定搭配】be prone to sth. / to do sth. 易于……的 【经典例句】Doctors are interested in using lasers as a surgical tool in operations on people who are prone to heart attack. 【译　　文】医生倾向于用激光作为外科工具给那些易患心脏病的人做手术。
propaganda [ˌprɔpə'gændə]	*n.* 宣传 【经典例句】There has been a good deal of propaganda about the dangers of smoking. 【译　　文】关于吸烟的害处，人们已做了大量的宣传。

propagate ['prɔpəgeit]	*vt.* 繁殖，传播，传送 【经典例句】That old scientist did a lot in propagating scientific knowledge. 【译　文】那位老科学家在传播科学知识方面做了许多事情。
propel [prə'pel]	*vt.* 推进，驱使 【经典例句】Under the guidance of their teacher, the pupils are building a model boat propelled by steam. 【译　文】学生们正在老师的指导下造一艘由蒸汽推动的模型船。
prophet ['prɔfit]	*n.* 先知；预言者；预言书 【经典例句】I'm afraid I'm no weather prophet. 【译　文】我可不会预测天气。
proposition [,prɔpə'ziʃ ən]	*n.* 提议，建议；主张，观点；命题 【联想记忆】propose *v.* 建议，打算 【经典例句】All the same, no thinking man can refuse to accept their first propositions: that a great change in our emotional life calls for a change of expression. 【译　文】尽管如此，对于思考的人，没有谁会拒绝接受他们的论断：情感生活的巨大变化要求表达方式随之改变。
prose [prəuz]	*n.* 散文 【经典例句】He delivered a long prose full of platitudes. 【译　文】他发表了一篇充满陈词滥调的散文。
prosecute ['prɔsikju:t]	*vt.* 实行，从事；告发，起诉　*vi.* 告发，起诉，做检察官 【固定搭配】prosecute sb.（for sth.\ doing sth.）因某事检举，告发某人 【经典例句】He was prosecuted for exceeding the speed limit. 【译　文】他因超速行驶而被起诉。
prototype ['prəutətaip]	*n.* 原型 【经典例句】The organization shall have a prototype control plan if required by the customer. 【译　文】在顾客要求时供方应有样件控制计划。
pudding ['pudiŋ]	*n.* 布丁 【经典例句】This is a mixture with a soft pudding like consistency. 【译　文】这是一种柔软且像布丁一样黏稠的混合物。

quarterly ['kwɔ:təli]	*a. / ad.* 季度的/地　*n.* 季刊 【联想记忆】quarter *n.* 四分之一 【经典例句】I receive quarterly bank statements. 【译　文】我每个季度收到一份银行结账单。
quench [kwentʃ]	*vt.* 止（渴），扑灭（火焰） 【经典例句】It is hard to quench people's thirst for truth. 【译　文】人们追求真理的渴望是很难扑灭的。
quest [kwest]	*v. / n.* 探索，寻找，追求 【名师导学】近义词：cast about, hunt, look, search, seek., pursuit 【经典例句】He left home in quest of adventure. 【译　文】他离家去探险。
question(n)aire [,kwestiə'nɛə, -tʃ ə-]	*n.* 问卷，调查表 【联想记忆】question 问题 【经典例句】The purpose of the survey was to discover the views of the students on a number of matters of personal concern. The survey was conducted by means of a questionnaire given to the students to complete. 【译　文】调查的目的是，了解学生在一系列个人关心的问题上的观点。调查以发给学生问卷的方式完成。

quiver [ˈkwivə]	*n. / vi.* 颤抖，发抖，抖动 【经典例句】A quiver of his lips showed that he was about to cry. 【译　　文】他嘴唇的一阵颤动，表明他要哭了。
quota [ˈkwəutə]	*n.* 定额，限额，配额 【经典例句】No boat is allowed to catch more than its quota of fish. 【译　　文】任何船都不允许捕获超过配额的鱼。

R

racket [ˈrækit]	*n.* 球拍；敲诈 【经典例句】The police investigating the fraud suspected him of being in the racket. 【译　　文】调查这一诈骗案的警方怀疑他涉嫌参与诈骗活动。
radiate [ˈreidieit]	*vt.* 闪光，发光，辐射 *vi.* 发光，辐射；流露 【经典例句】In the darkness his eyes seemed to radiate some inner strength. 【译　　文】黑暗中他的双眼似乎流露出内在的力量。
radioactive [ˈreidiəuˈæktiv]	*a.* 放射性的 【经典例句】Radium and uranium are radioactive elements. 【译　　文】镭和铀是放射性元素。
radius [ˈreidjəs]	*n.* 半径 【经典例句】Police searched all the woods within a radius of six miles. 【译　　文】警方在树林半径六英里范围内进行了搜索。
random [ˈrændəm]	*a.* 随机的；任意的，随便的 *n.* 偶然的（或随便的）行动（或过程） 【固定搭配】at random 随便的，任意的 【经典例句】When a psychologist does a general experiment about the human mind, he selects people at random and asks them questions. 【译　　文】当一个心理学家做一项关于人类心理的普遍实验时，他通常随机选择一些人来问一些问题。
rape [reip]	*n.* 强奸，劫取 *vt.* 强奸；洗劫 【经典例句】Her rape had a profound psychological effect on her. 【译　　文】她被强奸了，这件事给她心理上造成了严重的创伤。
rash [ræʃ]	*a.* 轻率的，卤莽的 【联想记忆】rush *v.* 冲 【经典例句】I'm not very happy about our rash decision. 【译　　文】我不很赞成我们的草率决定。
rating [ˈreitiŋ]	*n.* 评价，估计，评分；等级，规格 【经典例句】Blue Funk's new hit has had good ratings in the charts. 【译　　文】布鲁·芬克新灌录的唱片在流行音乐最畅销的每周目录上排名很高。
reap [ri:p]	*v.* 收割，收获 【经典例句】Anyone clever enough to modify this information for his own purposes can reap substantial rewards. 【译　　文】任何一个足够聪明的人为了个人目的修改这项资料，就能从中获取丰厚的酬劳。
reassure [ri:əˈʃuə]	*vt.* 使安心 【经典例句】Speakers make contact with the eyes of their listener for about one second, then glance away as they talk; in a few moments they re-establish eye contact with the listener or reassure themselves that their audience is still attentive, then shift their gaze away once more. 【译　　文】说话者先和听话者眼睛接触一秒钟，然后在交谈时移开视线；过会儿，说话者眼神重新又接触听众，确定他们仍在关注，然后再次移走视线。

337

recede [ri'si:d]	*vi.* 退，退去；向后倾斜，缩进 【名师导学】近义词：fall / draw back, shrink, withdraw, retreat; abate, decline, decrease 【经典例句】We reached the open sea and the coast receded into the distance. 【译　文】我们驶抵公海，海岸似乎退到了远方。
recipe ['resipi]	*n.* 食谱；方法，窍门 【经典例句】When you write a recipe, you need to explain what ingredients will be needed and how they will be used. 【译　文】写食谱时，你需要说明所需的配料以及加工方法。
recipient [ri'sipiənt]	*n.* 接受者，接收者 【经典例句】This kind of support, like all government support, requires decisions about the appropriate recipients of the fund. 【译　文】这种类型的支持，像所有政府的支持一样，需要对资金的合适接受人选做出决定。
reciprocal [ri'siprəkəl]	*a.* 相互的，互惠的 【经典例句】The two countries will assign counter-drug officials to their respective embassies on a reciprocal basis.　　　　　　　　　　[C] 【译　文】这两个国家将在互惠的基础上，委派缉毒官员到他们各自的大使馆。
recite [ri'sait]	*v.* 背诵，朗诵 【经典例句】He can recite that poem from memory. 【译　文】他能凭记忆背诵那首诗。
reckless ['reklis]	*a.* 粗心大意的，鲁莽的 【名师导学】近义词：thoughtless, heedless, breakneck, wild 【经典例句】The destruction of our natural resources and contamination of our food supply continue to occur, largely because of the extreme difficulty in affixing legal responsibility on those who continue to treat our environment with reckless abandon. 【译　文】毁坏自然资源、污染食物供应的事屡屡发生，主要是由于对于那些鲁莽行事对环境放任不管的人的法律认定极为困难。
reconcile ['rekənsail]	*vt.* 使协调；使和谐；（to）使顺从（于），使甘心（于） 【名师导学】注意与 compromise, harmonize, assort 等词的区别运用：compromise with sb. on sth. 妥协；harmonize with 协调；assort with 相称，协调。常用短语：reconcile to / with sb. 与某人和解，reconcile oneself to sth. / doing sth. 安于，听从。其中 to 为介词，后接动名词。 【经典例句】Since the couple could not reconcile their differences, they decided to get a divorce. 【译　文】由于不能调和彼此的分歧，这对夫妻决定离婚。
rectangular [rek'tæŋgjulə]	*n.* 长方形的，矩形的 【联想记忆】triangular 三角形的，三人间的；quinquangular 五角形的 【经典例句】The national flags in some countries are not rectangular. 【译　文】有些国家的国旗并不是长方形的。
rectify ['rektifai]	*vt.* 纠正，修复 【名师导学】注意 rectify 转化成名词时 y 变成 i 加 cation，在英语中很多以 y 结尾的动词以同样的方法变成名词时如：purify, clarify, unify, personify 等。 【经典例句】Of course, to rectify the economic order, we must straighten out the price system. 【译　文】当然，要真正建立市场秩序，不理顺价格是不行的。
recycle ['ri:'saikl]	*vt.* 使再循环，反复利用 【经典例句】The environment on our planet is a closed system. Nature recycles its resources. Water, for example, evaporates and rises as visible drops to form clouds. 【译　文】我们星球的环境是个封闭的系统。大自然循环使用它的资源。例如，水蒸发，上升成为可见的水滴而形成云。
reel [ri:l]	*n.* 卷筒，线轴　*v.* 卷，绕 【名师导学】reel 常与 off 搭配，意思是"（很快）背出所记忆的信息"。 【经典例句】When she heard the bad news, the streets reeled before her eyes. 【译　文】她听到坏消息时，感到街道在她眼前打旋。

referee [ˌrefəˈriː]	**n.** 裁判，公断人 【名师导学】请注意 referee 通常指篮球、拳击、摔跤、足球、橄榄球、桌球等运动的裁判员，其他的运动比如羽毛球、垒球、排球、游泳、网球等运动的裁判员则多用 umpire 一词。 【经典例句】He found that errors were more likely when referees were close to the incident. 【译　文】他发现，那些错误在裁判距离出错地点较近时更容易发生。
refrain [riˈfrein]	**vi.** 抑制，克制　**n.**（诗歌的）叠句，副歌 【名师导学】熟记固定搭配 refrain from doing sth.。 【经典例句】He could not refrain from tears at the sight of it. 【译　文】他一见那情景不禁潸然泪下。
refuge [ˈrefjuːdʒ]	**n.** 避难（处），藏身（处） 【固定搭配】take refuge in 躲避在……；靠……逃避 【名师导学】辨析 refuge, shelter: refuge 指躲避危险或灾难的地方；shelter 指暂时的保护，以避免暴露在自然环境中。
refund [riːˈfʌnd]	**v.** 归还，偿还　**n.** 归还（额），偿还（额） 【名师导学】作为名词时常与动词 obtain, make, demand 等词连用；与其他词搭配如：full refund 全部退还；tax refund 退税。 【经典例句】If the shoes don't wear well, the shop will refund your money. 【译　文】如果鞋子不合适，商店会退还你的钱。
refute [riˈfjuːt]	**v.** 驳斥，驳倒 【经典例句】Their claims to damages have not been convincingly refuted. 【译　文】他们要求赔偿的主张还没有被令人信服地驳倒。
regime [reiˈʒiːm]	**n.** 政府，政权；政治制度 【经典例句】People hoped that things would change for the better under the new regime. 【译　文】人们希望在新政权下，一切都会变得更好。
regiment [ˈredʒimənt]	**n.**（军队）团；**vt.** 把……编组成团，把……组织化；统一制定，把……规格化 【固定搭配】review a regiment 检阅兵团；serve with regiment 服役于兵团 【经典例句】As he hated army life, he decide to desert his regiment. 【译　文】因为他厌恶军队生活，所以他决心背弃自己所在的那个团。
rehearsal [riˈhəːsəl]	**n.** 预演，排练 【经典例句】They think of putting your play in rehearsal at once. 【译　文】他们想立刻对你们的戏进行排练。
rejoice [riˈdʒɔis]	**vi.** 欣喜，高兴；庆祝，欢乐　**vt.** 使欣喜，使高兴 【名师导学】rejoice 一般与介词 at / over 搭配，意思是"对……感到欣喜"。 【经典例句】The whole family are rejoicing at their unexpected good fortune. 【译　文】全家人都在为意外的好运气而感到高兴。
related [riˈleitid]	**a.** 叙述的，讲述的；有关系的
relay [ˈriːlei]	**vt.** 中继，转播；接力 【名师导学】relay 当表示"转发，播放"等意思时，其过去式和过去分词均为 relayed；当表示"重新放置"的意思时，过去式和过去分词为 relaid。 【经典例句】The World Cup football game will be relayed and broadcasted live through satellite tonight. 【译　文】今晚世界杯足球赛将通过卫星进行实况转播。
reliance [riˈlaiəns]	**n.** 依靠，信赖；依靠的人/物 【名师导学】reliance 是动词 rely 的名词形式，常与介词 on 连用。例如：You can place full reliance on her honesty. 对她的诚实你尽可放心。 【经典例句】He has failed me so many times that I no longer place any reliance on what he promises. 【译　文】他多次让我失望，我再也不能信赖他的承诺。

renaissance [rə'neisəns]	*n.* （欧洲 14～16 世纪的）文艺复兴（时期）；（文学艺术等的）复兴，再生 【名师导学】请注意 renaissance 一些短语，如：Renaissance humanism（欧洲）文艺复兴时期的人文主义（运动）；Renaissance man 多才多艺的人。 【经典例句】The book ranges historically as far back as the Florence of the Renaissance. 【译　文】这部书一直回溯到文艺复兴时期佛罗伦萨的历史。
repay [ri(:)'pei]	*v.* 付还，偿还 【固定搭配】repay sb. by / with / for sth. 通过/以……方式/为……而偿还某人 【经典例句】There is no way I can repay the kindness that you and your family have shown me. 【译　文】我无法报答你和你的家人对我的一片深情厚谊。
repel [ri'pel]	*vt.* 使厌恶；击退，驱逐；排斥 【经典例句】This kind of material can repel heat and moisture. 【译　文】这种材料能够防热防潮。
reproach [ri'prəutʃ]	*n. / vt.* 责备，批评 【名师导学】reproach 的同义词有：blame, scold, accuse, criticize 等。另外注意短语 reproach sb. for sth. 为某事训斥某人。 【经典例句】Don't reproach him with laziness; he has done his utmost. 【译　文】不要责备他懒惰；他已尽了最大努力。
resent [ri'zent]	*vt.* 愤恨，憎恶，怨恨 【名师导学】熟记该词常用句型：resent doing sth. 表示愤恨做某事。并注意 resent 的名词形式是在其末尾加 ment。 【经典例句】I resent being told to wash my face when visitors are present. 【译　文】我恨有客人来时让我洗脸。
resemblance [ri'zembləns]	*n.* 相似，相像
reside [ri'zaid]	*vi.* 居住（in） 【固定搭配】reside in 居住；属于，在于，取决于；reside with sb. 与某人在一起居住
restrain [ris'trein]	*v.* 管制，阻止，约束（自己）
retrieve [ri'tri:v]	*vt.* 重新得到，取回；挽回，补救；检索 【名师导学】近义词：regain, bring back, reclaim, recover 【经典例句】The dog was intelligent and quickly learned to retrieve the game killed by the hunter. 【译　文】那狗很聪明，很快就学会了取回猎人杀死的猎物。
retrospect ['retrəuspekt]	*n.* 回顾　*v.* 回顾，反思（过去） 【名师导学】考生要注意相关短语：retrospect to 追溯到；retrospective exhibition 回顾展。 【经典例句】There are some things that you only become totally conscious of in retrospect. 【译　文】有些事情的含义只有在事后回想时才能完全意识到。
revelation [,revi'leiʃ ən]	*n.* 揭示，透露，启示；被揭示的真相，新发现 【经典例句】"Spilling the beans" means confessing or making a startling revelation. 【译　文】"洒了豆子"意思是坦白交代或者透露惊人的真相。
revenge [ri'vendʒ]	*vt. / n.* 报复，复仇 【名师导学】该词常用的动词短语有：revenge for 为……报复；revenge oneself on for 因某事向某人报仇。名词短语：in revenge for 以报复……；take revenge on sb. 对某人报复。 【经典例句】Out of sheer revenge, he did his best to blacken her character and ruin her reputation. 【译　文】纯粹出于报复，他挖空心思诋毁她的人品，败坏她的名誉。
revive [ri'vaiv]	*v.* （使）复活；（使）复兴 【经典例句】These flowers will revive in water. 【译　文】这些花在水中会再活。

340

revolve [ri'vɔlv]	*v.* 旋转，转动 【固定搭配】revolve around 以……为中心；revolve round / about 围绕……而旋转，环绕 【经典例句】In the first year or so of web business, most of the action has revolved around efforts to tap the consumer market. 【译　文】在网上交易的第一年左右，大部分业务活动都是围绕着努力开发消费者市场来进行的。
rid [rid]	*vt.* 使摆脱，使去掉 【固定搭配】get rid of 使摆脱，使去掉
rigorous ['rigərəs]	*a.* 严格的 【经典例句】They set up a rigorous training schedule for the new comers. 【译　文】他们为新手制订了严格的训练计划。
rip [rip]	*v.* 撕裂，扯开 【名师导学】rip 的动词以下短语容易记混，需格外注意：rip into 猛攻，穿进，刺入；rip off 撕掉；rip out 狠狠地发出；rip up 把……撕成碎片。 【经典例句】After she read the letter, she ripped it up. 【译　文】看完信后，她把信撕成碎片。
ripe [raip]	*a.* 熟的，成熟的，时机成熟的
ritual ['ritjuəl]	*a.* 宗教仪式的，典礼的　*n.* 仪式，典礼；例行公事，习惯 【经典例句】She went through her usual ritual of making sure all the doors were locked before she went to bed. 【译　文】她上床之前按惯例检查一下是不是所有的门都锁上了。
romance [rə'mæns, rəu-]	*n.* 恋情，浪漫史；传奇性，浪漫情调；爱情故事，冒险故事 【经典例句】There is an air of romance traveling in the Inner Mongolia grassland. 【译　文】在内蒙古大草原旅游，颇有浪漫气氛。
rot [rɔt]	*v. / n.* 腐烂，腐朽 【固定搭配】rot away 烂掉，变虚弱
rotary ['rəutəri]	*a.* 旋转的 【经典例句】She sprained her ankle when trying to perform a rotary motion. 【译　文】当她试图完成一个旋转的动作时，扭伤了脚踝。

S

sacred ['seikrid]	*a.* 神圣的，宗教的；严肃的，郑重的 【名师导学】近义词：pure, pious, saintly, divine, holy; consecrated, ordained, sanctioned 【固定搭配】be sacred from 免除，不受 【经典例句】It is the sacred duty of every citizen to safeguard their motherland. 【译　文】保卫祖国是每个公民的神圣的义务。
safeguard ['seif,ga:d]	*v.* 保护，保障，捍卫　*n.* 安全设施，保护措施
salute [sə'lu:t, -'lju:t]	*vt. / vi.* 招呼，敬礼　*n.* 招呼，敬礼 【经典例句】He took off his hat to salute her. 【译　文】他向她脱帽致敬。
salvation [sæl'veiʃən]	*n.* 拯救，救助 【固定搭配】attain salvation 得到救助；work out one's own salvation 自寻出路 【经典例句】In some religious groups, wealth was a symbol of salvation and high morals, and fatness a sign of wealth and well-being. 【译　文】在一些宗教团体中，财富是济世行善和崇高道德的象征，而肥胖则是财富与幸福的标志。

341

saturate ['sætʃəreit]	*vt.* 使湿透，浸透；使充满，使饱和 【名师导学】与 saturate 连用的介词是 with。 【经典例句】During the heavy fog, the air was saturated with moisture. 【译　文】大雾期间，空气中充满水气。
savage ['sævidʒ]	*a.* 残暴的，凶猛的，粗鲁的；未开化的，野蛮的　*n.* 野蛮人，粗鲁的人　*vt.*（狗等）乱咬；猛烈抨击 【经典例句】Darwin had a phrase to describe those ignorant of evolution: they "look at an organic being as a savage looks at a ship, as at something wholly beyond his comprehension." 【译　文】达尔文有一句话描述那些对进化一无所知的人，他们"看有机的生命如同野人看船那样，在看超出他们理解能力的东西"。
scent [sent]	*n.* 气味，香气；香水 【固定搭配】scent of 发出……的气味，有……的迹象　be scented with 充满香气 【经典例句】The Japanese scientists have found that scents enhance efficiency and reduce stress among office workers. 【译　文】日本科学家发现香味能够提高工作人员的办公效率并减少紧张感。
scorn [skɔ:n]	*n.* 轻蔑，鄙视　*vt.* 轻蔑，鄙视；拒绝，不屑（做） 【名师导学】将 scorn 和其同义词一起记：scoff, despise, contempt, disdain 等。 【经典例句】She realizes that his eyes hold neither pity, nor scorn. 【译　文】她意识到他的目光里既无怜悯，也无轻蔑。
scramble ['skræmbl]	*vi. / n.* 攀登，爬行；争夺，抢夺　*vt.* 扰乱，搞乱 【固定搭配】scramble for 争夺，勉强拼凑 【经典例句】The players were scrambling for the possession of the ball. 【译　文】选手为了控制球，在争抢着。
scrap [skræp]	*n.* 小片，碎片　*vt.* 废弃 【名师导学】scrap 作为动词时其过去式和过去分词为 scrapped。 【经典例句】Water birds, for example, can choke on plastic bottle rains and get cut by scrap metal. 【译　文】例如，水鸟可能窒息死在铺天盖地的"塑料瓶雨"中或者被废弃金属片割伤。
scrub [skrʌb]	*vt.* 用力擦洗　*vi.* 用力擦洗，把……擦净；取消（计划等）　*n.* 矮树丛，灌木丛 【经典例句】Scrub your back with this long-handled brush. 【译　文】用这把长柄刷擦洗你的脊背。
sculpture ['skʌlptʃə]	*n.* 雕刻，雕塑 【经典例句】He is sculpturing a running horse out of the tree root. 【译　文】他正在把树根雕刻成一匹奔马。
seam [si:m]	*n.* 缝，接缝 【经典例句】Big seams appeared on the dried-up riverbed. 【译　文】干涸的河床上现出大的裂缝。
sector ['sektə]	*n.* 部门；扇区
selfish ['selfiʃ]	*a.* 自私的，自私自利的
sensation [sen'seiʃən]	*n.* 感觉，知觉；激动，轰动一时的东西 【经典例句】It appealed to both refined and popular tastes and caused a great social sensation in the 1960s. 【译　文】它取得了雅俗共赏的艺术效果，并在 20 世纪 60 年代引起强烈的社会反响。
sensational [sen'seiʃənəl]	*a.* 轰动性的；耸人听闻的；极好的
sensual ['sensjuəl]	*a.* 肉体（上）的；感官的；肉欲的
sentiment ['sentimənt]	*n.* 伤感；感情，情绪 【经典例句】There is strong sentiment on the question of unemployment. 【译　文】公众对于失业问题的情感反应非常强烈。

sergeant ['sɑ:dʒənt]	*n.* 警官；中士 【经典例句】The sergeant in charge of a group of soldiers can be easily recognized by the three stripes on his sleeve. 【译　文】从他大袖子上的三条杠很容易辨认出来他是负责一组士兵的中士。
serial ['siəriəl]	*n.* 连续剧，连载故事　*a.* 连续的，顺序排列的 【名师导学】注意区别 serial 和 series。series 连续，系列，丛书，级数。 【经典例句】His masterpiece at first appeared as a serial novel on the newspaper. 【译　文】他的杰作最初是以连载小说的形式出现在报纸上。
setback ['setbæk]	*n.* 退步；挫折，挫败 【名师导学】与 setback 搭配使用的主要动词有 have，meet with receive 以及 suffer 等。 【经典例句】Since that time there has never been any setback in production. 【译　文】从那时候起，生产就一直没有任何阻碍。
shabby ['ʃæbi]	*a.* 破烂的；衣衫褴褛的；卑鄙的，不公正的 【经典例句】She is none the less beautiful for her shabby clothing. 【译　文】即使她衣衫褴褛，却仍然美丽。
shaft [ʃɑ:ft]	*n.* 柄，杆；（光的）束，光线；轴；竖井 【经典例句】The Washington Monument is a hollow shaft without a break in its surface except for the tiny entrance. 【译　文】华盛顿纪念塔是一个空心的柱子，除了一个小入口之外，表面没有一处裂痕。
shatter ['ʃætə]	*vt.* 使粉碎，砸碎；使破灭，使震惊　*vi.* 碎裂 【名师导学】近义词：break, fracture, shiver, smash; bankrupt, break down, cross up, demolish, destroy, finish, ruin, sink, smash, spoil 【经典例句】The shells became so thin that they shattered before the babies hatched. 【译　文】蛋壳太薄了，在幼鸟孵出之前它们就破碎了。
shipment ['ʃipmənt]	*n.* 装货，运输；装载的货物，装货量 【经典例句】Our firm specializes in the shipment of goods abroad. 【译　文】我们公司专精于出国货物装运。
shove [ʃʌv]	*vt.* 乱推，挤；乱塞，随意放　*vi.* 用力推，挤　*n.* 猛推 【固定搭配】shove around 推来推去；shove in 推进；shove off 开船，离开；shove sth. under the carpet 掩盖某事 【经典例句】Help me shove this furniture aside. 【译　文】帮我把这件家具推到一边去。
shrub [ʃrʌb]	*n.* 灌木 【经典例句】The yard was bordered by neatly trimmed shrub. 【译　文】院落四周围绕着修剪整齐的灌木。
shuttle ['ʃʌtl]	*n.* 定期的短程穿梭工具；可重复使用的太空船，航天飞机；梭 【固定搭配】shuttle bus 往返公车；shuttle train 往返短程火车；shuttlecraft 航天飞机，宇航渡船 【经典例句】The 1986 Challenger space-shuttle disaster was caused by unusually low temperatures immediately before the launch. 【译　文】1986 年挑战者号航天飞机的灾难是由临发射前的不寻常的低温引起的。
siege [si:dʒ]	*n.* 包围，围攻 【名师导学】注意 siege 相关短语：lay a siege to 开始围攻。 【经典例句】The Greeks laid siege to Troy for ten years. 【译　文】希腊人围困特洛伊城 10 年。
signify ['signifai]	*vt.* 表示……的意思，意味，预示 【名师导学】注意习惯用语：signify one's consent with a nod 点头同意。 【经典例句】A fever usually signifies that there is something wrong with the body. 【译　文】发烧通常说明身体有病。
silicon ['silikən]	*n.* 硅 【名师导学】在科技类的阅读文章中常出现的术语有：silicon chip 硅片；silicon cell 硅电池。

simulate ['simjuleit]	*vt.* 模仿，模拟；假装，冒充 【经典例句】We used to use this trick in the army to simulate illness. 【译　文】我们在军队服役时常用这一伎俩装病。
situated ['sitjueitid]	*a.* 位于，坐落于 【固定搭配】be situated at / in / on 位于 【经典例句】The housing development must be situated near public transportation. 【译　文】住房开发必须位于靠近公共交通的地方。
skeleton ['skelitən]	*n.* 骨骼，骨架 【名师导学】熟记 skeleton in the cupboard / closet（一个被隐藏了多年的秘密或令人不快的事情）。 【经典例句】I have written the skeleton of my report, but I have to fill in the details. 【译　文】我已经写了报告的框架，但我还必须填补细节。
skeptical ['skeptikəl]	*a.* 表示怀疑的 【名师导学】和它的近义词一起记忆：doubtable, suspicious。 【经典例句】Ignorant people were skeptical of Columbus' theory that the earth is round. 【译　文】那时，无知的人对于哥伦布的地球是圆形的理论表示怀疑。
skip [skip]	*v.* 轻快地跳，蹦蹦跳跳，跳过，错过 【名师导学】注意短语 skip over 有两个意义相差很大的意思：skip over 略过，遗漏；短期旅行。 【经典例句】If I were you, I'd skip it. We both have to get up early tomorrow. And anyway, I've heard it isn't that exciting. 【译　文】如果我是你，我就不参加。我们俩明天都要早起。而且，我听说它也并不那么动人。
skull [skʌl]	*n.* 头骨，颅骨 【固定搭配】get it into your thick skull 理解，明白；skull protector 安全帽 【经典例句】Archeologists recently discovered a complete skull of anthropoid (ape). 【译　文】考古学家最近发现了一个完整的类人猿头盖骨。
slack [slæk]	*a.* 淡季的，不景气的；萧条 *n.* (*pl.*) 便装裤，运动裤 【经典例句】There's a certain amount of slack in the car industry at the moment. 【译　文】眼下汽车工业不太景气。
slash [slæʃ]	*v.* 猛砍，挥斩，切开，打过去；贬斥，严厉批评；（雨）猛烈拍打 *n.* 猛砍，砍击；（衣服的）开叉 【固定搭配】slash at 猛击；slash with 用……砍削 【经典例句】The consumer welcomes a slash in meat price. 【译　文】消费者欢迎肉食品价格的削减。
slaughter ['slɔːtə]	*n.* 屠杀，杀戮；屠宰 【名师导学】表示杀的词还有：butcher 屠宰，屠杀；massacre 残杀，集体屠杀；carnage（尤指在战场上的）残杀，大屠杀，流血；assassinate 暗杀，行刺。 【经典例句】I could not stand to watch them slaughter the cattle. 【译　文】看到他们在屠杀那头牛，我受不了。
slogan ['sləugən]	*n.* 口号，标语 【名师导学】注意短语：under a slogan of…在……口号下 【经典例句】Defenders of the Corporation — of whom there are many — are fond of quoting the American slogan "if it isn't broke, don't fix it." 【译　文】公司的捍卫者——他们中有许多人——喜欢引用美国的广告口号："如果没坏，就不要修。"
slum [slʌm]	*n.* 贫民窟 【经典例句】Jane Adams came from a well-to-do and cultured family. She was so distressed about the misery of poor people that she left her fine home to spend her life in the slums of Chicago. 【译　文】简·亚当斯出身富裕而有教养的家庭。她忧伤于穷人的悲惨境况，以至于她离开她的优裕家庭去芝加哥贫民窟生活。

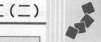

slump [slʌmp]	*v.* 突然倒下，跌落；（物价、景气、名气等）暴跌，萧条，骤然低落 *n.* 暴跌，萧条；消沉，萎靡 【名师导学】在做名词时常与形容词 bad, worst, severe, great 等搭配使用。 【经典例句】When some markets slump, there are always other markets remaining buoyant. 【译　　文】当某些市场疲软时，总还有另一些市场坚挺。
smuggle ['smʌgl]	*v. / n.* 走私 【名师导学】本词属于常考词汇，考生要注意相关短语：smuggle in 偷运进来；smuggle out 私运出去；smuggle through 走私运出。 【经典例句】But as many as 200,000 cars are smuggled out of the country every year. Most go to Latin America, the Middle East and Europe. 【译　　文】但是每年有多达 20 万辆车被走私出国。大部分去了拉丁美洲、中东和欧洲。
snack [snæk]	*n.* 快餐，小吃
snatch [snætʃ]	*vt. / n.* 攫取，抢夺 【固定搭配】snack bar 快餐柜，小吃店　snack food 点心，小吃　go snacks 平分，均摊 【经典例句】There isn't time for a proper meal so we'll get a snack at the coffee stall. 【译　　文】因为没时间吃顿像样的饭，因此我们将在一家咖啡亭弄点小吃。
sniff [snif]	*v.*（咻咻地）以鼻吸气，用力吸入；嗅，闻　*n.* 吸气（声）；嗅，闻 【固定搭配】sniff at 嗅，闻；不喜欢，（傲慢地）拒绝；sniff out 发现，寻找 【经典例句】The dog sniffed suspiciously at the stranger. 【译　　文】狗怀疑地嗅那位陌生人。
sociology [ˌsəusiˈɔlədʒi]	*n.* 社会学 【经典例句】Classical sociology emerges as a reaction to this form of positivist scientific thought. 【译　　文】古典社会学的出现是对这种实证主义的唯科学主义思想的反动。
socialize ['səuʃəlaiz]	*vt.* 使社会（主义）化
sociologist [ˌsəusiˈɔlədʒist]	*n.* 社会学者，社会学家
solicitor [səˈlisitə]	*n.* 法官；律师 【名师导学】注意区别使用同义词：attorney <美>律师；barrister（在英国有资格出席高等法庭并辩护的）律师，法律顾问；lawyer 律师；counsellor 顾问，律师。 【经典例句】A solicitor is a lawyer, whose job is to give people advice about the law and help those who are accused of crimes. 【译　　文】法律顾问就是律师，他们给人们提供法律建议并且帮助被控有罪的人。
solidarity [ˌsɔliˈdæriti]	*n.* 团结 【经典例句】National and international solidarity is indispensable if victory is to be achieved. 【译　　文】如果要获得胜利，国内与国际的团结一致是必不可少的。
solo ['səuləu]	*n.* 独唱，独奏 【经典例句】She was left solo to await the returning hunters. 【译　　文】她独自留下等候归来的猎人。
soluble ['sɔljubl]	*a.* 可溶的；可以解决的 【名师导学】soluble 的反义词是 insoluble。 【经典例句】Common salt is soluble in water. 【译　　文】普通的盐在水里是可溶的。
sparkle ['spɑːkl]	*v.* 发火花，闪耀 【名师导学】近义词：glitter, glisten, twinkle, shine 【经典例句】I wonder if he's looking down on us at this moment as my son's eyes sparkle with his mischief. 【译　　文】此时此刻，我儿子的眼里闪动着那份顽皮，我不知他是否正注视着我们。

specialty ['speʃəlti]	*n.* 特性，性质；专门研究，专业，专长；特产，特有的产品 【经典例句】Reebok shoes, which are priced from $27 to $85, will continue to be sold only in better specialty, sporting goods, and department stores, in accordance with the company's view that consumers judge the quality of the brand by the quality of its distribution. 【译　文】Reebok 鞋，定价从 27 美元到 85 美元，将继续只在高档的专卖店、运动品商店和百货商店出售。这样做是因为该公司认为：顾客总是通过销售商的档次来评判某商标商品的质量。
specification [,spesifi'keiʃən]	*n.* （用复数）规格，规范；明确说明；（产品等的）说明书 【名师导学】specification 多以其复数形式出现。 【经典例句】The specifications for the new classroom to be built next year are now ready. 【译　文】明年将建的新教室的规格标准现在准备好了。
spectacle ['spektəkl]	*n.* (*pl.*) 眼镜　*n.* 场面，景象；奇观，壮观 【经典例句】To keep a conversation flowing smoothly, it is better for the participants not to wear dark spectacles. 【译　文】为了保持会话流畅地进行，参与者最好不要戴深色眼镜。
spectator [spek'teitə; 'spekteitə]	*n.* 观众，旁观者 【名师导学】注意 spectator 同 audience 区别，前者尤其指体育比赛的观众，后者则可指不同类型的观众。 【经典例句】The spectators are filled with furies before those absurd contests. 【译　文】观众们面对这些荒谬的比赛怒火满腔。
spectrum ['spektrəm]	*n.* 光谱，频谱；领域，范围 【名师导学】spectrum 的复数形式是 spectra。 【经典例句】There is discrimination in a wide spectrum of fields of employment. 【译　文】很多行业聘请雇员时都有歧视情况。
spice [spais]	*n.* 香料，调味品；趣味，情趣，风味　*vt.* 使增添趣味；加香料于 【经典例句】Her arrival added spice to the party. 【译　文】她的到来为宴会增加了活力。
spiral ['spaiərəl]	*a.* 螺旋的　*n.* 螺旋（线），螺旋式的上升（或下降）　*vi.* 盘旋上升（或下降）；（物价等）不断急剧地上升（或下降） 【经典例句】A spiral staircase takes less space than a regular one. 【译　文】螺旋形的楼梯比起普通楼梯占较少的空间。
splash [splæʃ]	*v.* 溅，泼　*n.* 溅泼声；溅出的水；（光色等的）斑点 【固定搭配】splash down 溅落，（宇宙飞船等）着陆；splash into 溅入，滴入；make a splash 引起关注 【经典例句】The children were splashing water on each other in the swimming pool. 【译　文】孩子们正在游泳池中相互泼水嬉戏。
sponge [spʌndʒ]	*n.* 海绵　*v.* 用海绵等洗涤、清除、吸收 【固定搭配】sponge from 找……要钱用，白吃……（的饭）；sponge on 依赖；sponge out 忘记；sponge up 用海绵吸 【经典例句】You can remove that stain from your coat by sponging it with clean water. 【译　文】用蘸清水的湿海绵擦洗，能除去你大衣上的污点。
spontaneous [spɔn'teinjəs, -niəs]	*n.* 自发的，自然产生的 【经典例句】Hearing the joke, we burst into spontaneous laughter. 【译　文】听到笑话，我们不由自主地大笑起来。
spouse [spauz]	*n.* 配偶 【经典例句】Mr. Smith is Mrs. Smith's spouse, and she is his spouse. 【译　文】史密斯先生是史密斯太太的配偶，而她也是他的配偶。
spy [spai]	*n.* 间谍 【固定搭配】spy into 侦查；spy on 侦查，暗中监视；spy out 秘密地监视，侦察出，辨认出 【经典例句】The spy reported to the government the development of a new weapon in another enemy country. 【译　文】间谍向政府报告另一个敌对国家的新武器的进展。

squad [skwɔd]	*n.* 班，分队；部队，小队 【经典例句】The men were divided into squads to perform different tasks. 【译　文】人们被分成小组去执行不同的任务。
stab [stæb]	*v.* 刺，戳 【固定搭配】stab in the back 出卖，攻击（朋友） 【经典例句】The killer stabbed his victim with a carving knife. 【译　文】杀人犯用一把雕刻刀捅了受害者。
stagger ['stæɡə]	*vi.* 摇晃，蹒跚　*vt.* 使吃惊；使错开，使交错 【经典例句】The school was so crowded they had to stagger the classes. 【译　文】这所学校的学生人数太多，他们只得错开时间上课。
staircase ['steəkeis]	*n.* 楼梯 【经典例句】Many old Edinburgh houses have spiral staircases. 【译　文】爱丁堡的许多古老房屋有螺旋楼梯。
stall [stɔ:l]	*n.* 货摊，畜舍 【经典例句】At the public market different things are sold in different stalls under one big roof. 【译　文】在公共市场，不同的物品由同一大屋顶下的不同货摊出售。
staple ['steipl]	*n.* 钉书钉，U 形钉；主食；主要产品　*vt.* 用钉书钉订 【经典例句】The weather is their staple subject of conversation in England. 【译　文】在英国，天气是人们会话的主要话题。
statesman ['steitsmən]	*n.* 政治家，国务活动家 【名师导学】注意 statesman 的复数形式为 statesmen。 【经典例句】Abraham Lincoln was a famous American statesman. 【译　文】亚伯拉罕·林肯是位著名的美国政治家。
stereo ['stiəriəu]	*a.* 立体声的 【经典例句】It seems that the progress of man includes a rising volume of noise. In every home a stereo or television will fill the rooms with sound. 【译　文】似乎人类的进步总是伴随着噪声音量的扩大。在每个家庭，立体音响或电视都能用声音把每间屋子填满。
stereotype ['stiəriəutaip]	*n.* 陈规，老套，固定模式（或形象）　*vt.* 对……形成固定看法 【经典例句】As a form, the Party stereotype is not only unsuitable for expressing the revolutionary spirit but is apt to stifle it. 【译　文】党八股这个形式，不但不便于表现革命精神，而且非常容易使革命精神窒息。
stern [stə:n]	*a.* 严厉，苛刻 【名师导学】近义词：demanding, exacting, hard, harsh, rigid, severe, strict, tough, unyielding 【固定搭配】be stern to 对……严厉；be strict with sb. 对某人严格要求；be hard on sb. 对某人过分严厉 【经典例句】We have a very stern headmaster. 【译　文】我们有位非常严厉的校长。
sticky ['stiki]	*a.* 黏（性）的；（标签等）单面胶的；闷热的
stitch [stitʃ]	*n.* 针脚，（编织的）一针，针法　*v.* 缝补，缝合；做成
stimulus ['stimjuləs]	*n.* 刺激物 【名师导学】stimulus 后通常与介词 to 搭配。 【经典例句】During the first two months of a baby's life, the stimulus that produces a smile is a pair of eyes. 【译　文】婴儿出生的头两个月，刺激他微笑的是别人的眼睛。

straightforward [streit'fɔ:wəd]	*a.* 正直的，坦率的；简明的，易懂的
	【经典例句】The experiment was straightforward: 21 therapists stuck their hands, palms up, through a screen. Emily held her own hand over one of theirs — left or right — and the practitioners had to say which hand it was.
	【译　　文】实验很简单：21 名治疗师藏在帘子之后并把手伸过帘子，手心向上。Emily 把自己的一只手放在他们的一个人手之上，要求治疗师说出是左手还是右手。

strand [strænd]	*vt.* 使（船等）触礁，搁浅；使处于困境；扔下，抛开（某人）
	【经典例句】I was stranded in the strange town without money or friends.
	【译　　文】我被困在那个陌生的镇上，举目无友，身无分文。

strap [stræp]	*n.* 皮带；皮条　*vt.* 用带缚住，用带捆扎

stray [strei]	*vi.* 走失迷路；分心；离题　*a.* 迷路的，走失的；孤立的，零星的　*n.* 走失的家畜
	【名师导学】此词经常与 ramble, roam, wander 放在一起辨析。stray 强调偏离正确路线；ramble 指漫游、逍遥自在地漫步，用于比喻时表说话离题；roam 着重于相当大的区域里自由移动；wander 指漫无目的地徘徊。
	【经典例句】When on safari in Africa I used to sleep with my rifle close to hand because lions would sometimes stray into the camp looking for food.
	【译　　文】在非洲狩猎远征时，我都是把步枪放在身边睡觉，因为狮子有时会闯进帐篷寻找食物。

streamline ['stri:mlain]	*vt.* 使成流线型；使简化，使有效率；使现代化
	【名师导学】该词在翻译句子里使用很广，应该多加注意，并记住相关的单词如：efficiency *n.* 效率，效能，功能；simplify *v.* 简化，使简明。
	【经典例句】We must streamline our production procedures.
	【译　　文】我们必须精简生产程序以提高效率。

strive [straiv]	*vi.* 努力，奋斗，力求
	【名师导学】本词的重点是"strive for / after sth."的意义与用法。
	【经典例句】Conflict, defined as opposition among social entities directed against one another, is distinguished from competition, defined as opposition among social entities independently striving for something which is in inadequate supply.
	【译　　文】斗争定义为社会实体之间相互对立的冲突，与竞争有明显的不同。竞争定义为社会实体之间独立地寻求某种不足资源而产生的对立。

stroll [strəul]	*vi. / n.* 散步，闲逛
	【名师导学】与本词同义的重要词语还有：range, wander, amble, ramble。
	【经典例句】He strolls in and out as he pleases.
	【译　　文】他随意地出来进去闲逛。

sturdy ['stə:di]	*a.* 强壮的，结实的；坚固的；坚定的，坚强的
	【名师导学】近义词：firm, secure, solid, sound, stable, strong, substantial, sure, unshakable. See continue; athletic, muscular, robust
	【经典例句】He is a sturdy child.
	【译　　文】他是一个结实的孩子。

stubborn ['stʌbən]	*a.* 顽固的，倔强的，固执的；棘手的
	【名师导学】该词属于常考词汇，应注意形容某人非常固执时，经常可以用到 stubborn 的固定搭配 stubborn as a mule 或 stubborn as a stone。同时可以注意一下它的反义词 flexible（灵活的）。近义词：obstinate, unreasonable, unyielding, headstrong, resolute
	【经典例句】She was so stubborn that she wouldn't change her opinions.
	【译　　文】她特别固执，绝不会改变她的想法。

stumble ['stʌmbl]	*vi.* 蹒跚（而行）；结结巴巴地说
	【名师导学】表示"被某物绊倒"时，该词往往与 over 搭配。
	【经典例句】It is where prices and markets do not operate properly that this benign trend begins to stumble, and the genuine problem arises.
	【译　　文】在那些价格和市场手段不能正常运转的地方，这种良好的趋势就失灵了，于是真正的问题就产生了。

stun [stʌn]	**vt.** 打昏，使昏迷；使震惊，使惊叹 【名师导学】该词常常考到"使某人感到震惊的意思"，特别是在阅读中出现的概率更高。 【经典例句】The punch stunned me for a moment. 【译　文】那一拳把我打昏了一阵。
submarine ['sʌbməriːn, ˌsʌbmə'riːn]	**a.** 水底的，海底的　　**n.** 潜水艇；海底生物 【名师导学】sub-是在名词形容词前的前缀，表示"在……之下"，"低于……"，"不完全的"，"次要部分的"。sub 单独还可以做动词"替补"的意思。
subordinate [sə'bɔːdinit]	**a.** 次要的，下级的，附属的，从属的　　**vt.** 使服从（或从属）于 【固定搭配】subordinate to 次要的，附属的 【经典例句】Just because I'm subordinate to him, my boss thinks he can order me around without showing me any respect. 【译　文】就因为我的级别比他低，我的老板就以为他可以毫不尊重地使唤我。
subsidiary [səb'sidjəri]	**a.** 辅助的，次要的，附属的 【经典例句】GMAC is a wholly owned subsidiary of General Motors established in 1919. 【译　文】通用汽车金融服务公司是通用集团（GM）全资子公司，于1919年建立。
subsidy ['sʌbsidi]	**n.** 津贴，补贴 【名师导学】注意与该词同义的重要词还有：allowance, sponsorship。 【经典例句】By the end of the war, in August 1945, more than 100,100 children were being cared for in day-care centers receiving Federal subsidy. 【译　文】至1945年8月战争结束之前，超过十万儿童在联邦补贴的看护幼儿中心受到照顾。
subtle ['sʌtl]	**a.** 微妙的，细微的；敏锐的；精巧的，精密的 【经典例句】There is a subtle difference in meaning between the words surroundings and environment. 【译　文】surroundings 和 environment 这两个词的词义有细微的区别。
successor [sək'sesə]	**n.** 继承人 【名师导学】注意以下同义词：heir（继承人），substitute（代用品，代替人）。同时还要注意此词一般与介词"to"搭配。 【经典例句】This car is the successor to our popular hatchback model. 【译　文】这种汽车是我厂著名的带上掀式斜背小轿车的换代产品。
sue [sjuː, suː]	**vi.** 控告，起诉；要求，请求　　**vt.** 控告，起诉 【经典例句】If you don't complete the work, I will sue you, for money to compensate for my loss. 【译　文】你不把工作做完，我就控告你，要你付损害赔偿金。
suite [swiːt]	**n.** 一套（家具）；套房；随从人员 【名师导学】注意不要跟 suit（一套外衣）一词相混。
summon ['sʌmən]	**vt.** 传唤，召集 【经典例句】They had to summon a second conference and change the previous decision. 【译　文】他们不得不召集第二次会议，改变之前的决定。
supersonic ['sjuːpə'sɔnik]	**a.** 超声的 【经典例句】A supersonic airplane is flying in sky. 【译　文】天空中翱翔着一架超音速飞机。
supervise ['sjuːpəvaiz]	**v.** 管理，监督，指导，监视 【名师导学】近义词：oversee, conduct, control, manage 【经典例句】If you don't supervise the children properly, Mr. Chiver, they'll just run riot. 【译　文】奇弗先生，如果你不严格地管教孩子，他们将胡作非为。
suppress [sə'pres]	**vt.** 镇压，压制；抑制，查禁 【经典例句】Although there are occasional outbreaks of gunfire, we can report that the

	rebellion has in the main been suppressed. 【译　文】虽然这儿不时会出现一些炮火声，但是我们可以报道说叛乱已基本平息。
surge [sə:dʒ]	***v. / n.*** 汹涌，澎湃 【名师导学】该词原意指"大海的翻腾"，但是考试中常常考到的是它的引申意思。 【经典例句】China's trade with India is expected to surge to US$10 billion in 2005, from US$2 billion 3 years ago. 【译　文】预计到了 2005 年，中国与印度的贸易往来将从三年前的二十亿美元增加到一百亿美元。
surgeon ['sə:dʒən]	***n.*** 外科医生 【名师导学】与本词意思相近的词还有：physician（内科医生），vet（兽医），dentist（牙医）。
surpass [sə:'pɑ:s]	***vt.*** 超过，优于，多于；超过……的界限，非……所能办到（或理解） 【名师导学】与本词同义的重要词汇还有：exceed，excel，transcend。 【经典例句】Computers match people in some roles, and when fast decisions are needed in a crisis, they often surpass them. 【译　文】计算机在某些角色中能与人相媲美，当急急关头需快速做出决定时，计算机往往比人强。
suspension [səs'penʃən]	***n.*** 悬吊，悬浮；暂停，中止 【经典例句】She appealed against her suspension. 【译　文】她对被停职一事提出了上诉。
suspicious [səs'piʃəs]	***a.*** 可疑的，多疑的，疑心的 【固定搭配】be suspicious about / of 有疑心的，表示怀疑的 【经典例句】The police are suspicious of his words because he already has a record. 【译　文】警察怀疑他的话，因为他有前科。
swamp [swɔmp]	***n.*** 沼泽 ***vt.*** 淹没，浸没；难倒，压倒 【经典例句】The two kids loved the story of the ugly ogre who leaves his swamp and goes out into the world in search of adventure. 【译　文】这两个小孩很喜欢这个关于一只丑陋的怪物离开沼泽到世界各地冒险的故事。
symmetry ['simitri]	***n.*** 对称（性）；匀称，整齐 【名师导学】注意该词形容性（symmetric）的反义词的特殊变化：asymmetric。
symphony ['simfəni]	***n.*** 交响乐，交响曲；（色彩等的）和谐，协调 【名师导学】该词通常跟 orchestra 一词同时出现，表示"交响乐团"。 【经典例句】Through the study of instruments, as well as paintings, written documents, and so on, we can outline the spread of Near Eastern influence to Europe that resulted in the development of the instruments in the symphony orchestra. 【译　文】通过对乐器、油画、书面材料等的研究，我们能够勾画出近东音乐的传播对欧洲的影响，这种影响导致了交响乐团中大部分乐器的诞生。
symposium [sim'pəuziəm, -'pɔ-]	***n.*** 讨论会，专题报告会；专题论文集 【经典例句】Symposium talks will cover a wide range of subjects from over-fishing to physical and environmental factors that affect the populations of different species. 【译　文】座谈会谈论的话题非常广泛，从过度捕捞鱼类问题到影响不同物种数量的自然和环境因素问题。
syndrome ['sindrəum]	***n.*** 综合征；并存特性；常见的共存情况 【名师导学】注意该词不要跟 symptom 混淆。symptom 只是指生病的症状而已。 【经典例句】Unemployment, inflation, and low wages are all part of the same economic syndrome. 【译　文】失业、通货膨胀以及低工资等问题都是在同一经济状况下的现象。

tablet ['tæblit]	**n.** 片，药片；匾额，门牌
tangle ['tæŋgl]	**v.** （使）纠缠，（使）乱作一团 **n.** 乱糟糟的一堆，混乱；复杂的问题（或形势），困惑 【经典例句】Her hair got all tangled up in the barbed wire fence. 【译　文】她的头发让刺钢丝篱笆给挂住了。
tanker ['tæŋkə]	**n.** 油轮
tariff ['tærif]	**n.** 关税，关税表
telecommunication ['telikəmju:ni'keiʃ ən]	**n.** 通信，电信
tempt [tempt]	**vt.** 引诱，勾引；吸引，引起……的兴趣 【名师导学】近义词：lure, entice, fascinate, seduce, appeal to, induce, intrigue, incite, provoke, allure, charm, captivate, stimulate, move, motivate, rouse 【经典例句】Your offer does not tempt me at all, nothing can tempt me to leave my present position. 【译　文】你的建议一点也打动不了我的心，什么东西都不能诱使我离开现在的职位。
tenant ['tenənt]	**n.** 承租人，房客，占用者 【名师导学】由该词可以联想到更多的相关词意，例如：rent / lease（租用），lessee（承租人，房客），landlord（房东）。
terminate ['tə:mineit]	**v.** 停止，（使）终止
terrace ['terəs]	**n.** 梯田；平台，阳台
testify ['testifai]	**v.** 证实，作证；证明，表明 【名师导学】近义词：affirm, give evidence, swear, attest, witness, certify, warrant, depose 【经典例句】Two witnesses will testify against her and three will testify on her behalf. 【译　文】两位证人将作不利于她的证明，三位证人将作有利于她的证明。
testimony ['testiməni]	**n.** 证言，证明 【经典例句】This is nearly 16 times the number of business graduates in 1960, a testimony to the widespread assumption that the MBA is vital for young men and women who want to run business someday. 【译　文】这几乎是 1960 年商科毕业生的 16 倍，从而证实了人们的普遍假设，即 MBA 对那些想在将来某一天开公司的青年男女来说非常关键。
texture ['tekstʃə]	**n.** 质地，（材料等的）结构 【名师导学】注意把该词与 textile 区别开。textile 指的是"织物，纺织品"，而 texture 的意思则要更加抽象一点，表示"质地，手感"等深层意义。 【经典例句】Their outward appearance seems rather appealing because they come in variety of styles, textures, and colors. 【译　文】因为它们有多种类型、质地和颜色，所以它们的外表看上去十分诱人。
theft [θeft]	**n.** 偷窃（行为） 【名师导学】注意与该词意义相近的词并注意它们之间的区别：robbery（抢劫案），burglary（盗劫案），hijacking（劫持人质案）。 【经典例句】If the current trends continue, experts predict annual vehicle thefts could exceed two million by the end of the decade. 【译　文】照现在这个趋势发展下去，专家预测十年后，每年的汽车失窃案能够超过 200 万件。

351

thermal ['θə:məl]	**a.** 热的，热量的；温泉的 【名师导学】该词属于阅读理解中，特别是科技文章里的高频词汇。 【经典例句】One of the more severe thermal food processes is referred to as commercial sterilization. 【译　文】商业灭菌是较严格的食品热处理过程之一。
thesis ['θi:sis]	**n.** 论题，论文 【名师导学】该词的复数形式比较特殊，为"theses"。与本词同义的重要词还有：dissertation，essay。 【经典例句】He is busy writing thesis which is the requirement to graduate and gain diploma. 【译　文】他正忙于写论文，这是毕业和取得文凭所要求的。
thorn [θɔ:n]	**n.** 刺，荆棘；带刺小灌木 【经典例句】The thorns on the roses scratched her hands. 【译　文】玫瑰上的刺把她的手划了。
thoughtful ['θɔ:tful]	**a.** 体贴人的，亲切的，考虑周到的(of)
threshold ['θreʃhəuld]	**n.** 门槛，门口；入门，开端，起始点 【名师导学】该词往往考查其引申意思"入门，开始，开端"，与其意思相近的同义词还有：sill，entrance，prelude。 【经典例句】Teaching students of threshold level is hard but the effort is very rewarding. 【译　文】教尚未入门的学生是一件很辛苦的工作，但这种努力是值得的。
thrill [θril]	**n.** 令人激动的事　**v.** 使激动，使兴奋；使毛骨悚然 【名师导学】该词属于英语考试中的常考词汇，尤其是该词的形容词形式"thrilling"和"thrilled"，其用法跟"excite"的用法一样。
throne [θrəun]	**n.** 宝座，王位，王权 【名师导学】该词在意为"王位，王权"时，一般以"the throne"的形式出现。用来表示"继位"的搭配可以用：come to / ascend / mount the throne。 【经典例句】This throne symbolized the supreme power of the feudal society. 【译　文】这个宝座是封建皇权的象征。
tick [tik]	**n.** 滴答声，勾号　**v.** 滴答响，打勾 【经典例句】While we waited the taxi's meter kept ticking away. 【译　文】我们等候时，计程车里的计程表一直在滴答地响着。
tile [tail]	**n.** 瓦，瓷砖　**vt.** 铺瓦于，贴瓷砖于 【经典例句】During the last thunder storm I noticed several leaks in my bedroom ceiling and they really caused a mess. 【译　文】上次雷雨风暴中，我发现卧室的天花板有几处渗漏，它们把屋子弄得一团糟。
tilt [tilt]	**v.**（使）倾斜，（使）倾倒　**n.** 倾斜，倾倒 【经典例句】Popular opinion has tilted in favor of the Socialists. 【译　文】公众舆论已倒向社会党人一边。
timid ['timid]	**a.** 羞怯的，胆小的 【经典例句】You are as timid as a rabbit. 【译　文】你胆小如兔。
tire ['taiə]	**v.** 使疲倦，疲劳；使厌倦（与 of 连用）**n.** 轮胎
token ['təukən]	**n.**（用作某种特殊用途的，替代货币的）筹码；信物，标志，纪念品；代价券，礼券　**a.** 象征性的，装样子的 【固定搭配】by the same token 相应地，基于同一理由的　in token of something 作为某事的证据 【经典例句】Here's a little token of my appreciation for all that you have done for me over the years. 【译　文】这是我一点小小的心意，感谢您这么多年来为我所付出的一切。

352

toll [təul]	*n.* 通行费；牺牲，损失；死伤人数 【固定搭配】take a heavy toll / take its toll（of sth.）造成重大损失 【经典例句】Cars account for half the oil consumed in the U.S. They take a similar toll of resource in other industrial nations and in the cities of the developing world. 【译　文】汽车消耗了美国的一半石油。他们在其他工业国和发展中国家城市差不多也消耗了同样份额的石油资源。
toss [tɔs]	*vt.* 向上扔，向上掷；摇摆，颠簸　*n.* 扔，投，抛；摇动 【固定搭配】toss oneself in bed 辗转反侧 【经典例句】Whenever I tossed out a Frisbee for him to chase, he'd take off in hot pursuit but then seem to lose track of it. 【译　文】不管何时我扔出飞盘让它去追，它总是兴致勃勃地去跟踪追击，但一会儿似乎找不到飞盘的踪迹了。
tow [təu]	*v. / n.* 拖引，牵引 【经典例句】If you park your car here the police may tow it away. 【译　文】你要是把汽车停在这里，警察就会把它拖走。
toxic ['tɔksik]	*a.* 有毒的，因中毒引起的 【名师导学】下列同义词值得关注：poisonous, venomous。 【经典例句】The chemical was found to be toxic to human health. 【译　文】这种化学品已证实对人类健康有害。
trademark ['treidmɑ:k]	*n.* 商标
transaction [træn'zækʃ ne]	*n.* 交易，事务，处理事务 【固定搭配】conduct transaction 进行交易 【名师导学】注意该词可以有复数形式，transactions 还可以表示"报告会，讨论会"。前缀 tran- 有"穿越，超"的意思。例如：translation（翻译），transcribe（誊抄），transparent（透明的）。 【经典例句】As they bought and sold assets, they had trouble remembering that each transaction could impact their monthly cash flow. 【译　文】当他们买卖资产时，总是难以记住每笔交易都会对他们的每月现金流量产生影响。
transcend [træn'send]	*vt.* 超出，超越（经验、理性、信念等的）范围 【名师导学】近义词：exceed, overreach, overrun, overstep, surpass, excess
transistor [træn'zistə]	*n.* 晶体管（收音机）
transit ['trænsit]	*n.* 通行，运输 【经典例句】We observed the transit of Venus across the sun last night. 【译　文】我们昨晚观测到金星凌日。
transition [træn'ziʒən, -'siʃ ən]	*n.* 转变，变迁，过渡（时期） 【名师导学】近义词：shift, passage, flux, passing, development, transformation, turn 【经典例句】The transition from childhood to adulthood is always a critical time for everybody. 【译　文】从童年到成年的过渡对每个人来说都是一个关键的时期。
transplant [træns'plɑ:nt] *vt.* ['trænspla:nt]	*vt.* 移栽，移种（植物等）；移植（器官）；使迁移，使移居　*n.*（器官的）移植 【名师导学】注意该词的名词形式同样也可以做定语。 【经典例句】When any non-human organ is transplanted into a person, the body immediately recognizes it as foreign. 【译　文】当任何非人类的器官移植到人体内，身体很快便能识别出它是异物。
traverse ['trævə(:)s]	*vt.* 横渡，横越 【经典例句】The road traverses a wild and mountainous region. 【译　文】这条公路穿过荒芜的山区。
tribe [traib]	*n.* 部落，宗族

trifle ['traifl]	*n.* 少量，少许；小事，琐事；无价值的东西 【名师导学】该词做动词用时常与 with 搭配，表示"轻视"或"随便对待某人或某事"。 【经典例句】He spends all his time on crosswords and other trifles. 【译　文】他把所有的时间都用在做纵横填字游戏和其他无聊的活动上。
trigger ['trigə]	*n.* 扳机　*vt.* 引起，激发起 【名师导学】与该词意思相近的同义词还有：provoke，stimulate。
tuck [tʌk]	*vt.* 折起，卷起；把……塞进 【名师导学】该词意为"藏入"时常与介词 away 搭配，表示"将某物存起来或藏起来"。 【经典例句】For now, the subject of their research is little more than a stack of gleaming chips tucked away in a laboratory drawer. 【译　文】目前，他们的研究对象仅仅是藏在实验室抽屉里的一堆发光的芯片。
tuition [tju:'iʃən]	*n.* 学费 【经典例句】Most colleges believe students should contribute to tuition costs, something that is common in the world but would mark a revolutionary change in Britain. 【译　文】多数大学认为学生应该交学费，这点在世界上非常普遍，但在英国将标志着革命性的变革。
tumble ['tʌmbl]	*vi.* 摔倒，跌倒，滚落；翻筋斗　*vt.* 使摔倒；弄乱　*n.* 翻滚；混乱 【经典例句】But in the wilder rapids, all of us naturally set aside any pretenses and put our backs into every stroke to keep the boat from tumbling over. 【译　文】但在那汹涌的急流中，我们所有人自然放下任何矫饰，努力划船，防止船倾覆。
turbulent ['tə:bjulənt]	*a.* 狂暴的；混乱的，动乱的 【名师导学】近义词：stormy, tempestuous, tumultuous; rough, rugged, ugly, violent, wild 【经典例句】The lane is a safe haven for those struggling in the turbulent sea of humans to enjoy a sense of security. 【译　文】巷，是汹汹人海中的一道避风塘，给人带来安全感。

ultraviolet ['ʌltrə'vaiəlit]	*a.* 紫外线的　*n.* 紫外线辐射 【名师导学】词缀 ultra 有"极端、过分或超出某一限度、范围"的意思。 【经典例句】The destruction of Earth's ozone layer, for example, could contribute to the general process of impoverishment by allowing ultraviolet rays to harm plants and animals. 【译　文】例如，地球臭氧层的破坏，让紫外线伤害到动植物从而形成普遍的生命环境恶化的过程。
unanimous [ju(:)'næniməs]	*a.* 全体一致的，一致同意的 【经典例句】Over the last 30 years, social scientists have conducted more than 1,000 studies of how we react to beautiful and not-so-beautiful people. The virtually unanimous conclusions: looks do matter, more than most of us realize. 【译　文】在过去的三十多年中，社会科学家针对我们对美丽和不是很美丽的人们所做出的反应，做了一千多次试验。实际上一致的结论是：外表确实重要，而且比我们大多数人认识到的还要重要。
underlie [ˌʌndə'lai]	*vt.* 位于……之下，成为……的基础

354

undermine [ˌʌndəˈmain]	*v.* 挖掘；侵蚀……基础；逐渐伤害（健康） 【名师导学】近义词：impair, ruin, threaten, weaken 【经典例句】Although the key to a good college is a high-quality faculty, the Carnegie study found that most college do very little to encourage good teaching. In fact, they do much to undermine it. 【译　　文】虽然好大学的关键是高质量的教学机构，但卡内基研究发现大部分大学在鼓励好的教学方面做的很少。事实上，他们在暗中伤害教学方面却做的很多。
unemployment [ˈʌnimˈplɔimənt]	*n.* 失业，失业人数 【名师导学】与该词的形容词 unemployed 意思相近的词还有：jobless，sacked 等。
unify [ˈjuːnifai]	*vt.* 统一，使一致 【名师导学】后缀-fy 构成的动词多是及物动词，为"使成为；使……划一"的意思。注意-fy 与辅音结尾的词基之间，往往添加连接字母"i"或"e"。例如：beautify（美化），classify（把……分等级，把……分类），solidify（使坚固化）等。 【经典例句】We must unify the printing with the rest of the book. 【译　　文】我们必须使该书在印刷方面与其他方面相协调。
update [ʌpˈdeit]	*v.* 更新，使最新　*n.* 最新资料，最新版 【名师导学】该词在用到"向某人提供最新消息"的时候，常常像例句中那样，用到搭配 update sb.（on sth.）表示"向某人提供最新信息"。 【经典例句】I updated the committee on our progress. 【译　　文】我向委员会报告了我们的进展情况。
upgrade [ˈʌpgreid]	*vt.* 提升，使升级　*n.* 向上的斜坡 【名师导学】注意该词的反义词 downgrade 表示与 upgrade 意义相反的意思"降级"。 【经典例句】She was upgraded to the post of sales director. 【译　　文】她已提升为销售部主任。
uphold [ʌpˈhəuld]	*vt.* 支撑，赞成，鼓励，坚持 【名师导学】近义词：confirm, sustain, back up, support 【经典例句】The world greatest sporting event, the Olympic Games, upholds the amateur ideal that what matters is not winning but participating. 【译　　文】全球最重要的体育盛会——奥运会，奉行非职业原则：重在参与，不在胜败。
usher [ˈʌʃə]	*n.*（电影院，戏院等公共场所的）招待员，引座员；门房，传达员

V

valve [vælv]	*n.* 阀，阀门；电子管，真空管 【名师导学】注意跟 clove（蒜瓣）的区分。
vain [vein]	*a.* 无用的；无结果的；徒劳的 【名师导学】近义词：proud, arrogant, haughty; trivial, unimportant, frivolous, petty, insignificant, idle, empty, hollow
vegetation [ˌvedʒiˈteiʃ ən]	*n.* 植物，草木
veil [veil]	*n.* 面纱，纱帐，幕 【经典例句】We'll draw a veil over your recent bad behaviour, but I must warn you that if this happens again you will be punished. 【译　　文】对你这回的不良行为，我们可避而不谈（不予公开），但我得警告你，要是你再犯，就要受处罚了。
vein [vein]	*n.* 静脉，矿脉 【经典例句】Royal blood ran in his veins. 【译　　文】他有王族血统。

velocity [vi'lɔsiti]	*n.* 速度，速率 【经典例句】Mercury's velocity is so much greater than the Earth's that it completes more than four revolutions around the Sun in the time takes the Earth to complete one. 【译　文】水星的速度比地球的快很多，在地球绕太阳一圈的时间里，它能绕太阳四圈。
ventilate ['ventileit]	*vt.* (使)通风；把……公开，公开讨论 【经典例句】My office is well-ventilated. 【译　文】我的办公室通风良好。
verbal ['və:bəl]	*a.* 言辞的，有关语言的，在语言上的；口头的，口头上的；逐字的，按照字面的 【经典例句】The desire for security can be satisfied through verbal reassurance, promise of steady employment. 【译　文】通过口头安慰，许诺稳定职业，可以满足对安全感的要求。
verdict ['və:dikt]	*n.* (陪审团的)判/裁决；定论，判断，意见 【名师导学】注意该词在固定搭配 return a verdict 中表示"做出判决"。 【经典例句】Concerns were raised that witnesses might be encouraged to exaggerate their stories in court to ensure guilty verdict. 【译　文】为了确保做出有罪判决，证人可能被怂恿在法庭上夸大事实。这件事已引起广泛关注。
verse [və:s]	*n.* 诗句，诗 【经典例句】Most of the scene is written in verse, but some is in prose. 【译　文】这场戏大部分内容是用韵文写成的，但也有一些是散文形式的。
veto ['vi:təu]	*n.* 否决权　*vt.* 使用否决权　*vi.* 反对，不赞成；否决，禁止 【经典例句】Japan used its veto to block the resolution. 【译　文】日本使用了它的否决权反对该项决议。
viewpoint ['vju:pɔint]	*n.* 观点；看法
vicinity [vi'siniti]	*n.* 周围地区，临近地区 【固定搭配】in the vicinity of 在……附近 【经典例句】Everyone knows that if he shouts in the vicinity of a wall or a mountainside, an echo will come back. 【译　文】人人都知道，如果一个人在墙壁或山边附近大喊一声，回声就会传回来。
vicious ['viʃəs]	*a.* 恶毒的，恶意的；危险的，险恶的 【名师导学】近义词：wicked, evil, cruel, sinful; bad, debased, base, impious, profligate, demoralized, faulty, vile, foul, impure, lewd, indecent 【经典例句】I need experience to get a job but without a job I can't get experience. It's a vicious circle. 【译　文】我得有经验才能找到工作，可是没有工作我就无法获得经验。这真是个恶性循环。
violent ['vaiələnt]	*a.* 暴力引起的，强暴的，猛烈的，剧烈的
virgin ['və:dʒin]	*n.* 处女　*a.* 贞洁的，纯洁的；未开发的
visa ['vi:zə]	*n.* 签证 【固定搭配】apply for a visa 申请签证；extend a visa 延长签证；issue a visa 发给签证；deny sb. a visa 拒绝给某人签证
visualize ['vizjuəlaiz, 'viʒ-]	*vt.* 想象，设想 【名师导学】注意该词主要考查 visualize sb. doing sth.（想象某人能做某事），其中动词要加 ing。 【经典例句】We must visualize issues from every perspective to make the objective decisions. 【译　文】我们必须从各个方面综合考虑问题以便做出客观决策。

vocal ['vəukl]	*a.* 喜欢畅所欲言的，直言不讳的；嗓音的，发声的 *n.*（常用复数）声乐节目 【经典例句】Sound is a produced when the air which is being forced up from the lungs puts the vocal chords into vibration. 【译　文】从肺部呼出之气，震动了声带，即发出声音。
vulgar ['vʌlgə(r)]	*a.* 粗野的，下流的；庸俗的，粗俗的 【名师导学】近义词：coarse, crude, crass, unrefined, uncouth, indelicate, boorish, uncultivated, gross, low, common, tasteless, inelegant 【经典例句】What has happened is that people cannot confess fully to their dreams, as easily and openly as once they could, lest they be thought pushing, acquisitive and vulgar. 【译　文】已经发生的情况是，人们不能像以前那样轻松公开地坦诚自己的梦想，唯恐他人认为他们爱出风头、贪图名利、庸俗不堪。
vulnerable ['vʌlnərəb(ə)l]	*a.* 易受攻击的，有弱点的；易受伤害的，脆弱的 【名师导学】该词的考查点主要在 vulnerable to（易受伤害的，易受打击的）的用法，其中 to 为介词，后面需接名词或名词短语。 【经典例句】Some researchers feel that certain people have nervous systems particularly vulnerable to hot, dry winds. They are what we call weather- sensitive people. 【译　文】一些研究人员认为有些人的神经系统特别容易受到干燥的热风的影响，这些人就是我们称之为对天气敏感的人。

wardrobe ['wɔ:drəub]	*n.* 大衣柜，立柜
warehouse ['wɛəhaus]	*n.* 仓库 【经典例句】All the finished products are stored in the warehouse of the delivery port and shipping is available at any time. 【译　文】所有制成品都储存在运输港的仓库里，随时可以装运。
warrant ['wɔrənt]	*n.* 证明，保证；授权，许可证；付（收）款凭单 【固定搭配】warrant for sth. / doing sth. 正当理由，根据 【经典例句】The total amount of your order last year was moderate, which does not warrant an agency appointment. 【译　文】你方去年的订货总量不大，这无法证明你方可以胜任我们的代理。
watertight ['wɔ:tətait]	*a.* 不透水的，不漏水的；无懈可击的
watt [wɔt]	*n.* 瓦，瓦特
weary ['wiəri]	*a.* 疲倦的；令人厌烦的 *vt.* 使疲倦，使厌烦 【名师导学】该词的考查点在于该词意为"令人厌倦"时，经常出现在"weary of sth."的搭配中。 【经典例句】Today there are many charitable organizations which specialize in helping the weary travelers. 【译　文】如今成立了许多专门从事救助疲惫旅行者的慈善组织。
wedge [wedʒ]	*n.* 楔，楔形 *v.* 楔牢，楔住，挤进 【经典例句】Put a wedge under the door so that it will stay open. 【译　文】在门底下塞一块楔子，让门保持开着。
weird [wiəd]	*a.* 怪诞的，离奇的 【名师导学】与本次同义的词语还有：bizarre, uncanny, strange, eccentric。 【经典例句】Weird shrieks were heard in the darkness. 【译　文】黑暗中传来离奇的叫声。

whenever [(h)wen'evə]	*conj.* 无论何时，随时
whereby [(h)wɛə'bai]	*ad.* 靠那个，借以
whichever [(h)witʃ'evə]	*pron.* [连接代词]无论哪个；无论哪些
whirl [(h)wə:l]	*vi.* 旋转，急转；发晕，（感觉等）变混乱 *n.* 旋转，急转；混乱，接连不断的活动 【经典例句】The data received from the two spacecraft whirling around Mars indicate that there is much evidence that huge thunderstorms are occurring about the equator of the planet. 【译　文】从环绕火星飞行的两艘太空飞船收到的资料中有许多证据表明，巨型风雷暴正在该行星的赤道附近发生。
width [widθ]	*n.* 宽度，宽广，广博
wretched ['retʃid]	*a.* 不幸的，可怜的；卑鄙的，无耻的
wrinkle ['riŋkl]	*n.* 皱纹 *v.* （使）起皱纹 【名师导学】注意跟该词拼写相近的词：twinkle（闪耀），winkle（设法弄到），shrink（收缩，缩水）。 【经典例句】Smile is a wrinkle that should not be removed. 【译　文】微笑是一种不应消除的皱纹。

358

yacht [jɔt]	*n.* 游艇，快艇 【经典例句】I go yachting most weekends in the summer. 【译　文】在夏天，我大多数周末都乘快艇玩。
yearly ['jə:li]	*a.* 每年一次的；每年的；一年间的
yell [jel]	*n. / vi.* 叫喊，尖叫 【名师导学】与本词同义的词语还有：scream, yelp, howl, cry, shout。同时注意与该词搭配的介词为"at"。 【经典例句】She yelled at him about his constant drunkenness. 【译　文】她大嚷大叫说他总是烂醉如泥。

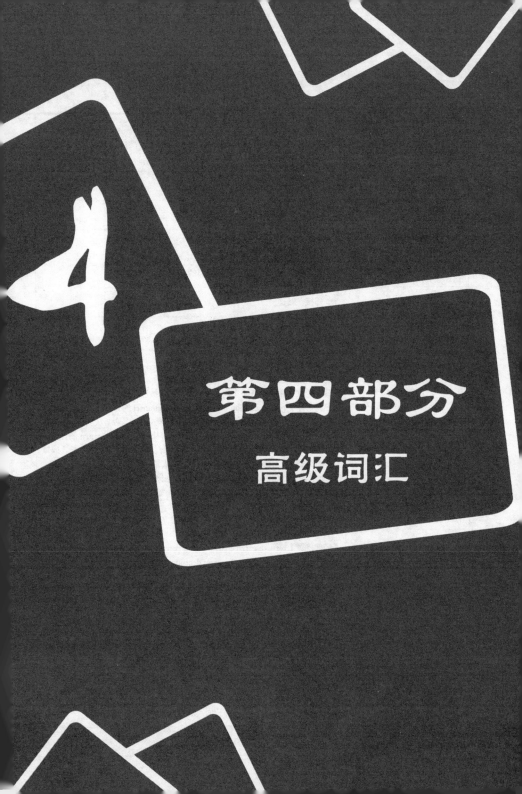

第四部分

高级词汇

A

abundance [ə'bʌndəns]	*n.* 丰富，充足，富裕；多
accession [æk'seʃən]	*n.* 就职，就任；添加，增加
accessory [æk'sesəri]	*n.* 附件，配件　*a.* 辅助的
actuality [ˌæktʃu'æləti]	*n.* 实在；真实，事实
acupuncture ['ækjupʌŋktʃə(r)]	*n.* 针灸，针刺法
adjacent [ə'dʒeisənt]	*a.* 接近的，附近的，毗连的，相邻的
adjoin [ə'dʒɔin]	*vt.* 邻接，毗连
admonish [əd'mɒniʃ]	*v.* 劝告，训诫，告诫，提醒，敦促 【经典例题】The witness was _____ by the judge for failing to answer the question. A. sentenced　　　　　　　B. threatened C. admonished　　　　　　　D. jailed　　　　　　　[C] 【译　文】由于回答不上问题，这位目击者被法官催促。 【名师导学】**advise, caution, warn, admonish, counsel** 均有"劝告，忠告，警告"之意。**advise** 是普通用词，泛指劝告，不涉及对方是否听从劝告。**caution** 主要针对有潜在危险提出的警告，有"小心从事"的意味。**warn** 的含义与 **caution** 相同，但语气较重，尤指较严重后果。**admonish** 一般指年长者或领导对已犯错误的或有过失的人提出的忠告或警告，目的是避免类似错误。counsel 是正式用词，语气比 **advise** 强一些，侧重指对重要问题提出的劝告、建议或咨询。
adolescent [ˌædə'lesənt]	*a.* 青春期的，青少年的　*n.* 青少年 【联想记忆】adolescence 青春期；childhood 童年，幼年时代；adulthood 成年期，成人 【经典例题】New research confirms what parents have known all along: _____ simply lack the ability to make smart decisions consistently. A. adolescents　　B. adults　　C. parents　　D. intellects　[A] 【译　文】新研究表明，父母亲一直都清楚年轻人还不具备长久做出明智决定的能力。
adore [ə'dɔ:]	*vt.* 崇拜；爱慕，喜爱
advisory [əd'vaizəri]	*a.* 劝告的，忠告的；咨询的，顾问的
aerial ['eəriəl]	*a.* 空中的，航空的　*n.* 天线
aerospace ['eərəuspeis]	*a.* 航天的；太空的　*n.* 宇宙空间，航空
aesthetics [i:s'θetiks]	*n.* 美学；审美学

affirm [əˈfəːm]	*vt.* 断言，肯（确）定 【名师导学】近义词 assert, repeat, insist, declare
affirmative [əˈfəːmətiv]	*a.* 肯定的，赞成的
affix [əˈfiks]	*vt.* 使……附于；署名；粘贴　*n.* 附加物；附件，词缀
aggregate [ˈægrigeit]	*vt.* 结合；集结；（使）聚集　*n.* 集合体；总数，总计 *a.* 合计的，总计的，聚集的
aisle [ail]	*n.* 走廊，过道
alienate [ˈeiljəneit]	*vt.* 离间，使疏远，挑拨；让渡（财产等） 【经典例题】By adopting this cunning policy, the clinic risks _____ many of its patients. A. acquitting　　　　　　B. allocating C. alleviating　　　　　　D. alienating　　　　　　[D] 【译　　文】通过采用这个狡猾的政策，诊所冒了得罪很多病人的风险。
allergic [əˈləːdʒik]	*a.* 对……过敏的，极反感的 【固定搭配】be allergic to... 对……过敏 【名师导学】allergic reaction 过敏反应；be allergic to 对……有过敏反应，厌恶；allergic to 对……过敏；allergic antibody 变应性抗体；allergic arteritis 变应性动脉炎；allergic asthma 变应性哮喘
alley [ˈæli]	*n.* 小巷，胡同；小径，小路
allied [əˈlaid，ˈælaid]	*a.* 联合的，同盟的，联姻的
allocation [ˌæləˈkeiʃən]	*n.* 配置，分配，安置 【经典例题】Twelve hours a week seemed a generous _____ of your time to the nursing home. A. affliction　　B. alternative　C. allocation　　D. alliance　　[C] 【译　　文】您每周将 12 个小时分配给护理之家，这很慷慨了。 【名师导学】近义词 admeasurement, assignment, apportionment, dispensation, distribution, division
aloft [əˈlɔft]	*ad.* 在高处，在上
ambiguity [ˌæmbiˈgjuːiti]	*n.* 模棱两可，含义模糊；不确定
analytical [ˌænəˈlitikl]	*a.* 分析的，解析的 【联想记忆】动词 analyze；名词 analysis；名词 analyzer（分析器，分析者） 【经典例题】Or we may be interested in an <u>analytical</u> technique but not enough to stay at its cutting edge. [2010] 【译　　文】或许我们会对一项分析技术感兴趣，但还没达到划时代的地步。 【名师导学】analytic center 分析中心；analytic chemistry laboratory 分析化学试验室；analytic control 分析控制；analytic demonstration 分析论证，解析证明

361

anguish ['æŋgwiʃ]	*n.* 极度痛苦 *v.* 使极度痛苦，感到极度痛苦 【联想记忆】 【经典例题】I am just <u>fed up with</u> his excuses for not getting his work done. A. anguished at B. annoyed at C. agonized by D. afflicted by 【译　　文】我已经厌烦他用各种借口搪塞工作了。 【名师导学】agony, anguish, *torment*, torture, grief, misery, distress, sorrow 均有 "苦恼，痛苦" 之意。 agony：侧重指精神或身体痛苦的剧烈程度。 anguish：指精神方面令人难以忍受的极度痛苦；用于身体时，多指局部或暂时的痛苦。torment：强调烦恼或痛苦的长期性。 torture：语气比 torment 强，指在精神或肉体上受到的折磨所产生的痛苦。 grief：指由某种特殊处境或原因造成的强烈的感情上的苦恼与悲痛。 misery：着重痛苦的可悲状态，多含不幸、可怜或悲哀的意味。 distress：多指因思想上的压力紧张、恐惧、忧虑等所引起的精神上的痛苦，也可指某种灾难带来的痛苦。 sorrow：语气比 grief 弱，指因不幸、损失或失望等所产生的悲伤。
animate ['æni,meit]	*vt.* 使有生气，赋予生命
arduous ['ɑ:djuəs]	*a.* 费力的，辛勤的，险峻的 【经典例题】The doctor advised Ken to avoid <u>strenuous</u> exercise. A. arduous B. demanding C. potent D. continuous [A] 【译　　文】医生建议 Ken 避免激烈运动。 【名师导学】近义词 difficult, severe, strenuous, laborious
arena [ə'ri:nə]	*n.* 竞技场，角斗场；舞台，场地
armor ['ɑ:mə]	*n.* 盔甲，装甲；潜水服
arrogance ['ærəgəns]	*n.* 傲慢态度，自大 【联想记忆】形容词 arrogant 【名师导学】近义词群：bigheaded 自负的，自大的……，boastful 自夸的，bold 大胆的，conceited 极其自负的，contemptuous 轻视的，disdainful 鄙视的，domineering 专横的，egotistic 自我本位的，haughty 傲慢的，overconfident 自负的，proud 自豪的，self-important 妄自尊大的
ascribe [ə'skraib]	*vt.*（常与 to 连用）归于，归因于 【联想记忆】形容词 ascribable；名词 ascription，注意拼写变化。类似的词还有 describe, prescribe 等。 【名师导学】attribute, ascribe 这两个动词均有 "把……归于" 之意。 attribute：指出于相信而把……归于某人或某物，含较多的客观性。 ascribe：指根据推论或猜想把……归于某人或某物，含主观臆断成分较重。
ashore [ə'ʃɔ:]	*ad.* 在岸上，上岸
assertive [ə'sə:tiv]	*a.* 断言的；武断的；过分自信的

362

asylum [ə'sailəm]	*n.* 避难所，庇护所，避难
atlas ['ætləs]	*n.* 地图，地图集
atmospheric [ˌætməs'ferik]	*a.* 大气的，空气的
attendant [ə'tendənt]	*n.* 侍者，服务员，随从
attributable [ə'tribjutəbl]	*a.* 可归于……的
audit ['ɔ:dit]	*v.* 审计，查账
auditorium [ˌɔ:di'tɔ:riəm]	*n.* 观众席，听众席；礼堂，会堂
authoritative [ɔ:'θɔritətiv]	*a.* 有权威的，可信的
automate ['ɔ:təmeit]	*vt.* 使自动化，自动操作
avert [ə'və:t]	*vt.* 防止，避免；转移（目光、思想等）（常与 from 搭配使用） 【名师导学】近义词 avoid
awesome ['ɔ:səm]	*a.* 可怕的；令人敬畏的

badge [bædʒ]	*n.* 徽章，证章；标记，标志；象征
baffle ['bæfl]	*vt.* 困惑，为难，使挫折
barometer [bə'rɔmitə]	*n.* 气压计
beckon ['bekən]	*vt.* 示意，召唤
beneficiary [ˌbeni'fiʃəri]	*n.* 受惠者，受益人　*a.*（封建制度下）受封的；采邑的；臣服的 【联想记忆】动词名词均为 benefit，形容词 beneficial 有益的，有好处的；名词 benefactor 捐助者，恩人 【名师导学】advantage, *benefit*, interest, favour, profit, gain 这些名词均有"利益、好处"之意。 advantage：指因某方面占优势或利用某机会以及对方弱点而获得利益与好处。 benefit：普通用词，指通过正当手段从物质或精神方面得到的任何好处或利益。 interest：作"利益"解时，多用复数形式，既可指集团、群体的利益，又可指个人的利益。 favour：指在竞争中获得的 advantage，也可指狭隘的个人利益。 profit：着重收益，尤指从物质、钱财等方面获得的利益。 gain：指获得的物质利益，也暗示不损坏他人利益而得的无形好处。 avail, *benefit*, profit 这些动词均含有"有益于，有益"之意。 avail：较文雅，常见于历史小说、演说或讲道中，较少用于日常话语，侧重功效或效力。 benefit：通常既可指个人情况（如身体、智力或精神状态等）的好转或改善，又可指对实现某个目标等带来的好处。 profit：着重于物质方面的受益，常用于财富或知识等方面的得益。

beverage ['bevəridʒ]	*n.* 饮料
bilateral [bai'lætərəl]	*a.* 双边的，双方的
binary ['bainəri]	*a.* 二进制的
binder ['baində]	*n.* 包扎者，绑缚者；装订工
biochemistry [,baiəu'kemistri]	*n.* 生物化学
biomedical [,baiəu'medikl]	*a.* 生物（学和）医学的
birthright ['bə:θrait]	*n.* 与生俱来的权利；长子继承权
bishop ['biʃəp]	*n.* 主教；（国际象棋中的）象；热果子酒
bizarre [bi'zɑ:]	*a.* 稀奇古怪的，异乎寻常的 【名师导学】近义词 odd, strange, eccentric, grotesque
bleak [bli:k]	*a.* 萧瑟的，严寒的，阴郁的 【经典例题】The company still hopes to find a buyer, but the future looks bleak. A. chilly B. dismal C. promising D. fanatic [B] 【译　文】公司仍然希望找到买主，但未来不容乐观。
blink [bliŋk]	*n.* 眨眼，瞬间 *v.* 闪亮，闪烁；微微闪光；惊愕地看（at）；无视，假装不见 【固定搭配】in a blink 一瞬间；blink at 惊愕地看，睁一只眼闭一只眼
bloodshed ['blʌdʃed]	*n.* 流血
blossom ['blɔsəm]	*n.* （果树的）花 *vi.* （植物）开花
blush [blʌʃ]	*vi.* 脸红；羞愧；害臊 *n.* 脸红；红色，红光
boiler ['bɔilə]	*n.* 煮器（锅、壶的统称）；汽锅，锅炉
booklet ['buklit]	*n.* 小册子
botany ['bɔtəni]	*n.* 植物学
bowel ['bauəl]	*n.* （常用 *pl.*）肠 【联想记忆】bowl 是"碗"，bowel 意为"肠"，用碗吃东西后进入到"肠道" 【经典例题】All this time you have been prescribing tablets for heart burn, and it turns out that I got cancer of the bowel? 【译　文】你一直给我开的是治疗心脏灼烧的药，现在你告诉我检查结果是我得了肠癌？
brace [breis]	*n.* 支架，托架 *vt.* 使稳固
bracket ['brækit]	*n.* 括号；托架 *v.* 把……置于括号内
breakage ['breikidʒ]	*n.* 破坏，裂口，破损处

brewery ['bruːəri]	*n.* 啤酒厂，酿酒厂
briefing ['briːfiŋ]	*n.* 简要指示，情况简介
brisk [brisk]	*a.* 活泼的，敏捷的；轻快的
broadband ['brɔːdbænd]	*n.* 宽带
browser [bruːzə]	*n.* 浏览器；吃嫩叶的动物；浏览书本的人
bruise [bruːz]	*n.* 青肿，伤痕　*v.* 擦伤；打伤；（使）成淤伤
brunch [brʌntʃ]	*n.* 早午餐
brutality [bruː'tæləti]	*n.* 兽性，残忍，蛮横，粗野
Buddhism ['budizəm]	*n.* 佛教
buffer ['bʌfə]	*n.* 缓冲，缓冲区　*vt.* 减轻，缓冲 【经典例题】Humor can also be a powerful _____ against stress and misfortune. A. bravery　　B. blossom　　C. buffer　　D. buffet　　　[C] 【译　文】幽默也可以是对抗压力和不幸的强大的缓冲器。
burdensome ['bəːdənsəm]	*a.* 沉重的，麻烦的；难于负担的
bureaucrat ['bjuərəukræt]	*n.* 官僚主义者；官僚，官吏
burial ['beriəl]	*n.* 埋葬，葬礼，掩埋
burglar ['bəːglə]	*n.* 窃贼，破门盗窃者
bypass ['baiˌpɑːs]	*n.* 旁路；小道　*vt.* 绕过；忽视，回避
bystander ['baiˌstændə]	*n.* 旁观者；局外人

C

| calamity
[kə'læmiti] | *n.* 灾难，灾祸
【经典例题】Losing his job was a financial <u>catastrophe</u> for his family.
A. calamity　　B. accident　　C. frustration　　D. depression
【译　文】他的失业对于整个家庭来说是一场噩耗。
【名师导学】disaster, *calamity*, catastrophe, misfortune 这些名词均表示"灾难"或"不幸"之意。
disaster：普通用词，指大破坏、痛苦或伤亡。
calamity：多指个人的不幸，比 disaster 严重，强调灾难引起的悲痛及对于损失的感觉。
catastrophe：语气最强，指可怕的灾难，强调最终的结局。
misfortune：多指较为严重的不幸，强调不幸多由外界因素所致。 |

365

calculation [ˌkælkjuˈleiʃən]	*n.* 计算，统计，估计，预测
callous [ˈkæləs]	*a.* 麻木的，无情的，硬结的，起老茧的 【经典例题】We were shocked at the physician's <u>callous</u> disregard for the human dimension of medicine. A. involuntary　B. apparent　　C. deliberate　　D. indifferent　　　　[D] 【译　文】对于医生对用药的尺度把握的漠不关心，我们非常震惊。
cane [kein]	*n.* 手杖，细长的茎，藤条　*vt.* 以杖击，以藤编制
capitalism [ˈkæpitəlizəm]	*n.* 资本主义的
capsule [ˈkæpsjuːl]	*n.* 胶囊；太空舱
caravan [ˈkærəvæn]	*n.* 大篷车；活动房屋
carefree [ˈkɛəfriː]	*a.* 快乐的，无忧无虑的
caring [ˈkɛəriŋ]	*a.* 关心人的，人道的，有同情心的
cart [kɑːt]	*n.* 大车，手推车　*vt.* 用车装载
casino [kəˈsiːnəu]	*n.* 夜总会，俱乐部，娱乐场
catastrophe [kəˈtæstrəfi]	*n.* 大灾难，大祸 【名师导学】近义词群：disaster, calamity, mishap, mischance, misadventure, failure, fiasco, misery, accident, trouble, casualty, misfortune, infliction, affliction, contretemps, stroke, havoc, ravage, wreck, fatality, grief, crash, devastation, desolation, avalanche, hardship, blow, visitation, ruin, reverse, emergency, scourge, cataclysm, convulsion, debacle, tragedy, adversity, bad luck, upheaval
cavity [ˈkæviti]	*n.* 洞，空穴，凹处
celebration [ˌseliˈbreiʃən]	*n.* 庆祝会，典礼，宗教仪式
celebrity [siˈlebriti]	*n.* 著名人士，名人
cellar [ˈselə]	*n.* 地下室，地[酒]窖
cellular [ˈseljulə]	*a.* 【生】细胞的，细胞质(状)的；多孔的 【联想记忆】cell 为名词，"细胞"的意思。 【经典例题】The case is built on several studies that bring together cellular biology, biochemistry and epidemiology. 【译　文】这个研究集合了几种不同学科如细胞生物学，生物化学和传染病学的研究。
censorship [ˈsensəʃip]	*n.* 审查机构，审查制度；审察员（检查员）的职权
cereal [ˈsiəriəl]	*a.* 谷类的；谷类制成的　*n.* 谷类食品，谷类

certificate [sə'tifikit]	*n.* 证书；凭证；执照
certification [ˌsəːtifi'keiʃən]	*n.* 证明，证明书；合格证
certify ['səːtifai]	*vt.* 证明；证实；宣称 【名师导学】近义词群：guarantee, accredit, vouch for, endorse; attest, verify, swear, confirm; declare
chamber ['tʃeimbə]	*n.* 房间，寝（卧）室；议院，会所
chancellor ['tʃɑːnsələ]	*n.* 大臣，首席法官，校长
chaotic [kei'ɔtik]	*a.* 混乱的；无秩序的
chap [tʃæp]	*n.* 家伙；小伙子
charitable ['tʃæritəbl]	*a.* 仁爱的，慈善的，厚道的
checkpoint ['tʃekpɔint]	*n.* 检查站，关卡，公路检查站，检查点
cholesterol [kə'lestərəul, -rɔl]	*n.* 胆固醇
chopstick ['tʃɔpstik]	*n.* 筷子[可数名词，常用复数]
Christian ['kristjən]	*a.* 基督的；基督教的
chronicle ['krɔnikl]	*n.* 年代记，编年史；记录 【联想记忆】chronic 慢性的，长期的；chronicle=chronic+article "长期的文章" / "慢慢记录的文献"=年代记，编年史
chunk [tʃʌŋk]	*n.* 大块，矮胖的人或物
citizenship ['sitizənʃip]	*n.* 公民的身份，公民的职责和权力
civic ['sivik]	*a.* 城市的；市民的，公民的
clan [klæn]	*n.* 克兰（苏格兰高地人的氏族，部族）部落，氏族，宗族，党派
clarification [ˌklærifi'keiʃən]	*n.* 澄清（作用），澄清法；净化；说明，解释
clarity ['klæriti]	*n.* 清楚，明晰
clasp [klɑːsp]	*vt.* 扣住，扣紧；抱紧，拥抱；紧握　*n.* 扣子，钩；紧握，抱住
classification [ˌklæsifi'keiʃən]	*n.* 分类；分级
clearance ['kliərəns]	*n.* 清理，清除；空隙，许可证，批准；（银行）票据交换
clearing ['kliəriŋ]	*n.* 除去，排除，净化；清算，票据交换

367

clockwise [ˈklɔkwaiz]	*a. / ad.* 顺时针方向转动的（地），正转的（地）
clog [klɔg]	*n.* 累赘，有木跟的鞋子 *vt.* 阻塞，妨碍，超载 *vi.* 阻塞，结块，跳木屐舞 【经典例题】During rush hour, downtown streets are _____ with commuters. A. scattered B. condensed C. clogged D. dotted [C] 【译　　文】在高峰时段，城市商业区街道里挤满了上班族。
clot [klɔt]	*n.* 凝块，血块，一推，一群[非正式]笨蛋，傻瓜 *v.* 凝结，使……凝结，阻塞
clown [klaun]	*n.* 小丑，丑角，举止滑稽可笑的人，傻瓜 *vt.* 扮小丑，装傻
cohesion [kəuˈhiːʒən]	*n.* 黏着，附着；黏合（力）；结合，连结；内聚性；凝聚性（力）
coincidence [kəuˈinsidəns]	*n.* 一致，符合；同时发生（存在）巧合
collaboration [kəˌlæbəˈreiʃən]	*n.* 合作，协作；通敌，勾结
collision [kəˈliʒən]	*n.* 碰撞；冲突；互撞事件 【名师导学】近义词群: crash, impact, colliding, accident, encounter, percussion, concussion, crackup, wreck; clash, interference, discord, contention
colonel [ˈkəːnl]	*n.* 上校
colossal [kəˈlɔsl]	*a.* 巨大的，[口]异常的 【经典例题】The whole holiday was a <u>colossal</u> waste of money. A. consecutive B. conductive C. considerate D. considerable [D] 【译　　文】整个假期是对钱的巨大浪费。
compartment [kəmˈpɑːtmənt]	*n.* 间隔，（列车车厢的）隔间
compassionate [kəmˈpæʃinet]	*a.* 有同情心的，深表同情的 【联想记忆】com "一起，共同" +passion "激情，情感" +ate（形容词后缀之一）= compassionate 有同情心的 【经典例题】I have never seen a more caring, _____ group of people in my life. A. emotional B. impersonal C. compulsory D. compassionate 【译　　文】在我一生中还从没见过比这群人更体贴更富有同情心的。 【名师导学】**pity, mercy,** *sympathy,* **compassion** 这些名词均有 "同情，怜悯" 之意。 **pity:** 指对弱者、不幸者所表示的怜惜之情。 **mercy:** 侧重指对应受惩罚或地位卑下者的慈悲或怜悯。 **sympathy:** 普通常用词，含义广。指志趣、看法上的一致，也指感情相投，带有深深的恻隐之心的亲切之情。 **compassion:** 较正式较庄重用词，指对同等人的同情与理解，常含急切愿意帮忙的意味。
complementary [kɔmpləˈmentəri]	*a.* 互补的；互相补足的

368

composite ['kɔmpəzit, -zait]	*a.* 复合的，合成的，集成的 *n.* 混合物
conceited [kən'si:tid]	*a.* 骄傲的，自高自大的，自负的
concurrent [kən'kʌrənt]	*a.* 同时发生的 【经典例题】Reading a book and listening to music <u>simultaneously</u> seems to be on problem for them. A. intermittently　 B. constantly　 C. concurrently　 D. continuously　 [C] 【译　文】在读书的时候听音乐对他们来说似乎有点问题。 【名师导学】近义词群：simultaneous, parallel, coexisting, side-by-side; concomitant, converging, coinciding, coterminous, convergent, meeting, uniting, confluent, centrolineal
condole [kən'dəul]	*vt.* 慰问
condolence [kən'dəuləns]	*n.* 吊唁，吊慰；哀悼，悼词；追悼
condom ['kɔndəm]	*n.* 避孕套
cone [kəun]	*n.* 圆锥体；圆锥形东西
confederation [kən,fedə'reiʃən]	*n.* 结盟，联合；同盟，联盟，联邦
configuration [kən,figju'reiʃən]	*n.* 配置，布局，结构，构造
confirmation [,kɔnfə'meiʃən]	*n.* 确定，确立，证实；确认，批准 【联想记忆】形容词 firm "紧紧的，牢固的"，动词 confirm "确认，证实，批准" 【经典例题】Wainwright found confirmation that Morrell gave Hitler antibiotics as a precaution in a recent translation of Morrell's own diary. 【译　文】怀恩怀特在最近翻译莫雷尔的私人日记时确认莫雷尔给希特勒注射了抗生素预防针。
conformity [kən'fɔ:miti]	*n.* 相似；一致；遵从；顺从
confrontation [,kɔnfrʌn'teiʃən]	*n.* 面对；对峙（抗）；对质
Confucian [kən'fju:ʃən]	*a.* 孔子的；儒家的
Confucianism [kən'fju:ʃənizm]	*n.* 孔子学说，儒家学说，儒教
conqueror ['kɔnkərə]	*n.* 征服者，占领者
conquest ['kɔnkwest]	*n.* 攻占，占领，征服；战利品
conscientious [,kɔnʃi'enʃəs]	*a.* 认真（负责）的，真心实意的，小心谨慎的
consecutive [kən'sekjutiv]	*a.* 连续的，依顺序的；连贯的
conspicuous [kən'spikjuəs]	*a.* 显著的，显眼的

369

constrict [kən'strikt]	*vt.* 压缩，使收缩；妨害，阻碍 【联想记忆】con "合力，一起" +strict "紧的，严厉的" =constrict，压缩，阻碍 【经典例题】They are known to have antioxidant properties and other beneficial effects on aging bodies, such as dilating constricted coronary arteries. 【译　文】它们具有抗氧化属性，对于抗衰老也有其他的有效作用，比如扩大狭隘的冠状动脉。 【名师导学】近义词群：compact 紧密的，compress 压缩，constrain 强迫，constringe 使收缩，crush 压碎
contented [kən'tentid]	*a.* （与 with 连用）满足的，满意的 【联想记忆】contented 和 content 都有 "满意的，知足的" 意思，但用法有别：contented 既可以做表语又可以做定语，而 content 只能做表语不能做定语。
contention [kən'tenʃən]	*n.* 斗争，竞争；争论，辩论
contestant [kən'testənt]	*n.* 竞争者；竞赛参加者；争论者
continuance [kən'tinjuəns]	*n.* 保持，停留，逗留，继续，延续
continuity [ˌkɔnti'nju(:)iti]	*n.* 连续性；继续性
contrive [kən'traiv]	*vi.* 计划，发明；设计；设法，图谋 【名师导学】近义词群：improvise, devise; manage, compass, negotiate, afford, engineer, manipulate, shift, arrange, execute, carry out, effect, bring about, maneuver
convene [kən'vi:n]	*vt.* 召集，集合；召唤，叫出 【名师导学】近义词 congregate, collect, convoke; assemble, gather
convertible [kən'və:təbl]	*a.* 可转换的；可转变的；可改装的；可兑换的
cordless ['kɔ:dlis]	*a.* 无绳的，不用电线的
cornerstone ['kɔ:nəstəun]	*n.* 奠基石，基石
correlation [ˌkɔri'leiʃən]	*n.* 关联，（相互）关系，相关，相应，交互作用 【联想记忆】co "相互，一起，共同" +relate "联系" +tion（名词后缀之一）= correlation 关联，相关 【经典例题】He doubts there is a correlation between the Internet and depression. [2004] 【译　文】他质疑网络和抑郁之间的相关性。 【名师导学】**join, combine, unite, connect, link, attach, couple, associate, *relate*** 这些动词均有 "连接，结合，联合" 之意。 **join:** 侧重把原来不相连接的物紧密地连接在一起，但仍可再分开。也指把分散的人或几个部分的人联合起来，或加入到某团体中去。 **combine:** 指两个或两个以上的人或物结合在一起。 **unite:** 指联合、团结、结合在一起，构成一个整体。 **connect:** 指两事物在某一点上相连接，但彼此又保持独立。 **link:** 指连环式的连接，或用接合物或其它方式连接，还可指一事物与另一事物的联系或关系。 **attach:** 指把局部连接在整体上，小的接在大的上面，活动的接在固定的上面。 **couple:** 专指连接两件东西，或把事物成对进行连接。 **associate:** 指人与人友好和平、平等地联合在一起；用于物时，指两事物因历史或其它原因，很自然被人们联系在一起，即产生联想。 **relate:** 指人与人有亲戚或婚姻关系；也指人或物之间尚存的实际或假想的联系。

370

corresponding [ˌkɔris'pɔndiŋ]	*a.* 相当的，对应的，适合的，一致的；通信的
cosmetic [kɔz'metik]	*n.* 化妆品 *a.* 化妆用的
countdown ['kaunt,daun]	*n.* 倒数计秒
counterclockwise [ˌkauntə'klɔkwaiz]	*a. / ad.* 逆时针方向的（地），左旋的（地）
courtroom ['kɔːtruːm]	*n.* 法庭，审判室
crackdown [kræk'daun]	*n.* 压迫，镇压，打击
creek [kriːk]	*n.* 小湾，小溪
crowning ['krauniŋ]	*a.* 至高无上的；登峰造极的
crumble ['krʌmbl]	*vt.* 弄碎，粉碎
crust [krʌst]	*n.* 面包皮，干面包片；外壳，硬壳
cube [kjuːb]	*n.* 立方体，立方形；正六面体
culminate ['kʌlmineit]	*vi.* 达到极点，达到最高潮 【固定搭配】culminate in... 以……而终结，以……而达到顶峰 【名师导学】近义词群：finish, crown, consummate, result in; climax, complete
cumulative ['kjuːmjulətiv]	*a.* 累积的，渐增的；附加的
cunning ['kʌniŋ]	*a. / n.* 狡猾（的），诡诈（的）
curfew ['kəːfjuː]	*n.* 宵禁时间；戒严时间；宵禁令
customary ['kʌstəməri]	*a.* 通常的，（合乎）习惯的，（根据）惯例的
custody ['kʌstədi]	*n.* 监护，照看；羁押，拘留
cybernetics [ˌsaibəːˈnetiks]	*n.* 控制论
cylinder ['silində]	*n.* 圆柱体，滚筒；气缸
cyberspace ['saibəspeis]	*n.* 网控空间，赛百空间

D

dagger ['dægə]	*n.* 匕首，短剑

deadlock ['dedlɔk]	*n.* 僵局
debris [debri:, deibri:]	*n.* 碎片，残骸
deception [di'sepʃən]	*n.* 欺骗；受骗，上当 【联想记忆】动词 deceive, de "不再，远离" +ceive "收到，接收" =deceive 欺骗 【名师导学】deceit, *deception*, fraud 这 3 个名词均含有 "欺骗" 之意。 deceit: 指歪曲实情，惯于说谎或蓄意欺骗。 deception: 语气较弱，一般用词，侧重于具体的骗人行为。但有时并无欺骗行为，只是玩弄把戏，故弄玄虚而已。 fraud: 一般用于犯罪行为的欺骗，通常指政治或经济活动中的舞弊行为。
decree [di'kri:]	*n.* 法令，命令，政令 *v.* 颁布
deduct [di'dʌkt]	*vt.* 扣除，减除；演绎
deduction [di'dʌkʃən]	*n.* 缩小，减小；演绎
deductive [di'dʌktiv]	*a.* 推论的，推断的；演绎的
default [di'fɔ:lt]	*n.* 假设值，默认（值），不履行责任，缺席 *v.* 默认，不履行义务，缺席，拖欠；[计算机]缺省 【经典例题】Mortgage _____ had risen in the last year because the number of low-income families was on the increase. A. defects　　B. deficits　　C. defaults　　D. deceptions　　[C] 【译　　文】去年抵押拖欠提高了，因为低收入家庭的数量在增长。
defection [di'fekʃən]	*n.* 缺点；背信，背叛，变节
defective [di'fektiv]	*a.* 有缺陷（缺点）的，不完美的，有故障的（常与 in 连用）
defer [di'fə:]	*vt.* 推迟，拖延　*vi.* (to)遵从，听从，服从
defiance [di'faiəns]	*n.* 挑战，挑衅；蔑视
deficient [di'fiʃənt]	*a.* 缺乏的，欠缺的；不足的，不完善的 【联想记忆】名词 deficiency 【经典例题】The recent <u>deterioration</u> in the economy is of great concern to the government. A. depression　B. deficiency　　C. degeneration　D. deformity　　[B]
definitive [di'finitiv]d	*a.* 限定的；明确的 【联想记忆】动词 define, 限定，下定义；definitive 形容词，限定的，据定性的，最后的；finite 有限的，限定的；indefinite 无限的
degrade [di'greid]	*v.* 分解，降级，使受屈辱
delicacy ['delikəsi]	*n.* 娇嫩，优美；精致
democrat ['deməkræt]	*n.* 民主主义者，民主人士
demolish [di'mɔliʃ]	*vt.* 拆毁，毁坏；驳倒（论点等），推翻 【名师导学】近义词群: destroy, wreck, devastate, obliterate
den [den]	*n.* 兽穴，兽窝；进行私人活动的场所

372

deplore [di'plɔː]	*vt.* 悲悼，痛惜
deploy [di'plɔi]	*v.* 部署，调动
deport [di'pɔːt]	*vt.* 把……驱逐出境
derivative [di'rivətiv]	*n.* 派生物，衍生物　*a.* 非独创性的，模仿他人的
derail [di'reil]	*vt.* 使（火车等）出轨
desirability [di,zaiərə'biləti]	*n.* 愿望，可取，合意
desirous [di'zaiərəs]	*a.* 渴望的，希望的
destined ['destind]	*a.* 注定的，预定的
destiny ['destini]	*n.* 命运，定数
detach [di'tætʃ]	*v.* 分开，分离，分派，解开
detection [di'tekʃən]	*n.* 察觉，发觉，侦察，探测，发现
detrimental [,detri'mentl]	*a.* 有害的，不利的 【经典例题】The chemical was found to be <u>detrimental</u> to human health. A. toxic　　　　　　　　B. immune C. sensitive　　　　　　　D. allergic　　　　　　[A] 【译　文】人们发现这种化学品对人类健康有害。
deterioration [di,tiəriə'reiʃən]	*n.* 变坏，退化，堕落 【联想记忆】动词 deteriorate 使恶化，变坏； 【经典例题】The recent <u>deterioration</u> in the economy is of great concern to the government. A. depression　　　　　　B. deficiency C. degeneration　　　　　D. deformity 【译　文】近期的经济恶化成了政府的关注点。
devastate ['devəsteit]	*v.* 使荒芜，破坏；压倒 【经典例题】It will be a <u>devastating</u> blow for the patient, if the clinic closes. A. permanent　　　　　　B. desperate C. destructive　　　　　　D. sudden　　　　　　[C] 【译　文】如果关闭门诊，对病人将是毁灭性的打击。 【名师导学】ravage, desolate, waste; overwhelm, confound, crush
dew [djuː]	*n.* 露水
diesel ['diːzəl]	*n.* 柴油机，内燃机
dietary ['daiətəri]	*a.* 饮食的；规定食物的　*n.* 规定食物

373

digestive [di'dʒestiv]	*a.* 消化的；有助消化的 【联想记忆】动词 digest； 名词 digestion 【名师导学】**absorb, suck, *digest*, incorporate** 这些动词均有"吸收"之意。 **absorb**：普通用词，词义广泛，既可指吸收光、热、液体等具体东西，又可指吸收知识等抽象概念的东西。 **suck**：作"吸收"解时，可与 absorb 换用，但还可有"吮吸"之意。 **digest**：侧重在消化道内改变食物的化学结构后被人体吸收。 **incorporate**：指一物或多物与它物相融合，形成一整体。 **summary, abstract, *digest*, outline, resume** 这些名词均含"摘要，概要，概括"之意。 **summary**：普通用词，指将书籍或文章等的内容，用寥寥数语作简明扼要的说明。 **abstract**：指论文、书籍等正文前的内容摘要，尤指学术论文或法律文件的研究提要。 **digest**：侧重对原文融汇贯通，重新谋篇布局，以简明扼要的语言，简短篇幅成文，展现原作精华。 **outline**：指配以释义文字的提纲。 **resume**：源于法语，与 summary 极相近，通常可互换使用。
diploma [di'pləumə]	*n.* 文凭，证书
disarm [dis'ɑ:m]	*vt.* 解除武装，裁军
disclosure [dis'kləuʒə]	*n.* 揭发，败露，透漏
discontent [,diskən'tent]	*n.* 不满
discreet [dis'kri:t]	*a.* 小心的，慎重的
discrepancy [dis'krepənsi]	*n.* 矛盾；偏差；亏损
discrete [dis'kri:t]	*a.* 不连续的，离散的
disgraceful [dis'greisful]	*a.* 可耻的，不名誉的
dismal ['dizməl]	*a.* 阴沉的，凄凉的，暗的 【经典例题】The company still hopes to find a buyer, but the future looks <u>bleak</u>. A. chilly B. dismal C. promising D. fanatic [B] 【译　文】公司仍然希望找到买主，但未来不容乐观。
disorder [dis'ɔ:də]	*n.* 杂乱，混乱，无秩序状态　*vt.* 扰乱，使失调，使紊乱
dispatch / despatch [dis'pætʃ]	*v.* 分派特定任务　*n.* 派遣
dispense [dis'pens]	*vt.* 分发，分配
disputable ['dispjutəbl]	*a.* 有争议的，可疑的 【经典例题】The idea of correcting defective genes is not particularly <u>controversial</u> in the scientific community. A. inevitable B. applicable C. disputable D. incredible [C] 【译　文】在科学界，矫正缺陷基因并没有什么争议。

374

disseminate [di'semineit]	*vt.* 散布，传播
dissertation [ˌdisə(:)'teiʃən]	*n.* 专题论文，学位论文
distill [di'stil]	*vt.* 蒸馏，提取，精炼
distinctive [dis'tiŋktiv]	*a.* 明显不同的，特别的，突出的 【联想记忆】distinct 明显的，独特的；distinctive 有特色的，与众不同的 【经典例题】And more is being learned about its distinctive pathology. [2009] 【译　文】人们对它独特病理学的认知不断加深。 【名师导学】distinct, *distinctive* 是两个形近单词。 **distinct**：意思是 "分明的，明了的，清楚的"（well-marked, clearly defined or easily discernible），distinct 还可用以表示 "不同的，有区别的" **distinctive**：The photo you took in Hong Kong Cultural Centre is not distinct enough. 你在香港文化中心拍的那张照片不够清晰。 distinctive 意思是 "表示差别的，有特色的，特殊的"（marking or showing a difference）。如 Can you find the distinctive watermarks of this stamp? 你能找到这枚邮票上有明显的水纹吗？ **Peculiar, characteristic, individual, *distinctive*** 这些形容词均含 "特有的，显示特征的" 之意。 **peculiar**：侧重指某人或某物本身与众不同；也可指种族、民族或性别有其无可争议的特点。 **characteristic**：侧重指具有区别能力的，典型的或本质的特征。 **individual**：指特指的人或物，着重其与众不同，强调可将其区别出的品质与特性。 **distinctive**：突出与众不同的或令人称赞的个性或特征。
distracted [dis'træktid]	*a.* 分神的，心烦意乱的
diversion [dai'və:ʃən]	*n.* 偏离，转向；注意力分散 【联想记忆】动词 diverge，转移，分散注意力；diverse 不同的，多种多样的；diversity 多样性； 【经典例题】One of the most noticeable features of U.S. society is the <u>diversity</u> of its people. A．liberty　　　　　　　　B．democracy C．variety　　　　　　　　D．origin 【译　文】美国社会的一个最显著的特征是人群的多样化。 【名师导学】*diverge* deviate 这两个动词都有 "偏离，离轨" 之意。 **diverge**：指从一主道分成 Y 形。 **deviate**：强调离开思想、行动或规则的惯例。 **DNA** *abbr.* 脱氧核糖核酸
dodge [dɔdʒ]	*v.* 躲闪，躲避，搪塞　*n.* 躲闪
dogged ['dɔgid]	*a.* 顽固的；顽强的
dogma ['dɔgmə]	*n.* 教条，教义；信条
dome [dəum]	*n.* 圆屋顶

donation [dəu'neiʃən]	*n.* 捐献，捐款 【经典例题】The television station is supported by _____ from foundations and other sources. A. donations B. pensions C. advertisements D. accounts [A] 【译　文】电视台是由基金会及其他资金来源的捐款支持的。
dough [dəu]	*n.* 生面团；钱，现款
drainage ['dreinidʒ]	*n.* 排水；排泄设备
drastic ['dræstik]	*a.* 激烈的，强有力的，彻底的
dread [dred]	*n.* 恐惧，恐怖，可怕的人（或物） *v.* 惧怕，担心
dreary ['driəri]	*a.* 沉闷的，枯燥的，无味的，令人沮丧的
drizzle ['drizl]	*vi.* 下毛毛雨 *n.* 毛毛雨
dropout ['drɔpaut]	*n.* 退学学生；中途退学
dryer ['draiə]	*n.* 干衣机，干燥剂
duke [dju:k]	*n.* 公爵
dynamite ['dainəmait]	*n.* 黄色炸药；引起轰动的人（或事物）

E

easy-going [i:zi'gəuiŋ]	*a.* 随和的
ebb [eb]	*n.* 退潮，落潮 *vi.* 退潮，落潮；减少，衰落
elapse [i'læps]	*vi.* 时间消逝
elasticity [ilæs'tisiti]	*n.* 弹力，弹性
electoral [i'lektərəl]	*a.* 选举的；选举人的
elevation [eli'veiʃən]	*n.* 提拔，海拔，提高；[计算机]标高 【经典例题】The temperature of the atmosphere becomes colder as elevation increases. A. altitude B. aptitude C. latitude D. longitude [A] 【译　文】海拔越高，大气温度越低。

376

elicit [i'lisit]	*vt.* 诱出，引出，探出
eloquent ['eləkwənt]	*a.* 雄辩的，有口才的，动人的，意味深长的
emaciate [i'meiʃieit]	*v.* （使）消瘦，（使）憔悴
emancipate [i'mænsipeit]	*vt.* 解除（束缚），解放（from）；解脱，摆脱（思想上疑虑、偏见等）
embargo [em'bɑ:gəu]	*vt.* 禁止（船舶进入港口或贸易） *n.* 封港令；禁止贸易令；禁令
embryo ['embriəu]	*n.* 胚胎
emigrant ['emigrənt]	*a.* 移居的；移民的，侨居的
eminent ['eminənt]	*a.* 卓越的，显赫的 【名师导学】近义词 renowned, celebrated, prominent; distinguished , famous, important; tall, elevated, raised
encumber [in'kʌmbə]	*v.* 妨害，阻碍 【经典例题】The biggest engineering project that they undertook was <u>encumbered</u> by lack of funds. A. hampered　B. propelled　　C. cancelled　　D. haunted　　　[A] 【译　　文】他们接手的这项最大的工程由于缺乏资金而被耽搁了。
encyclop(a)edia [en,saikləu'pi:diə]	*n.* 百科全书
endorse [in'dɔ:s]	*v.* 在（票据）背面签名，签注（文件），认可，签署 【经典例题】When the former President _____ her candidacy, she knew she had a good chance of being elected. A. enforced　　B. endorsed　　C. followed up　D. put forward　　[B] 【译　　文】当前总统支持她的时候，她就知道她被录取的机会很大。
endow [in'dau]	*v.* 捐赠，赋予
endurance [in'djuərəns]	*n.* 忍耐（力），持久（力），耐久（性）
enforcement [in'fɔ:smənt]	*n.* 执行，强制
engagement [in'geidʒmənt]	*n.* 约会；婚约，诺言；交战，接站；雇佣
engross [in'grəus]	*v.* 使全神贯注，独占，大量收购，正式誊写，用大字体书写 【经典例题】I was so <u>absorbed</u> in my work that I completely forgot the time. A. engraved　　B. engrossed　　C. enforced　　　D. enveloped　　[B] 【译　　文】我太专注于工作，完全忘记了时间。
enrollment [in'rəulmənt]	*n.* 登记，注册；入伍，入会，入学
ensue [in'sju:]	*vi.* 跟着发生，继起
entrust [in'trʌst]	*vt.* 委托，托付

377

envious ['enviəs]	*a.* 忌妒的；羡慕的
epoch ['i:pɔk]	*n.* 新纪元，时代，时期
eradicate [i'rædikeit]	*v.* 根除 【名师导学】近义词群：extirpate, exterminate, annihilate; abolish, destroy
erode [i'rəud]	*vt.* 侵蚀，腐蚀，使变化
erroneous [i'rəunjəs]	*a.* 错误的，不正确的
escort ['eskɔ:t]	*n.* 护卫（队），陪同（人员）*v.* 护卫，护送，陪同
esthetic [i:s'θetik]	*a.* 美学的，审美的；悦目的；雅致的
ethnic ['eθnik]	*a.* 人种的
Euro ['juərəu]	*a.* 欧洲的（等于 European）*n.* 欧元
evaporate [i'væpəreit]	*v.* （使）蒸发，消失
exacerbate [ig'zæsəbeit]	*vt.* 加重（使……恶化，激怒） 【经典例题】The symptoms may be _____ by certain drugs. A. exaggerated　　　　　　B. exacerbated C. exceeded　　　　　　　D. exhibited　　　　　[B] 【译　文】某些药品可能加剧症状。
exasperate [ig'zɑ:spəreit]	*vt.* 使……恼怒，激怒，使恶化 *a.* 被激怒的，表面粗糙的 【经典例题】The physician was becoming <u>exasperated</u> with all the questions they were asking. [2009] A. frustrated　B. perplexed　C. irritated　　D. crippled　　[C] 【译　文】医生开始被他们所问的问题激怒了。
exceedingly [ik'si:diŋli]	*ad.* 非常地，极度地
exclusively [iks'klu:sivli]	*ad.* 排他地，独占地，专门地，仅仅，只 【经典例题】Every product is _____ tested before being put into the market. A. expensively　　　　　B. exceptionally C. exhaustively　　　　　D. exclusively　　　　[D] 【译　文】在进入市场之前，每一种产品都要进行单独检验。
execution [,eksi'kju:ʃən]	*n.* 实行，完成，执行；死刑
exemplify [ig'zemplifai]	*vt.* 例证，例示，作为……例子 【名师导学】近义词群：illustrate, typify, embody, epitomize; explain, represent
exempt [ig'zempt]	*v.* 免除 *a.* 被免除的
exert [ig'zə:t]	*v.* 尽（力），发挥，运用
exhaustion [ig'zɔ:stʃən]	*n.* 耗尽枯竭，疲惫，筋疲力尽，竭尽
expectancy [ik'spektənsi]	*n.* （常与 of 连用）期望，期待

378

expend [ik'spend]	*vt.* 花费，消耗，支出
exposition [,ekspə'ziʃən]	*n.* 解释；讲解；说明（文）；展览，陈列；暴（显）露；曝光
exterminate [eks'tə:mineit]	*vt.* 扑灭，消灭，根绝 【经典例题】The whole area of the national and local governments tried to <u>wipe out</u> rats to prevent the spread of disease. 　A. exterminate　　　　　　B. dominate 　C. determinate　　　　　　D. contaminate　　　　　　[A] 【译　文】为阻止疾病的扩散，整个国家和地方政府都竭尽全力灭鼠。 【名师导学】destroy *exterminate* extinguish 这 3 个动词均有"消灭"之意。 **destroy**: 指通过杀戮或终止某人某物的机能，使之无用或毁灭。 **exterminate**: 指大量地、成批地杀害、消灭。 **extinguish**: 原义指灭火，转义后暗示生命、希望等像灭火一样地被消灭、熄灭。
extravagant [iks'trævəgənt]	*a.* 奢侈的，浪费的，过分的，放纵的

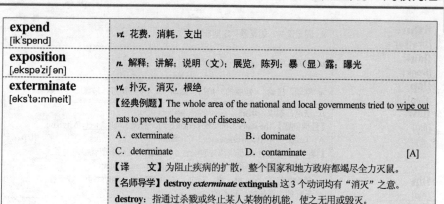

fabrication [,fæbri'keiʃən]	*n.* 制造，建造，虚构的谎言 【经典例题】Her story was a complete _____ from start to finish, so nobody believed in her. 　A. facility　　B. fascination　　C. fabrication　　D. faculty　　[C] 【译　文】她的故事从头至尾都是假的，没有人相信她。
fabulous ['fæbjuləs]	*a.* 寓言中的，神话般的；难以置信的
facet ['fæsit]	*n.* （多面体的）面，方面
falsehood ['fɔ:lshud]	*n.* 谬误，不真实；谎言，虚假
fascinate ['fæsineit]	*vt.* 使着迷，强烈地吸引 【名师导学】近义词群: charm, entrance, captivate, enthrall, intrigue, interest, enchant, bewitch, ravish, enrapture, beguile, delight, overpower, subdue, enslave, please, attract, compel, lure, allure, seduce, entice, tempt, ensnare
fascist ['fæʃist]	*n.* 法西斯主义者　*a.* 法西斯主义的
fatality [fə'tæliti]	*n.* 命运决定的事物，不幸，灾祸，天命
feasibility [,fi:zə'biləti]	*n.* 可行性，可能性
feat [fi:t]	*n.* 技艺，功绩，武艺；壮举；技艺表演
fist [fist]	*n.* 拳头　*vt.* 拳打，握成拳
fitting ['fitiŋ]	*a.* 适合的，相称的，适宜的　*n.* 试穿，试衣，装配，装置

379

fixture ['fikstʃə]	*n.* 固定设备，装置器；定期比赛
flank [flæŋk]	*n.* 侧面，腰窝 *vt.* 在……的侧面
flap [flæp]	*n.* 飘动，摆动；（翅膀的）拍打；激动 *v.* （使）拍打，鼓翼而飞，飘动
flaw [flɔ:]	*n.* 缺点，裂纹，瑕疵 【经典例题】The statue would be perfect but for a few small <u>defects</u> in its base. A. faults　　　B. weaknesses　C. flaws　　　　D. errors　　　　　[C] 【译　　文】要是基底部分有一些小的瑕疵，这座雕塑就很完美了。 【名师导学】近义词群：defect, imperfection, blemish, stain
flip [flip]	*n.* 轻抛，轻拍 *vt.* 掷，弹，轻击 *vi.* 用指轻弹，翻动书页（或纸张） *a.* 无礼的，冒失的，轻率的
flush [flʌʃ]	*n.* 红晕，冲刷（便桶）*v.* （脸）发红，冲洗，冲掉 *a.* 丰足的，齐平的
flutter ['flʌtə]	*n.* 紧张，激动；鼓翼 *v.* （鸟等）鼓翼；飘动；（心脏等）乱跳
foil [fɔil]	*n.* 箔，金属薄片；烘托，衬托 *vt.* 阻止，挫败
folklore ['fəuklɔ:(r)]	*n.* 民间传说；民俗学
footstep ['futstep]	*n.* 脚步（声）
foremost ['fɔ:məust]	*a.* 最好的，最著名的，最重要的
forerunner ['fɔ:,rʌnə]	*n.* 先驱（者）；预兆
foresight ['fɔ:sait]	*n.* 先见，预见；深谋远虑
foretell [fɔ:'tel]	*v.* 预言，预示，预测 【名师导学】近义词群：predict, prophesy, prognosticate, divine, foresee, forecast, soothsay, presage, prefigure, foreshow
formality [fɔ:'mæliti]	*n.* 拘谨，礼节，仪式，拘泥形式
formidable ['fɔ:midəbl]	*a.* 强大的；令人敬畏的，可怕的；艰难的
foul [faul]	*n.* （比赛中的）犯规 *v.* 弄脏，弄污，对……犯规 *a.* 难闻的，发臭的；令人不愉快的，糟透了的；污秽的，肮脏的；邪恶的，罪恶；（天气）恶劣的，有暴风雨的
fracture ['fræktʃə]	*n.* 破裂，骨折 *v.* （使）破碎，（使）破裂
fragrance ['freigrəns]	*n.* 香味，芳香；香气
fragrant ['freigrənt]	*a.* 芬芳的，香味的
franc [fræŋk]	*n.* 法郎
freeway ['fri:wei]	*n.* 高速公路
fright [frait]	*n.* 惊骇，吃惊

fringe [frindʒ]	*n.* 边缘；（头发的）刘海　*v.* 在……加上边饰　*a.* 边缘的，附加的
fusion [ˈfjuːʒən]	*n.* 熔化，熔解，熔合，熔接

G

gadget [ˈgædʒit]	*n.* 小器具，小配件，小玩意
gender [ˈdʒendə]	*n.* 性别，性
generosity [ˌdʒenəˈrɔsiti]	*n.* 慷慨，宽大
genial [ˈdʒiːnjəl]	*a.* 和蔼的，亲切的，宜人的 【经典例题】The _____ climate of Hawaii attracts visitors from all over the world every year. A. genial　　B. frigid　　　C. genuine　　　D. foul　　　　[A] 【译　　文】夏威夷宜人的气候每年都吸引世界各地的游客来到这里。 【名师导学】近义词群：cordial, affable, cheerful, warmhearted; amiable, friendly; warm, agreeable, cheering, cheerful
geology [dʒiˈɔlədʒi]	*n.* 地质学，地质概况
geometry [dʒiˈɔmitri]	*n.* 几何学
gigantic [dʒaiˈgæntik]	*a.* 巨人般的，巨大的
giggle [ˈgigl]	*n. / v.* 哈哈地笑；傻笑
glossary [ˈglɔsəri]	*n.* 词汇表
gorge [gɔːdʒ]	*n.* 峡谷，山谷
gracious [ˈgreiʃəs]	*a.* 亲切的，谦和的；慈祥的；优雅的
gray / grey [grei]	*n.* 灰色，暗淡，灰暗　*a.* 灰色的，灰白的
grid [grid]	*n.* 格栅，格子
grieve [griːv]	*v.* （使）悲痛，（使）伤心，忧伤 【名师导学】近义词群：aggrieve, distress, hurt, injure, pain, wound; lament, mourn, sorrow, suffer
grill [gril]	*n.* （烤肉用的）烤架，铁箅子
grim [grim]	*a.* 冷酷无情的，严厉的；讨厌的，野蛮的

381

| groove
[gruːv] | *n.* 槽，沟；常规，老一套 *v.* 开槽于 |
| grope
[grəup] | *n.* 摸索，探索 *v.*（暗中）摸索，探索 |

habitat ['hæbitæt]	*n.*（动植物的）产地，栖息地
hacker ['hækə]	*n.* 砍伐工；电脑黑客
harassment ['hærəsmənt]	*n.* 骚扰，侵袭；烦恼
hardy ['hɑːdi]	*a.* 强壮的，吃苦耐劳的，坚强的，（植物等）耐寒的
harmonious [hɑː'məunjəs]	*a.* 和谐的，协调的，和睦的，悦耳的
hazardous ['hæzədəs]	*a.* 危险的；冒险的；危害的 【名师导学】近义词群：perilous, uncertain, precarious; dangerous
heave [hiːv]	*n.* 举起，升降 *v.* 举起，抛，投掷；有规律地起伏，喘息，发出叹息，呻吟
hedge [hedʒ]	*n.* 树篱，障碍物 *v.* 用树篱围住
henceforth [hens'fɔːθ]	*ad.* 从此以后，从今以后
hesitant ['hezitənt]	*a.* 踌躇的，犹豫的
hibernate ['haibəneit]	*vi.* 过冬，冬眠，避寒
hierarchical [haiə'rɑːkikəl]	*a.* 分等级的
hinge [hindʒ]	*n.* 合页，折叶，铰链 *v.* 以……而转移；取决于，依……而定 【名师导学】以下动词意思相近，注意区分： rely *v.*（与 on 或 upon 连用）依赖，依靠，信赖，信任 lie *v.*（与 with 连用）由……决定，取决于，视……而定 rest *v.*（与 on 连用）使依赖，建立在……之上，以……为基础或根据 hinge *v.*（与 on 连用）取决于，随……而定，以……为转移
HIV	*abbr.* 人体免疫缺损病毒，艾滋病病毒
hive [haiv]	*n.* 蜂箱，蜂房 *v.*（使）入蜂箱，群居
hoarse [hɔːs]	*a.*（嗓子）嘶哑的
hoist [hɔist]	*n.* 升起，举起，吊起；起重机械 *v.* 升起，举起，吊起
homosexual [həuməu'seksjuəl]	*a.* 同性恋的
honorary ['ɔnərəri]	*a.* 荣誉的，名誉的

hose [həuz]	n. 长筒袜，软管，水龙带　v. 用软管浇水（与 down 连用）
howl [haul]	n. 嚎叫，哀号，咆哮　v. 吠，嚎叫，咆哮
huddle ['hʌdl]	n. 杂乱的一堆，拥挤　v. 拥挤，蜷缩，聚集在一起；草率从事
humidity [hju:'miditi]	n. 湿气，潮湿，湿度

ideological [,aidiə'lɔdʒikəl]	a. 意识形态的
illicit [i'lisit]	a. 违法的，违禁的，不正当的 【名师导学】近义词群：unlawful, prohibited, unauthorized, improper; adulterous, illegal, wrong
immunize ['imju(:)naiz]	vt. 使免疫；使免除（against）
impromptu [im'prɔmptju:]	a. / ad. 即席地（的），临时地（的），事先无准备地（的）
incite [in'sait]	vt. 煽动，鼓动 【名师导学】近义词群：arouse, rouse, instigate, impel, stimulate, provoke, foment, excite, spur
incur [in'kə:]	v. 招致，遭受，引起
indicative [in'dikətiv]	a. 指示的；表示的；象征的；预示的
indicator ['indikeitə]	n. 指示器，指示剂；[计算机]指示符 【经典例题】If exercise is a bodily maintenance activity and an index of physiological age, the lack of sufficient exercise may either cause or hasten aging. [2008] A．instance　B．indicator　C．appearance　D．option　　　[B] 【译　文】如果锻炼能够维持身体机能同时也可成为生理年龄指标，那么缺乏足够的锻炼可能会造成老化，也可能会加速老化。 【名师导学】denote, *indicate* 这两个动词都有"表示"之意。 denote：指用符号等表示。 indicate：指用词语或标记表达较明确的意义。 mean, imply, *indicate*, represent, denote, signify, suggest 这些动词均含有"表示……的意思"之意。 mean：最普通用词，指文字或符号等所表示的各种明确的或含蓄的意义。 imply：侧重用文字或符号表示的联想，暗示。 indicate：指明显的表示。 represent：指体现或代表。 denote：指某一词字面或狭义的意思，或指某些符号或迹象的特指含义。 signify：指用文字、说话或表情等表示单纯的意思。 suggest：通常指暗含地、隐晦地表达意思。
indignation [,indig'neiʃən]	n. 愤怒，义愤
inductive [in'dʌktiv]	a. 引入的；诱导的；归纳的

infinity [in'finiti]	*n.* 无限；永恒
inflict [in'flikt]	*v.* 把……强加给，使遭受，使承担
infringe [in'frindʒ]	*vt.* 破坏；侵犯；违犯，违反
ingenious [in'dʒi:njəs]	*a.* 机灵的，聪明的；精巧制成的，别致的，有独创性的
ingenuity [,indʒi'nju:iti]	*n.* 智巧，创造力，精巧的设计 【联想记忆】in 最先进的，在里面的+ gen（gene）基因+uity（unite）联合=最先进的基因的联合=ingenuity 创造力 【经典例题】The difficult case tested the <u>ingenuity</u> of even the most skillful physician. A. credibility　　　　　　B. commitment C. honesty　　　　　　　D. talent　　　　　　　　　[D] 【译　文】即使是最熟练的医师，疑难杂症也是对其智谋的考验。 【名师导学】近义词群：creativity, dexterity, genius, originality
inlet ['inlet]	*n.* 进口，入口；水湾，小湾　*v.* 引进
insider [in'saidə(r)]	*n.* 知情人，了解内幕者
instantaneous [,instən'teinjəs]	*a.* 即刻的，瞬间的
institutional [,insti'tju:ʃənəl]	*a.* 设立的，规定的，制度上的
insurgency [in'sə:dʒənsi]	*n.* 叛乱，暴动
insurgent [in'sə:dʒənt]	*a.* 起义的，造反的，暴动的，叛乱的
intact [in'tækt]	*a.* 未经触动的，原封不动的，完整无损的
intelligible [in'telidʒəbl]	*a.* 可以理解的，易领悟的，清晰的 【联想记忆】intelligence *n.* 智慧，智力，智商（intelligible=intellig+ible(able)需要智慧才能理解的）intelligent *a.* 智慧的，聪明的 【经典例题】This report would be <u>intelligible</u> only to an expert in computing. A. intelligent　　　　　　B. comprehensive C. competent　　　　　　 D. comprehensible　　　　　[D] 【译　文】只有电脑专家才能明白这个报道。
interface ['intə(:),feis]	*n.* 界面，接口
intent [in'tent]	*n.* 意图，目的，意向　*a.* 专心的，专注的；急切的 【固定搭配】intent on 专心的，急切的
interactive [,intər'æktiv]	*a.* 相互作用的，相互影响的
intercourse ['intə(:)kɔ:s]	*n.* 交际，交往，交流

interim ['intərim]	n. 过渡时期，间歇，暂时 a. 暂时的，临时的；间歇的
intermediary [,intə'mi:diəri]	a. 中间的；中途的；媒介的
intermittent [,intə(:)'mitənt]	a. 间歇的，断断续续的
interrogation [in,terə'geiʃən]	n. 询讯，审问
intersection [,intə(:)'sekʃən]	n. 横断；交叉；交点，交叉线
intersperse [,intə'spə:s]	vt. 散布，散置，点缀 【经典例题】Sunny periods will be <u>interspersed</u> with occasional showers. A. interrupted B. blocked　C. blended　　D. intersected　　[C] 【译　文】晴日里总是不时地被点缀上几场雷阵雨。
intimidate [in'timideit]	v. 恐吓，威胁 【固定搭配】be intimidated by 被……吓倒（该词常用在被动语态里） 【名师导学】近义词群：scare, overawe, cow, browbeat; frighten , threaten
intoxicate [in'tɔksikeit]	vt. 使陶醉，使喝醉
intricate ['intrikit]	a. 错综复杂的，复杂精细的
irradiate [i'reidieit]	v. 照耀，辐射，（使）灿烂，（使）明亮 【联想记忆】ir（红外辐射的缩写）+radiate（辐射，传播，流露）=irradiate 辐射，灿烂 【经典例题】He rapidly became _____ with his own power in the team. A. irrigated　　　　　　　　B. irradiated C. irritated　　　　　　　　D. initial　　　　　　　[B] 【译　　文】他的能力让他很快在团队中脱颖而出。 【名师导学】近义词群：illuminate, lighten, brighten
irrigation [,iri'geiʃən]	n. 灌溉，冲洗
isolation [,aisə'leiʃən]	n. 隔绝，孤立，绝缘
italic [i'tælik]	a. [印]斜体的，斜体字的

385

jack [dʒæk]	n. 起重器，千斤顶；插座
jerk [dʒə:k]	n. 急推，急拉，急扭　v. 使猝然一动，猛拉，猛扯
jetlag ['dʒətlæg]	n. 时差，滞后
judicious [dʒu:'diʃəs]	a. 明智的，贤明的，审慎的

jumble ['dʒʌmbl]	*vi.* 掺杂，混杂 *vt.* 使混乱，搞乱 *n.* 混杂，混乱 【经典例题】Various books and papers are _____ up together on her desk. A. jumbled　　B. tumbled　　C. bumbled　　D. humbled　　[A] 【译　文】各种各样的书和论文杂乱地堆积在她的书桌上。
junk [dʒʌŋk]	*n.* 废旧物品，破烂 *v.* 丢弃，废弃
juvenile ['dʒu:vinail]	*n.* 未成年人，少年 *a.* 少年的，少年特有的；幼稚的，不成熟的

kilowatt ['kiləuwɔt]	*n.* [物]千瓦（功率单位）
knowledgeable ['nɔlidʒəbl]	*a.* 知识渊博的，有见识的
knuckle ['nʌkl]	*n.* 指节 *vi.*（down）开始努力工作；（under）屈服，认输

lad [læd]	*n.* 少年，青年男子
lament [lə'ment]	*n.* 悲叹，悔恨，恸哭 *v.* 哀悼，悔恨，悲叹 【经典例题】While many applaud the increasing individualism and freedom of children within the family, others lament the loss of family responsibility and discipline. A. mourn　　B. delight　　C. prosecute　　D. condemn　　[A] 【译　文】当很多人为孩子在家庭中的个人主义和自由与日俱增义鼓舞喝彩时，其他人则在哀叹家庭责任和纪律的缺失。 【名师导学】近义词 bemoan, deplore, grieve, mourn
landmark ['lændmɑ:k]	*n.*（航海）陆标，地界标；里程碑
landmine ['lændmain]	*n.* 地雷，投伞水雷
lawsuit ['lɔ:sju:t]	*n.* 诉讼
layoff ['leiɔ:f]	*n.*（临时）解雇；关闭
legalization [,li:qəlai'zeiʃ ən]	*n.* 合法化，得到法律认可
legislative ['ledʒis,leitiv]	*a.* 立法的，立法机关的 *n.* 立法机关
legislator ['ledʒis,leitə]	*n.* 立法者
lengthy ['leŋθi]	*a.*（演说、文章等）冗长的，过分的
lesbian ['lezbiən]	*n.* 女同性恋者

lethal ['li:θəl]	*a.* 致命的，毁灭性的，有效的　*n.* 基因异常，致死基因 【经典例题】It has been proved that the chemical is <u>lethal</u> to rats but safe for cattle. A. fatal　　　B. reactive　　　C. unique　　　D. vital　　　[A] 【译　　文】经证实，这种化学药品对于鼠类是致命的，但对家禽无害。 【名师导学】deadly, fatal, mortal, *lethal* 这些形容词均有"致命的"之意。 deadly：指能致命或实际已致命的事物，也可指企图致死他人的人。 fatal：正式用词，强调死亡的不可避免性，多用于指伤或疾病等。 mortal：语气强，指导致死亡的直接原因。 lethal：指由于某物本身具有致命的性能。
liaison [li(:)'eizə:n]	*n.* 联络；（语音）连音
lieutenant [lef'tenənt]	*n.* 陆军中尉，海军上尉；副职官员
lightweight ['laitweit]	*n.* 轻量级选手；不能胜任者
linear ['liniə]	*a.* 线的，直线的，线状的
linen ['linin]	*n.* 亚麻布，亚麻制品
linguistic [lin'gwistik]	*a.* 语言上的，语言学上的
locality [ləu'kæliti]	*n.* 位置，地点
locust ['ləukəst]	*n.* 蝗虫，蚱蜢
lofty ['lɔ(:)fti]	*a.* 高高的，崇高的，高傲的
lottery ['lɔtəri]	*n.* 彩票或奖券的发行，抽彩给奖法，乐透彩
luncheon ['lʌntʃən]	*n.* 午宴，正式的午餐

M

mainstream ['meinstri:m]	*n.* 主流
malicious [mə'liʃəs]	*a.* 怀恶意的，恶毒的
malpractice ['mæl'præktis]	*n.* 玩忽职守
mammal ['mæməl]	*n.* 哺乳动物
managerial [,mænə'dʒiəriəl]	*a.* 管理的
mansion ['mænʃən]	*n.* 大厦，官邸
marginal ['mɑ:dʒinəl]	*a.* 边缘的，边际的

387

martyr ['mɑ:tə]	*n.* 烈士；殉教者
masculine ['mæskjulin]	*a.* 男性的，男子气概的，阳性的　*n.* 男子，男孩
masterful ['mɑ:stəful]	*a.* 专横的
mastermind ['mɑ:stəmaind]	*v.* 策划
maternity [mə'tə:niti]	*n.* 母性，为母之道；产科医院　*a.* 孕妇的，产妇的，产科的
maximize ['mæksmaiz]	*vt.* 取……最大值，最佳化
meadow ['medəu]	*n.* 草地，牧场
mediator ['mi:dieitə]	*n.* 调停者，仲裁人
Medicare ['medikɛə]	*n.* 医疗保险，医疗保险制度
metabolism [me'tæbəlizəm]	*n.* 新陈代谢 【经典例题】Diabetes upsets the _____ of sugar, fat and protein. A. metastasis　B. metabolism　C. malaise　　D. maintenance　　　[B] 【译　文】糖尿病扰乱了糖、脂肪和蛋白质的代谢。
methodology [meθə'dɔlədʒi]	*n.* 方法学，方法论
midwife ['midwaif]	*n.* 助产士，接生员，产婆
migrant ['maigrənt]	*n.* 移居者；候鸟
militant ['militənt]	*a.* 好战的；好用暴力的；富于战斗性的
minimal ['miniməl]	*a.* 最小的，最小限度的
mint [mint]	*n.* 薄荷，薄荷糖
mischief ['mistʃif]	*n.* 调皮；危害，损害
misery ['mizəri]	*n.* 痛苦，苦恼，悲惨
mo(u)ld [məuld]	*n.* 模子，铸型　*vt.* 浇铸，塑造
modem ['məudəm]	*n.* 调制解调器
moderator ['mɔdəreitə]	*n.* 仲裁者，调停者；缓和剂
momentary ['məuməntəri]	*a.* 瞬间的，刹那间的
monarchy ['mɔnəki]	*n.* 君主立宪制，君主政体；君主国

mop [mɔp]	*n.* 墩布，拖把
morale [mɔ'rɑ:l]	*n.* 士气，斗志
moss [mɔs]	*n.* 苔藓，青苔
motorbike ['məutəbaik]	*n.* 摩托车
mountainous ['mauntinəs]	*a.* 山多的，山似的；巨大的
multicultural [ˌmʌlti'kʌltʃ ərəl]	*a.* 多种文化的；融有多种文化的
multilateral ['mʌlti'lætərəl]	*a.* 多边的
multinational [mʌlti'næʃnə(ə)l]	*a.* 多国的，跨国公司的，多民族的
mutton ['mʌtən]	*n.* 羊肉

N

nap [næp]	*n.* 午睡
necessitate [ni'sesiteit]	*vt.* 使成为必需；使需要
neglectful [ni'glektful]	*a.* 忽略的；不留心的
negligible ['neglidʒəbl]	*a.* 可以忽略的，不予重视的 【经典例题】Most experts say that the new tax plan will have a <u>negligible</u> effect on the country's economic problems. A. indefinite B. indispensable C. infinite D. insignificant 【解　析】catastrophic 悲惨的，灾难的；disastrous 损失惨重的；influential 有影响的；apparent 显然的，外观上的；critical 评论的；危急的。根据题干，B 为正确选项。 【译　文】战争对该国人口的影响是灾难性的。
negotiable [ni'gəuʃiəbl]	*a.* 可谈判的，可协商的，可通行的
neutralize ['nju:trəlaiz;(uɔ)nu:-]	*v.* 压制
nickel ['nikl]	*n.* 镍，镍币 *vt.* 镀镍于
nickname ['nikneim]	*n.* 绰号，昵称 *vt.* 给……取绰号
nil [nil]	*n.* 无，零
nominee [nɔmi'ni:]	*n.* 被提名（任命、推荐）者
nonprofit ['nɔn'prɔfit]	*a.* 非营利的

normalize ['nɔ:məlaiz]	*vt.* 使正常化，使标准化，使规格化
notation [nəu'teiʃən]	*n.* 符号
notwithstanding [,nɔtwiθ'stændiŋ]	*prep.* 虽然，尽管 *ad.* 尽管，还是 *conj.* 虽然，尽管
noun [naun]	*n.* 名词
novelty ['nɔvəlti]	*n.* 新颖，新奇，新鲜，新奇的事物
numerical [nju(:)'merikəl]	*a.* 数字的，用数表示的
numb [nʌm]	*a.* 麻木的，失去知觉的；惊呆的 *vt.* 使麻木，使失去知觉；使目瞪口呆
nutrient ['nju:triənt]	*a.* 营养的，滋养的 *n.* 营养物
nylon ['nailən]	*n.* 尼龙

oblivious [ə'bliviəs]	*a.* 没注意到，或不知道 【联想记忆】obvious 明显的+li（谐音"离"）=oblivious 离开了明显的（东西）=没注意到，不知道 【经典例题】She was often <u>oblivious</u> of the potential consequences of her action. A．unaware B．confident C．afraid D．convinced [A] 【译　文】她总是注意不到自己行为所带来的潜在影响。
obscene [ɔb'si:n]	*a.* 淫秽的，猥亵的
obstinate ['ɔbstinit]	*a.* 固执的，倔强的，不易屈服的，（病）难治的 【经典例题】She was so <u>stubborn</u> that she wouldn't change her opinions. A．unwilling B．talented C．obstinate D．determined [C] 【译　文】她特别固执，不会改变她的想法。 【名师导学】*obstinate*, *stubborn* 这两个形容词均可表示"固执的，顽固的"之意。 **obstinate**：指无理地固执己见或听不进他人忠告、意见等的顽固性格。 **stubborn**：用于褒义指坚定不移，执着顽强；用于贬义指固执己见，侧重生性固执。
occupational [,ɔkju'peiʃənəl]	*a.* 职业的；占领的
odo(u)r ['əudə]	*n.* 气味，名声
oily ['ɔili]	*a.* 油的，油滑的
olive ['ɔliv]	*n.* 橄榄树，橄榄叶；橄榄色

390

omission [əu'miʃ ən]	*n.* 省略，删除；遗漏；疏忽，失职
onset ['ɔnset]	*n.* 攻击，进攻；有力的开始
opinionated [ə'pinjəneitid]	*a.* 固执己见的，武断的
opium ['əupjəm]	*n.* 鸦片
opt [ɔpt]	*v.* 选择
optic ['ɔptik]	*a.* 眼的，视觉的；光学上的
oracle ['ɔrəkl]	*n.* 神谕，预言
oscillate ['ɔsileit]	*v.* (使) 振动；摇摆
ouch [autʃ]	*int.* 哎唷 *n.* (皮带等的) 扣环；胸针，饰针
ounce [auns]	*n.* 盎司，少量
oust [aust]	*vt.* 剥夺，取代，驱逐
outdate [aut'deit]	*vt.* 使过时
outflow ['autfləu]	*n.* 流出，流出物
outpost ['autpəust]	*n.* 前哨，边区村落
outreach [aut'ri:tʃ]	*v.* 到达顶端，超越
outskirts ['autskə:ts]	*n.* 郊外，郊区
oval ['əuvəl]	*a.* 卵形的，椭圆的 *n.* 卵形，椭圆形
overturn [,əuvə'tə:n]	*v.* (使) 推翻，(使) 颠倒
owl [aul]	*n.* 猫头鹰
oxide ['ɔksaid]	*n.* 氧化物

pamphlet ['pæmflit]	*n.* 小册子

panting ['pæntiŋ]	*n.* 大口喘气，（裤子）织料 *a.* 气喘的 【经典例题】For years, biologists have known that chimpanzees and even some monkeys produce a <u>panting</u> sound akin to human laughter. A. rocking　B. gasping　C. vibrating　D. resonating　[B] 【译　文】多年以来，生物学家已经知道，黑猩猩甚至有些猴子能发出类似于人类笑声的（呼气的）声音。
parachute ['pærəʃu:t]	*n.* 降落伞
parameter [pə'ræmitə]	*n.* 参数，参量；[常 *pl.*]因素
parliamentary [,pɑ:lə'mentəri]	*a.* 议会的
partition [pɑ: 'tiʃən]	*n.* 分割，划分，瓜分，分开
pastry ['peistri]	*n.* 面粉糕饼，馅饼皮
pathetic [pə'θetik]	*a.* 可怜的，悲惨的
patriot ['peitriət, 'pæt-]	*n.* 爱国者
patriotism ['pætriətizəm,'pei-]	*n.* 爱国精神，爱国心，爱国主义
peculiarity [pi,kju:li'æriti]	*n.* 特性，怪癖
periodical [,piəri'ɔdikəl]	*a.* 周期的，定期的 *n.* 期刊，杂志
perpetual [pə'petjuəl]	*a.* 永久的
persecution [,pə:si'kju:ʃən]	*n.* 迫害，烦扰
persuasive [pə'sweisiv]	*a.* 能说服的；善说服的
pervasive [pə'veisiv]	*a.* 弥漫的；遍布的；普遍的
pesticide ['pestisaid]	*n.* 杀虫剂；农药
petrochemical [,petrəu'kemikəl]	*a.* 石油化学的；岩石化学的
pharmacy ['fɑ:məsi]	*n.* 药房，药剂学，配药业，制药业
physiological [,fiziə'lɔdʒikəl]	*a.* 生理学的，生理学上的 【联想记忆】physi(cal)物理的，生理的+o+log(y)学科+ical=physiological 生理学的 【经典例题】If exercise is a bodily maintenance activity and an <u>index</u> of physiological age, the lack of sufficient exercise may either cause or hasten aging. A. instance　B. indicator　C. appearance　D. option 【译　文】如果锻炼既维持身体机能也是生理年龄指标的话，那么缺乏足够的锻炼要么会造成老化要么会加速老化。

pilgrim ['pilgrim]	*n.* 圣地朝拜者，朝圣
pillar ['pilə]	*n.* 柱子，栋梁
pint [paint]	*n.* 品脱
pioneer [,paiə'niə]	*n.* 先驱，倡导者，先锋
piracy ['paiərəsi]	*n.* 海盗行为，侵犯版权，盗版
piston ['pistən]	*n.* 活塞
planetary ['plænitri]	*n.* 行星的
plank [plæŋk]	*n.* 板条
plateau ['plætəu, plæ'təu]	*n.* 高地，高原
plaza ['plɑ:zə]	*n.* 广场，购物中心
plea [pli:]	*n.* 恳求，请求；辩解，借口
plight [plait]	*n.* 情况，状态，困境
plural ['pluərəl]	*a.* 复数的
poise [pɔiz]	*v.* 使均衡，保持平衡；使……保持某种姿态 *n.* 平衡，均衡；举止，态度
pollutant [pə'lu:tənt]	*n.* 污染物质
polytechnic [,pɔli'teknik]	*a.* 工艺的 *n.* 工艺学校
pony ['pəuni]	*n.* 矮马，小马
populate ['pɔpjuleit]	*v.* 使人民居住，移民
porch [pɔ:tʃ]	*n.* 门廊，走廊
postman ['pəustmən]	*n.* 邮差
practicable ['præktikəbl]	*a.* 能实行的，行得通的，可以实行的
practitioner [præk'tiʃənə]	*n.* 开业医生；律师
precedent [pri'si:dənt]	*n.* 先例
precision [pri'siʒən]	*n.* 精确；精密度

393

preclude [pri'klu:d]	v. 排除；阻止；妨碍
prediction [pri'dikʃən]	n. 预言，预报
predispose [,pri:dis'pəuz]	v. （使）易罹患，（使）预先偏向于 【联想记忆】pre 提前，预先+dispose 处理，处置，安排=predispose 预先处置，使……偏向于 【经典例题】His weak chest _____ him to winter illness. A. predicts　　B. preoccupies　C. prevails　　D. predisposes　　[D] 【译　文】他脆弱的胸腔使他非常容易患上冬季疾病。
predominant [pri'dominənt]	a. 卓越的；支配的；主要的；突出的；有影响的 【联想记忆】pre 主要的+dominant 显著的，支配的=predominant 主要的，突出的 【经典例题】In front of the platform, the students were talking with the professor over the quizzes of their _____ subject. A. compulsory　　　　　　B. compulsive C. alternative　　　　　　D. predominant 【解　析】compulsory 被强制的，必修的；compulsive 强制的；alternative 选择性的；predominate 卓越的，支配的。所以答案为 A。 【译　文】学生们在讲台前跟教授谈论他们必修课的考试。 【名师导学】dominant, *predominant*, sovereign 这些形容词均含有"占优势的，支配其他的"之意。 **dominant** 强调权威。 **predominant** 侧重指影响与新近的优势。 **sovereign** 侧重指其他事物都从属于或低于它的。
pregnancy ['pregnənsi]	n. 怀孕，怀孕期
premature [,premə'tjuə]	a. 未成熟的，早熟的
preside [pri'zaid]	v. 主持
presidential [,prezi'denʃəl]	a. 总统的
prestige [pres'ti:ʒ, -'ti:dʒ]	n. 声望，威望，威信
presumption [pri'zʌmpʃən]	n. 假定
pretext ['pri:tekst]	n. 借口，托辞　v. 借口 【经典例题】He left immediately on the pretext that he had to catch a train. A. claim　　B. clue　　　C. excuse　　D. talent　　[C] 【译　文】他借口赶火车，立即离开了。
preview ['pri:vju:]	n. 事先查看，[计]预览　vt. 事先查看，预展，预演
printing ['printiŋ]	n. 印刷，印刷术，[纺]印花

394

prop [prɔp]	*n.* 支柱，顶杠，支持；支持物，支持者　*vt.* 支撑，支持；依靠，靠立
prospective [prəs'pektiv]	*a.* 预期的
prosperity [prɔs'periti]	*n.* 繁荣，旺盛；幸运；成功
proverb ['prɔvə(:)b]	*n.* 谚语，格言
provocative [prə'vɔkətiv]	*a.* 煽动的　*n.* 刺激物
proximity [prɔk'simiti]	*n.* 接近，亲近，近似，接近度，亲近（to）
prudent ['pru:dənt]	*a.* 谨慎的，有远见的，精打细算的 【经典例题】The bacterial infection is curable with <u>judicious</u> use of antibiotics. A. impudent　B. imprudent　C. purulent　D. prudent　　　　　[D] 【译　　文】如谨慎使用抗生素，细菌感染可以治愈。
psychiatrist [sai'kaiətrist]	*n.* 精神病医师，精神病学家 【联想记忆】psych（用精神分析治疗，使作好心理准备）+ia(I am)+tr(try)+ist 人=试图用精神分析治疗病人的人=psychiatrist 精神病学家，精神病医师 【经典例题】"The material on immigrant health shocked me when we first reviewed it." says panel member Arthus M. Kleinman, a psychiatrist and anthropologist at Harvard Medical School in Boston. [2003] 【译　　文】"当我们第一次审阅移民健康的资料时，我感到十分震惊。"审阅委员会的成员亚瑟 M. 克莱曼说。他是波士顿哈佛医学院的精神病学家和人类学家。 【名师导学】psychic 通灵的人；psychiatry 精神病学；psycho 精神病患者；psychology 心理学；psychologist 心理学家
publicize ['pʌblisaiz]	*v.* 宣扬；引人注意；广为宣传；推销
pumpkin ['pʌmpkin]	*n.* 南瓜
punch [pʌntʃ]	*n.* 冲压机，冲床；打孔机　*vt.* 冲孔，打孔
punctuate ['pʌnktjueit]	*v.* 加标点（于）；强调，加强；不时打断
puppet ['pʌpit]	*n.* 木偶，傀儡
purity ['pjuəriti]	*n.* 纯净，纯洁，纯度

quake [kweik]	*n.* 地震
qualitative ['kwɔlitətiv]	*a.* 性质上的；定性的

395

quantify ['kwɔntifai]	*vt.* 确定数量，量化
quantitative ['kwɔntitətiv]	*a.* 数量（上）的，定量的
quart ['kwɔ:t, 'kwɔr:t]	*n.* 夸脱（容量单位）
quarter ['kwɔ:tə]	*n.* 四分之一；一刻钟；季度
quilt [kwilt]	*n.* 被子，棉被

R

racism ['reisizəm]	*n.* 种族主义；种族歧视（意识）
radiant ['reidjənt]	*a.* 发光的，发热的；辐射的；容光焕发的 【联想记忆】radiate *v.* 发出（光和热），显露（某种神情）；radiation *n.* 放射，放射物
radium ['reidjəm]	*n.* [化]镭
ranger ['reindʒə]	*n.* 森林守护员
razor ['reizə]	*n.* 剃刀
realization [,riəlai'zeiʃən]	*n.* 实现
realism ['riəlizəm,'ri:-]	*n.* 现实主义
rebellion [ri'beljən]	*n.* 谋反，叛乱，反抗，不服从
rebound [ri'baund]	*n.* 回弹　*v.* 回弹
receptionist [ri'sepʃənist]	*n.* 招待员，传达员
reclaim [ri'kleim]	*vt.* 要求归还，收回；开垦
recount [ri'kaunt]	*v.* 叙述
recur [ri'kə:]	*v.* 再发生，重现，反复出现
recyclable [ri:'saikləbl]	*a.* 能再循环的，可回收的
redundant [ri'dʌndənt]	*a.* 被裁减的，多余的；不需要的
refinery [ri'fainəri]	*n.* 精炼厂

reed [ri:d]	*n.* 芦苇；芦笛，牧笛
refrigerator [ri'fridʒəreitə]	*n.* 电冰箱，冷藏库
rehearse [ri'hə:s]	*v.* 排练，练习，演习，背诵
reign [rein]	*n.* 君主统治时期，任期　*v.* 当政，统治
rein [rein]	*n.* 缰绳　*v.* 严格控制，加强管理，用缰绳勒马 【固定搭配】hold / take over the reins 掌握、支配……权利
relish ['reliʃ]	*n.* 美味；味道；风味　*vt.* 爱好；喜欢
reminiscence [,remi'nisəns]	*n.* 回忆，怀旧；缅怀往事；记忆力，回想力
remnant ['remnənt]	*n.* 残余部分，剩余部分，零料
remorse [ri'mɔ:s]	*n.* 懊悔，悔恨 【经典例题】The nurse was filled with <u>remorse</u> of not believing her. 　A. anguish　　B. regret　　　C. apology　　D. grief　　　[B] 【译　文】没有相信她，护士非常后悔。
renowned [ri'naund]	*a.* 著名的，有声望的
repertoire ['repətwa:]	*n.*（剧团、演员等的）全部可表演节目，（某人的）全部才能
repression [ri'preʃən]	*n.* 镇压，压制；克制
repressive [ri'presiv]	*a.* 压抑的，压制的
reptile ['reptail]	*n.* 爬虫，爬行动物
requisite ['rekwizit]	*a.* 必要的，需要的　*n.* 必需品 【经典例题】I worked to develop the <u>requisite</u> skill for a managerial skills. 　A. perfect　　B. exquisite　　C. unique　　D. necessary　　[D] 【译　文】我努力提高必要的管理技能。
rescuer ['reskjuə]	*n.* 救助者
reshuffle *v.* /,ri:'ʃʌfl/ *n.* /ri:'ʃʌfl/	*v.* 改组；重新洗牌　*n.* 改组
resignation [,rezig'neiʃən]	*n.* 辞职，辞职书
resonance ['rezənəns]	*n.* 共鸣；洪亮；共振
respondent [ris'pɔndənt]	*n.* 应答者，响应者

397

responsive [ris'pɔnsiv]	*a.*（常与 to 连用）反应的；表示回答的；易反应的
restraint [ris'treint]	*n.* 约束力；管理措施；控制
restructure [ri'strʌktʃə]	*vt.* 更改结构，重建构造，调整，改组
retort [ri'tɔ:t]	*n. / v.* 反驳，反击 【固定搭配】retort against sb. 反驳某人
retrieval [ri'tri:vəl]	*n.* 取回，寻回
retrospective [ˌretrəu'spektiv]	*a.* 回顾的，回想的；溯及既往的
reunification [ˌri:ju:nifi'keiʃən,ri: ju:-]	*n.* 再统一，重新团结
reunion [ri:'ju:njən]	*n.* 团圆，重逢，聚会
reunite [ˌri:ju:'nait]	*v.*（使）再结合
reversible [ri'və:səbl]	*a.* 可翻转的，可逆的 【联想记忆】reverse *v.* 倒转，颠倒 【名师导学】opposite, contrary, adverse, *reverse*, converse 这些形容词均含"相反的，对立的"之意。 **opposite**：指位置、方向、行动或想法等完全相反。 **contrary**：一般指与某种主张、看法或行为等正好相反，隐含否定一方并不意味着肯定另一方的意味。 **adverse**：通常指违害利益的、无生命的势力或条件等，侧重分歧。 **reverse**：指朝相反方向的或反面（背面）的。 **converse**：指在方向、行动或意见上相反的。
revert [ri'və:t]	*v.* 回复；恢复；（财产、权力等）归还，归属（to）
riddle ['ridl]	*n.* 谜，谜语；难解的问题，难理解的人、物或情况
rivalry ['raivəlri]	*n.* 竞争，竞赛；敌对，对立
roach [rəutʃ]	*n.* 蟑螂
robust [rəu'bʌst]	*a.* 强健的，耐用的，富有活力的
rupture ['rʌptʃə(r)]	*n.*（体内组织等的）破裂，断裂，绝交 *v.*（体内组织等的）破裂，断裂，绝交

S

sabotage ['sæbətɑːʒ, -tidʒ]	*n.* 阴谋破坏，破坏活动　*vt.* 对……采取破坏行动，妨害，破坏 【固定搭配】safeguard sb. / sth. from / against sth. 保护……以免…… 【经典例题】The police investigating the traffic accident have not ruled out _____. A. salvage　　　　　　　　B. safeguard C. sabotage　　　　　　　 D. sacrifice　　　　　　　　[C] 【译　　文】对交通事故进行调查的警察没有排除恶意行为的可能性。
sandstorm ['sændstɔːm]	*n.* [气]沙暴，沙漠地带的暴风沙
sarcasm ['sɑːkæzəm]	*n.* 讥讽，嘲笑；挖苦 SARS *abbr.* Severe Acute Respiratory Syndrome，俗称非典
scar [skɑː]	*n.* 伤疤，（精神上的）创伤；煞风景之处　*v.* 在……上结疤，给……留下精神创伤；损害……的外观
scarcity ['skɛəsiti]	*n.* 缺乏，不足
scrutiny ['skruːtini]	*n.* 细看，仔细检查；仔细研究
secular ['sekjulə]	*a.* 不受宗教约束的，非宗教的；现世的，世俗的
segregate ['segrigeit]	*v.* 隔离并区别对待（不同种族、宗教或性别的人）；（使）隔离
segregation [ˌsegri'geiʃən]	*n.* 种族隔离；隔离
shaver ['ʃeivə]	*n.* 剃须刀
shrewd [ʃruːd]	*a.* 精明的；有眼光的，判断得准的
shutter ['ʃʌtə]	*n.* 遮蔽物；百叶窗，窗板；照相机快门
sieve [siv]	*n.* 滤器，筛子　*v.* 滤；筛
signpost ['sainpəust]	*n.* 路标，路牌
simplification [ˌsimplifi'keiʃən]	*n.* 简化，单一化，单纯化
simultaneous [ˌsiməl'teinjəs]	*a.* 同步的，同时发生（或进行）的
simultaneously [siməl'teiniəsli]	*ad.* 同时发生地，同时做出地，同时地 【联想记忆】simu (same)+l+tane(time)+ous（形容词后缀）+ly（副词后缀）=同时地 【经典例题】Reading a book and listening to music <u>simultaneously</u> seems to be on problem for them. [2005] A. intermittently　　B. constantly　　C. concurrently　　D. continuously 【译　　文】对于他们来说，边看书边听音乐是个难题。 【名师导学】近义词群：all together 同时，at the same time 同时，coincident 同时发生的，concurrently 同时地，in chorus 一齐，instantaneously 即刻地，meantime 与此同时，synchronous 同时的

399

sip [sip]	v. 小口喝，抿 n. 一小口（饮料）
sizable ['saizəbl]	a. 相当大的，大的
skyline ['skailain]	n. 地平线，以天空为背景映出轮廓
slang [slæŋ]	n. 俚语
slot [slɔt]	n. 窄缝；（列表或名单中的）位置；投币机 v. 投放；塞进；插入
snapshot ['snæpʃɔt]	n. 快照，快相
snatch [snætʃ]	v. 一把夺过；抢走；乘机获得 n. 片段；抓；抢夺
sneak [sni:k]	v. 偷偷地走；偷拿；偷偷地做 n. 打小报告者 a. 突然的，出其不意的
sneaker ['sni:kə(r)]	n. 鬼鬼祟祟的人，卑鄙者；运动鞋
sober ['səubə]	a. 未醉的；冷静的；素净的 v.（使）变得冷静
socket ['sɔkit]	n. 孔，插座
softball ['sɔftbɔ:l]	n. 垒球运动，垒球
soft-drink ['sɔft'driŋk]	n. 饮料
solemn ['sɔləm]	a. 冷峻的；庄严的，隆重的
solitary ['sɔlitəri]	a. 独自的，喜欢独处的，孤单的 n. 隐士，独居者 【经典例题】Someone who is in _____ confinement is kept alone in a room in prison. A. precise B. solitary C. remote D. confidential [B] 【译　文】单独监禁的意思是被单独关在监狱的单间里。
souvenir ['su:vəniə]	n. 纪念品
sovereign ['sɔvrin]	n. 君主，元首 a. 有主权的；完全独立的；掌握全部权利的
spacious ['speiʃəs]	a. 宽广的，宽敞的
specialization [ˌspeʃəlaiˈzeiʃən]	n. 特殊化，专门化
specialty ['speʃəlti]	n. 地方特产；专业，专长
speculate ['spekjuˌleit]	v. 推测，推断；投机
speculative ['spekjulətiv, -leit-]	a. 推测的；投机性的；揣摩的

spinal ['spainl]	*a.* 脊柱的；有关脊柱的
spokesperson ['spəukspə:sən]	*n.* 发言人，代言人
sportsman ['spɔ:tsmən]	*n.* 运动员；爱好运动的人
spotlight ['spɔtlait]	*n.* 照明灯，车头灯 【经典例题】Throughout his political career he has always been in the _____. A. twilight　　B. spotlight　　C. streetlight　　D. torchlight　　　　[B] 【译　文】在整个政治生涯中，他总是成为焦点。
sprinkle ['spriŋkl]	*v.* 撒，洒；把……撒（或洒）在……上　*n.* 少量，少数
stack [stæk]	*n.* 一叠，一堆；许多　*v.* （使）放成整齐的一叠，使成叠地放在……
stainless ['steinlis]	*a.* 纯洁的，无瑕疵的；不生锈的
stalk [stɔ:k]	*n.* （植物的）茎、杆 *v.* 偷偷接近（猎物或人）；（非法）跟踪；趾高气扬地走
standby ['stændbai]	*n.* 备用设备，备用品 【固定搭配】on standby 待命，随时准备
standoff ['stændɔf, -ɔ:f]	*n.* 僵持
startle ['stɑ:tl]	*v.* 使惊吓，使吓一跳，使大吃一惊 【经典例题】When he finally emerged from the cave after thirty days, John was <u>startlingly</u> pale. A. amazingly　　　　　　　　B. astonishingly C. uniquely　　　　　　　　 D. dramatically　　　　　　[A] 【译　文】30 天后，当他最终从山洞里出现的时候，约翰非常震惊。
sterilize ['sterilaiz]	*vt.* 使不育，杀菌，使贫瘠 【经典例题】All instruments that come into contact with the patient must be _____ before being used by others. A. sterilized　　　　　　　　B. labeled C. quarantined　　　　　　　D. retained　　　　　　　　[A] 【译　文】所有与此病人接触的器械在别人使用前必须消毒。
stipulate ['stipjuleit]	*v.* 规定，保证
steward ['stjuəd]	*n.* （轮船、飞机的）乘务员
stockholder ['stɔkhəuldə(r)]	*n.* 股东
stomachache ['stʌməkeik]	*n.* 胃痛；腹痛
stoop [stu:p]	*v.* 屈身，弯腰；俯首
stout [staut]	*a.* 肥胖的，粗壮的；勇敢的；坚固的

streak [stri:k]	*n.* 条纹，条痕，个性特征，一阵子，一连　*vi.* 飞跑，疾驶 *vt.* 在……上加条纹
strenuous ['strenjuəs]	*a.* 奋发的，费力的，狂热的
stride [straid]	*vi.* 大踏步走　*n.* 大步，步法，步态，进步，进展
stump [stʌmp]	*n.* 树桩，残根，残余部分　*vt.* 把……难住，使为难，在……作巡回演说 *vi.* 跺步而行
subdivide [ˌsʌbdiˈvaid]	*v.* 再分；细分
submissive [səbˈmisiv]	*a.* 服从的，顺从的，柔顺的 【经典例题】Children were expected to be <u>obedient</u> and contribute to the well-being of the family. A. smart　　B. efficient　　C. painstaking　D. submissive　　　　[D] 【译　文】孩子们应该服从长辈，并为家庭的幸福作贡献。
subscribe [səbˈskraib]	*vi.* 订阅，订购（书籍等）；同意，赞成　*vt.* 捐助，赞助 【固定搭配】subscribe to (sth.) 订阅，订购（杂志等）
subscriber [sʌbsˈkraibə]	*n.* 捐助者；订购者；订户；用户
subsistence [sʌbˈsistəns]	*n.* 生存，生活；存在
substantive ['sʌbstəntiv]	*a.* 独立的，独立存在的；真实存在的
suffice [səˈfais]	*vi.* 足够(for)
sulfur / **sulphur** ['sʌlfə]	*n.* 硫磺
superintendent [ˌsju:pərinˈtendənt]	*n.* 主管人，监督人，负责人
superiority [sju(:)piəriˈɔriti]	*n.* 优越（性），优势 【联想记忆】形容词 superior
superstition [ˌsju:pəˈstiʃən]	*n.* 迷信
supersonic ['sju:pəˈsɔnik]	*a.* 超声波的，超音速的
supervisor ['sju:pəvaizə]	*n.* 监督人，管理人，检查员，督学，主管人
supplementary [ˌsʌpliˈmentəri]	*a.* 增补的，补充的
surgical ['sə:dʒikəl]	*a.* 外科（医术）的；外科用的，外科手术的
surname ['sə:neim]	*n.* 姓

402

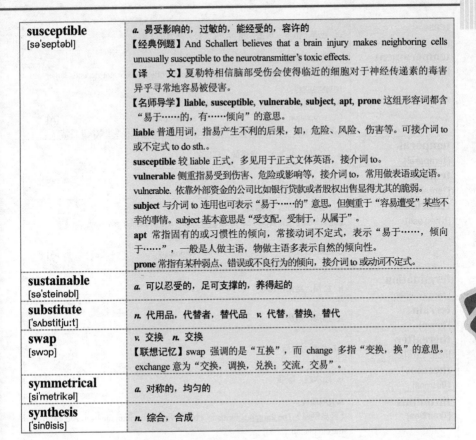

susceptible [sə'septəbl]	*a.* 易受影响的，过敏的，能经受的，容许的 【经典例题】And Schallert believes that a brain injury makes neighboring cells unusually susceptible to the neurotransmitter's toxic effects. 【译　文】夏勒特相信脑部受伤会使得临近的细胞对于神经传递素的毒害异乎寻常地容易被侵害。 【名师导学】liable, susceptible, vulnerable, subject, apt, prone 这组形容词都含"易于……的，有……倾向"的意思。 liable 普通用词，指易产生不利的后果，如，危险、风险、伤害等。可接介词to 或不定式 to do sth.。 susceptible 较 liable 正式，多见用于正式文体英语，接介词 to。 vulnerable 侧重指易受到伤害、危险或影响等，接介词to，常用做表语或定语。 vulnerable. 依靠外部资金的公司比如银行贷款或者股权出售显得尤其的脆弱。 subject 与介词 to 连用也可表示"易于……的"意思，但侧重于"容易遭受"某些不幸的事情。subject 基本意思是"受支配，受制于，从属于"。 apt 常指固有的或习惯性的倾向，常接动词不定式，表示"易于……，倾向于……"，一般是人做主语，物做主语多表示自然的倾向性。 prone 常指有某种弱点、错误或不良行为的倾向，接介词 to 或动词不定式。
sustainable [sə'steinəbl]	*a.* 可以忍受的，足可支撑的，养得起的
substitute ['sʌbstitju:t]	*n.* 代用品，代替者，替代品　*v.* 代替，替换，替代
swap [swɔp]	*v.* 交换　*n.* 交换 【联想记忆】swap 强调的是"互换"，而 change 多指"变换，换"的意思。exchange 意为"交换，调换，兑换；交流，交易"。
symmetrical [si'metrikəl]	*a.* 对称的，均匀的
synthesis ['sinθisis]	*n.* 综合，合成

T

taboo [tə'bu:]	*n.* 禁忌；忌讳，戒律
tack [tæk]	*n.* 平头钉，大头针，行动方向，方针　*vt.* 用平头钉钉，附加，增补
tactful ['tæktful]	*a.* 机智的；老练的，圆滑的 【经典例题】The doctor tried to find a <u>tactful</u> way of telling her the truth. A. delicate　　　　　　　B. communicative C. skillful　　　　　　　 D. considerate　　　　　　[D] 【译　文】医生尽量用得体的方式告诉她真相。
tan [tæn]	*vt.* 使晒成棕褐色，硝制（皮革）　*vi.* 晒成棕褐色 *n.* 棕褐色，棕黄色；晒成棕褐色，晒黑
tanker ['tæŋkə']	*n.* 油轮

403

tease [ti:z]	*vt.* 戏弄，取笑，挑逗，撩拨　*n.*（爱）戏弄他人者
temperament ['tempərəmənt]	*n.* 气质，性格 【经典例题】Whether a person likes a routine office job or not depends largely on <u>temperament</u>. A. disposition　　　　　　B. qualification C. temptation　　　　　　D. endorsement　　　　[A] 【译　文】一个人是否喜欢程式化的办公室工作很大程度上取决于性情。
temporal ['tempərəl]	*a.* 暂时的，短暂的；世俗的，现世的
tentative ['tentətiv]	*a.* 试探（性）的，实验（性）的
tenaciously [ti'neiʃəsli]	*ad.* 坚韧不拔地，执著地 【经典例题】She kept to her point <u>tenaciously</u>, and would not give way. A. persistently　　　　　　B. constantly C. perpetually　　　　　　D. vigorously　　　　[A] 【译　文】她执著地坚持自己的观点，决不妥协。
termination [,tə:mi'neiʃən]	*n.* 结局，结束；终止
terrain ['terein]	*n.* 地形，地势
thereafter [ðɛər'ɑ:ftə]	*ad.* 之后，以后
thermos ['θə:mɔs]	*n.* 热水瓶，暖瓶
thrombus ['θrɔmbəs]	*n.* [医]血栓 【经典例题】The <u>thrombus</u> forms in a blood vessel or within the heart and obstructs the circulation. [2006] A. clot　　　B. mass　　　C. node　　　D. knot　　　[A] 【译　文】血栓形成于血管或心脏当中，堵塞血液流通。
torment *n.* ['tɔ:ment] *v.* [tɔ:'ment]	*n.* 苦痛，拷问；*v.* 使苦恼，拷问 【经典例题】Nobody can stand for long <u>agony</u> of a severe toothache. A. sufferance　B. suppuration　C. plague　　　D. torment　　[D] 【译　文】没有人能够忍受强烈的牙痛带来的煎熬。 【名师导学】*agony*, anguish, torment, torture, grief misery, distress, sorrow 这些名词均有"苦恼，痛苦"之意。 **agony**：侧重指精神或身体痛苦的剧烈程度。 **anguish**：指精神方面令人难以忍受的极度痛苦；用于身体时，多指局部或暂时的痛苦。 **torment**：强调烦恼或痛苦的长期性。 **torture**：语气比 torment 强，指在精神或肉体上受到的折磨所产生的痛苦。 **grief**：指由某种特殊处境或原因造成的强烈的感情上的苦恼与悲痛。 **misery**：着重痛苦的可悲状态，多含不幸、可怜或悲哀的意味。 **distress**：多指因思想上的压力紧张、恐惧、忧虑等所引起的精神上的痛苦，也可指某种灾难带来的痛苦。 **sorrow**：语气比 grief 弱，指因不幸、损失或失望等所产生的悲伤。

404

tournament ['tuənəmənt]	*n.* 比赛，锦标赛
tract [trækt]	*n.* 一片，一片土地；传单，小册子
trainer ['treinə]	*n.* 训练者，驯服者，驯马师
trait [treit]	*n.* 特征，特点，特性
tranquil ['træŋkwil]	*a.* 宁静的，平静的 【经典例题】It is not easy to remain <u>tranquil</u> when events suddenly change your life. A. cautious B. motionless C. calm D. alert [B] 【译　　文】当重大事件突然改变了你的生活的时候，你很难保持平静。
transcontinental [,trænzkɔnti'nentəl]	*a.* 横贯大陆的
transcribe [træns'kraib]	*vt.* 抄写；誊写
transient ['trænziənt]	*a.* 短暂的，转瞬即逝的，临时的，暂住的 【联想记忆】tran "转移，移动" +si(l)ent "安静的" =transient 转瞬即逝的，短暂的，临时 【经典例题】Certain drugs can cause <u>transient</u> side effects, such as sleepiness. A. permanent B. residual C. irreversible D. fleeting 【译　　文】某些药会带来短暂的副作用，例如嗜睡。 【名师导学】temporary, momentary, *transient* 这些形容词均含"短暂的，瞬息的"之意。 **temporary**：普通用词，其反义是 permanent。指持续有限的可计时间，着重暂时的存在、应用或效应。 **momentary**：指瞬时即逝的，也表明间很短的。 **transient**：指停留或延续的时间很短。
treasury ['treʒəri]	*n.* 宝库；国库，金库；文库
tribunal [tri'bju:nl, trai-]	*n.* 法官席，审判员席，（特等）法庭
tribute ['tribju:t]	*n.* 颂词，称赞；（表示敬意的）礼物，贡品
trillion ['triljən]	*n.* 兆，万亿
triple ['tripl]	*a.* 三部分的，三方的，三倍的，三重的 *v.* （使）增至三倍
trivial ['triviəl]	*a.* 琐碎的，不重要的
tuberculosis [tju,bə:kju'ləusis]	*n.* 结核病；肺结核

405

tug [tʌg]	v. 用力拖（或拉） n. 拖船，猛拉，牵引
turbulence ['tə:bjuləns]	n. 骚动；动乱，暴乱
turnout ['tə:naut]	n. 结果；产量；生产；出动；到会人数
turnover ['tə:n,əuvə]	n. 营业额，成交量；人员调整，人员更替率

ulcer ['ʌlsə]	n. 溃疡，腐烂物
unbutton ['ʌn'bʌtən]	vt. 解开……的纽扣；打开，松开
underestimate [ʌndər'estimeit]	vt. 对……估计不足，低估 n. 估计不足，低估
underlying ['ʌndə'laiiŋ]	a. 含蓄的，潜在的
underscore [ʌndə'skɔ:]	vt. 在……下划线；强调
underway [ʌndə'wei]	a. 在航的；在旅途中的；正在进行使用或工作中的
undoubtedly [ʌn'dautidli]	ad. 毋庸置疑地，的确地
unilateral [,ju:ni'lætərəl]	a. 单方面的；单边的
unsanitary [ʌn'sæniteri]	a. 不卫生的，有碍健康的，不健康的 【经典例题】The _____ conditions and places are likely to cause diseases. A. unsanitary B. insidious C. insane D. inefficacious [A] 【译 文】不卫生的条件和地方容易导致疾病。
uranium [juə'reiniəm]	n. 铀
utilization [,ju:tilai'zeiʃən]	n. 利用，使用，应用
utopia [ju:'təupjə, -piə]	n. 乌托邦；理想的完美境界；空想的社会改良计划

vacancy ['veikənsi]	n. 空，空白；空缺；空闲，清闲，空虚
vaccinate ['væksineit]	v. （给……）接种（疫苗）；（给……）打预防针 【固定搭配】vaccinate sb. against 给某人接种疫苗以防止

406

vaccine ['væksi:n]	a. 疫苗的，牛痘的 n. 疫苗 【联想记忆】读音记忆法"万克星"，即"万病的克星"=疫苗 【经典例题】Figures like these bring home the devastating impact of AIDS and the urgent need for a cheap, effective vaccine. 【译　文】这样的数据给国内带来了艾滋病毁灭性的打击，人们急需一种廉价有效的疫苗。
validate ['vælideit]	vt. 使有效，使生效，确认，证实，验证
vanilla [və'nilə]	n. [植]香草，香子兰
vent [vent]	n. 通风口，排放口，（衣服底部的）开衩 vt. 表达，发泄（情感等）
venue ['venju:]	n. 犯罪地点；审判地；集合地点，会议地点，比赛地点；管辖地
verge [və:dʒ]	n. 边，边缘 vi. 接近，濒临
versatile ['və:sətail]	a. 多才多艺的，有多种技能的；有多种用途的，多功能的，万用的 【经典例题】She is very _____, and will be able to perform all required tasks well. A. productive　B. flexible　　C. sophisticated　D. versatile　　　[D] 【译　文】她多才多艺，能出色完成所有交办的任务。
veteran ['vetərən]	n. 熟手，老手；富有经验的人；退役军人
virtuous ['və:tjuəs]	n. 善良的，有道德的；贞洁的；有效力的
visionary ['viʒənəri]	a. 幻影的，幻想的，梦想的 n. 空想家，梦想者
void [vɔid]	a. 无效的；没有的，缺乏的 n. 空虚感，寂寞感；真空，空白 vt. 使无效
volt [vəult, vɔlt]	n. 伏特（电压单位）

warden ['wɔ:dən]	n. 看守人，监护人；监察人员，管理员
warranty ['wɔrənti]	n. 保证书，担保
wary ['wɛəri]	a. 谨慎的，机警的，小心的
wasteland ['weistlænd]	n. 荒地，不毛之地

407

webcast ['webkɑːst]	*n.* 网络广播
weightlifting ['weitliftiŋ]	*n.* 举重
well-being ['welbiːiŋ]	*n.* 幸福；舒适
well-off [wel'ɔːf]	*a.* 顺利的，走运的，手头宽裕的，繁荣昌盛的
whatsoever [wɔtsəu'evə(r)]	*pron.* 无论什么
whilst [wailst]	*conj.* 当……时候；有时
wither ['wiðə]	*v.* （使）枯萎
withhold [wið'həuld]	*vt.* 扣留，保留；抑制，制止
	【联想记忆】with "有" + hold "持有，拥有，保存" =withhold
	【经典例题】If a drug can save lives, we shouldn't withhold it without good reason
	【译　　文】如果一种药物可以拯救生命，那么我们毫无理由抑制它
	【名师导学】keep, retain, reserve, preserve, conserve, *withhold* 这些动词均有 "保持，保存" 之意。
	keep：最常用词，指长时间牢固地保持或保存。
	retain：指继续保持。
	reserve：正式用词，指为了将来的用途或其他用途而保存、保留。
	preserve：主要指为防止损害、变质等而保存。
	conserve：一般指保存自然资源，保全人的精力、力量等。
	withhold：指扣住不放，暗示有阻碍。
wrench [rentʃ]	*vt.* 猛拧，猛扭，挣脱，使扭伤　*n.* （离别等的）痛苦，难受，猛拉，扳手

Y

Yankee ['jæŋki]	*n.* 美国佬；（美国人中的）北方佬
yoga ['jəugə]	*n.* 瑜珈

Z

zigzag ['zigzæg]	*n.* 之字形　*a. / ad.* 之字形的（地）　*v.* 曲折地进行
zinc [ziŋk]	*n.* 锌

第五部分

医学专用词汇

一、医学考博专业基础词汇大全

1. 内科常用词汇

1.1 心血管系统

心血管系统	the cardiovascular system	先天性心脏病	congential heart disease
急性心机梗塞	acute myocardial infarction (AMI)	心电图	electrocardiogram (DCG)
高血压性心脏血管疾病	hypertensive cardiovascular disease	血管瘤	hemangioma
动脉硬化	arteriosclerosis	血管扩张	vasodilatation
高血压	hypertension	肥大	hypertrophy
低血压	hypotension	静脉曲张	varicose veins
腺炎	adenitis	白血球	leukocyte
白血球减少	leukocytopenia		

1.2 血液及淋巴系统 The Hemic and Lymphatic System

急性淋巴球性白血病	acute lymphogenous leukemia	脾肿大	splenomegaly
全身性红斑性狼疮	systemic lupus erythematosus	贫血	anemia
无菌的	aseptic	败血症	septicemia
止血	hemostasis	输血	transfusion

1.3 呼吸系统 The Respiratory System

肺栓塞	pulmonary embolism	黏膜	mucosa
呼吸	exhale	窒息	apnea
呼吸急促	tachypnea	肺炎	pneumonia
支气管炎	bronchitis	肺积脓	lung empyema
失语症	aphasia	失声	aphonia
说话困难	dysphasia		

1.4 消化系统 The Digestive System

呼吸短促	short of breath	吞咽困难	dysphagia
齿龈炎	gingivitis	咽炎	pharyngitis
喉炎	laryngitis	食道镜检查	esophagoscopy
食道狭窄	esophagus stricture	腹部穿刺术	abdominocentesis
胃癌	gastric cancer	胃炎	gastritis
胃肠炎	gastroenteritis	胃出血	gastrorrhagia
幽门阻塞	pyloric obstruction	十二指肠溃疡	duodenal ulcer
腹膜炎	peritonitis	肠出血	enterorrhagia
肠破裂	enterorrhexis	阑尾炎	appendicitis
结肠癌	colon cancer	直肠镜检查	proctoscopy
直肠癌	rectal cancer	肛门瘘管	anal fistula
排泄	excretion	外痔	external hemorrhoid
内痔	internal hemorrhoid	肝炎	hepatitis
肝肿大	hepatomegaly	胆结石	gall stone
胆石症	cholelithiasis	肝硬化	liver cirrhosis
腹水	ascites		

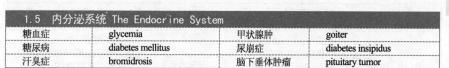

1.5 内分泌系统 The Endocrine System

糖血症	glycemia	甲状腺肿	goiter
糖尿病	diabetes mellitus	尿崩症	diabetes insipidus
汗臭症	bromidrosis	脑下垂体肿瘤	pituitary tumor

1.6 神经系统 The Nervous System

脑动脉硬化	cerebral arteriosclerosis	脑出血	cerebral hemorrhage
脑水肿	cerebral edema	脑性麻痹	cerebra palsy
脑栓塞	cerebral thrombosis	脑神经炎	cranial neruritis
颅内出血	intracranial hemorrhage	脑炎	encephalitis
肌电图	electromyography	神经炎	neuritis
癫痫	epilepsy	三叉神经痛	trigeminal neuralgia
佝偻症	rachitis	脊柱侧弯	rachioscoliiosis
脊椎炎	spondylitis	四肢麻痹	quadriplegia
下半身瘫痪	paraplegia	立即丧失意识	immediately loss of consciousness
睁眼反应	eye opening	舞蹈症	chorea
语言反应	verbal response	运动反应	motor response
角膜反射	corneal reflex	膝反射	plantar reflex
坐骨神经痛	sciatica	肌萎缩	muscle atrophy
偏头痛	migraine	巴金森式症	parkinson's disease
脑肿胀	brain swelling	脑震荡	brain concussion
脑缺氧症	brain anoxia	脑死	brain death

1.7 肌肉骨骼系统 The Musculoskeletal System

前十字韧带	anterior cruciate ligament	类风湿性关节炎	rheumatoid arthritis
关节硬化	arthrosclerosis	变性关节炎	degenerated joint disease
锁骨骨折	clavicle fracture	骨盆骨折	pelvic fracture
整形硬石膏	plastic paris cast	转移性损害	matastatic lesion
骨质疏松症	osteoporosis	截肢	amputation
骨移植	bone graft	大拇指外翻	hallux valgus
人工弥补置换术	prosthesis replacement	运动范围	range of motion
内翻	varus	软骨软化症	chondromalacia

1.8 泌尿及男性生殖系统 The Urinary and Male Reproductive System

膀胱炎	cystitis	包皮环割术	circumcision
膀胱镜检查	cystoscopy	肾水肿	hydronephrosis
肾结石	renal stone	急性肾衰竭	acute renal failure
隐睾症	cryptorchidism	精子生成	spermatogenesis
良性摄护腺肥大	benign prostatic hypertrophy	输尿管狭窄	ureteral stenosis
排尿困难	dysuria	血尿	hematuria
尿毒症	uremia	尿路感染	urinary tract infection
输精管结扎	vasoligation	阳萎	impotence

1.9 特殊感觉器官 The Organs of Special Senses

听力计	audiometer	耳炎	otitis
耳漏	otorrhea	中耳炎	tympanitis
鼓膜穿破术	tympanotomy	鼻炎	nasitis
鼻咽癌	nasopharyngeal carcinoma	鼻溢	rhinorrhea
眼科医师	ophthalmologist	眼内异物	intraocular foreign body
眼内压	intraocular pressure	双眼	oculus uterque

左眼	oculus sinister	右眼	oculus dexter
眼外肌	extraocular muscle	复视	diplopia
近视	myopia	眼睑下垂	blepharoptosis
角膜炎	corneitis	瞳孔大小不等	pupil size anisocoria
视网膜固定术	retinopexy	视网膜剥落	retinal detachment
视野	visual field	声带结节	vocal nodular
白内障	cataract	青光眼	glaucoma
皮肤科医师	dermatologist	皮肤炎	dermatitis

1.10 综合性词汇

避孕的	contraceptive	禁忌症	contraindication
生物学	biology	剧吐	hyperemesis
剧渴	polydipsia	同性的	homosexual
异性的	heterosexual	注射	inject
脂肪瘤	lipoma	脂肪样的	lipoid
脂肪过多症	lipomatosis	畸形	malformaiton
不适	malaise	坏死	necrosis
夜尿症	nocturia	多尿	ployuria
麻醉药	narcotics	增殖	hyperplasia
发育不良	dysplasia	消化不良	dyspepsia
预後	prognosis	解热剂	antipyretic
恐水症	hydrophobia	畏光	photophobia
抗生素	antibiotic	症候群	syndrome
水疗法	hydrotherapy	穿孔	perforation
叩诊	percussion	脏器痛	visceralgia

2. 妇产科常用词汇

生殖的	genital	妇科	gynecology
月经	menstruation	更年期	menopause
无月经	amenorrhea	经血过多	menorrhagia
经痛	dysmenorrhea	初经	menarche
子宫颈癌	cervical cancer	子宫颈糜烂	cervical erosion
子宫颈炎	cervicitis	会阴	perineum
卵巢	ovary	子宫内膜异位	endometriosis
卵巢囊肿	ovarian cyst	排卵	ovulation
阴道炎	vaginitis	阴道镜检法	colposcopy
乳腺囊肿	galactocele	乳房X光摄影术	mammography
不孕症	infertility	体外受精	in vitro fertilization
羊膜	amnion	羊膜穿刺术	amniocentesis
羊水栓塞	amniotic fluid embolism	羊水过多	hydramnion
产前的	antepartal	分娩前	antepartum
绒毛膜绒毛取样	chorionic villi sampling	胎头骨盆不对称	cephalo-pelvic disproportion
人工受精	artificial insemination	进入产位	engagement
动情基素	estrogen	初乳	colostrum
黄体	corpus luteum	终止怀孕	termination of pregnancy
真空吸出分娩	vacuum extraction delivery	性病	venereal disease
输卵管结扎	tubal ligation	腹腔镜	laparoscope
胚胎	embryo	子宫外孕	ectopic gestation
初产妇	primipara	胎儿体位	attitude of fetus
胎死腹中	dead-detus-in-uterus	经产妇	multipara
经产	parity	前置胎盘	placenta previa

产后	postpartum	产后出血	postpartum hemorrhage
妊娠毒血症	toxemia of pregnancy	青春期	adolescence
基础体温	basal body temperature	剖腹产	cesarean section
预产期	expected date of confinement	输卵管	fallopian tube
产钳	forceps	水囊状胎块	hydatidiform mole
阵痛	labor pain	无痛分娩	painless labor
胎头变形	molding	正常自然生产	normal spontaneous delivery
子宫颈抹片检查	papanicolaou smear	早期破水	premature rupture of membrance
黄体素	progesterone	死产	stillbirth
缝合	suture	残物	stump
停经出血	withdrawal bleeding		

3. 小儿科常用词汇

呼吸暂停	apnea	再生不良性贫血	aplastic anemia
支气管性气喘	bronchial asthma	动静脉畸形	arteriovenous malformation
支气管炎	bronchitis	红斑	erythema
头血肿	cephalopematoma	尿道下裂	hypospadia
脱水	dehydration	水脑	hydrocephalus
阴囊积水	hydrocele	多指畸形	polydactylia
脓皮症	pyoderma	败血症	sepsis
扁桃腺炎	tonsillitis	脑炎	encephalitis
肠胃炎	gastroenteritis	恶性的	malignant
坏死性小肠结肠炎	necrotizing enterocolitis	先天性畸形	congenital malformation
新生儿窒息	neonatal asphyxia	颚裂	cleft palate
腹泻	diarrhea	龋齿	dental caries
颜面神经麻痹	facial nerve paralysis	荨麻疹	hives urticaria
斜颈	torticollis	疫苗	vaccine
保温箱	incubator	兔唇	cleft lip
水痘	chicken pox	畸足	club foot
白喉	diphtheria	登革热	dengue fever
湿疹	eczema	先天性梅毒	congenital syphilis
德国麻疹	german measles / rubella	巨婴	giant baby
淋病	gonorrhea	乙型肝炎	hepatitis
B 手足口病	hand-foot-mouth disease	黄疸	jaundice
蒙古斑	Mongolian spots	腮腺炎	mumps
呼吸停止	respiratory arrest	幼儿玫瑰疹	roseola infantum
呕吐	vomiting		

4. 精神科常用词汇

智能不足	mental retardation	自闭症	autism
痴呆症	dement	酒瘾	alcoholism
阿尔茨海默式形痴呆症	Alzheimer's dementia	物质中毒	substances intoxication
酒精中毒	alcohol intoxication	安非他命中毒	amphetamine intoxication
精神分裂病	schizophrenia	妄想性病患	delusional disorder
畏惧症	phobia	重郁症疾患	major depressive disorder
强迫性病患	obsessive - compulsive disorder	恋童癖	pedophilia
暴露狂	exhibitionism	扮异性恋物癖	transvestic fetishism
性别认同疾患	gender identity disorders	心因性厌食症	anorexia nervosa
心因性暴食症	bulimia nervosa	感情迟钝	blunted affect
傻笑	silly laughter	冷漠	apathy
易怒的	irritable	欣快感	euphoria

忧郁	depression	感情矛盾	ambivalence
感情平淡	flat affect	自杀企图	suicide attempt
怪异行为	queer behavior	不语	mutistic
特异行为	bizarre behavior	多话	hypertalkative
少话	hypotalkative	活动过多	hyperactivity
活动过少	hypoactivity	强迫行为	compulsive behavior
重复语言	verbigeration	僵直	catelepsy
阻抗行动	negativism	作态行为	mannerism
破坏行为	destrctive behavior	自闭性思考	autistic thinking
言语贫乏	poverty of speech	意念飞跃	flight of ideas
思考连结松散	loosening of association	言语急迫	pressure speech
不合逻辑思考	illogical thinking	思考中断	thought blocking
语无伦次	incoherent	思想退缩	thought withdrawal
答非所问	irrelevant	妄想	delusion
被害妄想	delusion of persecution	夸大妄想	delusion of grandeur
恐惧症	phobia	惧高症	acrophobia
惧痛症	algophobia	性欲	sexual drive
错觉	illusion	幻觉	hallucination
听幻觉	auditory hallucination	失去定向力	disoreinatation
记忆丧失症	amnesia	虚谈症	confabulation
定向力	orientation	判断力	judgement
失真感	derealization	病识感	insight
无病识感	no insight	理性的病识感	intellectual insight
真正具有情绪 性病识感	true emotional insight	自由联想	free association
自我	ego	原我	id
超我	super ego	自我界限	ego boundary
梦的解析	dream analysis	原欲	libido
代罪羔羊	scapegoat	内在冲突	internal conflict
意识	conscious	潜意识	unconscious
前意识	preconscious	情感转移	transference
人格解体	depersonalization	脱离现实	derealization
神经精神病	neurosis	神经病	psychosis
享乐原则	pleasure principle	现实原则	reality principle
道德原则	moral principle	潜在因素	predisposing factors
诱发因素	precipitating factors	防卫机转	defense mechanism
补偿作用	compensation	转化作用	conversion
否认作用	denial	转移作用	displacement
解离作用	dissociation	幻想作用	fantasy
认同作用	identification	内射作用	introjection
外射作用	projection	合理化作用	retionalization
反向作用	reaction formation	退化作用	degression
潜抑作用	repression	压抑作用	suppression
归还作用	restitution	升华作用	sublimation
取代作用	substitution	象征作用	symbolism
抵销作用	undoing	曲解作用	distortion
隔离作用	isolation	认知行为治疗	cognitive behavioral therapy
同理心	empathy	阻抗	resistance
试探行为	testing out behavior	自我了解	self-awareness
分离焦虑	separation anxiety	增强原则	reinforcement
情绪宣泄	catharsis	面质	confrontation
倾听	listen	约束	restraint
身体的约束	physical restraint	药物的约束	chemical restraint

5. 各科常用缩写

A					
AAD	against- advice discharge	自动出院	A	abdomen	腹部
ADL	activities of daily life	日常生活活动	A/G	albumin / globulin ration	白蛋白/蛋球白比例
AK	above knee	膝上			

B					
BE	below elbow	肘下	BH	body height	身高
b.i.d	twice a day	一日两次	Bil	bilateral	两侧的
BK	below knee	膝下	BM	bowel movement	肠蠕动
BMR	basal metabolic rate	基础代谢率	BPH	benign prostatic hypertrophy	良性摄护腺肥大
BTI	biliary tract infection	胆道感染	BUS	blood, urine, stool	血液，小便，大便
BW	body weight	体重			

C					
Ca.	Carcinoma	癌	CBC	complete blood count	全血球计数
CBD	common bile duct	总胆管	CH	cerebral hemorrhage	脑出血
Chest P-A	chest posterio- anterio	前后胸部	CO	cardiac output	心输出量
CPR	cardiopulmonary resuscitation	心肺复苏术	CPS	chronic paranasal sinusitis	慢性鼻窦炎
C/T	chemotherapy	化学治疗法	CT	cerebral thrombosis	脑栓塞
CT	Scan computerized axial tomography scan	电脑断层检查	CVA	cerebral vascular accident	脑血管意外
CVP	central venous pressure	中心静脉压			

D					
DC	discontinue	停止	D&C	dilatation and curettage	扩张及刮除术
DM	diabetes mellitus	糖尿病	DPT	diphtheria, pertussis, tetanus	白喉，百日咳，破伤风
DU	duodenal ulcer	十二指肠溃伤			

E					
ECG	eletrocardiogram	心电图	EEG	electroecephalogram	脑电波图
ENT	ear, nose, throat	耳鼻喉			

F					
FH	family history	家族史	FHS	fetal heart sounds	胎心音
FOU	fever of unknown	不明原因发烧	Fr	fracture	骨折

G					
GB	gall bladder	胆囊	GI	tract gastric intestinal tract	胃肠道
GSR	general surgical routine	一般外科常规	gtt.	Drops	滴
GU	genitourinary	生殖泌尿的	GYN	gynecology	妇科学

H

Hb	hemoglobin	血色素	HICH	hypertensive intracerebral hemorrhage	高血压性脑内出血
h.s.	at bedtime	睡前	HT	Hypertension	高血压
Ht.	(Hct.) Hematocrit	血球容积	Hx	History	病例

I

ICP	Intermittent catheterization program	间歇性导尿	ICU	Intensive care unit	加护病房
ICT	Intracerebral tumor	脑内肿瘤	I & D	Incision and drainage	切开及流
IICP	Increased intracranial pressure	增高脑内压	Imp.	Impression	臆断
IM	Intramuscular	肌肉内的	I & O	Intake and output	输入及排出
IV	Intravenous	静脉内的	IVKO	Intravenous keep open	静脉点滴维持通畅

J

Jej.	Jejunum	空肠	Jt.	Joint	关节

K

Kn.	Knee	膝	KUB	Kidney, ureter, baldder	肾、输尿管及膀胱

L

LFT	liver function test	肝功能试验	LLQ	left lower quadrant	左下象限
LMP	last menstrual period	最后一次月经			

M

MBD	may be discharged	可出院	MN	midnight	午夜

N

NKA	non known allergy	不明原因的过敏	NP	nothing particular	并无特别的
NPC	nasopharyngeal carcinoma	鼻咽癌	NPO	nothing by mouth	禁食

O

OA	osteo-arthritis	骨性关节炎	OB	occult blood	潜血
OBS	obstetrics	产科	OP	operation	手术
OPD	outpatient department	门诊	Ortho.	Orthopaedic	骨科矫行的
OS	ocular sinistro	左眼	OT	occupational therapy	职能治疗
OU	Both eyes	双眼			

P

p.c.	after meals	饭后	PCT	Penicillin test	盘尼西林测验
PE	Physical examination	身体检查	PI	Present illness	目前病况
p.o.	by mouth	由口	PPU	Perforated petic ulcer	穿孔性胃溃疡
PT	Physical therapy	物理治疗	PTA	Prior to admission	入院前
PTN	Parenteral total nutrition	肠道外的高营养			

Q

Q	every	每一	q.d.	every day	每日
q.h	every hour	每小时	q.i.d.	four times a day	每日四次
q.m.	every morning	每日早晨	q.n.	every night	每日晚间

R					
RA	rheumatoid a arthritis	类风湿性关节炎	RBC	red blood cell	红血球
RN	registered nurse	护理师	R/O	rule out	可能是
RR	recovery room	恢复室	R/T	radio-therapy test	放射治疗
RUQ	right upper quadrant	右上象限	Rx	take	取拿
Medication		处方	Treatment		治疗

S					
Sc.	Subcutaneous	皮下的	SOB	short of breath	呼吸短促
SP.g.r.	specific gravity	比重	S/P	status/ post operation	手术後
s-s	half	一半	St	(stat) immediately	立刻
Staph.	Staphylococcus	葡萄球菌			

T					
t.i.d.	Three times a day	每日三次	TPR	Temperature, pulse, respirations	体温、脉搏、呼吸
TURP	Trans-urethral resection of prostate	经尿道切除摄护腺			

U		
URI	Upper respiratory infection	上呼吸道感染

W				
WBC	White blood cell	白血球	White blood count	白血球计数

Y		
Y/O	year old	年龄

Z		
zero		零

6. 解剖式内外科常用词汇

心血管系统	the cardiovascular system	肺脏	lungs
血管	vessels	微血管	capillaries
心脏	cardi	动脉	artery
静脉	vein	凝血	blood clot
血液	blood	血液及淋巴系统	the hemic and lymphatic system
红血球	red blood cell	白血球	white blood cell
血小板	platelet	呼吸系统	the respiratory system
主支气管	bronchial tube	气泡	alveoii
咽	pharynx	喉	larynx
气管	trachea	肺	lung
小支气管	bronchioles	胸膜	pleura
胸	chest	气	air
消化系统	the digestive system	唇	lips
牙齿	teeth	舌	tongue
胆管	bile duct	胆囊	gallbladder
阑尾	appendix	十二指肠	duodenum jejunum
空肠回肠	ileum	小肠	small intestine
大肠	large intestine	直肠	rectum
肛门	anus	胰	pancreas
胃	stomach	食道	esophagus

咽	pharynx	内分泌系统	the endocrine system
腺体	glands	肾上腺	adrenals
脑下腺	pituitary	甲状腺和副甲状腺	thyroid and parathyroids
乳房	breasts	卵巢	ovaries
神经系统	the nervous system	脑	brain
脊髓	spinal cord	脊椎	vertebra
颅腔	cranium	脑膜	meninges
神经	nerves	肌肉骨系统	the musculoskeletal system
头骨	skull	锁骨	clavicle
胸骨	sternum	肋骨	ribs
关节	joints	韧带	ligaments
肌腱	tendons	软骨	cartilage
泌尿及男性生殖系统	the urinary and male reproductive system	皮质	cortex
尿道	urethra	输尿管	ureters
肾脏	kidney	肾盂	renal pelvis
精管	vasdeferens	膀胱	urinary bladder
前列腺	prostate gland	阴囊	scrotum
睾丸	testicle	阴茎	penis
特殊感觉器官	the organs of special senses	听神经	acoustic nerve
耳朵	ear	听觉的	hearing
耳咽管	tube	耳骨膜	eardrum
欧式管	eustachian	鼻腔	nasal cavities
鼻	nose	眼睑	eyelid
晶球体	lens	角膜	carnea
泪管	tear duct	结膜	conjunctiva
脉络膜	choroid layer	视网膜	retina
巩膜	sclera	视神经	optic nerve
妇产科	obstetrics & hynecology	输卵管	fallopian tube
卵巢	ovary	子宫	uterus
阴道	vagina	外阴	vulva
大脑	cerebrum	胼胝体	corpus callosum
视丘	thalamus	小脑	cerebellum
间脑	diencephalon	大脑脚	cerebral peduncles
漏斗	infundibulum	脑下垂体	hypophysis
中脑	midbrain	桥脑	pons
延脑	medulla	脑干	brain stem
瞳孔	pupil	悬韧带	suspensory ligaments
捷状突	ciliary process	网膜静脉	retinal veins
网膜动脉	retinal arteries	视神经	optic nerve
前眼房	anterior chamber	后眼房	posterior chamber
虹膜	iris	玻璃状体	vitreous body
内直肌	internal rectus muscle	泪孔	lacrimal puncta
泪小管	lacrimal canaliculi	泪腺	lacrimal gland
泪腺管	excretory lacrimal duct	眉毛	eyebrow
耳蜗	cochlea	耳咽管	eustachian tube
耳壳	helix	鼓膜	tympanic membrane
外耳道	external auditory canal	半规管	semicircular canals
锤骨	malleus	前庭耳蜗神经	vestibulocochlear nerve
齿龈	gingiva	大臼	molars
小臼齿	premolars	犬齿	canines

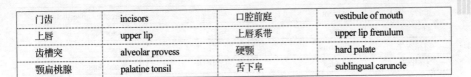

门齿	incisors	口腔前庭	vestibule of mouth
上唇	upper lip	上唇系带	upper lip frenulum
齿槽突	alveolar provess	硬颚	hard palate
颚扁桃腺	palatine tonsil	舌下阜	sublingual caruncle

7. 癌症相关单词

胃癌	gastric cancer	胰脏癌	pancreatic cancer
结肠癌	colon cancer	直肠癌	rectal cancer
摄护腺癌	prostate cancer	鼻咽癌	nasotharyngdal carcinona
子宫颈癌	cervical cancer	肺癌	lung cancer
食道癌	esophageal cancer	膀胱癌	bladder cancer
喉癌	laryngl caner	软巢癌	ovarian cancer
肝癌	liver cancer	皮肤癌	skin cancer
乳癌	breast cancer	血癌	leukemia
骨癌	bone cancer	脑瘤	brain tumor
淋巴瘤	lymphoma		

8. 医院内常见单词

医院	hospital	护理学校	nursing school = nursing home
慢性疾病或恢复期的患者疗养的私立小医院	private convalescence hospital	内科	department of medicine = department of internal medicine
内科住院医师	resident in medicine	内科主任	chief of medicine (medical man)
实习生（Internist = 内科医师）	internist = intern	医院医师的称呼	house officer
医学院学生（通常大3或大4学生）	junior and senior students	医院实习生	extern
从事病历记录实习之学生	clinical clerk	护理学生	student nurse
护理学校毕业的护士	graduate nurse	取得考试许可证	registered nurse (R.N.)
督导护士	supervisor	护士长	head nurse
手术助理护士	scrub nurse	开业医生	practicing physician = physician in practice = practitioner
救护车	ambulance = ambulatory	可走动不必卧床的病人	ambulant
住院患者可走动	ambulantory patient	装病的人（malinger 装病）	malingerer
麻痹患者	paretic	诊疗错误	malpractice
急诊室	emergency room	病房	ward
护理站	station	恢复室	por

419

患者，病人	patient	麻醉药	Narcotic / anaesthetic
护士	nurse	医生	doctor
内科医生	internist	外科医生	surgeon
牙科医生	dentist	妇科医生	gynecologist
眼科医生	oculist	骨科医生	orthopedist
小儿科医生	pediatrician	精神病医生	psychiatrist
实习医生	intern	诊疗台	examination table
体温计	clinical thermometer	听诊器	stethoscope
反光镜	reflector X	光检查	X-ray checkup
X光像片	X-ray photograph	手术	operation
手术刀	scalpel	针筒	syringe
注射针	hypodermic needle	注射	injection
冰袋	ice bag	固定镊	fixation forceps
药品	medicine, drug	绷带	bandage
脱脂棉	absorbent cotton	纱布	gauze
口罩	mask	轮椅	wheel chair
救护车	ambulance	担架	stretcher
病历表	chart	处方	prescription
血压	blood pressure	血型	blood type
人工呼吸	artificial respiration	药丸	pill
胶囊	capsule	软膏	ointment
碘酒	iodine tincture	镇静剂	sedative
加护病房	intensive care unit	心肺复苏术	cardiopulmonary resuscitation (CPR)
点滴	intravenous drip	化学治疗	chemotherapy
电脑断层	computerized topography	核磁共振	magnetic resonance imaging (MRI)
骨折	fracture	石膏	gypsum

9. 病历表内常见单词

首页，摘要表	front sheet, Summary sheet	病历表	history sheet
身体检查表	physical examination sheet	医嘱单	physician's order sheet
医生用病情进展记录	physician's progress note	检验报告	laboratory reports
X光检查报告	radiographic reports	护理记录	nursing notes
图式病历	graphic chart	出院摘要	discharge summary sheet
手术报告	operation report	麻醉记录	anesthesia record
会诊单	consultation sheet	摄取与排泄记录	intake and output sheet
手术同意书	consent (or permission) for operation	急诊室记录	emergency room record
身家调查事项	identifying data or biographic data	住院日期	admission date

病历号码	hospital number = chart number	病房号码	room number
婚姻状况	marital status = civil status	出生地	birth place
地址	address	职业	occupation
雇主	empolyer	医疗保险号码	health insurance number
转介医生	referring physician	疲劳感	lassitude; fatigue; tiredness; weariness; languor; lack of energy (vigor); listlessness; exhaustion; worn-out
虚脱无力状态	weakness; feebleness; lack (loss) of strength; debility; powerlessness; prostration (= extreme weakness or exhaustion)	入睡	fall asleep; go to sleep
小睡	take a nap; take a doze; slumber; doze; drowse	欲睡的	sleepy; drowsy; somolent; lethargic
睡意	sleepiness; drowsiness; somnolence	摧睡	become (= feel =get) sleepy (= drowsy = somnolent)
睡眠不足	loss (= lack = want) of sleep	失眠	insomnia; sleeplessness; wakefulness
失眠症的人	insomniac	熟睡	sound (profound) sleep
睡醒	awake; wake; rouse; awaken	作梦	dream
恶梦	nightmare	梦游症	sleepwalking; somnambulism
梦游病者	sleep-walker; somnambulist; night-walker	体重方面	(weight; body weight)
体重为	weigh~; be ~ in weight	最高	maximum
最低	minimum	平均	average
最适	optimum	现在	present
体重减少	weight loss; loss of weight	体重增加	weight gain; gain in weight; increase in weight
瘦	thin; lean; skinny	瘦弱	emaciated (emaciation)
肥胖	fat; stout; fatty	体温状况	(body temperature
量体温	take one's temperature	发烧	fever; pyrexia; rise (elevation) of temperature;
发烧的	feverish; febrile; fevered; pyrexic; pyrexial	无发烧的	afebrile; feverless; apyrexial
发冷	a chill; rigor; have a cold fit	寒颤	shiver; shake; shaking chills; shivering with chills
退热	fall; drop; go down; abate; remit	发汗	sweating; perspiration
弛张热	remittent fever	间歇热	intermittent fever
连续热	continuous fever	危险期	by crisis
偏头痛	migraine; megrim; hemicrania;	后头部痛	occipital pain
侧头部痛	temporal pain	前头部痛	frontal pain
头痛	have (suffer) a headache; feel a pain in the head	耳痛	earache; sore ears; toalgia
咽喉痛	sore throat; pharyngalgia	眼痛	have painful eyes; one's eyes hurt (smart)
齿痛	toothache	胸痛	chest pain
心前部痛	precordial pain	心绞痛	anginal pain

胸股下后痛	substernal (retrosternal) pain	胸膜炎痛	pleuritic pain
腹痛	abdominal pain; belly (stomach) ache	上腹痛	epigastric pain; pain in the epigastrium
上腹部痛	upper abdominal pain	下腹部痛	lower abdominal pain
左上腹部痛	left upper quadrant pain	侧腹部痛	flank pain
背痛	backache	腰痛	low backache; lumbago
关节痛	joint pain	肌肉痛	muscular pain
神经痛	neuralgia	绞痛	colic; colicky pain
胆石绞痛	biliary or gallstone colic	肾石痛	renal colic
痛	cramps; crampy (cramping) pain; spasmodic	带状痛	girdle pain
博动痛	Throbbing (pounding, thumping, pulsating) pain	神经根性痛	root pain
转移性痛	radiating pain; pain with radiation	牵连痛	referred pain
电击痛	lightning (fulgurant, shooting) pain	空腹痛	hunger pain
夜间痛	nocturnal pain	自发痛	spontaneous pain
压痛	tenderness	固定痛	fixed (steady) pain
灼热痛	burning pain	钝痛	dull; obtuse;
刺状痛	lancinating; piercing; stinging; darting; stabbing	撕裂状痛	tearing; rending;
分裂状头痛	splitting; racking	不断阵痛	gnawing; griping
针刺痛	pricking; pricking	剧烈痛	sharp; excruciating; tormenting; torturing; racking; agonizingly severe
擦伤痛	stinging; smarting; sore	呼吸	breath; respiration
呼吸困难	difficulty in breathing; dyspnea	叹息	sigh; draw a long breath
呼吸短促	be short of breath; shortness of breath; be short-winded; be out of breath; lose one's breath	深呼吸	breathe deeply
喘息	pant	端坐呼吸	orthopnea
劳动时呼吸困难	exertional dyspnea; difficulty in breathing on exertion (physical activity)	夜间呼吸困难	nocturnal dyspnea
呼吸快速	tachypnea; rapid breathing	咳嗽	cough
喘鸣	wheeze; wheezing	打喷嚏	sneezing; sneeze
打嗝	hiccup (hiccough); singultus	阵发性咳嗽	have a fit of coughing; have a paroxysmal
清喉	clear the throat	干咳	dry cough; hacking couth; nonproductive cough
浓咯痰	frothy sputum	有痰咳	productive cough; cough with sputum
粘咯痰	viscid (tenacious; thick) sputum	咯痰	sputum; phlegm; expectorate
咯血	hemoptysis; bloody expectoration	泡沫状咯痰	mucoid sputum
脓性咯痰	purulent sputum	血性咯痰	bloody sputum

混血咯痰	blood-streaked sputum	绿色咯痰	greenish sputum
锈色咯痰	rusty sputum	感冒	common cold
流形性感冒	influenze; flu; grippe	上呼吸道感染	upper respiratory infection (U.R.I.)
胸膜炎	pleruisy	气喘	asthma
心悸	palpitation	悸动	palpitate; throb
速脉	rapid pulse; tachycardia	脉搏暂停	pause in the pulse; skipped pulse (heart beat)
徐脉	slow pulse; bradycardia	高血压	high blood pressure; hypertension; hypotension
心脏麻痹	heart attack; heart failure; cardiac standstill	狭心症	angina (=angina pectoris)
心脏瓣膜症	valvular disease of the heart; leaking heart valve (leaky heart)	动脉硬化	hardening of the arteries; arterioscalerosis
血液循环不佳	have a poor circulation of blood	间歇性跛行	intermittent claudication
食欲不振	a poor (weak or bad) appetite; no little appetite; loss (lack or decrease) of appetite; anorexia	食欲增进	increase (improvement) of appetite
无食欲	have no (little; a poor) appetite	食欲旺盛	have a strong (voracious) appetite
丧失食欲	lose one's apptite	空腹	an empty stomach
咀嚼	chewing; mastication	吞咽	swallow gulp
吞咽困难	difficulty in swallowing; dysphagia	嗳气打嗝	belching; eructation
打酸嗝	sour eructation	心灼热	heatburn; pyrosis; water brash
逆流	regugitation	恶心	nausea; retch; heaving; nauseous feeling; sickly feeling
感到恶心	feel nausea / vomiting (nauseous, nauseated, sick, queasy); retch; heave;	呕吐	vomiting; emesis; vomit; throw up; bring up; spew
呕吐物	vomit; vomitus; vomited matter	咖啡渣	coffee-grounds
消化	digestion	消化不良	indigestion; dyspepsia
腹部饱胀	abdominal distention; bloating; flautulence; meteorism; gassiness	腹鸣	borborygmus; gurgling; growling; rumbling
黄疸	jaundice; icterus	腹水	ascites
通便	bowel movement; bowel habit; pass stools; move one's bowels; defecate; evacuate the bowels;	下痢	diarrhea; loose bowels;
便秘	constipation	水状	watery stool (feces)
血状	bloody stool	柏油状	tarry stool
泥状	mushy stool	软状	loose stool
硬状	hard stool	呈固状	formed stool
呈半固状	semiformed stool	大便失禁	fecal incontinence
放屁	pass gas; pass wind; pass flatus	排尿	urination; micturition; pass (void) urine; urinate; micturate

尿意	urge (desire) to urinate	尿急	urinary urgency
频尿	urinary frequency	夜间频尿	frequent urination during the night; nycturia
多尿	polyuria	少尿	oliguria
无尿	anuria	排尿困难	difficulty in urination; dysuria
闭尿	urinary retention	尿失禁	urinary incontinence
夜间多尿	nocutria	夜尿症	bed-wetting; enuresis
混浊尿	cloudy (turbid) urine	血尿	bloody urine; hematuria
性欲	sexual desire; libido	性交	sexual intercourse; coitus; coition
阳痿	impotence	勃起	erection
早泄	premature ejaculation	遗精	pollution ejaculation
梦遗	nocturnal pollution (emission); wet dream	割礼	circumcision
包茎	phimosis; tightening of the foreskin (prepuce)	性病	veneral disease (V.D.)
月经	menstruation; menses; periods; menstrual periods	停经	menopause
初潮	menarche; onset of menses	更年期	climacteric; changeof life
痛经	dysmenorrhea; painful menstruation	无月经	amenorrhea; missed periods
月经过多	menrrhagia; hypermenorrhea; excessive bleeding; excessive flow	白带	vaginal discharge
阴道出血	vaginal bleeding	少量时	yaginal spotting
子宫出血	metrorrhagia; uterine bleeding	妊娠	pregnancy; conception
怀孕	conceive; be pregnant	不妊	sterility; barrenness; infertility; inability to conceive
流产	abortion; miscarriage;	人工流产	induced abortion
避孕	contraception; birth control	避孕药	contraceptive
阵痛	labor	生产 分娩	childbirth; delivery; give birth to; be delivered
坐月子	childbed; confinement; pueriperium; puerperal period	孕吐	morning sickness; nausea and vomiting of pregancy
脱白	joint; dislocation; be dislocated be out of joint; be put out of joint	扭伤	sprain
挫伤	sprain (twist; wrench)	关节炎	arthritis
风湿症	theumatism	痛风	gout (gaut)
关节痛	arthralgia; joint pain	变形	deformity
骨折	fracture	石膏	cast; plaster of Paris
假腿（肢）	artificial limb	扭筋	strain; sprain
肌肉痛	muscle pain; myalgia; sore muscle	抽筋	have a cramp; be cramped
肩坚硬	stiffness in a shoulder; a stiff shoulder; a cramp in the calf; leg cramp	肌肉压痛	tenderness of muscle; muscular tenderness

424

意识混浊	clouding of consciousness	丧失意识	loss of consciousness; unconsciousness
恢复意识	recover consciousness	昏厥	fainting; syncope
昏睡	soma	昏迷	stupor
胆妄的	delirious	幻觉	hallucination
嗜睡	somnolence;sleepiness; drowiness; lethargy	癫痫	epilepsy
错乱	confusion; distracted; distraught	痉挛	convulsion; cramp; spasm
半身不遂	be paralyzed on one side; become hemiplegic	肌无力	muscular weakness
步行困难	difficulty in walking	说话不清	speak thickly
肌肉萎缩	atrophy of muscle	蹒跚	stagger; reel; falter; walk zigzag; walk with an unsteady gait; reel along
左手性	left-handedness	右手性	right-handedness
运动失调	ataxia	无感觉	loss of sensation; numbness; anesthesia
知觉过敏	hypersthesia	失去感觉	become numb; loss sensibility
知觉迟钝	hypesthesia	知觉异常	paresthesia
神经质	nervousness; sensitive; touchy	神经衰弱	nervous breaksown
意志消沉	depressed; in low spirits	情绪佳	in good mood; cheerful; euphoric
情绪不稳定	unstable; labile capricious	易受刺激	excitable; easily excited; irritable
不安的	anxious; apprehensive; uneasy	内向的人	introvert
外向的人	extrovert	健忘	be forgetful; have a poor memory
漠不关心	indifferent; nonchalant; unconcerned	自卑感	inferiority complex
歇斯底里病	hysteria	视力丧失	lose one's sight eyesight; become blind
失明	loss of vision; blindness	视力减退	impairment of visual acuity; impaired vision; fogglness (dimness) of vision; poor (defective) vision; blurring
近视	near-sightedness; myopia myopy	远视	far-sightedness; hypermetrope; hyperope
折射异常	refractive error	乱视	astigmatism
斜视	strabismus; squint	复视	diplopia; double vision
夜盲	night-blindness; nyctalopia	盲点	scotoma; blind spot
眼睛疲劳	eyestrain	流泪过多	overflow of tears
异物感	foreign body sensation; a feeling of something; grittiness; sandiness	怕光	photophoia; abnormal intolerance of light; inability to stand light
结膜炎	conjunctivitis	砂眼	trachoma
重听	be hard of hearing	耳聋	deaf
听力减退	impaired hearing; decreased hearing; loss of hearing	耳垢	cerumen; erawax

425

耳鸣	ringing of ears; tinnitus	耳痛	earache; otalgia
中耳炎	otitis media; inflammation of the middle ear	流鼻水	snivel; have a running nose;
鼻伤风	sniffles; snuffles; head cold; coryza	擤鼻涕	blow the nose;
鼻声	a nasal voice	鼻塞	nasal obstruction; nasal stuffiness; nasal blockage; nasal congestion
鼻出血	nosebleed; bleeding from the nose; nasal hemorrhage; epistaxis	鼻炎	rhinitis
扁桃	tonsil	扁桃炎	tonsillitis
齿痛	toothache	蛀齿	decayed tooth; dental caries; tooth caries; tooth cavity
假牙	an artificial tooth	装假牙	wear false teeth (a denture)
无齿	toothless; edentulous	齿龈	gums; gingiva
掉齿	lose a tooth; come out	拔齿	pull out; extract a tooth
发疹	eruption; rash; exanthema; exanthema	湿疹	eczema
荨麻疹	urticaria; hives	胎记	birth mark (红斑)
青斑	bruise	黑斑	mole
水泡	welt; wheal;wale	头皮屑	dandruff; scurf
痂	scab; curst; slough	丘疹	pimple; acne
香港脚	athlete's foot; ringworm of the feet	痱子	prickly heat; heat rash
龟裂	chaps; cracks	糜烂	sore; erosion; festering
疣	warts	冻疮	chilblain; festering
尿布疹	diaper rash	黄癣	favus; scaldhead
脓泡	impetigo	雀斑	freckles
晒斑	sunburn	骚养	itching; pruritus
骚养伤	scratch	生脓	fester; form pus; suppurate
渗出	exude;ooze; weep	股擦伤	have a thigh sore (chafing in the groin)
脱毛	loss of hair; falling-out of hair	多毛症	hirsutism
无毛	hairless; bald;	秃头	baldness; bald- headedness
秃头症	alopecia		

10. 诊断用具

听诊器	stethoscope	血压计	Sphygmomanometer (blood pressure cuff)
体温计	thermometer	验镜仪	ophthalmoscope
耳镜	otoscope	喉镜	laryngeal mirror
手电	flashlight	压舌板	tongue depressor (tongue blade)
叩诊锤	hammer (percussion / reflex hammer)	音叉	tuning fork
卷尺	tape measure	尺	scale (ruler)
放大镜	loupe (magnifying glass; hand lens)	橡胶手套	rubber gloves
指套	finger cot	阴道镜	vaginal speculum

二、医学考博专业中级词汇大全

A

absolute refractory period	绝对不应期	absorbed dose rate	吸收剂量率
absorbed dose	吸收剂量	absorption coefficient	吸收系数
absorption of light	光的吸收	absorption spectrum	吸收光谱
absorption	吸收，吸收作用	absorptive cell	吸收细胞
absorptivity	吸收率	abstinence syndrome	戒断症状
acceptor site	受位	accessory	*n.* 副神经
acentric fragment	无着丝点片段	acentric ring	无着丝点环
acetaminophen	醋氨酚	acetone	丙酮
acidophilia	嗜酸性	acidophilic body	嗜酸小体
acinus	腺泡	acrosome reaction	顶体反应
acrosome	顶体	actin filament	肌动蛋白丝
actin	肌动蛋白	action potential	动作电位
action	作用	activation	激活，活化
activator	激活蛋白，激活剂，活化物	active immunization	主动免疫
active oxygen	活性氧	active reabsorption	主动重吸收
active transport	主动转运	acute experiment	急性实验
acute inflammation	急性炎症	acute proliferative glomerulonephritis	急性增殖性肾小球肾炎
acute radiation injury	急性放射损伤	acute reaction	急性反应
acute viral hepatitis	急性病毒性肝炎	adaptation	适应
addiction	成瘾性	additional pressure	附加压强
adenine (A)	腺嘌呤	adenocarcinoma	腺癌
adenoma	腺瘤	adenosine	腺苷
adenovirus	腺病毒	adequate stimulus	适宜刺激
adhering junction	粘合连接	adhesion molecule	粘附分子
adipose tissue	脂肪组织	adjuvant	佐剂
adoptive immunity	过继免疫	adrenal gland	肾上腺
adrenergic drug	肾上腺素药	adrenergic receptor	肾上腺素受体
adrenergic	肾上腺能的	adrenoceptor blocking drug	肾上腺素受体阻断药
adrenoceptor	肾上腺受体	adrenocortical hormone	肾上腺皮质激素
adrenomimetic drug	拟肾上腺素药	adsorption	吸附
adult	成人，成年人	aedes	伊蚊
aerobe	需氧菌	aerobic dehydrogenase	需氧脱氢酶
affinity maturation	亲和力成熟	affinity	亲和力
aflatoxin	黄曲霉毒素	after effect	后遗效应
afterload	后负荷	afterload	后负荷
afterpotential	后电位	agent	药剂
agglutination of erythrocyte	红细胞凝集	agglutinin	凝集素
agglutinogen	凝集原	aggregation	聚集，聚集态
aging	老化，老年	agonist	激动剂，兴奋剂，主动肌
air embolism	空气栓塞	airborne transmission	空气传播
airway resistance	气道阻力	alanine	丙氨酸
albinism	白化病	albumin	白蛋白，清蛋白
aldosterone	醛固酮	all trans	全反构象

427

allantois	尿囊	allelic exclusion	位基因排斥
allergen	过敏原，变应原	allergy	变态反应
allopurinol	别嘌呤醇	allosteric effect	别构（位）效应
allosteric enzyme	变构酶，别位酶	allosteric regulation	别构调节
allotype	同种异型	alteration	变质
alterative inflammation	变质性炎症	alternation of generations	世代交替
alternative pathway	旁路途径，替代途径	alveolar capillary membrane	肺泡-毛细血管膜
alveolar carcinoma	肺泡上皮癌	alveolar dead space	肺泡死腔，肺泡无效腔
alveolar duct	肺泡管	alveolar fluid	肺泡液体
alveolar sac	肺泡囊	alveolar septum	肺泡隔
alveoli	腺泡，肺泡	amantadine	金刚烷胺
amastigote	无鞭毛体	amebic dysentery	阿米巴痢疾
amine	胺	amino acid	氨基酸
aminoacyl site	A 位，氨酰基位	aminoacyl site	A 位，氨酰基位
aminoglycosides	氨基糖甙类	amitriptyline	阿密替林
amnion	羊膜	amniotic fluid	羊水
amoxicillin	羟氨苄青霉素（阿莫西林）	amphotericin B	二性霉素 B
ampicillin	氨苄青霉素（阿比西林）	amplitude	振幅
amrinone	胺吡酮	amyloid degeneration	淀粉样变性
anabolism	同化作用，合成代谢	anaerobe	厌氧菌
anaesthetic ether	麻醉乙醚	anal canal	肛管
anal membrane	肛膜	analgesia	镇痛
analgesics	镇痛药	analyzer	检偏器
anaphylaxis	过敏反应	anaplasia	间变
anatomic shunt	解剖短路	anatomical dead space	解剖无效腔或死腔
anatomy	解剖学	Ancylostoma duodenale	十二指肠钩口线虫
androgen	雄激素	anemic infarct	贫血性梗死
anergy	失能	aneuploid	非整倍体
angiology	脉管学	angiotensin converting	血管紧张素转换
angiotensin	血管紧张素	angular momentum	角动量
angular quantum number	角量子数	animal for research	实验用动物
animal model of human disease	人类疾病动物模型	Anopoheles	按蚊
anisodamine	山莨菪碱	anisotropy	各向异性
ankyrin	锚定蛋白	annulate lamellae	环孔板
anoxia	缺氧	antagonist	拮抗剂
anterior cerebral a.	大脑前动脉	anterior horn	前角
anterior limb bud	上肢芽	anterior limiting lamina	前界（膜）层
anterior neuropore	前神经孔	anterior poliomyelitis	脊髓前角灰质炎
anthrax	炭疽	antiadrenergic drug	抗肾上腺素
antianginal drug	抗心绞痛药	antianxiety	抗焦虑
antiasthmatic drug	抗喘药	antibiotics	抗生素
antibody	抗体	anticarcinoma drug	抗肿瘤药
anticholinergic drug	抗胆碱药	anticholinesterase drug	抗胆碱酯酶药
anticoagulant	抗凝血药	anticoagulation	抗凝
anticodon	反密码子	anticonvulsive drug	抗惊厥药
antidiabetic drug	抗糖尿病药	antidiarrheal agent	止泻药

antidiuresis	抗利尿	antiepileptic drug	抗癫痫药
antigen presentation	抗原呈递	antigen processing	抗原处理
antigen	抗原	antigenic drift	抗原漂移，抗原转变
antihypertensive drug	抗高血压药	antiinflammatory agent	抗炎药
antimalarial drug	抗疟药	antimanic drug	抗躁狂药
antituberculosis drug	抗结核药	anuria	无尿
anus	肛门	aorta	主动脉
aortic arch	主动脉，弓动脉	aortic body	主动脉体
apneustic breathing	长吸式呼吸	apoptosis	程序性细胞死亡，凋亡
appendicitis	阑尾炎	arachnoid	蛛网膜
arch of aorta	主动脉弓	archipallium	原脑皮层
arginine	精氨酸	argyrophil fiber	嗜银纤维
artemisinin	青蒿素	arterial hyperemia	动脉性充血
arterial pressure	动脉压	arterial pulse	动脉脉冲
arteriole	微动脉	arteriolosclerosis	细动脉硬化
arteriosclerotic heart disease	动脉硬化性心脏病	arteriovenous shunt	动静脉短路
artery	动脉	arthropod	节肢动物
articular capsule	关节囊	artificial respiration	人工呼吸
ascariasis	蛔虫病	ascaris lumbricoides	似蚓蛔线虫
ascorbic acid	抗坏血酸(维生素C)	asepsis	无菌
asparagine	天冬酰胺	aspartic acid	天冬氨酸
aspirin	阿斯匹林	assembly	组装
associate neuron	联络神经元	aster	星体
astrocyte	星形胶质细胞	asymmetric transcription	不对称转录
asymmetry	不对称性	atenolol	阿替洛尔
atheroma	粥肿	atherosclerosis	动脉粥样硬化
atomic spectrum	原子光谱	ATPase	ATP 酶
atrial septal defect	房间隔缺损	atrial systole	心房收缩
atrioventricular bundle	房室束	atrioventricular bundle	房室束
atrioventricular node	房室结	atrium	心房
atrophic gastritis	萎缩性胃炎	atropine	阿托品
attenuated live vaccine	减毒活疫苗	attenuator	衰减子
atypia	异型性	audition	听力
auditory string	听弦	auditory threshold	听阈
auditory tube	咽鼓管	Auger electron	俄歇电子
auricle	耳廓	autoclaving	高压蒸汽灭菌法
autocrine	自分泌	autoimmunity	自身免疫
autoinfusion	自身输液	autolysosome	自生性溶酶体
automatic respiratory rhythm	自主呼吸节律	automaticity	自律性
autonomic nervous system	植物性神经系统，自主神经系	autonomic thermoregulation	自主性体温调节
autopsy	尸体解剖	autoradiography	放射自显影术
autoregulation	自身调节	autotransfusion	自身输血
axillary	*a.* 腋动脉	axillary	*n.* 腋神经
axolemma	轴膜	axon	轴索，轴突
axoplasm	轴浆，轴质	azotemia	氮质血症

429

B

bacillary dysentery	细菌性痢疾	bacteremia	菌血症
bacterial endocarditis	细菌性心内膜炎	bacterial pneumonia	细菌性肺炎
banding technique	分带技术	barbiturates	巴比妥类
baroreceptor reflex	压力感受性反射	barrier system	屏障系统
basal metabolism	基础代谢	basal nuclei	基底核
base pairing	碱基配对	base	碱基
basement membrane	基底膜，基膜	basement membrane	基底膜，基膜
basilic	v. 贵要静脉	basis pharmacology	基础药理学
basophilia	嗜碱性	behavioral thermoregulation	行为性体温调节
benign tumor	良性肿瘤	benzodiazepines	苯二氮
biceps brachii	肱二头肌	bidirectional propagation	双向传导
biguanides	双胍类药物	bile canaliculi	胆小管
bile pigment	胆色素	binary fission	二分裂法
bioavailability	生物利用度	biochemical pharmacology	生化药理学
bioelectricity	生物电	biological dosimeter	生物剂量仪
biology	生物学	biomembrane	生物膜
biophysics	生物物理学	biopsy	活组织检查
bioscience	生命科学	biotin	生物素
biotransformation	生物转化	biphasic action potential	双相动作电位
Birbeck granule	伯贝克颗粒	Birefringence	双折射
blastocyst	胚泡	blastoformation	母细胞化
blastomere	分裂球，卵裂球	bleeding time	出血时间
blocking antibody	封闭抗体	blood agar (plate)	血琼脂（平皿）
blood cell	血细胞	blood clot	血凝块
blood coagulation	血液凝固	blood flow	血流量
blood group antigen	血型抗原	blood group	血型
blood island	血岛	blood platelet	血小板
blood pressure	血压	blood transfusion	输血
blood urea nitrogen (BUN)	血尿素氮	blood	血，血液
body stalk	体蒂	body surface area	体表面积
body temperature	体温	Bohr effect	波尔效应
Bohr magneton	玻尔磁子	bone canaliculi	骨小管
bone lacuna	骨陷窝	bone lamella	骨板
bone marrow form acute radiation sickness	骨髓型急性放射病	bone marrow	骨髓
bone matrix	骨基质	bone mineral	骨盐
bone	骨	Bordetella pertussis	百日咳杆菌
Bowman's (renal) capsule	包曼囊，肾小球囊	brachial plexus	臂丛
brachiocephalic trunk	头臂干	bradykinin	缓激肽
bradysporozoite	迟发型子孢子	bradyzoite	缓殖子
brain death	脑死亡	brain stem	脑干
brain vesicle	脑泡	brain	脑
breakage	断裂	breed	品种
bremsstrahlung	轫致辐射	bretylium	溴苄胺
bridging necrosis	桥状坏死	bromocriptine	溴隐亭
bronchial asthma	支气管哮喘	bronchiectasis	支气管扩张（症）

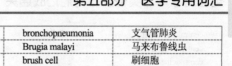

bronchiole	细支气管	bronchopneumonia	支气管肺炎
bronchus	支气管	Brugia malayi	马来布鲁线虫
brush border	刷状缘	brush cell	刷细胞
budding	出芽	bulbar ridge	球嵴
bulbus cordis	心球	bumetanide	布美他尼，丁苯氧酸
Burkitt lymphoma Burkitt	淋巴瘤		

C

Campylobacter jejuni	空肠弯曲菌	cachexia	恶病质，恶液质
caecum	盲肠	caffeine	咖啡因
calcitriol	1，25 二羟胆骨化醇（钙三醇）	calcium antagonists	钙拮抗药
calcium channel	钙通道	calcium dependent protein kinase Ca	依赖性蛋白激酶，蛋白激酶 C
caloric value	卡价（或热价）	Campylobacter jejuni	空肠弯曲菌
Candida albicans	白色念珠菌	cancer family	癌家族
cancer genetics	肿瘤遗传学	capacitation of sperm	精子获能
capillary	毛细血管	capping	成冠
capsid	衣壳	capsular pressure	肾小囊内压冲
capsule	荚膜，囊胞	captopril	卡托普利
carbamazepine	卡巴西平	carbenicillin	羧苄青霉素
carbidopa	卡比多巴	carbimazole	卡比马唑
carbohydrate	糖	carcinogenicity	致癌力
carcinoid	类癌	carcinoma of thyroid	甲状腺癌
carcinoma	癌	cardiac apex	心尖
cardiac asthma	心源性哮喘	cardiac glycoside	强心甙
cardiac insufficiency	心功能不全	cardiac orifice	贲门
cardiac reserve	心力储备	cardiac tube	心管
cardiac work	心脏作功	cardiogenic plate	生心板
cardiomyopathy	心肌病	cardiovascular pharmacology	心血管药理学
carnification	肉质变	carnitine	肉毒碱
carotid body	颈动脉体，颈动脉小球	carpal canal	腕管
carpus	腕骨	carrier protein	载体蛋白
carrier	携带者，载体，载流子，带虫者	cartilage capsule	软骨囊
cartilage lacuna	软骨陷窝	cartilage	软骨
caseous necrosis	干酪样坏死	caseous pneumonia	干酪性肺结核
cat cry syndrome	猫叫综合征	catabolism	分解代谢，异化作用
catalase	触酶，过氧化氢酶	catecholamine	儿茶酚胺
cavity	空洞	C domain	稳定区
cedilanid	西地兰	cell adhesion	细胞粘合
cell biology	细胞生物学	cell coat	细胞外被，细胞衣
cell communication	细胞通讯	cell culture	细胞培养
cell differentiation	细胞分化	cell electrophoresis	细胞电泳
cell fusion	细胞融合	cell junction	细胞连接
cell proliferation kinetics	细胞增殖动力学	cell proliferation	细胞增殖
cell recognition	细胞识别	cell surface antigen	细胞表面抗原
cell theory	细胞学说	cell	细胞
cellular edema	细胞水肿	central artery	中央动脉
central gray substance	中央灰质	central nervous system	中枢神经系统

431

central stimulant	中枢兴奋药	central vein	中央静脉
centric ring	着丝点环	centriole	中心粒
centroacinar cell	泡心细胞	centromere	着丝点，着丝粒
centrosome	中心体	cephalic phase	头期
cephalin	脑磷脂	cercaria	尾蚴
cercarial dermatitis	尾蚴性皮炎	cerebral circulation	脑循环

D

DNA polymerase	DNA 聚合酶	dark adaptation	暗适应
darkfield microscope	暗视野显微镜	daughter cyst	子囊
de novo synthesis	从头合成	dead space like ventilation	死腔样通气
decidua basalis	底蜕膜	decidua capsularis	包蜕膜
decidua parietalis	壁蜕膜	decidua	蜕膜
dedifferentiation	去分化	defective virus	缺陷病毒
deformation	畸形	degeneration	变性，溃变
degradation	降解	degranulation	脱颗粒
dehydration	脱水	deletion	缺失
denaturation	变性	dendrite	树突
Dengue virus	登革病毒	dense connective tissue	致密结缔组织
dental pulp	牙髓	deoxycholic acid	脱氧胆酸
deoxyribonucleotide	脱氧核糖核苷酸	depolarization	除级
depression	抑制，减压	depressor reflex	减压反射
dermis	真皮	desmin filament	结蛋白纤维
desmin	结蛋白	desmosome	桥粒
determination	决定	deterministic effect	肯定性效应
detoxification	解毒，解毒作用	development	发育
dexamethasone	地塞米松	dialysis	透析
diandry	双雄受精	diaphragm	膈
diastole	舒张期	diastolic pressure	舒张压
diazepam	安定	diazoxide	二氮嗪
dicaine	的卡因	dichroic ratio	二向色性比
dicoumarol	双香豆素	dielectric polarization	电介质的极化
dielectric	电介质（绝缘体）	diencephalon	间脑
differential medium	鉴别培养基	diffraction of wave	波的衍射
diffuse glomerulonephritis	弥漫性肾小球肾炎	diffusion impairment	弥散障碍
diffusion	扩散，弥散	digestants	助消化药
digestion	消化	digestive system	消化系统
digitalis	洋地黄	digitoxin	洋地黄毒甙
digoxin	地高辛	digyny	双雌受精
dihydroxyacetone phosphate	磷酸二羟丙酮	diltiazem	地尔硫
diluted urine	稀释尿	dimefline	回苏灵
dimension	量纲	diopter	屈光度
diphenhydromine benadryl	苯海拉明	dipole moment	偶极矩
dipole	偶极子	direct effect	直接作用
discontinuous replication	不连续复制	disease	疾病
disinfection	消毒	distribution	分布
disulfide bond	二硫键	diuretic	利尿剂
dobutamine	多巴酚丁胺	docking protein	停泊蛋白，对接蛋白

domain	域，结构域，功能区	donor site	给位
donor	供者	dorsal aorta	背主动脉
dosage	剂量	dot blot	斑点分子杂交法
double helix	双螺旋	double uterus	双子宫
down regulator	衰减性调节	dromotropic action	变传导作用
droperidol	氟哌利多	droplet transmission	飞沫传播
drug abuse	药物滥用	drug dependence	药物依赖性
drug enzyme	药酶	drug metabolism	药物代谢
drug resistance	耐药性	drug	药物
dry gangrene	干性坏疽	duct	导管
ductus arteriosus	动脉导管	ductus deferens	输精管
duodenal ulcer	十二指肠溃疡	duodenum	十二指肠
duplication	重复	dura mater	硬膜
dynein	动力蛋白，达因蛋白	dysplasia	发育不良
dyspnea	呼吸困难		

E

eccentric hypertrophy	远心性肥大	eclipse period	隐蔽期
ecology	生态学	ecosystem	生态系统
ectoderm	外胚层	ectoderm	外胚层
ectopic kidney	异位肾	ectopic parasitism	异位寄生
edema	水肿	Edinger Westphal nucleus E W	核
Edwards's syndrome	18三体综合征	effect	效应
effective dose	有效剂量	effective filtration pressure	有效滤过压
effector	效应器，效应物	efferent nervous system	传出神经系统
efficacy	效能	cgg	卵
ejection phase	射血相	elastic artery	弹性动脉
elastic cartilage	弹性软骨	elastic fiber	弹性纤维
elastic resistance	弹性阻力	elasticity	弹性
elastin	弹性蛋白	electric current density	电流密度
electric current	电流	electric dipole moment	电偶极矩
electric dipole	电偶极子	electric field intensity	电场强度（场强）
electric field	电场	electric flux	电通量
electric potential difference	电势差	electric potential energy	电势能
electric potential	电势	electric susceptibility	电极化率
electrical coupling	电耦联	electrical synapse	电突触
electrocardiogram	心电图	electrochemical gradient	电化学梯度
electromagnetic induction	电磁感应	electromagnetic wave	电磁波
electromotive force	电动势	electron capture	电子俘获
electron pair production	电子对生成	electrophoretic mobility	电泳率
elephantiasis	象皮肿	elimination rate constant	清除速率常数
elliptically polarized light	椭圆偏振光	elongation	延长
embolism	栓塞	embolus	栓子
embryology	胚胎学	embryonic disc	胚盘
embryonic induction	胚胎诱导	emission spectra	发射光谱
emphysema	肺气肿	enamel	牙釉质
encapsulation	包围	end cell	终末细胞
end feet	脚板	endemic goiter	地方性甲状腺肿

433

endocardium	心内膜	endocrine gland	内分泌腺
endocytosis	胞吞，入胞，内吞	endomembrane system	内膜系统
endometrium	子宫内膜	endopeptidase	内肽酶
endoreduplication	核内复制	endosome	胞内体
endothelium	内皮	endotoxin	内毒素
energy density	能量密度	energy flux	能流
energy level	能级	energy metabolic rate	能量代谢率
energy metabolism	能量代谢	enhancer	增强子
enolphosphopyruvate	磷酸烯醇式丙酮酸	enteric nervous system	肠道神经系统
enterobiasis	蛲虫病	Enterobius vermicularis	蠕形住肠线虫（蛲虫）
enterogenous cyanosis	肠源性紫绀	enterotoxin	肠毒素
enterovirus	肠道病毒	envelope	包膜
enzyme	酶	ependymal cell	室管膜细胞
ephedrine	麻黄碱	epicardium	心外膜
epidemic hemorrhagic fever	流行性出血热	epidemic meningitis	流行性脑膜炎
epidermis	表皮	epididymal duct	附睾管
epithelial reticular cell	上皮性网状细胞	epithelial tissue	上皮组织
epithelioid cell	类上皮细胞	epitope	表位
equation of continuity	连续性方程	equilibrium potential	平衡电位
equilibrium state	平衡态	equipotential surface	等势面
erosion	侵蚀	erythrocyte sedimentation rate	红细胞沉降率
erythrocytic stage	红细胞内期	erythropoietin	红细胞生成素, 促红素
essential amino acid	必需氨基酸	essential fatty acid	必需脂肪酸
estrogen	雌激素	estrus cycle	动情周期
ethambutol	乙胺丁醇	ethosuximide	乙琥胺
etiological treatment	病因治疗	etiology	病原学
euchromatin	常染色质	eugenics	优生学
euphoria	欣快症	eupnea	平静呼吸
evolution	进化	exchange hypothesis	互换假说
excitability	兴奋性	excitable cell	可兴奋细胞
excitable tissue	可兴奋组织	excitation spectra	激发光谱
excitation	激发，兴奋	excited state	激发态
excitement	兴奋	excretion	分泌，排泄
excretory system	排泄系统	exocrine gland	外分泌腺
exocytosis	胞吐, 胞裂外排, 外吐作用	exogenous pyrogen	外源性致热源
exon	外显子	exopeptidase	外肽酶
exotoxin	外毒素	experimental animal model	诱发性动物模型
expiration	呼气	exposure rate	照射量率
exposure	暴露（接触）	external ear	外耳
external environment	外环境	external exposure	外照射
external hemorrhage	外出血	external respiration	外呼吸
extra spindle muscle	梭外肌	extrapolation number	外推值
extrinsic or peripheral protein	外在蛋白或外周蛋白	exudate	渗出液
exudation	渗血	eyeball	眼球
eyelid	眼睑		

F

Fab	抗原结合片段	facial	*n.* 面神经
facilitated diffusion	易化扩散	facultative anaerobe	兼性厌氧菌
facultative parasite	兼性寄生虫	false neurotransmitter	假性神经介质
familial carcinoma	家族性癌	family	科，家族
fascia	筋膜	fasciculus cuneatus	楔束
fasciculus gracilis	薄束	fasciolopsiasis	布氏姜片虫病
fasciolopsis buski	布氏姜片虫	fat cell	脂肪细胞
fat embolism	脂肪栓塞	fat	脂肪
fatty degeneration	脂肪变性	feedback inhibition	反馈抑制作用
feedback	反馈	female pronucleus	雌原核
femoral	*a.* 股动脉	femoral	*n.* 股神经
femur	股骨	fenestrated capillary	有孔毛细血管
fentanyl	芬太尼	feritin	铁蛋白
ferrochelatase	亚铁螯合酶	fertile egg	受精卵
fertilization	受精	fertilized ovum	受精卵
fetal membrane	胎膜	fever	发热
fibrin	纤维蛋白	fibrinoid degeneration	纤维素样变性
fibrinoid necrosis	纤维素样坏死	fibrinolysis	纤溶
fibroadenoma	纤维腺瘤	fibroblast	成纤维细胞
fibrocyte	纤维细胞	fibroma	纤维瘤
fibrosa	纤维膜	fibrosarcoma	纤维肉瘤
fibrous cartilage	纤维软骨	fibula	腓骨
filament	细丝	filaria	丝虫
filariasis	丝虫病	filariform larvae	丝状蚴
filling phase	充盈相	filling pressure	充盈压
filling volume	允盈量	filtrate passive back flow	原尿回漏
filtration barrier	滤过屏	filtration fraction	滤过分数
filtration membrane	滤过膜	final host	终宿主
first heart sound	第一心音	first pass effect	首过效应
first pass elimination	首过消除	first polar body	第一极体
fixation	固定	flagellum	鞭毛
flanking sequence	侧翼序列	flea	蚤
flora disequilibrium	菌群失调	fluid mosaic model	液态镶嵌模型
fluid	流体，液体	fluidity	流动性
flunarizine	氟桂利嗪	fluorescence intensity	荧光强度
fluorescence polarization	荧光偏振	fluorescence probe	荧光探剂
fluorescence recovery after photobleaching	FRAP 荧光漂白恢复	fluorescence	荧光
fluorescent antibody	荧光抗体	fluphenazine	氟奋乃静
fly	蝇	folic acid	叶酸
follicle epithelial cell	滤泡上皮细胞	follicle	滤泡
follicular adenocarcinomah	滤泡腺癌	follicular cell	卵泡细胞
follicullar antrum	卵泡腔	foramen ovale	卵圆孔
foramen primum	原发孔（第一房间孔）	foramen secundum	继发孔（第二房间孔）
foregut	前肠	foreign body giant cell	异物巨细胞
four limbs	四肢	fractionation of radiation	分次照射
fragile X syndrome	脆性 X 染色体综合征	fragile site	脆性部位
frank edema	显性水肿	free fatty acid	游离脂肪酸
free radicals	自由基	freedom	自由度

435

frequency	频率	Frog	青蛙
frontal bone	额骨	frontal lobe	额叶
fructose diphosphatase	果糖二磷酸酶	functional dead space	功能性死腔
fundic gland	胃底腺	fungus	真菌
furazolidone	呋喃唑酮	furosemide	速尿
fusion gene	融合基因	fusion	融合
factor	因子		

G

gall bladder	胆囊	gamete	配子
gametocyte	配子体	ganglion cell	节细胞
ganglion	神经节	ganglionic blocking drug	神经节阻断药
gangrene	坏疽	gap junction	缝隙连接
gap junction	缝隙连接	gas exchange	气体交换
gas gangrene	气性坏疽	gastric acid	胃酸
gastric emptying T	1/2 胃半排空时间	gastric phase	胃期
gastric pit	胃小凹	gastric receptive relaxation	胃的容受性舒张
gastrin	胃泌素	gastritis	胃炎
gate channel	闸门通道	gating current	闸门电流
gel phase	凝胶态	gene cloning	基因克隆
gene cluster	基因簇	gene diagnosis	基因诊断
gene engineering	基因工程	gene expression	基因表达
gene frequency	基因频率	gene library	基因文库
gene maping	基因定位	gene assignment	基因定位
gene mutation	基因突变	gene pool	基因库
gene recombination	基因重组	gene replication	基因复制
gene therapy	基因治疗	gene transfer	基因导入，转基因
generalized transduction	普遍性转导	generator potential	启动电位
genetic code	遗传密码	genetic disease	遗传病
genetic effect	遗传效应	genetic engineering antibody	基因工程抗体
genetic engineering	基因工程	genetic epidemiology	遗传病流行学
genetic information	遗传信息	genetic load	遗传负荷
genetic recombination	基因重组	genic disease	基因病
genital organs	生殖器	genome mutation	基因组突变
genome variation	基因组变异	genome	染色体基因，基因组
genotype frequency	基因型频率	gentamicin	庆大霉素
genus	属	germ cell	生殖细胞
germinal center	生发中心	gerontology	老年学，老年医学
Giardia lamblia	蓝氏贾第鞭毛虫	gill	鳃
giant cell tumor	巨细胞瘤	gill slit of pharynx	咽鳃裂
gill slit	鳃裂	gingiva	牙龈
glial cell	胶质细胞	glial filament	胶质丝
globin	珠蛋白	glomerulotubular balance	球管平衡
glomerulus	肾小球，血管球	glucagon	高血糖素，胰高血糖素
glucocorticoid	糖皮质激素	glucogenic amino acid	生糖氨基酸
glucokinase	葡萄糖激酶	gluconeogenesis	糖（原）异生作用
glutamic acid	谷氨酸	glutaminase	谷氨酰胺酶
glutamine	谷氨酰胺	glutathione	谷胱甘肽
glycerol	甘油	glycine	甘氨酸

glycocalyx	糖萼	glycoconjugates	复合糖，糖缀合物
glycogen phosphorylase	糖原磷酸化酶	glycogen synthase	糖原合成酶
glycogen	糖原	glycolipid	糖脂
glycolysis	糖酵解	glycoprotein	糖蛋白
glycosyltransferase	糖基转移酶	goiter	甲状腺肿
Golgi apparatus or Golgi body	高尔基器或高尔基体	Golgi complex	高尔基复合体
Golgi saccule	高尔基囊泡	Golgi tendon organ	高尔基腱器官
gonadial ridge	生殖腺嵴	gonadotropin	促性腺激素
gonorrhea	淋病	Gram staining	革兰染色法
granular atrophic kidney	颗粒性萎缩肾	granular lutein cell	粒黄体细胞
granulation tissue	肉芽组织	grating constant	光栅常量
grating	光栅	gravid proglottid	孕节
gray baby syndrome	灰婴综合征	gray substance	灰质
greater omentum	大网膜	ground state	基态
ground substance	基质	growth	生长
Guanethidine	胍乙啶	guanosine	鸟苷

H

habituation	习惯性	hair bulb	毛球
hair follicle	毛囊	hair papilla	毛乳头
hairy cell leukemia	毛细胞白血病	Haldane effect	何尔登效应
halothane	氟烷	Haploid	单倍体
Haplotype	单体型	Hapten	半抗原
Haversian system	哈弗斯系统	Head	头
heart failure	心力衰竭	heart rate	心率
heart sound	心音	heart	心脏
heat radiation	热辐射	helicase	解链酶（解旋酶）
helminth	蠕虫	helminthiasis	蠕虫病
hematocrit value	红细胞比容	hematopoietic microenvironment	造血微环境
heme	血红素	hemic hypoxia	血液性缺氧
hemimetabola	不全变态	hemoglobinopathy	血红蛋白病
hemolysis	溶血	hemopoietic and blood system	造血和血液系统
hemopoietic progenitor	造血祖细胞	hemopoietic stem cell	造血干细胞
hemorrhage	出血	hemorrhagic infarct	出血性梗死
hemosiderin	含铁血黄素，血铁黄蛋白	hemostasis	止血
hemostatic plug	止血栓子	hepadnaviridae	嗜肝 DNA 病毒科
heparnavirus	嗜肝 RNA 病毒属	hepatic cord	肝索
hepatic diverticulum	肝憩室	hepatic encephalopathy	肝性脑病
hepatic insufficiency	肝功能不全	hepatic lobule	肝小叶
hepatic plate	肝板	hepatic portal vein	肝门静脉
hepatic sinusoid	肝血窦	hepatocellular jaundice	肝细胞性黄疸
hepatocyte	肝细胞	hepatoenteral circulation	肝肠循环
hereditary disease	遗传病	hereditary enzymapathy	遗传性酶病
heredity	遗传	heritability	遗传率
heroin	海洛因	Heterochromatin	异染色质
heteroduplex	杂化双链	heterolysosome	异生性溶酶体
hexacanth	六钩蚴	hexokinase	己糖激酶
high output heart failure	高输出量性心力衰竭	hinge region	绞链区

hip bone	髋骨	hippocampus	海马
histamine	组胺	histidine	组氨酸
histochemistry	组织化学	histocompatibility antigen	组织相容性抗原
histogenous hypoxia	组织性缺氧	histology	组织学
histone	组蛋白	histotoxic hypoxia	组织中毒性缺氧
Homatropine	后马托品	Homeostasis	内环境稳定，稳态
homologous organ	同源器官	homometic regulation	等长调节
hookworm disease	钩虫病	horizontal plane	水平面
horizontal transmission	水平传播	horseshoe kidney	马蹄肾
host	宿主	housekeeping gene	管家基因
human biochemical genetics	人类生化遗传学	human cytogenetics	人类细胞遗传学
human molecular genetics	人类分子遗传学	human parasitology	人体寄生虫学
human population genetics	人类群体遗传学	human radiation cytogenetics	人体辐射细胞遗传学
humerus	肱骨	humoral immunity	体液免疫
hyaline degeneration	玻璃样变性	hyaline membrane	透明膜
hyaluronidase (spreading factor)	透明质酸酶	hybrid	杂交群
hybridization	杂交	hybridoma	杂交瘤
hydatid cyst	棘球蚴囊	hydatid disease	棘球蚴病
hydrochlorothiazide	氢氯噻嗪	hydrocortisone	氢化可的松
hydrogen bond	氢键	hydrolase	水解酶类
hydrolazine	肼屈嗪	hydroperoxidases	氢过氧化酶类
hydrophobic bond	疏水键	(hydrophobic interaction) hydropic degeneration	水性肿胀
hydroprednisone	氢化泼尼松	hydrops	积水，积液
hydroted electron	水合电子	hydroxyapatite	羟磷灰石
hydroxymethylglutaryl CoA cleavage enzyme	HMG CoA 裂解酶	hydroxymethylglutaryl CoA synthetase	HMG CoA 合酶
Hydroxyproline	羟脯氨酸	hyperbilirubinemia	高胆红素血症
hyperdynamic shock	高动力型休克	hyperfine splitting	超精细分裂
hyperkalemia	高钾血症	hyperplasia	增生
hyperpolarization	超极化	hyperreaction	高敏性
hypersensitive reaction	过敏反应	hypersensitivity	超敏性
hypertension	高血压	hyperthermia	过热
hypertonic dehydration	高渗性脱水	hypertrophic cardiomyopathy	肥厚型心肌病
hypertrophy	肥厚	hypervariable region	超变区
hypocalcemia	低钙血症	hypodermis	皮下组织
hypodynamic shock	低动力型休克	hypokalemia	低钾血症
hyponotics	催眠药	hyposthenuria	低渗尿
hypothalamus	丘脑下部，下丘脑	hypotonic dehydration	低渗性缺水
hypotonic hypoxemia	低张性低氧血症	hypovolemic shock	低血容量性休克
hypoxic hypoxia	乏氧性缺氧		

I

Ibuprofen	布洛芬	icterus	黄疸
ideal fluid	理想液体	ideal gas	理想气体
idiosyncratic reaction	特异质反应	idiotope	独特位
ileocaecal valve	回盲瓣	iliopsoas	*m.* 髂腰肌

ilium	髂骨	imipramine	丙咪嗪
immature face	非成熟面	immature proglottid	幼节
immune evasion	免疫逃避	immune modulators	免疫调节剂
immune network theory	免疫网络学说	immunofluorescence	免疫荧光
immunogen	免疫原	immunopharmacology	免疫药理学
immunopotentiating drug	免疫增强药	immunoprophylaxis	免疫预防
immunoregulation	免疫调节	immunosuppressive agent	免疫抑制剂
immunosuppressive drug	免疫抑制药	imperforate anus	不通肛
implantation	植入	in vitro	体外（实验），离体
in vivo	在体（实验），体内	inactivated vaccine	灭活疫苗
inactivation	灭活（病毒），失活	inapparent infection	非显性感染
inborn errors of metabolism	先天性代谢缺陷	inbreeding depression	近交衰退
incompatibility	血型不和	incomplete recovery	不完全恢复健康
indirect calorimetry	间接测热法	indirect effect	间接作用
indole test	吲哚试验	indomethacin	吲哚美辛，消炎痛
induction	诱导	infarct	梗死
infectious hepatitis	传染性肝炎	infectious shock	感染性休克
infective stage	感染阶段	inferior colliculus	下丘
inferior vena cava	下腔静脉	infertile cyst	不育囊
infiltration	浸润	inflammation	炎症
inflammatory polyp	炎性息肉	inflation reflex	肺扩张反射
influenza A virus	甲型流感病毒	infrared spectroscopy	红外光谱
inguinal ligament	腹股沟韧带	inhalation	吸入
inherited disease	遗传病	inhibition	抑制
initial length	初长	initial urine	原尿
initiation site	起始点	initiator codon	起动信号, 起始密码子
injury	损伤	inner cell mass	内细胞群
inner nuclear membrane	内层核膜	inotropic action	变力作用
inotropic state	变力状态	insensible perspiration	不感蒸发
inspiratory capacity	深吸气量	insula	岛叶
insulin	胰岛素	integration	整合, 整体性
interatrial septum	房间隔	intercalated disc	闰盘
interference of light	光的干涉	interference of wave	波的干涉
intermediary metabolism	中间代谢	intermembrane space	膜间腔
internal capsule	内囊	internal carotid	*a.* 颈内动脉
internal contamination	内污染	internal energy	内能
internal environment homeostasis	内环境稳态	internal environment	内环境
internal exposure	内照射	internal hemorrhage	内出血
internal image	内影像	interneuron	中间神经元
internode	结间体	interphase death	间期死亡
interstitial deletion	中间缺失	interstitial gland	间质腺
interventricular foramen	室间孔	interventricular septum	室间隔
intervertebral disc	椎间盘	intestinal gland	小肠腺
intestinal phase	肠期	intestinal villus	肠绒毛
intestine	肠	intrapleural pressure	胸膜腔内压
intraspindle muscle	梭内肌	intrinsic activity	内在活性
intrinsic or integral protein	内在蛋白或整合蛋白	intrinsic pathway	内源性途径

intrinsic protein	内在蛋白	invertion	倒位
intrinsic protein	内在蛋白	invertion	倒位
iodide	碘化物	iodine pump	碘泵
ion pump	离子泵	ionic bond	离子键
ionic channel	离子通道	ionic coupling	离子耦联
ionization density	电离密度	ionization	电离
ionizing radiation	电离辐射	iris	虹膜
ischemic anoxia	缺血性缺氧	ischemic necrosis	贫血性坏死
ischium	坐骨	islets of pancreas	胰岛
isochromosome	等臂染色体	isocitrate dehydrogenase	异柠檬酸脱氢酶
isograft	同系异体移植	isolator	隔离器
isoleucine	异亮氨酸	isomerase	异构酶类
isometric contraction	等长收缩	isosorbide dinitrate	硝酸异山梨酯
isosthenuria	等渗尿	isotonic contraction	等张收缩
isotonic dehydration	等渗性缺水	isotonic hypoxemia	等张性低氧血症
isotope	同位素	isotype	同种型
isovolumetric contraction phase	等容收缩相	isovolumetric relaxation phase	等容舒张相
isozyme	同工酶		

J

jaundice	黄疸	jejunum	空肠
joint cavity	关节腔	junctional complex	连接复合体
juxtaglomerular cell	球旁细胞，近球细胞	juxtaglomerular complex	球旁复合体

K

kanamycin	卡那霉素	keratin filament	角蛋白丝
keratinocyte	角蛋白（质）形成细胞	kernicterus	核黄疸
ketoacidosis	酮症酸中毒	ketogenic amino acid	生酮氨基酸
key enzyme	关键酶	kidney	肾脏
kinase	激酶	kinetic energy	动能
kinetochore	着丝点	kingdom	界
kinocilium	动纤毛		

L

labetalol	贝洛尔	laboratory animal science	实验动物学
laboratory animal	实验（室）动物	lacrimal gland	泪腺
lactate	乳酸盐	lactic acidosis	乳酸酸中毒
lactose operon	乳糖操纵子	lagging strand	后随链，延迟链
laminar flow	层流	lampbrush chromosome	灯刷染色体
landmark	界标	large intestine	大肠
larva migrans	幼虫移行症	larva	幼虫
laryngotracheal diverticulum	喉气管憩室	laryngotracheal groove	喉气管沟
larynx	喉	laser	激光
latent period	潜伏期	lateral diffusion	侧向扩散
lateral funiculus	外侧索	lateral palatine process	外侧腭突
lateral ventricle	侧脑室	laterior horn	外侧角
laxative	泻药	leading strand	前导链
lecithin	卵磷脂	lectin	植物凝集素
left ventricle	左心室	legionella pneumophilia	嗜肺军团菌
leiomyoma	平滑肌瘤	leiomyosarcoma	平滑肌肉瘤
Leishmania donovani	杜氏利什曼原虫	Leishmaniasis	利什曼病

440

lens capsule	晶状体囊	lens epithelium	晶状体上皮
lens fiber	晶状体纤维	lens	晶体
lesion	病变	lesser omentum	小网膜
lethal dose	致死量	leucine	亮氨酸
leukemoid reaction	类白血病反应	levator ani m.	肛提肌
levodopa	左旋多巴	liability for abuse	滥用倾向
liability	易患性	lidocaine (xylocaine)	利多卡因
life cycle	生活史	life	生命
ligament	韧带	ligand gated channel	配体门控性通道
ligand	配体	ligase	连接酶
light adaptation	明适应	light reflex	光反射
lincomycin	林可霉素	line polarized light	线偏振光[平面偏振光（plane polarized light）]
line	系	lingual	*n.* 舌神经
linkage disequilibrium	连锁不平衡	linking protein	连接蛋白
linoleate	亚油酸	linolenate	亚麻酸
lip	唇	lipid bilayer	脂双层
lipid peroxidation	脂质过氧化	lipid polymorphism	脂多形态
lipofuscin	脂褐素	lipoic acid	硫辛酸
lipoid	类脂	lipoma	脂肪瘤
lipoprotein	脂蛋白	liposarcoma	脂肪肉瘤
liposome	脂质体	liquefactive necrosis	液化性坏死
liquid crystalline phase	液晶态	lithium carbonate	碳酸锂
lithocholic acid	石胆酸	liver	肝
loading dose	负荷剂量	lobar pneumonia	大叶性肺炎
lobeline	山梗菜碱	lobular pneumonia	小叶性肺炎
lobule	小叶	local anaesthetics	局麻药
local current theory	局部电流学说	local current	局部电流
local radiation injury	局部性放射损伤	locus ceruleus	蓝斑
locus	位点，座位	long loop feedback	长反馈
loose connective tissue	疏松结缔组织	louse	虱
low output heart failure	低输出量性心力衰竭	lumbar plexus	腰丛
lumbar vertebra	腰椎	lung bud	肺芽
lung capacity	肺容量	lung volume	肺容量
lung	肺	luxury gene	奢侈基因
lyases	裂合酶类	lymph node	淋巴结
lymph vessel	淋巴管	lymphatic capillary	毛细淋巴管
lymphatic system	淋巴系	lymphatic trunk	淋巴干
lymphocyte	淋巴细胞	lymphoid nodule	淋巴小结
lymphokines	淋巴因子	lymphoma	淋巴瘤
lysogenic conversion	溶原转换	lysosome	溶酶体
lysozyme	溶菌酶		

M

MMR vaccine (measles, mumps, rubella)	麻疹、腮腺炎、风疹三联疫苗	MN glycophorin MN	血型糖蛋白
macrogametocyte	大配子体	macronodular cirrhosis	大结节性肝硬变
macrophage	巨噬细胞	macula densa	致密斑
macula lutea	黄斑	macula sacculi	球囊斑
macula utriculi	椭圆囊斑	magnesium sulfate	硫酸镁
magnetic field	磁场	magnetic flux	磁通量
magnetic induction	磁感应强度	magnetic moment	磁矩

malaria pigment	疟色素	malaria	疟疾
malate aspartate shuttle	苹果酸天冬氨酸穿梭	malate	苹果酸
male pronucleus	雄原核	malignant histiocytosis	恶性组织细胞增生症
malignant tumor	恶性肿瘤	mamma (breast)	乳房
mandible	下颌骨	margin of safety	安全范围
marginal zone	边缘区	marker chromosome	标记染色体
mass peristalsis	集团蠕动	mast cell	肥大细胞
mature face	成熟面	mature proglottid	成节
maxilla	上颌骨	maximal acid output	最大胃酸排出量
maximal dose	极量	maximum diastolic potential	最大舒张电位
maximum repolarizing potential	最大复极电位	mean arterial pressure	平均动脉压
mean circulatory filling pressure	循环系统平均充盈压	mean lethal dose	平均致死剂量
measles virus	麻疹病毒	mechanism of action	作用机制
mechanism	机制	meclofenoxate	氯酯醒
medial lemniscus	内侧丘系	median effective dose	半数有效量
median palatine process	正中腭突	medical arthropodology	医学节肢动物学
medical cell biology	医学细胞生物学	medical genetics	医学遗传学
medical genetics	医学遗传学	medical radiobiology	医学放射生物学
medical radiobiology	医学放射生物学	medulla	髓质
medullary carcinoma	髓样癌	medullary cord	髓索
medullary loop	髓袢	medullary ray	髓放线
medullary sinus	髓（质淋巴）窦	melanin	黑色素
melanocyte	黑素细胞	melanoma	黑色素瘤
membrane attack complex (MAC)	膜攻击复合物	membrane bone	膜原骨
membrane fluidity	膜流动性	membrane potential	跨膜电位，膜电位
membranous glomerulonephritis	膜性肾小球肾炎	menstrual cycle	月经周期
meperidine	哌替啶	(pethidine)merozoite	裂殖子
mesangial cell	系膜细胞	mesentery	肠系膜
Mesoderm	中胚层	mesoectoderm	中外胚层
mesonephric duct	中肾管	mesonephric ridge	中肾嵴
mesonephric tubule	中肾小管	mesonephros	中肾
mesosome	中介体	mesothelium	间皮
metabolic acidosis	代谢性酸中毒	metabolic alkalosis	代谢性碱中毒
metabolic coupling	代谢偶联	metabolic regulation	代谢调节
metabolism	新陈代谢	metabolite	代谢物
metacercaria	囊蚴	metachromasia	异染性
metamorphosis	变态	metaplasia	化生
metaraminol	间羟胺	metarteriole	后微动脉
metastasis	转移	metformin	二甲双胍
methadone	美沙酮	methimazole	甲硫咪唑
methyl red (MR) test	甲基红试验	methyldopa	甲基多巴
methylphenidate	哌醋甲酯	metoprolol	美托洛尔
metronidazole	甲硝唑（灭滴灵）	mexiletine	美西律
microangiopathic hemolytic anemia	微血管病性溶血性贫血	microcell	微细胞
microfilament	微丝	microfilaria	微丝蚴
microfluorometry	显微荧光光度术	microgametocyte	雄配子体，小配子体
microglia	小胶质细胞	micromanipulative technique	显微操作技术

micromanipulator	显微操作器	micronodular cirrhosis	小结节性肝硬变
microsome	微粒体	microspectrophotometry	显微分光光度术
microtubule	微管	microviscosity	微粘度
midbrain	中脑	midgut	中肠
minicell	小细胞	minimal effective dose	最小有效量
minimal toxic dose	最小中毒量	minute respiratory volume	每分钟通气量
minute	分，微小体	miracidium	毛蚴
missing order	缺级	mitochondrial inner membrane	线粒体内膜
mitochondrial matrix	线粒体基质	mitochondrial outer membrane	线粒体外膜
mitogen activated protein kinase	分裂原活化蛋白激酶	mixed function oxidase	混合功能氧化酶
mixed tumor	混合瘤	modal number	众数
mode of action	作用方式	moist gangrene	湿性坏疽
molecular biology	分子生物学	molecular cloning	分子克隆
molecular cytology	分子细胞学	molecular disease	分子病
molecular pharmacology	分子药理学	molecular spectrum	分子光谱
momentum	动量	monoamine oxidase (MAO)	单胺氧化酶
monochromatic absorptivity	单色吸收率	monochromatic emissive power	单色辐射本领
monoclonal	单克隆	monocyte	单核细胞
monogenic disease	单基因病	mononuclear phagocyte system (MPS)	单核吞噬细胞系统
monooxygenase system	单加氧酶体系	monooxygenase	单加氧酶
morphine	吗啡	morphogenesis	形态发生，形态形成
morula	桑椹胚	mosaic	嵌合体
mosquito	蚊	most probable speed	最概然速率
motor end plate	运动终板	motor neuron	运动神经元
motor unit	运动单位	mucinous cystadenoma	粘液性囊腺瘤
multiple alleles	复等位基因	mumps virus	腮腺炎病毒
muscarine	毒蕈碱	muscle fiber	肌纤维
muscle satellite cell	肌卫星细胞	muscle tissue	肌组织
muscle	肌	muscular artery	肌性动脉
mutagen	诱变剂	mutant strain	突变系
mutation rate	突变率	Mycobacterium tuberculosis (Tubercle bacillus, TB)	结核杆菌
mycoplasma pneumonia	支原体肺炎	mycoplasma	支原体
mycosis	真菌病	myelin sheath	髓鞘
myeloblast	原粒细胞（成髓细胞）	myeloma	骨髓瘤
myiasis	蛆病	myocardial contractility	心肌收缩性
myocardial failure	心肌衰竭	myocardial hypertrophy	心肌肥大
myocardial infarction	心肌梗塞	myocardium	心肌
myoepithelial cell	肌上皮细胞	myofibril	肌原纤维
myoid cell	肌样细胞	myoma	肌瘤
myosin filament	肌球蛋白丝	myosin	肌球蛋白
myxoma	粘液瘤		

N

naked virus	裸病毒	nalorphine	丙烯吗啡
naloxone	纳洛酮	nasal cavity	鼻腔

443

nasal septum	鼻中隔	natural frequency	固有频率（本征频率）
natural light	自然光	natural selection	自然选择
Necator americanus	美洲板口线虫	neck	颈，颈节
necrosis	坏死	negative chronotropic action	负性变时效应
negative dromotropic action	负性变传导效应	negative eugenics	负优生学
negative inotropic action	负变力效应	negative regulation	负调控
Negri body	内基小体	Nematode	线虫
nencephaly	无脑畸形	Neopallium	新脑皮层
Neostigmine	新斯的明	nephritic syndrome	肾病综合征
nephrogenic cord	生肾索	nephron	肾单位
nephrosclerosis	肾硬化	nerve ending	神经末梢
nerve fiber	神经纤维	nerve tissue	神经组织
nerve	神经	nervous system	神经系统
network theory	网络学说	neural crest	神经嵴
neural groove	神经沟	neural plate	神经板
neural tube	神经管	neurilemmal cell	神经膜细胞
neuroblastoma	神经母细胞瘤	neuroepithelium	神经上皮
neurofibril	神经原纤维	neurofibroma	神经纤维瘤
neurofilament	神经丝	neuroglia	神经胶质
neuroleptanalgesia	神经安定镇痛术	neuroleptic drug	神经安定药
neuromuscular blocking drug	神经肌肉阻断药	neuron	神经
neuropharmacology	神经药理学	neurotic atrophy	神经性萎缩
neurotransmitter	神经递质	neutron	中子
neutrophilia	嗜中性	nexus	结合斑
nicardipine	尼卡地平	nicotinamide	烟酰胺，尼克酰胺
nicotine	烟碱	nifidipine	硝苯地平
nimodipine	尼莫地平	nitremia	氮质血症
nitrendipine	尼群地平	nitrogen balance	氮平衡
nitroglycerin	硝酸甘油	nitrous oxide	一氧化亚氮（笑气）
nocturia	夜尿	nocturnal periodicity	夜现周期性
nonesterified bilirubin	非酯型胆红素	nonoliguric acute renal failure	非少尿型急性肾功能衰竭
noradrenaline	去甲肾上腺素	norepinephrine	去甲肾上腺素
normal flora	正常菌群，正常菌丛	normalization	归一化，正常化
Northern blot RNA	分子杂交印迹法	nosocomial disease	医源性疾病
notochord	脊索	novocaine	奴佛卡因
nuclear decay	核衰变	nuclear jaundice	核黄疸
nuclear lamina	核纤层	nuclear membrane	核膜
nuclear pore complex	核孔复合体	nuclear pore	核孔
nuclear skeleton	核骨架	nucleic acid	核酸
nucleocapsid	核衣壳	nucleolar associated chromatin	核仁相随染色质
nucleolus	核仁	nucleon	核子
nucleoside	核苷	nucleosome	核小体
nucleus ambiguous	疑核	nucleus posteromarginalis	后角边缘核
nucleus proprius cornu posterior	后角固有核	nucleus solitarius	孤束核
nucleus transplantation	核移植	nucleus	细胞核，神经核
nuclide	核素	nude mouse	裸小鼠
numerical aperture	孔径数	nymph	若虫

O

obligate anaerobe	专性厌氧菌	obligatory parasite	专性寄生虫
obstructive hypoventilation	阻塞性通气不足	obstructive jaundice	梗阻性黄疸
occipital bone	枕骨	occipital lobe	枕叶
occult edema	隐性水肿	occupation theory	占领学说
odontoblast	成牙质细胞	oesophagus	食道
Okazaki fragment	冈崎片段	olfactory cell	嗅细胞
oligodendrocyte	少突胶质细胞	oliguria	少尿
onchosphere	六钩蚴	oncogene	癌基因，原癌基因
one carbon unit	一碳单位	one compartment model	一室模型
oocyst	卵囊	oocyte	卵母细胞
open system	开放系统	operator	操纵基因
operon	操纵子	opsonization	调理作用
optic cup	视杯	optic stalk	视柄
optic vesicle	视泡	optical activity	旋光性
optical axis	光轴	optical dispersion	旋光色散
optical path	光程	optical thickness	光学厚度
orbita	眶	orbital magnetic moment	轨道磁矩
order parameter	序参数	order	目
organ culture	器官培养	organ	器官
organization	机化	orotic acid	乳清酸
orthomyxovirus	正粘病毒	orthopnea	强迫坐位、端坐呼吸
osmiophilic multilamellar body	嗜锇性板层小体	osmotic pressure	渗透压
osseous tissue	骨组织	ossification center	骨化中心
ossification	成骨作用	osteoblast	成骨细胞
osteoclast	破骨细胞	osteocyte	骨细胞
osteogenic cell	骨原细胞	osteoid	类骨质
osteoma	骨瘤	osteon	骨单位
osteosarcoma	骨肉瘤	otic vesicle	听泡
outer nuclear membrane	外层核膜	ovary	卵巢
ovulation	排卵	ovum	卵，卵细胞
oxaloacetic acid	草酰乙酸	oxidases	氧化酶类
oxidation	氧化	oxidative phosphorylation	氧化磷酸化
oxidoreductase	氧化还原酶	oxygen capacity	血氧容量
oxygen content	血氧含量	oxygen dissociation curve	氧离曲线
oxygen effect	氧效应	oxygenation	氧合
oxyhemoglobin saturation	血氧饱和度	oxyntic cell	盐酸细胞
oxyphil cell	嗜酸性细胞		

P

pacemaker current	起搏电流	pacemaker	起搏器
Pagumogonimus skrjabini	斯氏狸殖吸虫	palate	腭
pale infarct	白色梗死	paleopallium	古脑皮层
palindrome	回文结构	pallium	脑皮层
pancreas islet	胰岛	pancreatic lipase	胰脂肪酶
pantothenic acid	遍多酸	papilloma	乳头状瘤
paracentric inversion	臂内倒位	paracortex zone	副皮质区

paracrine	旁分泌	parafollicular cell	滤泡旁细胞
paragonimiasis	肺吸虫病	paramyxovirus	副粘病毒
parasite	寄生虫	parasitic zoonosis	人兽共患寄生虫
parasitism	寄生	parasympathetic	副交感的
paratenic host	转续宿主	transport host	转续宿主
parathyroid gland	甲状旁腺	paratope	补位或对位
parenteral route	非肠道途径	parietal bone	顶骨
parietal cell	壁细胞	parietal lobe	顶叶
paroxysmal nocturnal dyspnea	夜间阵发性呼吸困难	partial agonist	部分激动剂
partial antagonist	部分拮抗剂	passive reabsorption	被动重吸收
passive transport	被动运输，被动转运	patch clamp	膜片钳
patella	髌骨	pathogen	病原体
pathogenesis	发病学	pathologic anatomy	病理解剖学
pathologic atrophy	病理性萎缩	pathological process	病理过程
pathology	病理学	pathophysiology	病理生理学
peak time	峰时间	pedigree	系谱
pelvis	骨盆	penetration	穿入
penicillin G (benzylpenicillin)	青霉素 G（苄青霉素）	penis	阴茎
pentazocine	镇痛新	pentose phosphate pathway	磷酸戊糖途径
pentose	戊糖	pepsin	胃蛋白酶
pepsinogen	胃蛋白酶原	peptic ulcer	消化性溃疡
peptide bond	肽键	peptide	肽
peptidoglycan	肽聚糖	peptidyl site	肽基位或 P 位
per os	口服	perforin	穿孔蛋白，穿孔素
periarterial lymphatic sheath	动脉周围淋巴鞘	pericarditis	心包炎
pericardium	心包	pericentric inversion	臂间倒位
perichondrium	软骨膜	pericyte	周细胞
perikaryon	核周质	perineum	会阴
period of organogenesis	器官形成期	period of preimplantation	胚胎植入前期
period	周期	periosteum	骨外膜
peripheral nervous system	周围神经系统	peripheral resistance	外周阻力
perisinusoidal (Disse) space	窦周（迪塞）隙	peristalsis	蠕动
peritoneum	腹膜	permeability of vacuum	真空磁导率
permeability	磁导率，通透性	permissive action	允许作用
permittivity	电容率（介电常量）	dielectric constant	电容率
peroxidase	过氧化物酶	perphenazine	奋乃静
persistent infection	持续性感染	persistent period	持续时间
phagocyte	吞噬细胞	phagocytosis	吞噬作用
pharmacodynamics	药（物）效（应）动力学	pharmacokinetics	药（物）代（谢）动力学
pharmacology	药理学	pharmacopeia	药典
pharynx	咽	phase transition	相变
phase	相位	phenobarbital (luminal)	苯巴比妥（鲁米那）
phenolphthalein	酚酞	phenothiazines	吩噻嗪类
phenotype	表型	phenoxybenzamine	酚苄明
phentolamine	酚妥拉明	phenylalanine	苯丙氨酸
phosphatidic acid	磷脂酸	phosphogluconate	磷酸葡萄糖酸

phospholipase	磷脂酶	photoelectric effect	光电效应
photon	光子	photosensory cell	感光细胞
physiologic atrophy	生理性萎缩	physiology	生理学
physostigmine	毒扁豆碱	pia mater	软脑膜
picornavirus	小 RNA 病毒	piecemeal necrosis	碎片状坏死
pigment epithelium layer	色素上皮层	pilocarpine	毛果云香碱
pindolol	吲哚洛尔	pinocytosis	胞饮作用
pituitary adenoma	垂体腺瘤	pituitary gland	脑下垂体
placebo	安慰剂	placenta	胎盘
placental barrier	胎盘屏障	placental membrane	胎盘膜
plasma cell	浆细胞	plasma clearance	血浆清除率
plasma membrane	质膜	plasmid	质粒
plasmin	纤溶酶	plasminogen	纤溶酶原，纤维蛋白溶酶原
plastic deformation of erythrocyte	红细胞可塑性变形	plateau	平台期
platelet plug	血小板栓子	plerocercoid	（昆）裂头蚴
sparganum	（昆）裂头蚴	pleura	胸膜
plica	皱襞	pluripotent cell	多能细胞
Pneumocystis carinii	卡氏肺孢子虫	podocyte	足细胞
point mutation	点突变	polarization	极化
polaroid	偏振片	poliovirus	脊髓灰质炎病毒（polio）
polycistron	多作用子	polyclonal	多克隆
polycystic kidney	多囊肾	polygenic disease	多基因病
polygenic inheritance	多基因遗传	polymyxins	多粘菌素类
polypeptide	多肽	polyploid	多倍体
polypoid adenoma	息肉状腺瘤	pons	脑桥
porphyrin	卟啉	portal area	门管区
positive chronotropic action	正性变时效应	positive dromotropic action	正性变传导效应
positive eugenics	正优生学	positive feedback	正反馈
positive inotropic action	正性变力效应	positive regulation	正性调节
postcapillary venule	毛细血管后微静脉	postcentral gyrus	中央后回
posterior funiculus	后索	posterior horn	后角
posterior limb bud	下肢芽	posterior limiting lamina	后界（膜）层
posterior neuropore	后神经孔	postrenal acute renal failure	后性急性肾功能衰竭
postsynaptic membrane	突触后膜	potassium channel	钾通道
potential energy	势能	pralidoxime chloride	氯解磷定
pralidoxime iodide	碘解磷定	precentral gyrus	中央前回
precession	旋进（进动），向前运动	precipitating factor	诱因
precipitation	沉淀	predecidual cell	前蜕膜细胞
prednisolone	泼尼松龙	prednisone	泼尼松
preload	前负荷	premature systole	期前收缩
premunition	带虫免疫	prenatal diagnosis	产前诊断
preproalbumin	前清蛋白原	prerenal acute renal failure	肾前性急性肾功能衰竭
presequences	导肽	pressure overload	压力负荷过度
presynaptic inhibition	突触前抑制	presynaptic membrane	突触前膜
primary complex	原发综合征	primary constriction	主缢痕，初级缢痕

447

primary effect	原发作用	primary follicle	初级卵泡
primary hemostatic response	初级止血反应	primary lysosome	初级溶酶体
primary response	初始反应，初次应答	primary sex cord	初级性索
primary spermatocyte	初级精母细胞	primary structure	一级结构
primary tissue	基本组织	primase	引发酶
primer	引物	primitive blood cell	原始血细胞
primitive cardiovascular system	原始心血管系统	primitive gut	原始消化管
primitive node	原结	primitive streak	原条
primordial follicle	原始卵泡	primordial germ cell	原始性细胞
principal section	主截面	proalbumin	清蛋白原
probability density	概率密度	proband	先证者
probe	探针	probenecid	丙磺舒
procainamide	普鲁卡因胺	procercoid	原尾蚴
processing	加工	proenzyme	酶原
proerythroblast	原红细胞	programmed cell death	编程性细胞死亡
proliferation	增殖	proliferative death	增殖死亡
proline	脯氨酸	promastigote	前鞭毛体
promethazine	异丙嗪	promoter	启动基因（启动子），催化剂
pronephric duct	前肾管	pronephros	前肾
propafenone	普罗帕酮	propranolol	心得安
proprioceptors	本体感受器	propylthiouracil	丙基硫氧嘧啶
prostate	前列腺	prostatic concretion	前列腺凝固体
prosthetic group	辅基	protease	蛋白酶
protection effect	防护效应	protein binding	蛋白结合
prothrombin	凝血酶原	proton	质子
protoscolex	原头蚴	protozoon (protozoa)	原生动物
proximal convoluted tubule	近曲小管	pseudocyst	假包囊
pseudogene	假基因	Pseudomonas aeruginosa	绿脓杆菌
pseudostratified ciliated columnar epithelium	假复层纤毛柱状上皮	psychopharmacology	精神药理学
psychotroptic drug	抗精神病药	pubic symphysis	耻骨联合
pubis	耻骨	pulmonary abscess	肺脓肿
pulmonary alveoli	肺泡	pulmonary diffusion capacity	肺扩散容量
pulmonary emphysema	肺气肿	pulmonary encephalopathy	肺性脑病
pulmonary exchange	肺换气	pulmonary lobule	肺小叶
pulmonary macrophage	肺巨噬细胞	pulmonary tuberculosis	肺结核
pulmonary ventilation	肺通气	pulse pressure	脉压
pump failure	泵衰竭	pupa	蛹
pupil	瞳孔	pupillary reflex	瞳孔反射
Purkinje fiber	蒲肯野纤维	Purkinje system	蒲肯野系统
pyelonephritis	肾盂肾炎	pyemia	脓血症、脓毒症
pylorus	幽门	pyramidal tract	锥体束
pyridoxal	吡哆醛	pyridoxamine	吡哆胺
pyrimethamine	乙胺嘧啶	pyrogen	致热源
pyruvate carboxylase	丙酮酸羧化酶	pyruvate dehydrogenase complex	丙酮酸脱氢酶复合体
pyruvate kinase	丙酮酸激酶		

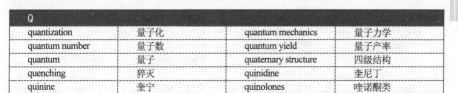

Q			
quantization	量子化	quantum mechanics	量子力学
quantum number	量子数	quantum yield	量子产率
quantum	量子	quaternary structure	四级结构
quenching	猝灭	quinidine	奎尼丁
quinine	奎宁	quinolones	喹诺酮类

R			
rabbit	兔	rabies virus	狂犬病病毒
radial	*a.* 桡动脉	radiation carcinogenesis	辐射致癌作用
radiation cataract	放射性白内障	radioactive nuclide	放射性核素
radioactivity	放射性活度	radiolysis	辐射分解
radiosensitivity	放射敏感性	radius	桡骨
ranitidine	雷尼替丁	rapid ejection phase	快速射血相
rapid repolarization	快速复极	rapidly progressive glomerulonephritis	急进性肾小球肾炎
Rathke pouch	拉特克囊	receptor mediated endocytosis	受体介导的内吞作用
receptor regulation	受体调节	receptor	受体
recessive edema	隐性水肿	reciprocal translocation	相互易位
recombinant DNA	重组	DNArecombinant inbred strain	重组近交系
recombinant vaccine	基因工程疫苗	recombination	重组合，基因重组
reconstitution cell	重组细胞	recrudescence	再燃
rectum	直肠	red infarct	红色梗死
red nucleus	红核	red pulp	红髓
redia	雷蚴	redifferentiation	再分化
redistribution	再分布	reduced eye	简化眼
reflex arc	反射弧	reflex	反射
refractoriness	不应性	refractory period	不应期
regeneration	再生	regulatory gene	调节基因
regulatory protein	调节蛋白质	rejoin	重接
relapse	复发	relative refractory period	相对不应期
relaxation time	弛缓时间	release	释放
renal anemia	肾性贫血	renal corpuscle	肾小体
renal glucose threshold	肾糖阈	renal insufficiency	肾功能不全
renal osteodystrophy	肾性骨营养不良	renal tubule	肾小管
renaturation	复性	renin	肾素
repair	修复	replacement therapy	替代治疗
replication fork	复制叉	replication	复制
replicon	复制子	repolarization	复极
repression	阻遏	reproduction	生殖
reproductive system	生殖系统	reserpine	利血平
reservoir host	保虫宿主	residual body	残体
residual period	残留期	residue	残基
resistance	耐药性，阻力	resistivity	电阻率
resolving power	分辨力	respiratory acidosis	呼吸性酸中毒
respiratory alkalosis	呼吸性碱中毒	respiratory bronchiole	呼吸性细支气管
respiratory chain	呼吸链	respiratory failure	呼吸衰竭
respiratory hypoxia	呼吸性缺氧	respiratory insufficiency	呼吸功能不全
respiratory region	呼吸部	respiratory system	呼吸系统
respiratory zone	呼吸带	resting potential	静息电位

resting state	备用状态	restitution	愈合
restriction endonuclease	限制性内切核酸酶	restrictive hypoventilation	限制性通气不足
reticular cell	网状细胞	reticular fiber	网状纤维
reticular formation	网状结构	reticular tissue	网状组织
reticulocyte	网织红细胞	retina	视网膜
retinol	视黄醇（维生素A）	retrodifferentiation	反分化
retrovirus	逆转录病毒	reverse transcriptase	逆转录酶
reverse transcription	逆转录作用	rheobase	基强度
rhesus monkey	恒河猴，猕猴	rheumatic carditis	风湿性心脏炎
rheumatic endocarditis	风湿性心内膜炎	rheumatic epicarditis	风湿性心外膜炎
rheumatic heart disease	风湿性心脏病	rheumatic myocarditis	风湿性心肌炎
rheumatism	风湿症		

S

S phase delay S	时相延迟	sacral plexus	骶丛
sacrum	骶骨	sagittal plane	矢状面
salbutamol	沙丁胺醇	Salmonella typhi	伤寒沙门菌
saltatory conduction	跳跃式传导	salting out	盐析
salvage pathway	补救（重新利用）途径	sandfly	白蛉
sarcolemma	肌膜	sarcoma	肉瘤
sarcomere	肌节	sarcoplasm	肌浆
sarcoplasmic reticulum	肌浆网	sarcoptes mites	疥螨
Sarcoptes scabiei	人疥螨	satellite DNA	卫星DNA
satellite cell	卫星细胞	satellite	卫星，随体
scabies	疥疮	scapula	肩胛骨
scar	瘢痕，疤痕	scarlet fever	猩红热
scattering of light	光的散射	Schistosoma haematobium	埃及血吸虫
Schistosoma japomicum	日本血吸虫	Schistosoma mansoni	曼氏血吸虫
Schistosomiasis	血吸虫病	schistosomule (schistosomula)	童虫
schizont	裂殖体	Schuffner's dots	薛氏小点
sclera	巩膜	sclerosis	硬化
scolex	头节	scopolamine	东莨菪碱
screening	筛选	scrotum	阴囊
sebaceous gland	皮脂腺	secobarbital (seconal)	司可巴比妥（速可眠）
second heart sound	第二心音	second message	第二信使
secondary active transport	继发性主动转运	secondary lysosome	次级溶酶体
secondary phase of hemostasis	继发性止血反应	secondary reaction	继发反应
secondary response	二次反应，再次应答	secondary sex cord	次级性索
secondary spermatocyte	次级精母细胞	secondary structure	二级结构
secretin	促胰液素	secretion	分泌
secretory component	分泌小体，分泌成分	secretory duct	分泌管
sedatives	镇静药	segmentation	分节运动
selectivity	选择性	semiautonomous organelle	半自主性细胞器
semiconservative replication	半保留复制	sensation	感觉
sense organ	感觉器官	sense strand	有意义链
sensory coding	感觉编码	sensory neuron	感觉神经元
sensory receptor	感觉器	Seoul virus	汉城型病毒

septicemia	败血症	septum primum	原发隔
sequence	序列	sequestered antigen	隐蔽抗原
serine	丝氨酸	serosa	浆膜
serous cell	浆液细胞	serous cystadenoma	浆液性囊腺瘤
serous membrane	浆膜	severe combined immunodeficiency	重症综合性免疫缺陷
shell temperature	体表温度	Shigella	志贺菌属
shock	休克	side reaction	副作用
sign	体征	signal recognition particle	信号肽识别颗粒
silencer	抑制子	silicosis	矽肺
simple columnar epithelium	单层柱状上皮	simple diffusion	简单扩散
simple epithelium	单层上皮	simple harmonic wave	简谐波
simple protein	单纯蛋白质	simple squamous epithelium	单层（扁平）鳞状上皮
single twitch	单收缩	singlet state	单线态
sinusoid	血窦	site of metabolism	代谢部位
skeletal muscular relaxant	骨骼肌松弛药	skeletin filament	骼蛋白纤维
skeleton system	骨骼系统	skeleton	骨骼
skull	头颅	slow ejection phase	减慢射血相
slow wave	慢波	small artery	小动脉
small granule cell	小颗粒细胞	small intestine	小肠
small vein	小静脉	smooth chorion	平滑绒毛膜
sodium channel	钠通道	sodium cromoglycate	色甘酸二钠
sodium nitroprusside	硝普钠	sodium thiopental	硫喷妥钠
sodium valproate	丙戊酸钠	soft ticks	软蜱
somatic antigen	虫体抗原	somatic cell genetics	体细胞遗传学
somatic effect	躯体效应	somatic mutation	体细胞突变
somatostatin	生长抑素	somite	体节
Southern blot Southern	印迹	sound wave	声波
sparganosis	裂头蚴病	spasm	痉挛
species	物种	specific conduction system	特殊传导系统
specificity	特异性	spectrin	血影蛋白
spectrofluorimetry	荧光分光光度术	spermatic cord	精索
spermatid	精子细胞	spermatogenesis	精子发生
spermatogenic cell	生精细胞	spermatogenic epithelium	生精上皮
spermatogonium	精原细胞	spermatozoon	精子
spermiogenesis	精子形成	sphenoid bone	蝶骨
spike	刺突，锋电位	spin labelling	自旋标记
spin	自旋	spina bifida occulta	隐性脊柱裂
spina bifida	脊柱裂	spinal column	脊柱
spinal cord	脊髓	spindle	纺锤体，梭
spinothalamic tract	脊髓丘脑束	spiral organ (organ of Corti)	螺旋器（柯蒂器）
spiramycin	螺旋霉素	spirochete	螺旋体
Spirometra mansoni	曼氏迭宫绦虫	spleen colony	脾集落
spleen	脾	splenic cord	脾索
splenic corpuscle	脾小（结）体	splenic sinus	脾窦
splicing	剪接作用	spontaneous aberration	自发畸变

451

spontaneous animal model	自发性动物模型	spontaneous depolarization	自动除极
spore	芽胞	endospore	芽胞
sporocyst	胞蚴	sporozoite	子孢子
spot desmosome	点状桥粒	squalene	鲨烯
squamous cell carcinoma	扁平上皮癌，鳞状上皮癌	stable nuclide	稳定性核素
stage of congestion	充血期	stage of gray hepatization	灰色肝样变期
stage of red hepatization	红色肝样变期	stage specificity	阶段特异性
staining	染色	standing wave	驻波
stationary state	定态	steady current	稳恒电流
steady flow	稳定流动	stem cell	干细胞
stem line	干系	stercobilinogen	粪胆素原
stereocilium	静纤毛	sterilization	灭菌、消毒、绝育
sterilizing immunity	消除性免疫	sternocleidomastoid m.	胸锁乳突肌
sternum	胸骨	steroid	类固醇
stimulation	刺激	stochastic effect	随机效应
stomach	胃	strain	品系
stratified epithelium	复层上皮	stratum basale	基底层
stratum corneum	角质层	stratum granulosum	颗粒层
stratum lucidum	透明层	stratum spinosum	棘层
streptokinase	链激酶	stress	应激
stretch receptors	肺牵张感受器	stretch reflex	牵张反射
stretching vibration	伸展振动	striated border	纹状缘
stroke work	搏出功	stromal cell	基质细胞
structural aberration	结构畸变	structural gene	结构基因
structure activity relationship	构效关系	subacute inflammation	亚急性炎
subacute viral hepatitis	亚急性病毒性肝炎	subarachnoid space	蛛网膜下腔
subcapsular sinus	被膜下淋巴窦	subclinical infection	亚临床感染
subline	支系	sublingual	舌下的
submandibular gland	下颌下腺	submitochondrial particle	亚线粒体颗粒
subnormal period	低常期	substantia nigra	黑质
substrain	亚系	substrate level phosphorylation	作用物（底物）水平磷酸化
substrate	作用物	subunit	亚单位、亚基
succinate dehydrogenase	琥珀酸脱氢酶	succinylcholine	琥珀胆碱
sulfonylureas	磺酰脲类药物	superinfection	重叠感染
superior colliculus	上丘	superior vena cava	上腔静脉
supernormal period	超常期	supersecondary structure	超二级结构
supplement therapy	补充治疗	surface activation	表面激活
surface antigen	表面抗原	surface energy	表面能
surface mucous cell	表面粘液细胞	surface tension	表面张力
surfactant	表面活性物质	sympathetic	交感的
symptom	症状	symptomatic treatment	对症治疗
synapse vesicle	突触小泡	synapse	突触
synaptic bouton	突触扣结	synaptic cleft	突触间隙
synaptic delay	突触延搁	syncytiotrophoblast	合体滋养层

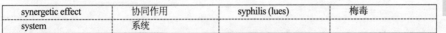

synergetic effect	协同作用	syphilis (lues)	梅毒
system	系统		

T

tachysporozoite	速发型子孢子	tachyzoite	速殖子
taeniasis	带绦虫病	talocrural (ankle) joint	距骨小腿（踝）关节
tapeworm	绦虫	target theory	靶学说
targeting sequence	导肽	tarsal gland	睑板腺
taste bud	味蕾	Taurine	牛磺酸
teichoic acid	胞壁酸	tela submucosa	粘膜下层
telencephalon	端脑	telomerase	端粒酶
telomere	端区（端粒）	temperate (lysogenic) phage	温和噬菌体，溶原噬菌体
temperature effect	温度效应	template strand	模板链
temporal bone	颞骨	temporal lobe	颞叶
tendo calcaneus	跟腱	tension	张力
teratology	畸形学	teratoma	畸胎瘤
terbutaline	特布他林	terminal bronchiole	终末细支气管
terminal cisternae	终池	termination	终止
terminator codon	终止信号	terminator	终止子
terramycin	土霉素	tertiary structure	三级结构
tetracaine	丁卡因	tetracycline	四环素
tetralogy of Fallot	法鲁四联症	thalamus	丘脑
thalassemia	海洋性贫血	theca cell	膜细胞
theca folliculi	卵泡膜	theca lutein cell	膜黄体细胞
therapeutic action	治疗作用	therapeutic dose	治疗量
therapeutic index	治疗指数	thermoregulation	体温调节
thiamine pyrophosphatase	硫胺素焦磷酸酶	thiamine	硫胺素（维生素 B1）
thiazides	噻嗪类	thick filament	粗肌丝
thin filament	细肌丝	thin segment	细段
thoracic duct	胸导管	thoracic respiration	胸式呼吸
thoracic vertebra	胸椎	thoroughfare channel	直捷通路或直通血毛细血管
threonine	苏氨酸	threshold dose	阈剂量
threshold intensity	阈强度	threshold potential	阈电位
threshold stimulus	阈刺激	threshold	阈
thromboembolism	血栓栓塞	thrombosis	血栓形成
thrombus	血栓	thy	胸腺抗原
thymic corpuscle epithelial cell	胸腺小体上皮细胞	thymidine	胸苷，胸腺嘧啶核苷
thymine (T)	胸腺嘧啶	thymocyte	胸腺细胞
thymopoietin	胸腺生成素	thymus	胸腺
thyroid gland	甲状腺	tibia	胫骨
tibial	*n.* 胫神经	tight junction	紧密连接
tissue culture	组织培养	tissue exchange	组织换气
tissue section	组织切片	tissue	组织
tocopherol	生育酚	tolbutamide	甲磺丁脲
tolerance	耐受	tongue	舌
tonic activity	紧张性活动	tonic contraction	紧张性收缩
tonofibril	张力原纤维	tonofilament	张力丝，张力原纤维

453

三、医学考博专业高级词汇大全

3.1 【常见科室篇】

3.1.1 常见科室

Department of dermatology	皮肤科	Department of infectious diseases	传染病科
Department of pathology	病理科	Department of psychiatry	精神科
Department of orthopacdic surgery	矫形外科	Department of cardiac surgery	心脏外科
Department of cerebral surgery	脑外科	Department of thoracic surgery	胸外科
Pharmacy dispensary	药房	Nutrition department	营养部
Diet-preparation department	配膳室	Therapeutic department	治疗室
Operating room/Theater	手术室	Blood-bank	血站
Supply-room	供应室	Disinfection-room	消毒室
Dressing room	换药室	Mortuary	太平间
Record room	病案室	Department of plastic surgery	矫形外科
Department of physiotherapy	理疗科	electrotherapy room	电疗科
heliotherapy room	光疗科	wax-therapy room	蜡疗科
hydrotherapy room	水疗科	central laboratory	中心实验室
clinical laboratory	临床实验室	bacteriological laboratory	细菌实验室
biochemical laboratory	生化实验室	serological laboratory	血清实验室
X-ray room X	光室	doctor's office	医生办公室
nurse's office	护士办公室		

3.1.2 科室人员

director of the hospital	院长	physician	内科医师
chief physician	主任医师	associate chief physician	副主任医师
attending doctor	主治医师	resident doctor	住院医师
intern doctor	实习医师	general practitioner	全科医师
specialist	专科医师	head of the nursing department	护理部主任
Head nurse	护士长	Student nurse	实习护士
E.N.T.doctor	耳鼻喉科医师		

3.2 【西医篇】

3.2.1 医院部门及科室名称

3.2.1.1 医学学科

医学	Medicine	基础医学	Basic Medicine
人体解剖与组织胚胎学	Human Anatomy, Histology and Embryology	免疫学	Immunology

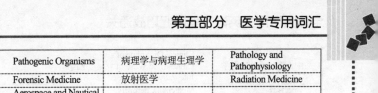

病原生物学	Pathogenic Organisms	病理学与病理生理学	Pathology and Pathophysiology
法医学	Forensic Medicine	放射医学	Radiation Medicine
航空航天与航海医学	Aerospace and Nautical medicine	临床医学	Clinical Medicine
内科学（含心血管病学、血液病学、呼吸系病学、消化系病学、内分泌与代谢病学、肾脏病学、风湿病学、传染病学）	Internal medicine (including Cardiology, Hematology, Respiratory, Gastroenterology, Endocrinology and Metabolism, Nephrology, Rheuma-tology, Infectious Diseases)	儿科学	Pediatrics
老年医学	Geriatrics	神经病学	Neurology
精神病与精神卫生学	Psychiatry and Mental Health	皮肤病与性病学	Dermatology and Venereology
影像医学与核医学	Imaging and Nuclear Medicine	临床检验诊断学	Clinical Laboratory Diagnostics
护理学	Nursing	外科学（含普通外科学、骨外科学、泌尿外科学、胸心血管外科学、神经外科学、整形外科学、烧伤外科学、野战外科学）	Surgery (General Surgery, Orthopedics, Urology, Cardiothoracic Surgery, Neurosurgery, Plastic Surgery, Burn Surgery, Field Surgery)
妇产科学	Obstetrics and Gynecology	眼科学	Ophthalmic Specialty
耳鼻咽喉科学	Otolaryngology	肿瘤学	Oncology
康复医学与理疗学	Rehabilitation Medicine Physical Therapy	运动医学	Sports Medicine
麻醉学	Anesthesiology	急诊医学	Emergency Medicine
口腔医学	Stomatology	口腔基础医学	Basic Science of Stomatology
口腔临床医学	Clinical Science of Stomatology	公共卫生与预防医学	Public Health and Preventive Medicine
流行病与卫生统计学	Epidemiology and Health Statistics	劳动卫生与环境卫生学	Occupational and Environmental Health
营养与食品卫生学	Nutrition and Food Hygiene	儿少卫生与妇幼保健学	Maternal, Child and Adolescent Health
卫生毒理学	Hygiene Toxicology	军事预防医学	Military Preventive Medicine
中医学	Chinese Medicine	中医基础理论	Basic Theories of Chinese Medicine
中医临床基础	Clinical Foundation of Chinese Medicine	中医医史文献	History and Literature of Chinese Medicine
方剂学	Formulas of Chinese Medicine	中医诊断学	Diagnostics of Chinese Medicine
中医内科学	Chinese Internal Medicine	中医外科学	Surgery of Chinese Medicine
中医骨伤科学	Orthopedics of Chinese Medicine	中医妇科学	Gynecology of Chinese Medicine
中医儿科学	Pediatrics of Chinese Medicine	中医五官科学	Ophthalmology and Otolaryngoloy of Chinese Medicine
针灸推拿学	Acupuncture and Moxibustion and Tuina of Chinese medicine	民族医学	Ethnomedicine
中西医结合医学	Chinese and Western Integrative Medicine	中西医结合基础医学	Basic Discipline of Chinese and Western Integrative

中西医结合临床医学	Clinical Discipline of Chinese and Western Integrative Medicine	药学	Pharmaceutical Science
药物化学	Medicinal Chemistry	药剂学	Pharmaceutics
生药学	Pharmacognosy	药物分析学	Pharmaceutical Analysis
微生物与生化药学	Microbial and Biochemical Pharmacy	药理学	Pharmacology
中药学	Science of Chinese Pharmacology		

3.2.1.2　医院部门

out-patient department	门诊部	In-patient department	住院部
Nursing department	护理部	Admission office	住院处
Discharge office	出院处	Registration office	挂号处
Reception room, waiting room	候诊室	Consultation room	诊察室
Isolation room	隔离室	Delivery room	分娩室
Emergency room	急诊室	Ward	病房室
Department of internal medicine	内科	Department of surgery	外科
Department of pediatrics	儿科	Department of obstetrics and gynecology	妇科
Department of neurology	神经科	Department of ophtalmology	眼科
E.N.T.department	耳鼻喉科	Department of stomatology	口腔科
Department of urology	泌尿科	Department of orthopedic	骨科
Department of traumatology	创伤科	Department of endocrinology	内分泌科
Department of anesthesiology	麻醉科		

3.2.2　医务人员名称

Ophthalmologist	眼科医师	Dentist	牙科医师
Orthopedist	骨科医师	Dermatologist	皮肤科医师
urologist surgeon	泌尿外科医师	neurosurgeon	神经外科医师
plastic surgeon	矫形外科医师	anaesthetist	麻醉科医师
Doctor for tuberculosis	结核科医师	Physiotherapist	理疗科
Doctor for infectious diseases	传染病科	Dietician	营养科医师
Pediatrician	儿科医师	Obstetrician	产科医师
Midwife	助产师	Gynecologist	妇科医师
Radiologist	放射科医师	Epidemiologist	流行病医师
Pharmacist	药剂医师	Assistant pharmacist	药剂医士
Laboratory technician	化验员	Assistant nurse	卫生员
Cleaner	清洁员	Controller	总务科长
Registrar	挂号员	Sanitation worker	消毒员

3.2.3　诊断和治疗常用词汇

inspection	望诊	inquiry	问诊
auscultation	听诊	percussion	扣诊
palpation	触诊	biopsy	活组织检查
pathological section	病理切片	endoscopy	内窥镜检查

ECG (electrocardiogram) examination	心电图检查	EEG (electrocardiogram) examination	脑电图检查
Intravenous pyelography	静脉肾盂造影术	Skin-test	皮肤试验
examination by centesis	穿刺检查	routine analysis of blood	血常规分析
urine analysis of blood	尿常规分析	red blood cell count (RBC)	红细胞计数
white blood cell count (WBC)	白细胞计数	general check-up	全身检查
routine examination	常规检查	follow-up examination	随访检查
consultation	会诊	emergency	急诊
diagnosis	诊断	prognosis	预后
convalescence, recovery	康复	relapse	复发
treatment	治疗	prescribe	开药方
fill a prescription	配药	injecting	打针
hypodermic injection	皮下注射	intramuscular injection	肌肉注射
intravenous injection	静脉注射	inoculating	预防注射
fluid infusion	点滴注射	blood transfusion	输血
dose	剂量	tablet	药片
capsule	胶囊	liquid medicine	药水
powder	药粉	ointment	药膏（软膏）
plaster	硬膏，石膏	lotion	洗剂
suppository	栓剂	analgesics	止痛药
antipyetics	退烧药	antitussive	止咳药
expectorant	祛痰药	diuretics	利尿药
hemostatic	止血药	antidiarrheal	止泻药
antipruritic	止痒药	antidote	解毒药
antirheumatic	抗风湿药	anticarcinogen	抗癌药
antibiotics	抗菌素	anticoagulant	抗凝剂
cardiac tonic	强心药	vasodilator	血管舒张药
vasoconstrictor	血管收缩药	antiepileptic	抗癫痫药
antispasmodic	解痉药	sedative	镇静药
anesthetics	麻醉药	penicillin	盘尼西林
streptomycin	链霉素	gentamycin	庆大霉素
aspirin	阿斯匹林	morphine	吗啡
dolantin	杜冷丁	iodine	碘酒
distilled water	蒸馏水	normal saline solution	生理食盐水
atropine	阿托品	hormone	激素
glucose	葡萄糖	side effect, adverse effect	副作用
operative treatment	手术疗法	major operation	大手术
minor operation	小手术	anesthesia	麻醉
general anesthesia	全身麻醉	local anesthesia	局部麻醉
excision, removal, resection	切除术	tonsillectomy	扁桃体切除术
thyroidectomy	甲状腺切除术	pneumonectomy	肺切除术
mastectomy	乳房切除术	gastrectomy	胃切除术
cholecystectomy	胆囊切除术	hepalobectomy	肝叶切除术
splenectomy	脾切除术	nephrectomy	肾切除术
salpingectomy	输卵管切除术	hysterectomy	子宫切除术
hysteromyomectomy	子宫肌瘤切除术	proctectomy	直肠切除术
appendectomy	阑尾切除术	prostatectomy	前列腺切除术
tracheotomy	气管切开术	incision of abscess	脓肿切开术
craniotomy	颅骨切开	thoracotomy	胸廓切开
laparotomy	剖腹术	amputation	截肢

457

fixation	固定	hot compress	热敷
cold compress	冷敷	gastric lavage	洗胃
enema	灌肠	urethral catheterication	导尿
hemostasis	止血	dressing	包扎
sew up the incision	缝合切口	remove the stitches	拆线
cardiac massage	心脏按摩	artificial respiration	人工呼吸
diet	饮食	special diet	特定饮食
low protein diet	低蛋白饮食	low fat diet	低脂肪饮食
low calorie diet	低热量饮食	liquid diet	流质饮食
semi-liquid diet	半流质饮食	solid diet	固体饮食
light diet	易消化的饮食	vegetable diet	素食

3.2.4 常见疾病名称

Internal Medicine	内科	Acidosis	酸中毒
Adams-Stokes syndrome	亚—斯氏综合症	alcoholism, alcoholic intoxication	酒精中毒
alkalosis	碱中毒	anaphylaxis	过敏症
anemia	贫血	iron deficiency anemia	缺铁性贫血
megaloblastic anemia	巨幼红细胞性贫血	aplastic anemia	再生障碍性贫血
angiitis	脉管炎	angina pectoris	心绞痛
arteriosclerosis	动脉硬化	apoplexy	中风
auricular fibrillation	心房纤颤	auriculo-ventricular block	房室传导阻滞
bronchial asthma	支气管哮喘	bronchitis	支气管炎
bronchiectasis	支气管扩张	bronchopneumonia	支气管肺炎
carcinoma	癌	cardiac arrhythmia	心律紊乱
cardiac failure	心力衰竭	cardiomyopathy	心肌病
cirrhosis	肝硬化	coronary arteriosclerotic heart disease	冠状动脉硬化性心脏病
Crohn disease	克罗恩病	Cushing's syndrome	库欣综合症
diabetes	糖尿病	diffuse intravascular coagulation	弥散性血管凝血
dysentery	痢疾	enteritis	肠炎
gastric ulcer	胃溃疡	gastritis	胃炎
gout	痛风	hepatitis	肝炎
Hodgkin's disease	霍奇金病	hyperlipemia	高脂血症, 血脂过多
hyperparathyroidism	甲状旁腺功能亢进	hypersplenism	脾功能亢进
hypertension	高血压	hyperthyroidism	甲状腺功能亢进
hypoglycemia	低血糖	hypothyroidism	甲状腺功能减退
infective endocarditis	感染性心内膜炎	influenza	流感
leukemia	白血病	lobar pneumonia	大叶性肺炎
lymphadenitis	淋巴结炎	lymphoma	淋巴瘤
malaria	疟疾	malnutrition	营养不良
measles	麻疹	myeloma	骨髓瘤
myocardial infarction	心肌梗死	myocarditis	心肌炎
nephritis	肾炎	nephritic syndrome	肾综合症
obstructive pulmonary emphysema	阻塞性肺气肿	pancreatitis	胰腺炎
peptic ulcer	消化性溃疡	peritonitis	腹膜炎
pleuritis	胸膜炎	pneumonia	肺炎
pneumothorax	气胸	purpura	紫癜
allergic purpura	过敏性紫癜	thrombocytolytic purpura	血小板减少性紫癜

pyelonephritis	肾盂肾炎	renal failure	肾功能衰竭
rheumatic fever	风湿病	rheumatoid arthritis	类风湿性关节炎
scarlet fever	猩红热	septicemia	败血症
syphilis	梅毒	tachycardia	心动过速
tumour	肿瘤	typhoid	伤寒
ulcerative colitis	溃疡性结肠炎	upper gastrointestinal hemorrhage	上消化道血
Neurology	神经科	brain abscess	脑脓肿
cerebral embolism	脑栓塞	cerebral infarction	脑梗死
cerebral thrombosis	脑血栓	cerebral hemorrhage	脑出血
concussion of brain	脑震荡	craniocerebral injury	颅脑损伤
epilepsy	癫痫	intracranial tumour	颅内肿瘤
intracranial hematoma	颅内血肿	meningitis	脑膜炎
migraine	偏头痛	neurasthenia	神经衰弱
neurosis	神经官能症	paranoid psychosis	偏执性精神病
Parkinson's disease	帕金森综合症	psychosis	精神病
schizophrenia	精神分裂症	Surgery	外科
abdominal external hernia	腹外疝	acute diffuse peritonitis	急性弥漫性腹膜炎
acute mastitis	急性乳腺炎	acute pancreatitis	急性胰腺炎
acute perforation of gastro-duodenal ulcer	十二指肠溃疡穿孔	acute pyelonephritis	急性肾盂肾炎
anal fissure	肛裂	anal fistula	肛瘘
anesthesia	麻醉	angioma	血管瘤
appendicitis	阑尾炎	bleeding of gastro-duodenal ulcer	胃十二指肠溃疡出血
bone tumour	骨肿瘤	breast adenoma	乳房腺瘤
burn	烧伤	cancer of breast	乳腺癌
carbuncle	痈	carcinoma of colon	结肠炎
carcinoma of esophagus	食管癌	carcinoma of gallbladder	胆囊癌
carcinoma of rectum	直肠癌	carcinoma of stomach	胃癌
cholecystitis	胆囊炎	cervical spondylosis	颈椎病
choledochitis	胆管炎	cholelithiasis	胆石症
chondroma	软骨瘤	dislocation of joint	关节脱位
erysipelas	丹毒	fracture	骨折
furuncle	疖	hemorrhoid	痔
hemothorax	血胸	hypertrophy of prostate	前列腺肥大
intestinal obstruction	肠梗阻	intestinal tuberculosis	肠结核
lipoma	脂肪瘤	lithangiuria	尿路结石
liver abscess	肝脓肿	melanoma	黑色素瘤
osseous tuberculosis	骨结核	osteoclastoma	骨巨细胞瘤
osteoporosis	骨质疏松症	osteosarcoma	骨质疏松症
osteosarcoma	骨肉瘤	Paget's disease	佩吉特病
perianorecrtal abscess	肛管直肠周围脓肿	phlegmon	蜂窝织炎
portal hypertension	门静脉高压	prostatitis	前列腺炎
protrusion of intervertebral disc	椎间盘突出	purulent arthritis	化脓性关节炎
pyogenic ostcomyclitis	化脓性骨髓炎	pyothorax	脓胸
rectal polyp	直肠息肉	rheumatoid arthritis	类风湿性关节炎
rupture of spleen	脾破裂	scapulohumeral periarthritis	肩周炎
tenosynovitis	腱鞘炎	tetanus	破伤风

459

thromboangiitis	血栓性脉管炎	thyroid adenocarcinoma	甲状腺腺癌
thyroid adenoma	甲状腺腺瘤	trauma	创伤
urinary infection	泌尿系感染	varicose vein of lower limb	下肢静脉曲张
Paediatrics	儿科	acute military tuberculosis of the lung	急性粟粒性肺结核
acute necrotic enteritis	急性坏死性结肠炎	anaphylactic purpura	过敏性紫癜
ancylostomiasis	钩虫病	ascariasis	蛔虫病
asphyxia of the newborn	新生儿窒息	atrial septal defect	房间隔缺损
birth injury	产伤	cephalhematoma	头颅血肿
cerebral palsy	脑性瘫痪	congenital torticollis	先天性斜颈
convulsion	惊厥	Down's syndrome	唐氏综合症
glomerulonephritis	肾小球肾炎	hemophilia	血友病
infantile diarrhea	婴儿腹泻	intracranial hemorrhage of the newborn	新生儿颅内出血
intussusception	肠套叠	necrotic enterocolitis of newborn	新生儿坏死性小肠结膜炎
neonatal jaundice	新生儿黄疸	nutritional iron deficiency anemia	营养性缺铁性贫血
nutritional megaloblastic anemia	营养性巨幼细胞性贫血	patent ductus arteriosis	动脉导管未闭
poliomyelitis	骨髓灰质炎	premature infant	早产儿
primary tuberculosis	原发性肺结核	progressive muscular dystrophy	进行性肌肉营养不良
pulmonary stenosis	肺动脉狭窄	purulent meningitis	化脓性脑膜炎
rickets	佝偻病	sepsis of the newborn	新生儿败血症
tetanus of the newborn	新生儿破伤风	tetralogy of Fallot	法洛四联症
thrush	鹅口疮，真菌性口炎	varicella	水痘
ventricular septal defect	室间隔缺损	viral encephalitis	病毒性脑炎
viral myocarditis	病毒性心肌炎	amygdalitis, tonsillitis	扁桃体炎
astigmatism	散光	carcinoma of nasopharynx	鼻咽癌
Gynecology and Obstetrics	妇，产科	abortion	流产
adenomyosis	子宫内膜异位症	amniotic fluid embolism	羊水栓塞
Bartholin's cyst	巴氏腺囊肿	carcinoma of cervix	子宫颈癌
carcinoma of endometrium	子宫内膜癌	carcinoma of ovary	卵巢癌
cervicitis	宫颈炎	chorio-epithelioma	绒毛膜上皮癌
corpora luteum cyst	黄体囊肿	dystocia	难产
eclampsia	子痫	edema-proteinuria-hypertension syndrome	水肿蛋白尿高血压综合征（妊娠高血压综合征）
endometriosis	子宫内膜异位症	extrauterine pregnancy	子宫外孕
hydatidiform mole	葡萄胎	hyperemesis gravidarum	妊娠剧吐
infertility	不育症	irregular menstruation	月经失调
lochia	恶露	monilial vaginitis	念珠菌性阴道炎
multiple pregnancy	多胎妊娠	myoma of uterus	子宫肿瘤
oligohydramnios	羊水过少	ovarian tumour	卵巢肿瘤
pelvic inflammatory disease	盆腔炎	placenta previa	前置胎盘
placental abruption	胎盘早期剥离	pregnancy-hypertension syndrome	妊娠高血压综合症
premature birth	早产	premature rupture of membrane	胎膜早破

postpartum hemorrhage	产后出血	puerperal infection	产褥感染
rupture of uterus	子宫破裂	trichomonas vaginitis	滴虫性阴道炎
uteroplacental apoplexy	子宫胎盘卒中	vulvitis	外阴炎
carcinoma of larynx	喉癌	cataract	白内障
tinnitus	耳鸣	chalazion	霰粒肿，睑板腺囊肿
colour blindness	色盲	deflection of nasal septum	鼻中隔偏曲
deafness	聋	furuncle of nasalvestibule	鼻前庭疖
glaucoma	青光眼	heterotropia	斜视
hyperopia	远视	injury of cornea	角膜损伤
ceruminal impaction	耵聍嵌塞	iritis	虹膜炎
keratitis	角膜炎	labyrinthitis	迷路炎，内耳炎
laryngitis	喉炎	mastoiditis	乳突炎
myopia	近视	nasal sinusitis	鼻窦炎
otitis media	中耳炎	obstruction of larynx	喉梗阻
peritonsillar abscess	扁桃体中脓肿	pharyngitis	咽炎
rhinitis	鼻炎	dermatology	皮科
acne	痤疮	carcinoma of skin	皮肤癌
bed sore	褥疮	decubitus ulcer	褥疮性溃疡
drug eruption	药皮疹	eczema	湿疹
herpes simplex	单纯疱疹	herpes zoster	带状疱疹
lupus erythematosis	红斑狼疮	psoriasis	牛皮癣
urticaria	荨麻疹	wart	疣
Ophthalmology and Otorhinolaryngology	五官科	amblyopia	弱视
complete intracardiac repair of Fallot's Tetralogy			

3.2.5 常见手术名称

General Sugery	普外	appendectomy (appendicectomy)	阑尾切除术
cholecystectmy	胆囊切除术	cholecystostomy	胆囊造口术
drainage of the abscess	脓肿引流	enterostomy	肠造口术
exploratory laparotomy	开腹探查术	gastrectomy	胃切除术
gastroduodenostomy	胃十二指肠吻合术	hemorrhoidectomy	痔切除术
hepaticotomy	肝管切开术	hepatectomy	肝切除术
herniorrhaphy	疝修补术	ligation of lower oesophageal veins	低位食管静脉结扎
pancreatectomy	胰切除术	portal vena cava anastomosis	门腔静脉吻合术
pyloroplasty	幽门成形术	mastectomy	乳房切除术
splenectomy	脾切除术	thyroidectomy	甲状腺切除术
thyroid lobectomy	甲状腺叶切除术	vagotomy	迷走神经切断术
Orthopedics	骨科	amputation	截肢
arthrodesis	关节固定术	curettage if bone tumor	骨瘤刮除术
excision of bone tumor	骨瘤切除术	external fixation	外固定
fasciotomy	筋膜切开术	free skin graft	自由皮瓣移植
internal fixation	内固定	plaster cast	石膏管形
plaster splintage	石膏夹板固定	prosthetic replacement for joint	人工关节置换术
reduction of fracture	骨折复位	reduction of joint dislocation	关节脱位复位
repair if ligament	韧带修补	replantation if digit	断指再植

skeletal traction	骨牵引	tenorrhaphy	腱缝合术
Thoracic Surgery	胸外科	aortocoronary bypass	主动脉冠状动脉分流
closed drainage of pleural cavity	胸腔闭式引流	Dentistry	牙科法洛完全修复术
dilation of aortic valular stenosis	主动脉瓣狭窄扩张术	exploratory thoracotomy	开胸探查
heart transplantation	心脏移植	heart valve replacement	心脏瓣膜置换术
ligation of patent ductus arteriosis	动脉导管未闭结扎术	lobectomy of lungs	肺叶切除
local excision of tumor of lungs	肺肿瘤局部切除术	parial esophagectomy and reconstruction of esophagus	食管部分切除、重建
repair of auricular septal defect	房间隔缺损修补术	repair if ventricular septal defect	室间隔缺损修补术
repair if valvular insufficiency	瓣膜闭锁不全的修补	pericardiectomy	心包切除术
peicardiotomy	心包切开术	pulmonary embolectomy	肺动脉栓子切除术
resection of arterial aneurysm	动脉瘤切除术	Urology	泌尿科
cystoplasty	膀胱成形术	cystostomy	膀胱造口术
nephrectomy	肾切除术	nephrostomy	肾造口术
nephrolithotomy	肾石切除术	orchiectomy	睾丸切除术
prostatectomy	前列腺切除术	renal biopsy	肾活检
renal transplantation	肾移植	urethra-lithotomy	输尿管结石切除
urethroplasty	尿道成形术	vasoligation	输精管结扎术
Neurosurgery	神经外科	decompression	减压术
excision of brain tumor	脑瘤切除术	exploratory craniotomy	开颅探查术
lobectomy	（脑）叶切除术	removed of intracranial hematoma	颅内血肿清除术
repair of dura defect	硬脑膜缺损修补术	dental prosthetics	镶牙
filling	牙填充	orthodontic treatment	牙矫正术
periodontal treatment	牙周治疗	tooth extraction	拔牙
Gynecology & Obstetrics	妇产科	amniocentesis	羊膜穿刺术
cervicectomy	子宫颈切除术	cesarean section	剖宫产术剖腹产
culdocentesis	后穹隆穿刺术	dilatation of the cervix	宫颈扩张术
excision of Bartholin cyst	巴氏腺囊肿切除术	hysterectomy	子宫切除术
induction of labor	引产术	ovarian cystectomy	助产术
oophorectomy	卵巢切除术	salpingectomy	输卵管切除术
sterilization	绝育术	uterine curetlage	刮宫术
vulvectomy	外阴切除术	Ophthalmology & Otorhinolaryngology	五官科
aspiration of cataract	白内障吸出术	closed reduction of nasal bone	鼻骨闭合复位
corneal grafting	角膜移植	enucleation of eyeball	眼球摘除术
excision of turbinates	鼻甲切除术	extraction of intra-ocular foreign body	眼内异物摘除
laryngectomy and laryngostomy	喉切除术和喉造口术	lens extraction	晶体摘除
mastoidectomy	乳突切开术	myringotomy	鼓膜切开术
myringoplasty	鼓膜成形术	nasal polypectomy	鼻息肉切除术
septoplasty	（鼻）中隔成形术	sinusotomy	鼻窦切开术
submuscous resection of nasal septum	鼻中隔粘膜下切除术	tonsillectomy	扁桃体切除术
tympanoplasty	鼓室成形术		

3.2.6 常用药物名称

Antibiotics	抗生素	albomycin	白霉素
ampicillin	氨苄青霉素	berberine	黄连素
carbenicillin	羧苄青霉素	cephaloridine	先锋霉素
II cephtlothin	先锋霉素	I chloromycetin	氯霉素
erythromycin	红霉素	furbenicillin	呋苄青霉素
gentamycin	庆大霉素	griseofulvin	灰黄霉素
kanamycin	卡那霉素	meecamycin, medemycin	麦迪加霉素，麦迪霉素
neomycin	新霉素	penicillin G	青霉素 G
polymyxin B	多粘菌素 B	streptomycin	链霉素
terramycin	合霉素	terramycin	土霉素
Sulfonamides and Furane Derivatives	磺胺类及呋喃类药	furacilin	呋喃西林
furazolicone	呋喃唑酮，痢特灵	sulfacetamide (SA)	磺胺醋酰
sulfaciazine (SD)	磺胺嘧啶	sulfadimidine (SM2)	磺胺二甲嘧啶
sulfamethoxazole	新诺明，磺胺甲噁唑	trimethoprim (TMP)	增效磺胺
Sedatives and Tranquilizers	镇静、安定药	chlordiazepoxide, librium	利眠宁
chlorpromazine, wintermine	氯丙嗪，冬眠药	diazepam, valium	地西泮，安定
fluphenazine	氟奋乃静	meprobamate, miltown	甲丙氨酯，眠尔通
oryzanol	谷维素	pentobarbital	戊巴比妥
perphenazine	奋乃静	phenobarbital, luminal	苯巴比妥，鲁米那
Analgesics	镇痛药	codeine phosphate	磷酸可待因
dolantin, pethidine	度冷丁，哌替啶	opium tincture	阿片酊
pentazocine	镇痛新	Analgesics	解热镇痛药
analgin	安乃近	aspirin	阿司匹林
aspirin compound tablet (APC)	复方阿司匹林	butazolidin, butazone	保泰松
chlofenamic acid	抗风湿灵，氯灭酸	indomethacin, indacin	吲哚美辛，消炎痛
ibuprofen	布洛芬	paracetamol	对乙酰氨基酚，扑热息痛
phenacetin	非那西丁	somedon	索密痛
quinidine	奎尼丁	verapamil	异博定
nitroglycerine	硝酸甘油	nifedipine	硝苯地平，心痛定
isosorbide dinitrate	硝酸异山梨酯，消心痛	digoxin	地高辛
digitoxin	洋地黄毒甙	cedilanid	西地兰
Antihypertensive Drugs	抗高血压药	Atitussives and Bronchial Spasm Relaxants	镇咳、解痉药
aerosol isoprenaline	异丙肾上腺素气雾剂	aminophylline	氨茶碱
carbetapentane, toclase	咳必清	brown mixture	棕色合剂，复方干草合剂
chloperastine	咳平	ephedrine	麻黄素
isoprenaline	异丙肾上腺素	salbutamol	舒喘灵
atenolol	氨酰心安	captopril	开博通，卡托普利
furazosin	派唑嗪	methyl dopa	甲基多巴
nimodipine tablet	尼莫地平片	reserpine	利血平
sodium nitroprusside	硝普钠	vertical	降压灵
dibazol	地巴唑	Antituberculosis Drugs	抗结核药
Drugs for Digestive Diseases	消化系统疾病用药	yeast	酵母片

Lactasin, biofermin	乳酶生	pancreatin	胰酶
pepsin	胃蛋白酶	atropine	阿托品
belladonna extract	颠茄浸膏	benactyzine	胃复康
probanthine	普鲁苯辛	sodium bicarbonate	小苏打
vitamin U	维生素 U	ranitidine	雷尼替丁
liquid paraffin	液体石蜡	magnesium sulfate	硫酸镁
dehydrocholic acid	去氢胆酸	glucurone	肝泰乐
glutamic acid	谷氨酸	sodium taurocholate	胆酸钠
Drugs for Cardiovascular Diseases	心血管疾病用药	lidocaine	利多卡因
mexiletine	美西律	oxprenolol	氧烯洛尔，心得平
procainamid hydrochloride	盐酸普鲁卡因胺	propranolol dinitrate	普萘洛尔，心得安
persantin	双咪哌胺醇，潘生丁	ethambutol	乙胺丁醇
isoniazid	异烟肼	para-aminosalicylic acid (PAS)	对氨基水杨酸
pyrazinamide	吡嗪酰胺	rifampin	利福平
Antifungal and Antiviral Agents	抗真菌及抗病毒药	amphotericin	二性霉素
clotrimazole	克霉唑	flagyl	灭滴灵，甲硝唑
ketoconazole	酮康唑	nystatin	制霉菌素
amantadine	金刚烷胺，金刚胺	moroxydine (ABOB)	病毒灵，吗啉胍
Antianemic Agents	抗贫血药	calcium leucovorin	甲酰四氢叶酸钙，甲叶钙
cobalt chloride	氯化钴	ferric ammonium citrate	枸橼酸铁胺，柠檬酸铁胺
ferrous sulfate	硫酸亚铁，硫酸低铁	folic acid	叶酸
iron dextran	右旋糖酐铁	liver extract	肝精
vitamin B12	维生素 B12	Anti-allergic Agents	抗过敏药
calcium gluconate	葡萄糖酸钙	chlorpheniramine	扑尔敏
diphenhydramine, benadryl	苯海拉明，苯那君	histaglobulin	组织胺球蛋白
promethazine, phenergan	异丙嗪，非那根	Anthelminthics	驱肠虫药
areca	槟榔	levamisole	左旋咪唑，驱钩蛔
piperazine citrate	驱蛔灵	Vitamins	维生素
compound rutin	复方芦丁	calcium pantothenate	泛酸钙
nicotinamide (NAA)	烟酰胺	nicotinic acid (NA)	烟酸
pyritinol hydrochloricde	脑复新	vitamin A	维生素 A
vitamin B1	维生素 B1	vitamin B2, riboflavin	维生素 B2，核黄素
vitamin B6, pyridoxine	维生素 B6，吡哆醇	vitamin B compound	复合维生素 B
vitamin C, ascorbic acid	维生素 C，抗坏血酸	vitamin D2, calciferol	维生素 D2，骨化醇
vitamin D3, cholecalciferol	维生素 D3，胆维丁	vitamin E, tocopherol	维生素 E，生育酚
Hormones	激素	corticotrophin (ACTH)	促肾上腺皮质激素
cortisone	可的松	desoxycorticosterone (DOCA)	去氧皮质酮
dexamethasone	地塞米松	fluocinolone acetonide	肤轻松
hydrocortisone	氢化可的松	prednisolone	强的松龙，去氢氢化可的松
prednisone	强的松，去氢可的松	chorionic gonadotrophin (HCG)	绒毛膜促性腺激素，绒膜激素
clomiphene	克罗米芬	estradiol benzoate	苯甲酸雌二醇

medroxyprogesterone acetate, provera	安宫黄体酮	megestrol	甲地孕酮
methyltestosterone	甲基睾丸素	progesterone	黄体酮
stillboestrol	乙烯雌酚	testosterone propionate	丙酸睾丸素
Cancer Chemotherapeutic Drug & Drug on the Immune System	肿瘤化疗制剂及免疫系统用药	Adriamycin	阿霉素
azathioprine (AZP)	硫唑嘌呤	cyclophosphamide (CTX)	环磷酰氮芥
cyclosporine A	环孢霉素A, 环孢灵	cytarabine	阿糖胞苷
dactinomycin	放线菌素D, 更生霉素	fluorouracil	氟尿嘧啶
hydrocortisone	氢化可的松, 氢可的松	interferon	干扰素
levamisole	左旋四咪唑, 左咪唑	methotrexate	甲氨蝶呤
thiotepa	塞替哌	thymosin	胸腺素
vincristine (VCR)	长春新碱	Agents Used for Metabolic Diseases	治疗代谢性疾病用药
insulin	胰岛素	Lugol's solution	卢戈尔液
glibenclamide	格列本脲, 优降糖	propylthiouracil	丙基硫氧嘧啶
phenformin	苯乙双胍, 降糖灵	tapazole	甲巯咪唑, 他巴唑
thyroid	甲状腺, 甲状腺剂	tolbutamide	甲磺丁脲, 甲糖宁
protamine zinc insulin (PZI)	精蛋白锌胰岛素（长效）	Fluids for Infusion	静脉输液
concentrated sodium chloride injection	浓氯化钠注射液5%	glucose in normal saline (GNS)5%	葡萄糖盐水5%
glucose solution (GS)5%	葡萄糖溶液	Normal saline (NS)	生理盐水
10% potassium chloride	10%氯化钾	Ringer's solution	林格溶液, 复方氯化钠溶液
5% sodium bicarbonate	5%碳酸氢钠	28.75% sodium glutamate	28.75%谷氨酸钠
11.2% sodium lactate	11.2%乳酸钠	Biological Products	生物制品
aprotinin	抑肽酶	bacillus Calmette-Guerin vaccine	卡介苗
cytochrome C	细胞色素C	diphtheria antitoxin (DAT)	白喉抗毒素
Gamma globulin	丙种球蛋白	Hyaluronidase	透明质酸酶
lysozyme	溶菌酶	pancreatin	胰酶
streptokinase (SK)	溶栓酶, 链激酶	tetanus antitoxin	破伤风抗毒素
urokinase	尿激酶	Eye and ENT Drugs	眼、耳、鼻、喉用药
atropine	阿托品	borax	硼沙
chloramphenicol eye drops	氯霉素滴眼液	cortisone acetate eye drops	醋酸可的松滴眼液
homatropine	后马托品	sodium sulfacetamide	磺胺醋酰钠
boric acid alcohol	硼酸酒精	chloramphenicol glycerin	氯霉素甘油滴耳液
ephedrine nose drops	麻黄素滴鼻液	furacilin solution	呋喃西林溶液
neomycin solution	新霉素溶液	Drugs for External Use	外用药
ammonia solution	氨溶液	bromo-geramine	苯扎溴铵, 新洁尔灭
hibitane	氯已定, 洗必泰	mercurochrome	红汞
phenol	酚	potassium permanganate (PP)	高锰酸钾
silver nitrate	硝酸银	turpentine oil	松节油
hydrogen peroxide	双氧水	gentian violet	甲紫, 紫药水
Anesthetics	麻醉药	ether	乙醚
ethyl chloride	氯乙烷	procaine	普鲁卡因
sodium pentothal	硫喷妥钠	lidocaine	利多卡因
fluothane	氟烷		

3.2.7 常用护理术语

Nursing processes	护理过程	assessment	估计
nursing diagnosis	护理诊断	planning	计划
intervention (implementation, management)	措施（实施、管理）	evaluation	评价
Daily care of the patient	对病人的日常护理	morning (evening) care, AM (HS) care	晨（晚）间护理
bedmaking	整理床铺	oral hygiene (mouth care)	口腔卫生
brushing the teeth	刷牙	flossing the teeth	清牙垢
denture care	清洗假牙	bathing	洗澡
cleanliness and skin care	清洁与皮肤护理	perineal care	洗会阴
hair	梳头	shaving	刮脸
Care of nails and feet	指甲修剪和洗脚	changing hospital gowns	更换住院服装
massage	按摩	bedsore care	褥疮护理
Measurement of vital signs	测量生命体征	taking oral (rectal, axillary) temperature	量口腔（直肠、腋下）体温
taking a radial pulse	测量桡动脉脉搏	counting respirations	计呼吸次数
measuring (taking) blood pressure	量血压	Catheterization	导管插入术
cardiac catheterization	心导管插入术	laryngeal catheterization	喉插管术
retro-urethral catheterization	逆行尿管插入术	urethral catheterization	尿道导管插入术
Clean techniques, medical asepsis	消毒灭菌	asepsis	无菌（法）
integral asepsis	完全无菌	disinfection	消毒
concomitant (concurrent) disinfection	随时消毒，即时消毒	steam disinfection	蒸汽消毒
terminal disinfection	终末消毒	disinfection by ultraviolet light	紫外线消毒
Sterilization	灭菌，消毒	chemical sterilization	化学灭菌法
fractional sterilization	间歇灭菌法	intermittent sterilization	间歇灭菌法
mechanical sterilization	器械灭菌法	Decompression	减压（术）
oardiac decompression	心减压术	cerebral decompression	脑减压术
orbital decompression	眼眶减压术	decompression of decompression	心包减压术
gastro-intestinal decompression	胃肠减压术	decompression of rectum	直肠减压术
decompression of spinal cord	脊髓减压术	Dialysis	透析
peritoneal dialysis	腹膜透析	hemodialysis	血液透析
Drainage	引流、导液	aspiration (suction) drainage	吸引导液（引流）
closed drainage	关闭引流法	negative pressure drainage	负压吸引法
open drainage	开放引流法	postural drainage	体位引流法
vaginal drainage	阴道引流法	vesicocelomic drainage	膀胱腹腔引流
applying an ice bag (collar0	用冰袋	applying cold compresses	冷敷
giving a cold (an alcohol) sponge bath	冷水（酒精）擦浴	Infusion	输入，注入
glucose infusion	葡萄糖液输注	glucose-saline infusion	葡萄糖盐水输注
saline infusion	盐水输注	Injection	注射
endermic (intracutaneous) injection	皮内注射	hypertonic saline injection	高渗盐水注射
hypodermic injection	皮下注射	intramuscular injection	肌内注射

intraocular injection	眼球注射	intrapleural injection	胸膜腔注射
intrauterine injection	子宫内注射	nasal injection	鼻内注射
peritoneal injection	腹膜腔注射	rectal injection	直肠注射
subconjunctival injection	结膜下注射	urethral injection	尿道注射
vaginal injection	阴道注射	Irrigation	冲洗
Drainage	灌肠	barium enema	钡灌肠
blind enema	肛管排气法	contrast enema	对比灌肠
glycerin enema	甘油灌肠	high (low) enema	高（低）位灌肠
magnesium sulfate enema	硫酸镁灌肠	retention (non-retention) enema	保留（无保留）灌肠
soapsuds enema	肥皂水灌肠	turpentine enema	松节油灌肠
Feeding	饲，喂养	Forced (forcible) feeding	强制喂养
intubtaion (tube) feeding	管饲法	nasal feeding	鼻饲法
rectal feeding	直肠营养法	Heat and clod applications	冷、热敷
applying hot compresses	热敷	applying hot soaks	湿热敷
assisting the patient to take a sitz bath	帮病人坐浴	applying hot water bottles	用热水瓶
vaginal irrigation	阴道冲洗	bladder irrigation	膀胱冲洗
continuous irrigation	连续冲洗法	mediate irrigation	间接冲洗法
Isolation	隔离、分离	strict isolation	严密隔离
contact isolation	接触隔离	respiratory isolation	呼吸隔离
drainage (secretion) precautions	引流预防措施	enteric precautions	肠道预防措施
blood (body fluid) precautions	血液（体液）预防措施	protective isolation	保护性隔离
Lavage	灌洗	blood (systemic) lavage	血液毒素清洗法
ether lavage	（腹腔内）乙醚洗法	gastric lavage	洗胃
intestinal lavage	洗肠	peritoneal lavage	腹膜腔灌洗
pleural lavage	胸膜腔灌洗	low-protein diet	低蛋白饮食
Medication	药疗，投药，给药	endermic medication	皮内透药法
hypodermatic medication	皮下投药法	intramuscular medication	肌肉投药法
ionic medication	离子透药疗法	nasal medication	鼻内投药法
oral medication	口服法	rectal medication	直肠投药法
sublingual medication	舌下投药法	transduodenal medication	十二指肠内投药法
vaginal medication	阴道投药法	Suctioning	吸气引液
upper airway suctioning	上呼吸道抽吸法	nasogastric suctioning	鼻胃抽吸
wound suctioning	伤口吸引	Transfusion	输血
arterial transfusion	动脉输血	blood transfusion	输血
direct (immediate) transfusion	直接输（血）	drip transfusion	滴注输（血）液
indirect transfusion	间接输血	plasma transfusion	输血浆
serum transfusion	输血清	venous transfusion	静脉输血,静脉输液
Diet nursing	伙食护理	absolute diet (fasting)	禁食
balanced diet	均衡伙食	convalescent diet	恢复期饮食
diabetic diet	糖尿病饮食	eucaloric diet	适当热量饮食
fat-free diet	无脂饮食	salt-free diet	无盐饮食
fever diet	热病饮食	full diet	全食，普通饮食
half diet	半食	high caloric diet	高热量饮食
high-carbohydrate diet	高糖类饮食	high-protein (protein rich) diet	高蛋白饮食
invalid diet	病弱者饮食	light diet	易消化饮食
liquid diet	流质饮食	high fat diet	高脂饮食
low fat diet	低脂饮食	low caloric diet	低热量饮食

3.2.8 常用临床医学术语

diseases	疾病	acute diseases	急性病
advanced diseases	病沉重期，晚期疾病	chronic diseases	慢性病
communicable diseases	传染病	complicating diseases	并发病
congenital diseases	先天性疾病	acquired diseases	后天性疾病
low-residue diet	低渣饮食	nourishing diet	滋补饮食
obesity diet	肥胖病饮食	prenatal diet	孕期饮食
regimen diet	规定食谱	smooth (soft) diet	细软饮食
shaving the patient's skin (skin prep)	备皮	anesthesia	麻醉
Postoperative care	手术后护理	applying elastic bandages	用弹性绷带
Emergency care (first aid)	急救护理	cardiopulmonary resuscitation	心肺循环复苏术
mouth-to-mouth (mouth-to-nose, mouth-to-stoma) resuscitation	口对口循环复苏术	emergency care for fainting (shock, stroke) victims	昏厥（休克、中风）患者急救
emergency care used to control hemorrhage	止血急救	postmortem care	死后护理
contagious diseases	接触性传染病	endemic diseases	地方病
epidemic diseases	流行病	functional diseases	机能病、官能病
infectious diseases	传染病	inherited diseases	遗传病
malignant diseases	恶性病	nutritional diseases	营养病
occupation diseases	职业病	organic diseases	器质性病
paroxysmal diseases	阵发性病	periodical diseases	周期病
primary (principal) diseases	原发（主导）病	secondary diseases	继发病
sexual (venereal, social) diseases	性病	terminal diseases	绝症
wasting diseases	消耗性疾病	chief complaint	主诉
clinical manifestation	临床表现	delivery history	分娩史
etiology	病因学	family history	家族史
history, medical history	病史	precipitating (induced)	诱因
marital status	婚姻状况	menstrual history	月经史
menarche	初潮	menopause	闭经
past history	既往史	pathogenesis	发病机制
personal history	个人史	symptoms	症状
cardinal symptom	主要症状	classical symptom	典型症状
concomitant symptom	伴发症状	constitutional (systemic) symptom	全身症状
indirect symptom	间接症状	induced symptom	诱发症状
local symptom	局部症状	mental symptom	精神症状
symptom-complex (syndrome)symptom	综合症，症候群	signs	体征
antecedent	前驱征	assident (accessory)	副征
commemorative	后遗症	sign of death	死征
diagnostic	诊断征	sign of disease	病征
subjective	自觉征，主观征	vein sign	静脉征
vital sign	生命体征	body length (height of the body)	身高
body weight	体重	barrel chest	桶状胸
cachexia	恶病质	compulsive position	被动体位

critical facies	病危面容	emaciation	消瘦
enophthalmos	眼球下陷	entropion	睑内翻
exophthalmos	眼球突出	flushed face	面色潮红
gain (loss) in weight	增加（减轻）体重	lock-jaw	牙关紧闭
lordosis	脊柱前凸	nasal ala flap	鼻翼扇动
nystagmus	眼震	obesity	肥胖
pallor	苍白	scoliosis	脊柱侧凸
agitation	焦急不安	debility, weakness	虚弱
diaphoresis	出汗，大量出汗	dizziness, vertigo	眩晕
lassitude, fatigue	无力，倦怠	malaise	不适
night sweat	盗汗	numbness	麻木
rigor, chill	寒冷，发冷	perspiration, sweating	出汗
pruritus, itching	痒	somasthenia	躯体无力
tingling	麻刺感	abscess	脓肿
acidosis	酸中毒	adhesion	粘连
alkalosis	碱中毒	allergy	过敏
coagulation defect	凝血不良	congestion	充血
dehydration	脱水	distention	膨胀
edema	水肿	embolism	栓塞，栓塞形成
fluid and electrolyte imbalance	水电解质紊乱	gangrene	坏疽
hematoma	血肿	hemorrhage, bleeding	出血
infarction	梗塞，梗死	infection	传染
inflammation	炎症	ketoacidosis	酮酸中毒
metastasis	转移	perforation	穿孔
necrosis	坏死	shock	休克
response	反应，应答	reaction	反应，感应
thrombosis	血栓形成	ulceration	溃疡
fever, pyrexia	发烧，发热	continuous fever	稽留热
intermittent fever	间歇热	low-grade fever	低热
remittent fever	驰张热	relapsing fever	回归热
pain	痛	burning pain	灼痛
chest (flank, ...) pain	胸（胁腹……）痛	cramp-like pain	痉挛性痛
dull, diffused pain	弥漫性钝痛	pleuritic pain	胸膜炎性痛
radiating pain (pain radiating to...)	放射性痛（放射到……疼痛）	angina	绞痛
cardiac angina	心绞痛	backache	背痛
colic	绞痛，急腹痛	earache	耳痛
headache	头痛	neuralgia	神经痛
migraine	偏头痛	rebound tenderness	反跳痛
somatalgia	躯体痛	sore throat	咽喉痛
stomachache	胃痛	toothache	牙痛
bloody sputum	带血的痰	cough	咳嗽
dry cough	干咳	expectoration	咳痰
expectoration of blood	咳血	hemoptysis	咳血
anoxia	缺氧	apnea	呼吸暂停，窒息
asthma	气喘，哮喘	Cheyne Stokes respiration	切—斯氏呼吸，潮式呼吸
dyspnea	呼吸困难	hyperpnea hyperventilation	过度呼吸，换气过度
hypopnea	呼吸不全，呼吸浅表	hypoxia	低氧，缺氧
orthopnea	端坐呼吸	respiratory arrest	呼吸停止

469

suffocation	窒息	tachypnea	呼吸急促
fetid breath	口臭	fruity breath	呼吸有水果味
arrhythmia	心律失常，心律不齐	atelectasis	肺不张，肺膨胀不全
cardiac arrest	心搏骤停	cardiac hypertrophy	心脏肥大
cyanosis	发绀，青紫	distension of jugular vein	颈静脉怒张
extrasystole	期外收缩	gallop rhythm	奔马律
hemopleura	血胸	hepatojugular reflux	肝颈静脉回流
hypovolemia	（循环）血容量减少	palpitation	心悸
tachycardia	心动过速	pneumothorax	气胸
thrill	震颤	absent breath sounds	呼吸音消失
dull sound	浊音	hyperresonant	鼓音
rale	啰音	rhonchus, rhonchi	鼾音，干啰音
wheeze	哮鸣音	occult blood	潜血
anorexia, loss of appetite	食欲不振，厌食	dysphagia	吞咽困难
eructation	嗳气	belching	嗳气
flatulence	气胀	flatus	肠胃气，屁
gaseous distention	胃胀气	hematemesis	呕血
hiccough, hiccup	打呃，呃逆	nausea	恶心
pyrosis	胃灼热	regurgitation	反胃，回流
thirsty	口渴	vomiting	呕吐
anal fissure, crack in the anal canal	肛裂	ascites	腹水
board-like rigidity of the abdomen	板状腹	decreased tactile fremitus	触觉性震颤减弱
exophageal varices	食管静脉曲张	fistula	瘘，瘘管
hemorrhoid	痔	hernia	疝
hepatomegaly	肝肿大	intussusception	肠套叠
jaundice	黄疸	muscle guarding, defence of the abdominal wall	腹壁肌卫
peristalsis	蠕动	loss of peristalsis	蠕动消失
mass peristalsis	总蠕动	retrograde (reversed) peristalsis	逆蠕动
prolapse	脱垂	prolapse of anus	脱肛
rectal prolapse	直肠脱垂，脱肛	volvulus	肠扭转
calculus	结石，石	biliary calculus	胆结石
vesical calculus	膀胱结石	constipation	便秘
defecation	排便	diarrhea	腹泻
incontinence of feces	大便失禁	hematochezia	便血
fecal impaction	大便嵌塞	blotch	斑点
bruise	挫伤，青肿	acne	痤疮，粉刺
desquamation	脱皮，脱屑	painful straining with defecation	排便痛性牵动
clay colored stools	陶土色便	dark, granular/coffee ground emesis	咖啡样呕吐物
fecal vomiting, stercoraceous vomiting	呕粪，吐粪	foul fatty stools, steatorrhea	恶臭脂肪便，脂肪痢
scanty and hard stools	便少而硬	tarry (black) stools	柏油样便
anuria	无尿	burning sensation no urination	排尿时的灼烧感
dysurea	排尿困难，尿痛	enuresis, bed wetting	遗尿
frequency of urination	尿频	micturation	排尿
uresis, urination, voiding	排尿	nocturia	夜尿

oliguria	少尿	polyuria	多尿
tenesmus	里急后重	vesical tenesmus	排尿时里急后重
uremia coma	尿毒症昏迷	urgency of urination	尿急
urinary incontinence	尿失禁	aciduria	酸尿
chyluria	乳糜尿	cylindruia	管型尿
glycosuria	糖尿	hematuria	血尿
ketonuria	酮尿	pneumatinuria	气尿
proteinuria	蛋白尿	pyuria	脓尿
amenorrhea	经闭，无月经	dysmenorrhea	痛经
menorrhagia	月经过多	lochia	恶露
menorrhea	行经，月经过多	menstruation	月经
uterine contraction	子宫收缩	ecchymosis	瘀斑
loss of skin turgor	失去皮肤充盈	nevus	痣
papule	丘疹	petechia	瘀点，瘀斑
pigmentation	色素沉着	pustule	脓疱
purpura	紫癜	red nodule	红结节
roseola	玫瑰疹	scar	伤疤
senile plaque	老人斑	spider anaioma	蛛形痣
subcutaneous nodule	皮下结节	urticaria	荨麻疹
vesicle	小水疱	vitiligo	白斑
blindness	失明	blurred vision, visual disturbance	视力模糊
impaired vision	视力下降	lacrimation	流泪
papilledema	视神经乳头水肿	photophobia	畏光，羞明
retinal detachment	视网膜脱离	deafness	聋
hearing loss	听力丧失	tinnitus	耳鸣
epistaxis, nasal bleeding	鼻出血	impaired smelling	嗅觉障碍
nasal discharge	鼻涕	nasal obstruction	鼻塞
sneeze	喷嚏	snore	打鼾
aphonia, loss of voice	失音症	hoarseness	嘶哑
gum bleeding	齿龈出血	herpes labialis	唇疱疹，感冒疮
Koplik's spots	科普利克斑	lead line of the gum	龈铅线
salivation, drooling	流口水	straw-berry tongue	草莓舌
tremulous tongue	舌震颤	atrophy	萎缩
contracture	挛缩	deformity	畸形，变形
dislocation	脱位	fracture	骨折
closed (simple) fracture	无创骨折，单纯性骨折	comminuted fracture	粉碎性骨折
compound fracture	哆开（开放性）骨折	knock-knee	膝外翻
opisthotonos	角弓反张	prosthesis	假体
spasm	痉挛	tetany	（肌）强直，手足抽搐
wrist drop	腕下垂	aphasia	失语
ataxia	共济失调	coma	昏迷
consciousness	知觉，意识	convulsion	抽搐，惊厥
delirium	谵妄	delusion	妄想
faint	昏厥	hallucination	幻觉
hemiplegia	偏瘫	increased intracranial pressure	颅内压增高
insanity	精神错乱	loss of orientation	定向丧失
mania	躁狂	memory defects, amnesia	记忆缺损，遗忘症
paraplegia	截瘫，下身麻痹	projectile vomiting	喷射性呕吐

somnolence, (lethargy)	昏睡，嗜睡	stupor	木僵，昏呆
tetraplegia	四肢瘫痪	unconsciousness	失去知觉
yawning	打哈欠	crisis	危象
cerebral (febrile, hematic, hemolytic, hypertensive, thyrotoxic, ...) crisis	脑（热、血性、溶血、高血压、甲状腺中毒……）危象	failure	衰竭，故障
central (circulatory, cardiac, myocardiac, peripheral, congestive, renal, respiratory) failure	中枢（循环、心力、心肌、周围循环、充血性、肾、呼吸……）衰竭	diagnosis	诊断
auscultation	听诊	inspection	视诊
palpation	触诊	percussion	叩诊
laboratory examination	实验室检查	physical examination	体格检查
rectal (vaginal) touch	直肠（阴道）指诊	impression	印象
tentative diagnosis	暂定诊断	differential diagnosis	鉴别诊断
final diagnosis	最后诊断	prognosis	预后
prescription	处方	incubation (latent) period	潜伏期
prodromal stage	前驱期	incipient stage	初期
quiescent stage	静止期	alleviation	减轻，缓和
remission	缓解	attack	发作
convalescence (recovery) stage	恢复期	rehabilitation	康复
relapse	复发	sudden death	猝死
moribund	濒死的	course of the disease	病程
course of the treatment	疗程	indication	适应症，指征
complication	并发症	contraindication	禁忌症
side-effect	副作用	sequel (sequela), after effect	后遗症
radio-therapy	放射性疗法	supporting treatment	支持疗法
symptomatic treatment	对症疗法	cardiac massage	心脏按摩
cardiac pacing	心脏起搏	electrotherapy	电疗法
electroshock treatment	电休克疗法	hemodialysis	血液透析
hyperbaric therapy	高压氧疗法	insulin-shock treatment	胰岛素休克疗法
light therapy	光疗法	therapeutic gymnastics	医疗体育

3.2.9 医疗器材

absorbent cotton	脱脂棉	adhesive	胶布
bandage	绷带	bath towel	浴巾
cotton wool balls	棉球	dressing	敷料
elastic bandage	弹力绷带	gauze	纱布
mask	口罩	mattress	垫子
swab	橡皮单	swab	药签
alcohol burner	酒精灯	breast pump	吸奶器
curet (te)	刮匙，刮器	dropper	滴管
drying baker	干燥器	enema can	灌肠筒
enema syringe	灌肠注射器	finger stall	指套
therapies	治疗方法	acupuncture therapy	针刺疗法
block therapy	封闭疗法	chemical therpy (chemo-therapy)	化学疗法
combined therapy	综合疗法	conservative therapy	保守疗法
constitutional therapy	全身疗法	dietetic therapy	饮食疗法
operative treatment	手术疗法	palliative treatment, alleviative treatment	姑息疗法

physical therapy	物理疗法	psychotherapy	精神疗法
radical treatment	根治	forceps	钳子
hemostatic forceps	止血钳	obstetric forceps	产钳
funnel	漏斗	gastric tube	胃管
glass measure cup	玻璃量杯	hypodermic syringe	皮下注射器
pump	筒，泵	needle	针头
ampule	安	ice bag	冰袋
incubator	保温箱	kidney basin	弯盆
measuring tape	带尺	medicine cup	药杯
Murphy's drip bulb	墨菲滴管	percussion hammer	叩诊锤
rectal tube	肛管	rubber gloves	橡皮手套
sand bag	沙袋	scales	磅秤
scalpel	手术刀	scissors	剪刀
specimen container	取样器皿	sucker	吸管
ribbon	肠线	test tube	试管
thermometer	体温表	three-channel tube	三腔管
spatula (padded tongue blade)	压舌板	tourniquet	止血带
tray	托盘	ultraviolet lamp	紫外线灯
vessel clamp	止血钳、血管夹	vial	药瓶
bedside commode	床边洗脸台	bedside rails	床栏
bedpan	床上便盆	disposable collecting bag	一次性采尿袋
emesis basin	盂盆	patient pack	个人用具袋
urinal	男用尿壶、贮尿壶	binder	腹带、绷带
straight abdominal binder	直腹带	breast binder	裹胸带
elbow protector	肘护套	sling	悬带
splint	夹板	scrotal support	阴囊托
cane (walking stick)	手杖	crutch	拐杖
leg brace	腿支架	stretcher	担架
walker	助行器	wheelchair	轮椅
isolation unit, set-up	消毒室，消毒病房	isolation cart (plastic bags, masks, gowns, laundry bags, gloves)	消毒箱（内装塑料袋、口罩、衣服、洗衣袋、手套）
surgical isolator	外科手术消毒包	wastebasket lined with plastic bag	内衬塑料袋的字纸篓
cannula	套管、插管	perfusion cannula	灌注导管
wash-out cannula	冲洗套管	catheter	导管
cardiac catheter	心导管	indwelling catheter	留置导尿管
double current (two-way) catheter	双腔导管	flexible catheter	软导管
female catheter	女用导尿管	prostatic catheter	前列腺导尿管
railway catheter	槽式导尿管	self-retaining catheter	自流（潴留）导尿管
tracheal catheter	气管吸引导管	dialyser	透析膜
dialyzator	透析器	drainage-tube	引导管
elastic drainage-tube	橡皮引流管	glass drainage-tube	玻璃引导管
enemator	灌肠器	intubator	插管器
irrigator	冲洗器	oxygen tank	氧气筒
oxygen tent	氧幕、氧气帐	rubber-topped hemostat	带橡皮头的止血器
speculum	窥器、张口器	anal speculum	肛门张口器、护肛器

473

aural speculum	耳窥器、耳镜	eye speculum	开睑器
nasal speculum	鼻窥器、鼻镜	speculum oris	张口器
rectal speculum	直肠窥镜，直肠张开器	urethral speculum	尿道窥器
vaginal speculum	阴道窥器	suction	吸吮器
disposable suction apparatus for wound suction	一次性伤口吸吮器	sputum suction apparatus	吸痰器
suction machine	吸吮机	mechanical suction	机械吸吮器
wall suction	壁式引流器	steam tent	蒸气帷
wall oxygen outlet	壁式输氧机	ventilator	呼吸机、呼吸器
automatic ventilator	自动呼吸器	positive pressure ventilator	正压呼吸机
negative pressure ventilator	负压呼吸机	cabinet respirator	箱式呼吸器
cuirass respirator	胸甲式呼吸器	autoclave sterilizer (disinfector)	高压蒸气灭菌器
bronchoscope	支气管镜	cystoscope	膀胱镜
computer tomography (CT)	计算机体层摄影	defibrillator	除颤器
direct laryngoscope	直接喉镜	electrocardiograph	心电图机
electroencephalograph	脑电图机	esophagofiberscope	纤维食管镜
esophagoscope	食管镜	filiform sound	线形探子
flexible bronchofiberscope	可弯性纤维支气管镜	gastrofiberscope	纤维胃镜
gastroscope	胃镜	head mirror	头镜
hyperbaric oxygen chamber	高压氧仓	otoscope	耳镜
nuclear magnetic resonance	核磁共振	proctoscope	直肠镜
ophthalmoscope	眼底镜	pacemaker	起搏器
peritoneoscope	腹腔镜	phonocardiograph	心音图机
scanner	扫描仪	sigmoidoscope	乙形结肠镜
spirometer	肺活量计	ultrasonic wave apparatus	超声波机

3.2.10 主要人体系统名称

The cardiovascular system	心血管系统	The circulatory system	循环系统
The respiratory system	呼吸系统	The digestive system	消化系统
The (central) nervous system	（中枢）神经系统	The immune system	免疫系统
The urinary system	泌尿系统	The excretory system	排泄系统
The reproductive / genital system	生殖系统	The endocrine system	内分泌系统
The muscular system / musculature	肌肉系统	The bone & joint system	骨、关节系统

3.2.11 医院类型名称

general hospital	综合医院	children hospital	儿童医院
tumour hospital	肿瘤医院	chest hospital	胸科医院
field hospital	野战医院	isolation hospital	隔离医院
military hospital	陆军医院	municipal hospital	市立医院
maternity hospital	产科医院	mental hospital	精神医院
infectious hospital	传染医院	leprosy hospital	麻风医院
affiliated hospital	附属医院	training hospital	教学医院

3.3 【中医药材词汇篇】

Astragalus Extract	黄芪	Argy Wormwood Leaf Extract	艾叶
Aralia chinensis Extract	齐墩果酸	Apple extract	苹果
Andrographis Paniculata Extract	穿心莲	amorphophallus konjac Extract	魔芋粉
American Ginseng Root P.E.	西洋人参	Aloe Extract Decolorized	芦荟
Aloe Extract Decolorized	芦荟	Alisma Extract	泽泻
Alfalfa Extract Lucerne	紫花苜蓿	Agrimony Extract	仙鹤草
Agnus Castus (Vitex) Chaste Berry	蔓荆子	Agaricus Blazei Extract	姬松茸
Adenophora Extract	南沙参	Buxus microphylla Sieb.et	环维黄杨星
D Butterbur rhizome	蜂斗菜	Burdock Root P.E.	牛蒡根
Bupleurum Falcatum Extrtact	柴胡	Bulbus Lilii (Lily Bulb)	百合
Buckthorn Bark P.E.	鼠李皮	Buckbean Leaves Extract	睡菜
Broccoli, Kale and radish P.E.	椰菜西兰花	Blueberry Extract	蓝莓
Blackberry Extratct	甜茶	Black Tea Theaflavins	红茶茶黄素
Black Sesame Extract	黑芝麻	Black Currant Leaves Extratct	黑加仑
Black Cohosh extract	黑升麻	Bitter-Orange Peel Extract	槲皮素
Bitter Melon Extract	苦瓜	Bilberry Extract	越橘
Betaine	甜菜碱	Beeswax	蜂蜡
Bee Products	蜂皇浆	Bee Pollen	蜂花粉
Bedstraw Extract	威灵仙	Bearberry Leaf Extract	熊果
Basil Extract	罗勒	Barley Grass Extract	麦苗精
Cyanotis vaga Extract	脱皮甾酮	Cyanotis arachnoisea P.E.	露水草
Curcuma Extract	姜黄	Creeping plant Extract	瓜蒂
Cranberry Extract	蔓越橘	Cow Placenta Extract	牛胎盘
Cortex moutan radicis extract	牡丹皮浸膏	Cortex Mori Radicis (Mulberry Root Bark)	桑白皮
Cortex Magnoliae Officinalis (Magnolia Bark)	厚朴	Cortex Eucommiae (Eucommia Bark)	杜仲皮
Cortex eucommiae extract	杜仲叶提取物	Corni Fructus (Hawthorn Berry)	山茱萸
Corn Silk Extract	玉米须	Coriolus Versicolor PE	云芝
Coriander Seed Extract		Cordyceps Extract	虫草
Common Cnidium Fruit P.E.	蛇床子	Common cnidium fruit P.E.	蛇床子提取物
Coenzyme Q-10	辅酶 Q10	Codonopsis Pilosula Extract	党参
Club Moss Extract	伸筋草	Clove Extrtact	丁香
Citrus aurantium extract	枳实	Cinnamon Extract	肉桂
Chrysanthemum P.E.	菊花	Chondroitine SOD.Sulfate	硫酸软骨素
Chlorophyll Series	叶绿素	Chinese Wolfberry Extract	枸杞
Chinese Gall Extract	五倍子	Chinese Angelica Dong Quai	当归
Chicory Root Extract	菊苣	Cherokee Rose Fruit Extract Rosehips	金樱子
Chamomile Flowers Extract	洋甘菊	Celery Seed Extract	芹菜籽

Celandine (Greater) P.E.	白屈菜	Cayenne Extract	辣椒
Cat's Claw Extract	猫爪草	Cascara Sagrada Bark Extract	鼠李皮
Carthamus Yellow	红花黄	Carrot juice Extract	胡萝卜素
Carrot Fiber	膳食纤维	Carapax Trionycis (Turtle Shell)	鳖甲
Capillary wormwood herb	茵陈蒿	Camptotheca acuminata Extract	喜树碱
Devil's Claw Root P.E.	钩果草	Dandelion Leaf P.E.	蒲公英
Dan-shen Extract	丹参	Dahurian Rhodoendron Leaf	映山红
Eyebright Extract	小米草	Evening Primrose Extract	月见草
Erigeron breviscapus Extract	灯盏花	Erigeron breviscapus (Vant.) Hand.	灯盏花素
Epimdium biolba P.E.	淫羊藿提取物	Elecampane Root P.E.	土木香
Elderberry Extract	蒴藋	Eclipta alba extract	旱莲草
Echinacea Purpurea Extract	紫锥菊	Fructus Rubi (Raspberry Fruit)	覆盆子
Fructus Nandinae (Nandina Fruit)	南天实	Fructus Lycii Chinensis (Wolfberry Fruit / Leaf / Bark)	枸杞子/叶/地骨皮
Fructus Ligustri Lucidi (Grassy Privet)	女贞子	Fructus Foeniculi (Fennel Seed)	小茴香
Fructus evodiae extract	吴茱萸提取物	Fructus Crataegi (Hawthorn)	山楂
Fructus Aurantii Immaturus (Unripe Bitter Orange)	枳实	Fructus Anisi Stellati (Star Anise)	八角茴香
Folium Steviae (Stevia Leaf)	甜菊叶	Folium Perillae (Perilla Leaf)	紫苏叶
Folium Nelumbinis (Lotus Leaf)	荷叶	Folium Kaki (Persimmon Leaf)	柿子叶
Folium Ginkgo (Ginkgo Leaf/Nut)	银杏叶	Folium Eriobotryae (Loquat Leaf)	枇杷叶
Folium Eriobotryae Extract	熊果酸（枇杷）	Folium eriobotryae extract	枇杷叶提取物
Folium Artemisiae Argyi (Mugwort)	艾叶	Folic Acid (Folate, Folacin)	叶酸
Fo-Ti Root Extract	何首乌	Flos Magnoliae Liliflorae (Magnolia Flower)	辛荑花
Flos Carthami (Safflower)	红花	Flaxseed Extract	亚麻子
Fiveleaf Gynostemma Herb Extract	绞股蓝	Fig Syrup Juice P.E.	无花果
Feverfew Extract	小白菊	Fenugreek Seed Extract	葫芦芭
Fennel Seed Extract	小茴香	Fructus Tribuli (Tribulus)	蒺藜子
Fructus Schisandrae (Schizandra Fruit)	五味子	Fructus Rubi (Raspberry Fruit)	覆盆子
Fructus Nandinae (Nandina Fruit)	南天实	Fructus Lycii Chinensis (Wolfberry Fruit/Leaf/Bark)	枸杞子/叶/地骨皮
Fructus Ligustri Lucidi (Grassy Privet)	女贞子	Fructus Foeniculi (Fennel Seed)	小茴香
Fructus evodiae extract	吴茱萸提取物	Fructus Crataegi (Hawthorn)	山楂
Fructus Aurantii Immaturus (Unripe Bitter Orange)	枳实	Fructus Anisi Stellati (Star Anise)	八角茴香
Folium Steviae (Stevia Leaf)	甜菊叶	Folium Perillae (Perilla Leaf)	紫苏叶
Folium Nelumbinis (Lotus Leaf)	荷叶	Folium Kaki (Persimmon Leaf)	柿子叶
Folium Ginkgo (Ginkgo Leaf/Nut)	银杏叶	Folium Eriobotryae (Loquat Leaf)	枇杷叶

Folium Eriobotryae Extract	熊果酸（枇杷）	Folium eriobotryae extract	枇杷叶提取物
Gymnema	武靴藤	Guarana Extract	瓜拿那
Gromwell Root Extract	紫草	Grifola frondosa Extract	灰树花
Green Tea Polyphenols	绿茶多酚	Green tea Extract Saponin	绿茶皂素
Green Tea Extract Polysaccharides	茶多糖	Green Tea Extract L-Theanine	绿茶茶氨酸
Green Tea Extract EGCG	绿茶 EGCG	Green Tea Catechins Decaffeinated	绿茶低咖啡因
Green Tea Caffeine	绿茶咖啡因	Grape Seed Extract	葡萄籽
Gotu Kola Extract	积雪草	Golden seal Extract	北美黄连
Ginseng Fruit Extract	人参果	Ginseng Extract	人参
Ginkgo Biloba Extract	银杏	Ginger Extract	生姜
Giant Knotweed Extract	白藜芦醇	Gastrodia Tuber Extract	天麻
Garlic Extract Powder	大蒜	Garlic Extract Freeze Dried	大蒜
Gardenia Yellow	栀子黄	Garcinia Cambogia Extract	藤黄
Ganoderma Lucidum (Reishi)	灵芝	Gamma-Linolenic Acid (GLA) γ	亚麻酸
Galanthamine Hydrobromide	加蓝他敏	Galangal Root	高良姜
Hypericum Perforatum (St.John's Wort)	贯叶连翘	Huperzine Serrate Extract	石杉碱甲千层塔
Humulus Lupulus Linn. (European Hop)	啤酒花	Horsetail Extract	问荆
horse radish Extract	辣根	Horse chestnut P.E.	娑罗子
Hops and Lupulin Exrtact	啤酒花	Honey*le Flower Extract	金银花
Honey Goat Weed Extract	淫羊藿	High Mallow P.E	锦葵
Hibiscus Flower Extract	木芙蓉	hesperidin	橙皮甙
Herba Plantaginis (Plantain Seed/Leaf)	车前子/草	Herba Patriniae Seu Thlaspi (Pennycress)	败酱草
Herba Menthae (Mint Leaf)	薄荷叶	Herba Leonuri (Motherwort)	益母草
Herba houttuyniae extract	鱼腥草提取物	Herba Eupatorii (Eupatorium)	佩兰
Herba Equiseti Arvensis (Houttuynia)	鱼腥草	Herba Epimedii (Epimedium Leaf)	淫羊霍
Herba Cum Radice Taraxaci (Dandelion)	蒲公英	Herba Artemisiae Capillaris (Oriental Wormwood)	茵陈蒿
Herba Artemisiae Annuae (Sweet Wormwood)	青蒿	Herba Agastaches Seu Pogostemi (Wrinkled Giant Hyssop)	藿香
Henbane Extract	东莨菪碱	Heircium extract	猴头菇
Heather Herb and Flowers Extract	石楠	Hawthorn Leaf Extract	山楂叶
Hawthorn Berry Extract	山楂果	Juniper Berry P.e.	杜松子
Kuhseng Extract	苦参	Korean Ginseng Extract Powder	韩国人参
Kola Nut Extract	可可	Knotgrass Herb Extract	扁蓄
kidney bean Extracted French Bean	芸豆	Kelp Extract	昆布
Kava Kava Extract	卡瓦	Kale Extract	羽衣甘蓝
Lycopene	番茄红素	Lotus Plumule P.E.	莲子心
Lotus Leaf Extract	荷叶	Lotus Leaf Extract	荷叶
Long Pepper Extract	荜茇	Lo Han Kuo Concentrated Powder	罗汉果

Lithospermi Radix Extract	紫草	Licorice Root P.E.	甘草
Lichen Usnea Extract	松萝	lichen Usnea Extract	松萝酸钠
Lesser Galangal Rhizome	高良姜	Leonurus sibiricas extract	益母草提取物
Lemon Peel Extract	柠檬	Lemon Balm Leaf Extract	蜜蜂花
Lavender Extract	薰衣草	Myrrh Extract	没药
Mullein Leaves and Flowers	毛蕊花	Mullein Extract	毛蕊花
Mucuna Pruriens Extract	油麻藤	Mucuna Extract	油麻藤
Moutan Radicis Cortex (Moutan Root Bark) Motherwort Extract	益母草	Morinda Extract Noni	若里果
Momordicae (Momordicoside)	罗汉果	Mistletoe Herb Extract	槲寄生
Mistletoe Colored Mistletoe Herb Extract	槲寄生	Milkthistle Extract	水飞蓟
Milfoil Herb (Yarrow) Extract	一支蒿	Medicinal Indianmulberry Root Extract	巴戟天
Mate Extract	巴拉圭茶	Marshmallow root extract	药葵，蜀葵
Marigold Extract	金盏花	Magnolia Bark Extract	厚朴
Nomame senna Extract	水皂角	Nicotiana tabacum extract	烟草提取物
Nettle Leaf or Root Extract Stinging Nettle	荨麻	Natural Beta-Carotene CWD Powder	胡萝卜素
Nardostachydis Rhizoma ET (Nardostachys)	甘松	Oliver Leaf Extract	橄榄叶
Officinal Magnolia Bark	厚朴	Oat Grass Extract	燕麦草
Purslan Extract	马齿苋	Pure Kappa Extract Powder	卡拉胶
Pumpkin Seeds extract	南瓜籽	Pumpkin Seed Extract	南瓜
Pulsatilla Extract	白头翁	Pueraria lobata (willd.) Ohwi	葛根素
Pueraria lobata extract	葛根提取物	Psyllium Seed and Husks	欧车前草
Poria (Tuckahoe)	茯苓	Pomegranate extract	石榴籽
Polyporus (Polyporus)	猪苓	Plantain Leaf Extract	车前草
Pink Plumepoppy Herb	博落回	Pinellia Extract	半夏
Pine Bark Extract	松树皮	Phytosterols	植物甾醇
Phellodendron.chinese Extract	盐酸黄连素	Phellodendron Amurense Extratct	黄檗
Persimmon Leaf Extract	柿子叶	Perilla Stem Extract	紫苏
Perilla Leaf	紫苏叶	Peppermint Leaf P.E.	薄荷
Peppermint Extract	薄荷	Peony Root Extract	芍药
Passionflower Herb Extract	西番莲	Parsley Seed Extract	欧芹
Papaya Extract papaw	木瓜	paeonol	丹皮酚
Rhizoma Coptidis (Coptis)	黄连	Rhizoma Bolbostemmae Extract	土贝母
Rheum Extract	大黄	Reishi Mushroom Extract	灵芝
Red Yeast Rice Extract	红曲米	Red Reishi Mushroom P.E.	赤芝
Red Grape Skin Extract	白藜芦醇	Red Clover Extract	红车轴草
Red Chillies Colour	辣椒	RED CABBAGE COLOUR	红甘蓝
Rauwolfia Serpentina Extract	萝芙木	Raspberry Extract	覆盆子
Ramulus Loranthi (Mulberry Mistletoe)	桑寄生	Radix Stemonae (Stemona Root)	百部

478

Radix Scutellariae (Skullcap Root)	黄芩	Radix Salviae Miltiorrhizae (Red Sage Root)	丹参
Radix Rehmanniae (Rehmannia Root)	地黄	Radix Puerariae (Kudzu Root)	葛根
Radix Pseudostellariae (Pseudostellaria Root)	太子参	Radix Polygoni Multiflori (Fleece Flower Root)	何首乌
Radix Paeoniae (Peony)	芍药	Radix Ophiopogonis (Lilyturf Root)	麦冬
Radix Notoginseng (NotoGinseng Root)	田三七	Radix Notoginseng Extract	三七
Radix Morindae (Morinda Root)	巴戟天	Radix Lithospermi Seu Arnebiae (Lithospermum Root)	紫草
Radix linderae extract	乌药提取物	Radix Ledebouriellae (Ledebouriella Root)	防风
Radix isatidis chrysanthemun flower	板蓝根提取物	Radix Glycyrrhizae Large (Licorice Root)	甘草
Radix Ginseng (Ginseng Root/Leaf)	人参	Radix ET Rhizoma Rhei (Rhubarb Root)	大黄
Radix Bupleuri (Thorowax)	柴胡	Radix Angelicae Sinensis (Dong Quai)	当归
Radix Angelicae Pubescentis (Pubescent Angelica Root)	独活	Radix Acanthopanacis Senticosi (Siberian Ginseng)	刺五加
Radish Red	萝卜红	Sweet Potato Red	紫甘薯红
Sweet Basil Herb	罗勒	Sunflower Seed & Flower	向日葵
Sugar Cane Extract Rice bran wax	甘蔗	Stizolodium pruriens Extract	左旋多巴
Stigma Croci Sativae (Saffron)	西红花	Stevia Leaf Extratc	甜菊糖
St. John's Wort Extract	贯叶连	Tribulus Terrestris Extract	刺蒺藜
Tobacco Extract	烟草	Tabersonine Extract	长春花
Uva Ursi Extract	熊果	Uniflower Swisscentaury Extract	漏芦
Valerian P.E	缬草	Wormwood Extract	青蒿素
Wild Yam Extract	山药	White Willow Bark Extract	白柳皮
White Tea Extract	白茶多酚	White Kidney Bean Extracts	白芸豆
Wheat germ oil Extract	小麦胚芽油	Yucca Extract	丝兰
Yanhusuo Extract	延胡索	Ziziphus jujuba Extract	酸枣仁大枣
Zingiberis Rhizoma Recens (Ginger)	生姜	Zedoary Root Extract	莪术

3.4 【医学常用词缀篇】

现将常用后缀分一般英语后缀及医学英语后缀两部分来说明。

3.4.1 常用的一般英语后缀

因词性不同、后缀可分为名词性、形容词性、动词性及副词性后缀，现列举如下。

3.4.1.1 名词性后缀

① age 为抽象名词后缀，表示行为，状态和全体总称

percentage	百分数，百分率	voltage	电压，伏特数
lavage	灌洗，洗，出法	gavage	管词法
curettage	刮除法	shortage	不足，缺少

② -cy 表示抽象名词

| accuracy | 准确，精确度 | infancy | 婴儿期 |

③ —ence，-ance 表示性质和动作

difference	不同	interference	干扰，干预
influence	影响，感化	occurrence	发出，出现
violence	激烈，暴力	existence	存在
significance	意义，意味		

④ —ency，-ancy 抽象名词后缀

difficiency	不足，不全	tendency	趋势，趋向
frequency	频率	pregnancy	妊娠
emergency	紧急，急救	fluency	流利，流畅
sufficiency	足够，充足	constancy	坚定，经久不变

⑤ -er 表示……人，……者

diameter	直径	receiver	接收器，接受者
carrier	携带者	beginner	初学者，创始人
reader	读者	shutter	快门
goiter	甲状腺肿		

⑥ -ics 表示……科学

psdiatrics	儿科学	psychiatrics	精神病学
obstetrics	产科学	orthopdics	矫形科学
auristrics	耳科学	gnathostomatics	口腔生理学
andriatrics	男性医学，男性科		

⑦ -ian 表示人称名词

| physician | 医师，内科医师 | technician | 技术员 |

⑧ -ication 由动词变化而来的抽象名词，常译为"……化"

| simpliffcation | 简化 | calcification | 钙化 |
| classification | 分类，分级 | communication | 交流，交往 |

⑨ -ing 由动词变化而来的动名词

nursing	护理	typing	分型，分类
mapping	绘制……图	bleeding	出血
vomiting	呕吐	softening	变软
functioning	使器官活动，使器官有功能	positioning	把……放在适当的位置
mathching	和……相配	imaging	

⑩ -ion 由动词构成的名词

| occasion | 偶然原因，近因，时机 | division | 分割，分开 |
| vision | 视力，视觉 | distortion | 扭曲，变形 |

⑪ -ism 表示制度，主义及现象等的抽象名词

| mehanism | 机理，机制 | autism | 孤独性 |

⑫ -ist 表示人称名词

specialist	专家	internist	内科医生
padiatrist	儿科学家	biololgist	生物学家
economist	经济学家	chemist	化学家
obstetrist	产科学家，产科医师		

⑬-ization 由动词构成的抽象名词

recanalization	再管化，再通化	chatheterization	插管
immunization	免疫法，预防接种	organization	组织，机构，机化
hospitalization	住院	normalization	正常化
ketonization	酮化作用		

⑭-logy 表示学科

morphology	形态学	histology	组织学
neurology	神经学	embryology	胚胎学
radiology	放射学	laryngorhinology	喉鼻科学
proctology	直肠学	hexiology	个体，生态学

⑮-ment 表示动作，行为或具体事物

measurement	测量，量度	experiment	实验
instrument	仪器，器械	integument	体被，皮肤
segment	节段	fragment	片段，断片，碎片
replacement	替代，置换	increment	增长，增殖
development	发育，显影	movement	动作，活动
ligment	韧带	equipment	器材，装置，设备
improvement	改善		

⑯-ness 加在形容词后构成抽象名词

tenderness	触痛	hardness	坚硬
thickness	厚度	effectiveness	有效
usefulness	有用的	coldness	寒冷
dampness	潮湿	darkness	黑暗
shallowness	浅	permanentness	永久
brightness	明亮		

⑰-or 表示"……人，……物"

inhibitor	抑制物	doctor	医生
monitor	监视器	donor	给血者，供体
director	主任	factor	因素
operator	操作者，手术者		

⑱-ry 表示集合名词

laboratory	实验室	chemistry	化学

⑲-ship 表示状态

relationship	关系，联系	interrelationship	相互关系，相互联系

⑳-th 由形容词构成名词

length	长度	width	宽度
depth	深度	truth	真理

㉑-ty 表示性质

rigidity	强直，僵硬	speciality	特征，专业
responsibility	责任，责任心	capacity	容量，智能，能力
mortality	死亡率	morbidity	发病率
nocturnality	夜间	safty	安全性
conductivty	传导性	permeability	渗透性

481

property	性质	plenty	丰富
unity	整体，统一性	obesity	肥胖
similarity	类似，相似		

㉒-ure 表示行为结果

failure	衰竭	pressure	压力
curvature	弯曲	fissure	裂隙，裂
puncture	穿刺	rupture	破裂
structure	结构	seizure	发作
nomenclature	名称，术语		

3.4.1.2 形容词性后缀

① -able 表示"可能的，可以的"

excitable	易兴备的	acceptable	易接受的
movable	可移动的	alterable	可改变的，可改动的
available	可用的，可得到的	uncomfortable	不舒的

② -al 表示"有……的属性"

regional	局部的	natural	自然的
special	特别的，特殊的	spinal	脊髓的
central	中央的	vertrbral	脊柱的
cervical	颈的	mural	壁的
terminal	末端的	typical	典型的
digital	手指的，数字的	temperal	暂时的，短暂的
capital	首要的，重要的	vocal	有声的，声带的
several	几个	parasternal	胸骨旁的

③ -ant 有些是从动词派生来的

significant	在意义的	persistant	持久的，坚持的（从动词 persist 来的）
resistant	抵抗的，反抗的（自动词 resist 派生）	important	重要的
infant	婴儿的	constant	坚定的，持久的
pernanent	永久的		

④ -ar 表示"……特征的，……形状的"

regular	规则的	muscular	肌肉的
circular	环形的，圆的	anular	环的

⑤ -ary 表示"与……有关的"

ordinary	平常的，通常的	anniversary	周年的
voluntary	自愿的，随意的		

⑥ -ed 用于名词加 ed，转化为形容词，或动词过去分词做形容词。

Coded	加密码的（名词 code 加 ed）	colored	加颜色的
deposited	被沉淀的（由动词 deposite 加 ed）	curved	使……弯曲的
limited	有限的	lubricated	滑润的，使滑润的
surrounded	围住的，被围绕的		

⑦ -ent 与 -ant 同类

consistent	坚定的	different	不同的
sufficient	足够的	convenient	便利的，方便的
evident	明显的	fluent	流利的，流畅的
efficient	有效的	frequent	常常的，频繁的

⑧ -ful 由名词构成形容词

useful	有用的	successful	成功的
plentiful	丰富的	helpful	有帮助的

⑨ -ible 与 -able 相同

Visible	可见的	irreversible	不可逆的
impossible	不可能的	inaudible	听不见的

⑩ -ic 加在外来词根的名词上，构成形容词

specific	特异的	magnetic	磁性的
aerobic	需氧的	pubic	耻骨的
oxytocic	催产的、催产剂	therapeutic	治疗的
dramatic	戏剧性的	icteric	黄疸的
dynamic	动力的	hemolytic	溶血的

⑪ -ish 加在颜色的形容词上，表示"略带……色"

reddish	带红色的，微红的	yellowish	带黄色的，微黄的

⑫ -ive 由动词构成形容词

relative	有关的，相关的（由动词 relat 派生的）	sensitive	灵敏的
congestive	充血性的	imaginative	想象、富有想象力的
imitative	摹仿的	repetitive	重复的
reproductive	生殖的	contractive	收缩的
conservative	保守的	circulative	循环的
effective	有效的	invasive	侵入性的

⑬ -less 表示没有……的

useless	无用的	lifeless	无生命的
hopeless	绝望的，医治不好的	fruitless	无效的、无益的

⑭ -ory 表示"……性质的，属于……的"

sensory	感觉的	accessory	附属的、附加的
circulatory	循环的	urinary	泌尿的，尿的

⑮ -ous 表示"具有……的，有……特性的"

dangerous	有危险的	continuous	在连续性的、连续的
serious	严重的	various	各种的
vigorous	强有力的	apueous	水的
generous	大量的，丰盛的	tremendous	可怕的，惊人的
previous	以前的	pervious	能通过的、能穿过的

3.4.1.3 副词性后缀

① -ly 由形容构成的副词，最为常用，表示"……地"

simultaneously	同时地	concurrently	同时地
widely	广泛地	exclusively	专用地、唯一地
scarcely	仅仅、刚刚	immediately	立即

483

② -ward（s）加在前置词上，构成副词，表示方向

backward (s)	向后	upward (s)	向上

3.4.1.4 动词性后缀

① -ate 多用于外来词构成动词

deviate	背离、偏离	decelerate	减速
accelerate	加速	degenerate	变性
operate	操作，手术	defibrillate	除颤
vibrate	振动、颤动	migrate	移动
angulate	成角	anticipate	预期、期望
abbreviate	缩写	antecede	在……之前

② -en 形容词构成动词，表示"变、加、使……"

weaken	变弱、变衰弱	soften	使……软化
thicken	使……变厚	strenghten	加强
shorten	使……变短	wooden	木制的
deepen	加深、深化	harden	使……变硬
lengthen	使……延长	loosen	放松、解开
quicken	加快、刺激	roughen	变粗糙
lighten	减轻	sharpen	变尖锐

③ -ize 加在形容词或名词上，表示"……化"

neutralize	中和	standardize	标准化
mineralize	矿物质化	repolarize	复极化
depolarize	去极化	sensitize	致敏
metastasize	转移		

3.4.2 医学英语最常用词根词缀小结

Prefix/Suffix	Meaning	Example
-ac	pertaining to 属于，关于	cardiac: pertaining to the heart 心脏（病）的
-al	pertaining to	medical: pertaining to medicine
-ar	pertaining to	molecular: pertaining to a molecule 分子的
-ary	pertaining to belonging to	ciliary: pertaining to the cilia 睫毛的，纤毛的，毛状的
-ase	enzyme 酶	amylase: any enzyme that converts starch to sugar 淀粉酶
-cle	smallness 小，少，贫乏，小气	follicle: a small bodily cavity or sac 小囊，（头发的）毛囊
-e	an instrument 仪器	auriscope: an instrument for examining the ear （检查耳朵用的）耳镜
-eal	pertaining to	laryngeal: pertaining to the larynx 喉的，喉音的
-ia	condition; quality	phobia: abnormal fear 恐惧，害怕
-ic	pertaining to	toxic: pertaining to toxin 有毒的；因中毒引起的
-ics	study of; name of a science	paediatrics: study of children, their development and diseases 儿科学
-ine/in	substance 物质	insulin: substance (hormone) produced by the islets of Langerhans in the pancreas 胰岛素
-ism	process or condition	alcoholism: excessive drinking of alcohol which becomes addictive 酒精中毒

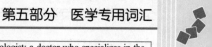

-ist	one who specializes in 精通于……的人	pharmacologist: a doctor who specializes in the study of drugs 药理专家
-itis	inflammation refers to a part in ……部位的炎症	rhinitis: inflammation of the nasal passages 鼻炎，鼻粘膜炎
-(i)um	relation to a whole; related to 与……相关	endometrium: inner lining of the uter 子宫内膜
-ive	characterizes by	antitussive: a drug that suppresses coughing 止咳药
-let	tiny; small	droplet: a tiny drop 小滴
-ment	the result or product of an action	development: thing which develops or is being developed; action of becoming mature
-oid	resembling; like 像	mucoid: resembling mucus 粘液样的
-ole	little; small	centriole: the small dense structure in the middle of the centrosome 细胞中心粒；中心体
-oma	tumor; swelling refers to a doer	dermatofibroma: fibrous tumor of the skin 皮肤纤维瘤
-or/-er	either a person or thing	receptor: a sensory nerve ending that responds to various stimuli 感受器，受体
-ory	characterized by; pertaining to	suspensory: which is hanging down 悬吊式，悬带
-ose	sugar	fructose: fruits sugar found in honey and some fruit 果糖
-osis	abnormal condition	onychocryptosis: abnormal condition of a hidden nail 嵌甲
-ous	pertaining to	poisonous: pertaining to poison; also containing poison 有毒的，分泌毒素的
-somes	bodies	ribosome: the body of nucleic acid 核糖体
-um	structure; thing; substance 结构，物质	magnesium: a white metallic chemical substance 镁（金属元素）
-y	condition; act; process	dystrophy: disorder caused by defective nutrition or metabolism 营养不良
-algia	pain; painful; condition	arthralgia: pain in a joint 关节痛
–ase	enzyme	protease: digestive enzyme 蛋白酶
-blast	embryo 胚，胚胎，人类胚胎	hemocytoblast: blast cell 血胚细胞，原始血细胞
-carcinoma	malignant tumor developing from connective tissue 相关组织的恶性肿瘤	adenocarcinoma: malignant tumor developing from glandular tissue 腺癌
-cele	protrusion; distention 突出，膨胀，延伸	esophagocele: abnormal distention of the esophagus 食管突出
-centesis	surgical puncture 手术穿孔	paracentesis: surgical puncture of a cavity for the aspiration of fluid 穿刺术
-capnia	carbon dioxide 二氧化碳	acapnia: absence of carbon dioxide 血液二氧化碳缺乏
-cide	kill	germicide: (substance) which can kill germs 杀菌剂
-clast	cell	phagocyte:cell, especially a white blood cell, which can surround and destroy other cells 噬菌细胞
-dynia	pain	glossodynia: pain in the tongue 舌痛
-ectasia/ -ectasis	expansion; dilation（膨胀，扩张）	atelectasis: incomplete expansion of the lungs at birth 肺不张
-ectomy	surgical excision or removal of	gastrectomy: surgical removal of the stomach 胃切除术
-edema	excessive accumulation of serous fluid 水肿	myxoedema: condition caused when the thyroid gland does not produce enough thyroid hormone 粘液腺瘤病，粘液水肿
-emia	blood condition	leukemia: any of several malignant diseases where an abnormal number of leucocytes form in the blood 白血病

485

-emesis	vomiting 呕吐	hematemesis: the vomiting of blood 咯血；吐血
-gen	something that produced or produces	pathogen: a microorganism or agent capable of producing disease 病菌，病原体
-genesis	production 生产	spermatogenesis: formation and development of spermatozoa in the testes 精子发生
-globin	protein 蛋白质	hemoglobin: an iron-containing protein produced by erythrocytes 血红素
-gnosis	knowledge	diagnosis: the process of identifying the nature or presence of a disease through knowledge and examination
-gram	image; picture	electrocardiogram: a graphic record of the electrical activity of heart muscle or heartbeat used in the diagnosis of heart disease. Abbr. ECG and EKG. Syn. cardiogram 心电图
-graph(y)	process of recording 记录过程	electocardiography: the process of making or recording electrocardiograms. Syn. cardiography 心电图记录
-iasis	condition; state 情况，状况	cholelithiasis: the formation of gallstones 胆石症
-iatry/ -iatrics	healing, frequently refers to a branch of medicine 康复，常指医学的一个分支	podiatry: treatment of foot disorders 足部医疗
-lith	stone	cholelith: a gallstone; a stone formed in the gallbladder 胆结石
-logy	the study of	cytology: the science study of cells 细胞学
-logist	one who studies and treats	urologist: a physician who specializes in the practice of urology 泌尿科医生
-lysis	breakdown, destruction	hemolysis: the destruction or breakdown of red blood cells with release of hemoglobin 溶血
-malacia	softening	osteomalacia: softening of bone 骨软化
-mania	extreme compulsion or preoccupation 强迫症	kleptomania: a morbid, uncontrollable compulsion to steal 盗窃癖
-megaly	giant	acromegaly: a condition in which there is an enlargement of the facial bones as well as those of the lungs 肢端肥大症
-metry/ -meter	measurement	spirometry: measurement of the volume of air inhaled and exhaled or the air capacity of the lungs 肺（活）量测定（法），呼吸量测定（法）
-odynia	pain	cardiodynia: pain in the heart region 心痛，胸痛
-one	hormone 荷尔蒙，激素	parathormone: which regulates calcium balance among the blood, bones, and teeth 甲状旁腺激素
-opia	a defect in the eye 眼睛的毛病	myopia: being short-sighted 近视
-opsy	to view	biopsy: excision of live tissue for microscopic diagnosis 活检
-osis	morbid condition 病态的	sclerosis: abnormal hardening 硬化症
-osmia	smell	anosmia: loss of the sense of smell 嗅觉丧失
-ostomy	process of making an opening into or a connection between 造瘘	gastrostomy: surgical construction of an opening from the surface of the abdomen into the stomach 胃造口术
-oxia	level of oxygen 氧水平	hypoxia: a low oxygen level or a lack of oxygen in body tissues 组织缺氧
-pathy	disease; diseased condition	ophthalmopathy: any eye disease 眼病
-penia	deficiency	leukopenia: deficiency of leukocytes in the blood. Syn. leukocytopenia 白细胞减少症
-pepsia	digestion	eupepsia: good digestion 消化良好
-pexy	a fixing or setting firmly in place by suturing 缝合固定	hepatopexy: surgical fixation of a displace liver 肝固定术

-phagia/phagy	eating; swallowing 吃，吞咽	dysphagia: difficulty in swallowing 吞咽困难
-phil	attraction 吸引，具有吸引力的事物	basophil: type of leucocyte or white blood cell which contains granules 嗜碱性粒细胞
-phobia	fear	xenophobia: irrational fear of strangers 对外国人的恐惧，憎恶
-plasia	formation; development	hyperplasia: overdevelopment or enlargement of an organ or tissue 增生，数量型肥大
-phonia	voice	dysphonia: difficulty in speaking 发声困难
-plasm	formation; growth or substance of formation	cytoplasm: jelly substance in the cell 细胞浆
-plasty	surgical repair	osteoplasty: surgical repair of the bone 骨整形术，骨成形术
-plegia	stroke; paralysis 中风	thermoplegia: heat or sunstroke 热射病
-pnea	breathing	eupnea: normal breathing 呼吸正常，平静呼吸
-ptosis	a falling, the dropping or sagging of an organ 器官下移	hepatoptosis: abnormally low position of the liver 肝下垂
-ptysis	spitting 分散	melanoptysis: spitting of the spleen 黑色痰液；咳黑痰
-poiesis	production	hemopoiesis: production of blood cells 造血作用，生血作用
-rrhage/-rrhagia	bursting forth of blood 出血	menorrhagia: very heavy bleeding during menstruation 月经过多
-rrhaphy	surgical sewing or suturing	splenorrhaphy: suture of the spleen 脾修补术
-rrhea	overflow	hydrorrhea: watery discharge 液溢
-(o)rrhexis	splitting or rupture 撕裂，破裂，疝气	amniorrhexis: rupture of the amniotic ac 羊膜破裂
-sarcoma	malignant tumor developing from connective tissue	liposarcoma: malignant tumor containing fat 脂肪肉瘤
-schesis	a holding back; suppression of discharge 阻碍；抑制排放	uroschesis: suppression of urine 闭尿，尿潴留
-sclerosis	a hardening	dermatosclerosis: hardening of the skin 硬皮病
-scope	instrument for viewing	stethoscope: an instrument for performing medicate ausculation 听诊器
-scopy	process of examining visually	hepatoscopy: examination of the liver 肝检查
-spasm	involuntary contraction	angiospasm: sudden contraction of the muscles in a blood vessel 血管痉挛
-stasis	suppression; stoppage; control; arrest 抑制，中止	hemostasis: the arrest of bleeding 止血，止血法
-stenosis	abnormal narrowing of a duct or canal 管、道德异常狭窄	laryngostenosis: abnormal narrowing of the larynx 喉狭窄
-stomy	surgical opening to the outside of the body 造口	colostomy: surgical operation to make an opening from the colon 结肠造口术
-tention	pressure	hypertention: high blood pressure 高血压
-therapy	treatment	physiotherapy: treatment of disease by physical means 物理疗法
--tion	process	hospitalization: the process of being hosipitalized 住院
-tocia	labor; birth 生产	embryotocia: abortion 流产
-tome	tool for incision	arthrotome: instrument for cutting a joint 关节刀
-tomy	process of cutting into	gastrotomy: incision of the stomach 胃切开术
-tropia	turning 转弯，变向	esotropia: turning inward of the eye 内斜视
-trophy	nourishment or development of an organ 器官的营养、发育	dystrophy: disorder caused by defective nutrition or metabolism 营养不良
-uria	a condition of the urine（小便）	dysuria: difficultly in passing urine 排尿困难
-version	turning	eversion: a turning outward 外翻，翻转

487

a-/an-	without; not	aphasia: the inability to understand written or spoken words or to speak meaningfully 失语症
ab-	away from	abortion: expulsion from the uterus 流产
ad-	to; toward; near	adnasal: near the nose 近鼻的
acro-	a point or tip	acronyx: growing into the flesh 嵌甲
alb-	white	albino: a person lacking normal pigmentation 白发病者
amb-/ambi-	both	ambisexual、bisexual: (person) who is sexually attracted to both males and famales 双性恋
amphi-/ampho-	both; both sides	amphicentric: beginning and ending in the same vessel 起止同源的血管
ana-	up; back again	anabolism: process of building up complex chemical substances on the basis of simpler ones 合成代谢
Angio-	a blood vessel	angioma: benign tumor formed of blood vessel 血管瘤
ante-	before	antenatal: during the period between conception and childbirth 出生前的，怀孕期的
anti-	against	antidepressant: (drug) used to treat depression 抗抑郁剂
audi-	hearing; sound	audiometry: science of testing hearing 听力测定
auto-	self	autoantibody: antibody formed to attack the body's own cells 自身抗体
bi-	two; twice	bicellular: two cells 两室的
bio-	living organisms 生命体	biochemistry: chemistry living tissues 生物化学
brady-	slow	bradycardia: slow rate of heart contraction, shown by a slow pulse rate 心动过缓
carcin-	carcinoma or cancer 癌；瘤	carcinogen: a cancer-causing substance 致癌物
cata-	downwards; under; against; along with	cataract: condition where the lens of the eye gradually becomes hard and opaque 白内障
centi-	one hundredth 百分之一	centimeter: unit of measurement of length(=one hundredth of a meter)厘米
co(n)-	with or together	consanguineous: blood relationship 血亲的，血缘的，密切的
contra-	against	contraception: prevention of pregnancy by using devices or drugs 避孕法，节育法
de-	removal or loss	decaffeinated: (coffee) with the caffeine removed 脱去咖啡因的
deca-	ten	decagram: ten grams 十克
deci-	tenth	deciliter: unit of measurement of liquid (=one tenth of a little)1/10公升
di-	two	diglossia: a double tongue 使用两种语言
dia-	through; between; apart; across	diathermy: process of (treating) through heat 透热疗法
dis-	reversal or separate	disintegrate: to come to pieces 分解，破裂
dys-	bad; difficult; disordered	dysarthrosis: deformity or malformation of a joint 关节变形
echo-	sound	echocardiography: ultrasonography of the heart 心回波描记，超声心动描记术
ect-/ecto-	outside or outer	ecchondroma: benign tumor on the surface of cartilage or bone 外生软骨瘤
en-	in; within	enostosis: benign growth inside a bone 内生骨疣
endo-	inside	endocardium: membrane which lines the heart 心内膜

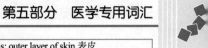

epi-	on; over	epidermis: outer layer of skin 表皮
ery-	red	erythrocyte: mature non-nucleated red blood cell 红细胞
eso-	inward; within（向内）	esotropia: turning inward of the eye 内斜视
eu-	good	eugenics: study of how to improve the human race by genetic selection 优生学
ex-/ exo-	out of	exhale: to breath out 呼出
extra-	outside	extracapsular: outside a capsule 囊外的
hemi-	half	hemiplegia: severe paralysis affecting one side of the body 偏瘫，半身麻痹，半身不遂
hydro-	water	hydrocele: collection of watery liquid found in a cavity such as the scrotum 阴囊积水
hyper-	higher or too much	hyperglycaemia: excess of glucose in the blood 高血糖症
hypo-	less or too little	hypokalaemia: deficiency of potassium in the blood 低血钾
in-	in or into	inbreeding: breeding between a closely related male and female 近亲交配
in-	not	incoherent: not able to speak in a way which makes sense 语无伦次
infra-	below or beneath	infrapatellar: below or beneath the patella 髌
inter-	between	interlobular: between lobules 小叶间的
intra-	inside	intramedullary: inside the bone marrow or spinal cord 髓内
itro-	into	introvert: person who thinks only about himself and his own mental state 性格内向的人
mal-	bad or abnormal	malfunction: abnormal working of an organ 机器等运转失常；失灵；出现故障
meta-	changes	metaplasia: change of one tissue to another 化生，转化，组织变形
micro-	very small	microcyte: abnormally small red blood cell 小红细胞
mid-	middle	midcarpal: between the two rows of carpal bones 腕骨间的
milli-	one thousandth	milligram: unit of measurement of weight 毫克
mis-	error or wrong	miscarriage: spontaneous abortion 流产
multi-	many	multigravida: a woman who is pregnant and has been pregnant at least twice before 经产孕妇
noct-	at night	nocturia: passing abnormally large quantity of urine when asleep in bed at night 夜尿症
nona-	nine or the nineth	nonagon: flat shape which has nine sides 九边形
octa-	eight	octan: every eight days 八日热；每隔八日发一次的
odont-	teeth	odontology: study of teeth and associated structures, and their disorders
onco-	tumours	oncology: the branch of medicine dealing with tumours 肿瘤学
oro-	mouth	orolingual: pertaining to the mouth and tongue 口与舌的
pachy-	thickening	pachysomia: condition where soft tissues of the body become abnormally thick 躯体肥厚
pali-/ palin-	against; pathologic repetition 病态的重复	palindromic: (disease) which recurs 复发的，再发的
pan-/pant-/ panto-	all	pancytopenia: abnormal depression of all the cellular elements of the blodd 全血细胞减少症

489

para-	similar to or near; changed or beyond	paralyse or paralyze: to weaken (muscles) so that they cannot function 使麻痹，使瘫痪
pen-/penta-	five	pentosuria: excretion of pentoses in the urine 戊糖尿
per-	through	percutaneous: done or administered through the skin 经皮的，由皮的
peri-	around	pericystitis: inflammation of tissue around the bladder 膀胱周炎
pero-	deformed or defective 畸形有缺陷的	peromelia: congenital deformity of the limbs 四肢不全
pharmaco-	drugs	pharmacology: study of drugs or medicines, and their action, properties and characteristics 药理学，药物学
pleo-/pleio-	too many	pleokaryocyte: condition where a greater than normal number of cells in cerebrospinal fluid 多核细胞
pluri-	more	pluriglandular: pertaining to or affecting several glands 多腺性的
pneum-/pneunmo-	air or the lungs; breathing	pneumonia: inflammation of a lung 肺炎
poly-	touching many organs	polyphagia: condition where a patient eats too much; morbid desire for every king of food 多食症，杂食症
post-	after or later	postprandial: after a meal 餐后的
pre-	before of in front of	premature: early or before the normal time 过早的，早产
presby-	old age	presbyopia: an old person's sight fails gradually 老花眼
pro-/ supin-/ pron-	before or in front of lying on the back bend forward	prognosis: prediction of the outcome of a disease 预测；预后
quadri-/ quint-	four five/fifth	quadruplet or quad: one of four babies born to a mother at the same time 四胞胎
radio-	ray or radiation	radiotherapy: treating a disease by exposing the affected part to radioactive 放射疗法
semi-	half	semiptosis: the downward sagging of half or part of an organ 轻度睑下垂
sub-	under	submucous: under the mucous membrane 黏膜下层的；黏膜下的
super-	above; extremely	superalbuminosis: abnormal increase of albumin 白蛋白过多
syn-	with; joint	syndesmosis: joint where the ones are tightly linked by ligaments 韧带联合
supra-	above; over	suprarenal: (situated) above a kidney 肾上腺
tachy-	fast	tachycardia: rapid beating of the heart 心动过速
tetra-	four	tetracycline: antibiotic used to treat a wide range of bacterial diseases 四环素
trans-	across; through; beyond	transmission: the transfer, as of a disease, from one person to another 传染
tri-	three	tricephalus: a fetus with three heads 三头畸胎
ultra-	beyond; excess	ultrasonics: the science dealing with ultrasonic sound waves 超声波学
uni-	one	uniglandular: affecting only one gland 单腺的
xen(o)-	strange; foreign	xenograft: a graft of tissue transplant between animals of different species 异种移植物

490

cereb-, cerebro-	大脑	cerebritis（大）脑炎
chol-, chole-, cholo-	胆，胆汁	cholecystography 胆囊造影术
chondr-, chondro-	软骨	chondritis 软骨炎
contra-	反，逆	contraindication 禁忌症
cyano-	青紫，绀	cyanosis 发绀
-cyst, cysti-	膀胱，囊	dacryocyst 泪囊
cyto-	细胞	cytopenia 血细胞减少
dent-, denti-	牙，齿	dentist 牙科医师
dermat-m, dermato-	皮	dermatoneuritis 神经性皮炎
dia-	离，透	diarrhoea 腹泻
dys-	困难，不良	dystrophy 营养不良
-ectasis	扩张	bronchiectasis 支气管扩张
-ectomy	切除	appendectomy 阑尾切除术
-mia	血	anemia 贫血
end-, endo-	在内	endoscope 内窥镜
epi-	在上	epidermis 表皮
erythro-	红	erythrocyte 红血球
ex-	出，外，离	excretion 分泌物
febri-	热，烧	febrifuge 退烧剂
fibrio-	纤维	fibroma 纤维瘤
gastr-, gastro-	胃	gastrospasm 胃痉挛
gluco-, glyco-	甜	glucocorticoid 糖皮质激素
-gram	标记，图画	electroencephalogram 脑电图
gyn-, gynae-	女人	gynaecologist 妇科医师
hem-, hemato-	血	hematoma 血肿
hemi-	半，单侧	hemiplegia 偏瘫
hepat-, hepato-	肝	hepatosis 肝病
hydro-	水	hydrothorax 胸腔积水
hyp-, hypo-	低，不足，减退	hypoxemia 低氧血症
-it is	炎，发炎	pacreatitis 胰腺炎
Lacto-	乳	lactosuria 乳糖尿
Laryng-, leuko-	喉	laryngotomy 喉切开术
Leuco-, levko-	白的	leucopenia 白血球减少症
-logist	专家	pharmacologist 药理学家
mal-	不好	malformation 畸形
-megaly	巨大	hepatomegaly 肝肿大
-meter	量器	thermometer 体温计
mort-	死	mortal 致命的
multi-	多	multipara 经产妇
-necrosis	死的	osteonecrosis 骨坏死
neo-	新生的	neoplasm 瘤、赘生物
nephr-, nephro-	肾脏	nephrosis 肾病
nerv-	神经	nervous 易激动的
neuro-	肿瘤	myoma 肌瘤
-osis	病态	stenosis 狭窄
osteo-	骨	osteomyelitis 骨髓炎

491

patho-	病	pathogen 病原体
pedia-, pedo-	儿童	pediatrician 小儿科医师
-penia	不足，缺乏	granulocytopenia 粒细胞减少症
peri-	周围	periphery 末梢
poly-	多	polyp 息肉
psycho-	精神	psychosis 精神病
-ptosis	下垂	metroptosis 子宫脱垂
pyel-, pyelo-	肾盂	pyelonephritis 肾盂肾炎
pyo-	脓	pyorrhea 脓溢
re-	复，再	relapse 复发
recti-, recto-	直肠	rectoscope 直肠镜
-rhea, -rrhea	流	diarrhea 腹泻
sclero-	硬的	sclerosis 硬化
-scope	观察	cystoscope 膀胱镜
semi-	半	semi-liquid diet 半流质饮食
-storny	口	colostomy 结肠造口术
-therapy	治疗	physiotherapy 物理疗法
therm-, thermo-	热	thermoplegia 中暑
-tomy	切开	tracheotomy 气管切开
uro-	尿	urodynia 排尿痛

3.5【普通英语词汇医学意义篇】

（1）

词汇	普通词义	医学词义
1. acquired	取得的，得到的	获得的，后天的
2. active	活跃的，积极的，灵敏的	活性的，速效的，放射性的
3. acute	尖锐的，敏锐的，剧烈的	急性的
4. administration	管理，行政，执行	（药的）给予，服法，用法
5. admit	让……进入，接纳，承认	让……住院
6. affect	影响，感动	（疾病）侵袭
7. agent	（发生作用的）动因	剂，因子
8. alienation	（情感上的）疏远，离间;转让	精神错乱
9. angry	发怒的，（风雨）狂暴的	（患处）肿痛发炎的
10. attack	进攻，攻击，抨击	（疾病）侵袭，发作

（2）

11. bedside	床边用的	临床的，护理的
12. benign	慈祥的，有益健康的	（瘤等）良性的
13. bulb	球茎，球状物	（解剖学中的）球
14. canal	运河，沟渠	管
15. carrier	搬运人，运送人	带菌者
16. cavity	洞，中空	腔，空洞
17. cell	小房间，单人牢房	细胞
18. chamber	房间，议院	腔，室
19. chest	箱子，柜子，金库	胸腔
20. clump	丛，簇，群，一团/块	细菌凝块

（3）

21. colony	殖民地，一群	菌落
22. communicable	可传达（授）的	可传染的
23. complain	抱怨，诉苦，申诉	主诉
24. complement	补足物	（血清中的）补体，防御素
25. complication	复杂，混乱	合并症
26. congest	充满，拥挤	充血
27. consolidation	巩固，加强	坚实变化，实变
28. constitutional	宪法的，组成的	全身性的，体质的
29. contract	缔结，订（约）	得（病）
30. control	控制，支配，调节	（实验的）对照，对照物

（4）

31. convulsion	震动，骚动	痉挛，抽搐
32. cortex	外皮	皮质
33. course	过程，道路，课程	病程，疗程
34. delivery	交货，交付，投递	分娩
35. depression	降低，沮丧，不景气	抑郁症，机能降低
36. discharge	卸（货），射出	让……出院；排出物
37. dislocate	使离开原来位置	使脱臼
38. disorder	混乱	（身心，机能）失调，轻病
39. disturbance	骚动，动乱	（身心等方面的）障碍，失调
40. dominant	支配的	显性的

（5）

41. drainage	排水，下水道	导液法，引流（法）
42. dress	给……穿衣	敷裹（伤口）
43. effusion	流出，喷出	渗出（物）
44. elevation	高度，标高，高地	（皮肤上的）隆肿
45. embolism	（历法中的）加闰（日）	栓塞，栓子
46. enlarge	扩大，扩展，放大	肿大，肥大
47. entity	存在，实体	病（种）；本质
48. episode	一段情节，插曲	（一次）发作
49. erupt	爆发，迸出	（牙）冒出，（疹）发出
50. essential	本质的，必要的	特发的，原发的

（6）

51. excision	删除	切除，切除术
52. extract	摘录，抽出物	提取物，浸膏
53. extremities	末端，极度	（人的）手、足
54. failure	失败，缺乏，衰退	衰竭
55. fatality	命运决定的事物，灾祸	死亡，致命性
56. filling	填补，充满	填补物
57. film	薄层，薄膜	胶片，（眼的）薄翳
58. focus(pl. foci)	焦点，（活动）中心	病灶
59. follow-up	补充报道	随访（诊断/治疗后，病人定期复查或与医生保持联系）
60. foreign	外国的，外地的	外来的，异质的

（7）

61. frank	坦白的，直率的	症状明显的
62. fullness	充满，丰富	饭后饱胀感，饱闷
63. generalized	一般化了的	全身的
64. graft	嫁接，嫁接植物	移植，移植物
65. gross	总的，显著的	（不用显微镜）肉眼能看到的
66. growth	生长，生长物	肿瘤
67. history	历史	病史，病历
68. host	主人	宿主
69. immune	免除的	免疫的
70. inactivate	使不活动	灭活，使失去活性

（8）

71. incidence	发生	发生率，发病率
72. incision	切入，切开	切口，切开
73. incubation	孵卵	潜伏
74. indicate	指示，表明	表示需要……作为治疗
75. infiltration	渗入	浸润
76. inflammation	点火，燃烧，激动	发炎
77. inherit	继承	遗传
78. insidious	阴险的，暗中为害的	（疾病）在不知觉之间加剧的
79. inspection	检查，检验	望诊，视诊
80. insufficiency	不充分，不足	闭锁不全，机能不全

（9）

81. insult	侮辱，凌辱	（对身体或其一部分）损害
82. intake	吸入，纳入	摄取，摄取量
83. involve	包缠，使卷入	累及，牵涉
84. irradiation	照耀，阐明，辐照	照射（法），扩散
85. irrigate	灌溉	冲洗（伤口等）
86. irritable	易激怒的	过敏性的，易激动的
87. joint	接合，接合处	关节
88. labo(u)r	劳动	分娩
89. laceration	撕裂	撕裂伤[口]
90. lacrimal	泪的（*a.*）	泪腺（lacrimal gland）

（10）

91. lobe	耳垂	（脑、肺、肝等的）叶
92. malignant	恶意的，邪恶的	恶性的
93. medium	中间，媒介物，工具	培养基
94. menstrual	每月一次的	月经的
95. migration	迁居，定期移居	移行，游走
96. moist	潮湿的，多雨的，含泪的	湿性的，有分泌物的
97. multiplication	增加，增多	繁殖
98. murmur	低沉连续的沙沙声，低语声	（心脏）杂音
99. naive	天真的，朴素的	首次用来进行实验的（鼠、兔等）
100. nonproductive	不能生产的	（咳嗽）干的

（11）

101.	onset	攻击，进攻，开始	发病，起病
102.	open	开（着）的；开阔的	开放的，畅通的
103.	oral	口述的，口头的	口的
104.	origin	起源，出身，血统	起端
105.	output	产量，产品	排泄物，排泄量
106.	overflow	溢流，过剩	溢流口，溢流管，溢流受器
107.	overgrowth	生长过度	增生，肥大
108.	overhang	悬垂物，伸出量	悬突
109.	pacemaker	定步速者，标兵	起搏器，起搏点
110.	palpable	摸得出的，容易感觉到的	可触知的，触诊可按到的

（12）

111.	parasitism	寄生（现象、状态、习惯）	寄生物感染，寄生虫引起的疾病
112.	pilot	引导的，导向的	（小规模）试验的，试点的
113.	plaque	饰板，襟上饰物	斑，血小板
114.	plate	盘	平皿，培养皿
115.	premature	早熟的，过早发生的事物	早产婴儿
116.	preparation	准备	制剂；（解剖或病理）标本
117.	primary	初级的，原有的	原发的
118.	purge	净化，清洗	泻药
119.	regimen	政体，社会制度	摄生法
120.	remission	宽恕，赦免	缓和，减轻

（13）

121.	removal	移动，迁居	切除，除掉
122.	restorative	交还的	滋补的；兴奋剂
123.	retention	保持，保留	停滞，潴留
124.	rib	玩笑；（肉类）肋条，排骨	肋，肋骨
125.	scan	细看，审视	扫描
126.	secondary	第二位的，从属的	继发的
127.	secretion	藏匿	分泌，分泌液
128.	section	切断，段，节	切片
129.	sedimentation	沉积（作用）	血沉（erythrocyte～）
130.	seizure	抓住；夺取	（疾病的）发作

（14）

131.	septic	引起腐烂的	脓毒性的，败血病的
132.	sequel(=sequela)	继续而来的事，后果	后遗症，后发病
133.	shock	冲击，震动，震惊，电击	休克，中风，心脏引起的昏迷
134.	sigmoid	S形的，乙状形的	乙状结肠（的）
135.	sign	符号，招牌，征兆	（病）症，（体）征
136.	simple	简单的	单纯的
137.	smear	污点，污迹，涂抹物	涂片
138.	spatula	（涂敷等用的）抹刀，刮勺	压舌板，调药刀
139.	sponge	海绵（用海绵搭拭）	纱布，棉球（用棉球擦洗）
140.	spread	伸展，扩展	传播，蔓延

495

（15）

141. starve	（使）饿死，以饥饿迫使	以节食治疗
142. stain	污点，瑕疵	着色（剂），染色（剂）
143. stone	石	结石，结石病
144. stool	凳子，厕所，马桶	粪
145. strain[1]	血缘，世系，种	菌株
146. strain[2]	拉紧	过劳，扭伤
147. strap	（用皮带）束住	绑扎（伤口）（多用 strap up）
148. stricture	苛评，责难	狭窄
149. stroke	打，击，敲	中风，（疾病）突然发作
150. stunt	阻碍……的发展	阻碍……的生长（发育）

（16）

151. subject	题目，学科；从属的	受治疗（实验）者，惯患……的
152. subside	沉淀，（风、雨）平静下来	（肿、热度）减退
153. substrate	底层，地层	基质，底物
154. sufferer	受害者，受难者	患病者
155. surfeit	过度，过量	过食，过饮
156. swab	拖把	药签，拭子
157. sympathetic	同情的，和谐的	交感，交感神经的
158. systemic	系统的	全身的
159. taint	玷污，败坏	污斑，遗传素质；使感染，沾染
160. take	取，拿	愈合，奏效

（17）

161. tender	嫩的，脆弱的	一触即痛的
162. term	期限，学期	预产期，正常的分娩时刻
163. terminal	末端的	晚期的，致死的
164. test	测验，考验	分析，试验
165. theatre	剧院	手术室
166. tie	绳，带，领带	（手术时打的）结
167. tissue	薄绢，织物	组织
168. tract	一片（土地，森林）	道，系统，束
169. transfusion	移注，倾注，渗入	输血
170. transmit	传送，传达，传导	传播，传染

（18）

181. valve	阀，活门	瓣，瓣膜
182. ventilator	通风装置，送风机	呼吸机
183. vessel	容器，器皿	脉管
184. victim	受害者	患者，残疾人
185. virtue	善，德，优点	功效，效能
186. virulence	毒力，恶毒	病毒性，致病力
187. viscid	胶粘的	粘稠的，半流体的
188. visit	访问	出诊，就诊
189. vital	生命的	有生命力的，充满活力的
190. vulnerability	易损性	易罹（疾病）性

（19）

191. ward	保卫，监护	病房，病室
192. warn	警告	预先通知，警告
193. wash	洗	（用药）洗
194. wave	波浪	（心电图的）示波图，波
195. wheal	条痕，鞭痕	风块，荨麻疹团，水泡
196. whoop	高喊，呐喊	发喘息声，（百日咳似的）咳嗽
197. wind	风	肠胃中胀气
198. withdrawal	收回，撤退	断瘾；停止服药
199. work-up	印刷物表面的污迹，印痕	病情的检查
200. wrench	猛扭	扭伤

已知词	医学意义	同根词	医学意义
1. complication	合并症	complicate	并发……而使……（病）恶化
2. congest	充血	congestive	充血的
3. disturbance	障碍，失调	disturb	使失调，搅乱
4. dress	敷裹（伤口）	dressing	敷料
5. excision	切除，切除术	excise	切除
6. focus	病灶	focal	病灶的，病灶性的
7. immune	免疫的	autoimmunity	自体免疫
8. indicate	表明需要……作为治疗	indication	适应症
9. infiltration	浸润	infiltrate	浸润
10. tender	一触即痛的	tenderness	触痛

四、常见含医学词义的普通英语词汇表

词汇	普通词义	医学词义
abate	废除	减轻，减退
abduct	诱拐	外展
abductor	拐子	外展肌
aberrant	迷乱的，离开正路的	畸变的，异常的
aberration	脱离常轨，过失	畸变，心理失常，色差
ablate	腐蚀掉，融化掉，蒸发掉	切除
ablation	腐蚀，烧蚀	部分切除
abort	（使）夭折，失败	堕胎，流产，早产
abortion	夭折，失败	流产，小产
abrasion	擦掉，磨损	擦除，擦伤
abscission	脱离	切除，截去
abstract	提取，提炼出，摘录	分离，抽取，强散剂
abstraction	提取，抽象观念	抽出，抽血
accelerator	加速器	加速剂，促进剂
accessary	同谋，附件	附属的，附件
accompany	伴随，为……伴奏	合并，伴有
accrete	生长，连生	增积的，附加物的
acquired	获得的	获得性的，后天的
acrid	尖刻的，辛辣的	辛辣的
activate	使活泼，活动	活化，激活
active	活跃的，积极的，灵敏的	活性的，有效的，放射性的
activity	活动性，能动性	活动，活动度，活性，效能
acute	灵敏的，尖锐的	急性的，尖锐的

adduction	引用，引证	内收作用
adherence	信奉，依附，坚持	粘着，粘合
adhesion	粘着，粘着力，信奉，追随	粘连，粘着物
adjunct	附属品，附加语	附属的，附件
adjuvant	辅助的，助手	辅药，佐药
administer	管理，支配，执行	给药
administration	管理，行政机关	（药的）服法，给药
admit	承认，让……进入，容纳	收入病人
adulterant	掺杂用的，掺杂物	假药，伪造品
advanced	高级的，先进的，老年的	晚期的
advice	劝告，通知	医嘱
aetiology	原因论	病因学
affect	影响，喜爱	疾病侵袭
affection	影响，属性	疾患，病变
aftercare	安置	（产后、病后的）调养
aftereffect	后来的影响	后效，副作用
agent	代理人，经销商	剂，动因，试剂，因素
agglutinative	凝聚的	凝集的，粘着的
aggravate	激怒，使恼火	使恶化，病情加重
aggressive	侵略的，攻击性的	有损伤性的
agony	极度痛苦	剧痛
ail	使苦恼	使受病痛，生病，失调
alienation	（情感上的）疏远，离间，转让	精神错乱
alimentary	食物的，营养的	营养的，消化器官的
allergy	反感，憎恶	变应性变态反应，过敏症
alveolus	巢房	肺泡，牙槽，小泡
ambulant	走动的，流动的	非卧床的，适宜下床活动的
amputate	删除，砍掉	切断，截肢
analyst	分析者，解析者	化验员，精神分析学家
analyzer	分析器，检偏振器	大脑皮质分析器
anamnesis	回忆，记忆力	记忆力，既往症，既往病史
angry	发怒的	肿痛发炎的
antagonist	对抗者，对手	对抗肌，拮抗药，对合牙
antiseptic	冷静的，客观的，异常整洁的	防腐的，抗菌的，抗菌剂，消毒剂
apogee	最高点，最远点，极点	病危期
appendix	附录，附件	阑尾
arrest	逮捕，吸引，制动装置	抑制，心搏停止
article	文章，商品，冠词，条款	关节，节
articulate	接合起来的，发音清晰的，表达力强的	关节连接的，接触面牙合的
aseptic	没有生气的，冷漠的	无菌的，防腐剂
aspiration	志气，抱负，渴望	吸入，吸引术
assortment	分类，花色品种	（遗传）配列
attack	进攻，抨击	（疾病）侵袭，发作
backflow	逆流	回流，反流
bank	岸，银行	库，移植库
barren	贫瘠的	不育的，不孕的
basin	盆，盆地，流域	第三脑室，骨盆
basket	篮	篮状细胞
beat	敲打，节拍	搏动
bedside	床边的	临床的，护理的
bedwetting	溺裤，尿垫	遗尿

498

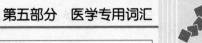

benign	慈祥的，温和的	良性的
bilious	暴躁的，易怒的	胆汁的，胆汁过多的，肝气不和的
binding	捆绑的，有约束力的	（食物）引起便秘的
blade	刀片，螺旋桨叶	肩胛骨
blister	火种，气泡	水疱，发疱
bloat	（使）得意忘形	使肿胀，胃气胀（动物）
booster	升降压机，火箭助推器	升压器，辅助剂
boss	工头，老板	圆凸，隆起，肿，结节
bout	一会，一回，一场	发作
brainstorm	妙主意	脑猝变，脑猝病
brash	阵雨，岩石或水块的碎片	胃灼热
breakdown	故障，倒塌，崩溃	精神崩溃，衰竭
breaker	破碎机，开拓者	碎裂机，缓冲衬层
brew	酿造	调制，煎药
broth	原汁清汤，肉汤	肉汤培养基
bruise	挫伤	青肿，挫伤，捣碎
bud	萌芽，蓓蕾	芽
buffer	缓冲	缓冲，缓冲剂
bulb	球状物，鳞茎	（解剖名词）球，球茎
bulge	膨胀，鼓胀部分	膨胀，肿胀
bump	撞击	撞伤，头盖骨隆起部分（bumps 球孢子菌病）
bypass	旁道，分路，回避	分流术
calculus	微积分（学），计算	结石，牙垢
calf	小牛，小牛皮	腓肠，小腿
calibrator	校准器	管径测量器，尿道扩张器
callosity	无情，铁心肠	胼胝，硬皮
canal	运河，沟，渠	管，道
cancellous	多孔的	网状骨质的，海绵状的
canine	犬的，类犬的	犬齿的
canker	腐败的原由	（坏疽性）溃疡，口溃疡，口疮
capsule	密封舱，容器，摘要	囊，胶囊（剂），被膜，荚膜
carbuncle	红宝石	痈
carrier	搬运人，运送载工具	带菌者，媒介物
case	情况，实例，案件，箱子	病例，病案，修复体，患者
casualty	严重伤亡事故，伤亡人员	变故，伤亡
cataract	大瀑布，大水，大雨	白内障，内障
causative	引起……的	致病的，成因的
cavity	洞，中空	腔，空洞，盂
cell	小房间，电池	细胞
center	中心，中央	中枢
challenge	挑战，要求，质问	用接触致病性传染物所进行的免疫性试验
chest	箱子，金库	胸腔
chord	弦，和弦，心弦	索，带
chromatic	色彩的，颜色的	染色质的
chronic	惯常的，经常的，顽固的	慢性的
chronicity	长期性	慢性
circulatory	循环的	（血液）循环的
clean	整洁的	无放射性尘埃的，未沾染疾病的
cloaca	阴沟，下水道，厕所	泄殖腔（动物）；骨瘘

clot	人群，动物群	（血）凝块，使凝结
clump	丛，一团	凝块（细菌）
collapse	倒塌，崩溃，塌陷	虚脱，萎陷
colon	冒号	结肠
colony	殖民地，侨民，侨居地	菌落，菌丛
complain, complaint	抱怨	主诉，疾病
complex	复杂，合成物，复杂的	复[合]体，综合征，复合波（心电图）
complement	补足物	（血清中）补体
complication	复杂，混乱	并发症
conceive	构想出	受孕，怀孕
concentration	集中，专心	浓缩，浓度，浓缩物
conception	概念（形成），观念，想法	妊娠，开始怀孕，胚胎，胎儿
condition	条件，状况	病情
conduction	传导	传导，（液体）引流
congest	充满，拥挤	充血
consolidation	巩固，加强	实变
constitutional	宪法上的，构成的	全身的，体质的
constriction	压缩，压抑	狭窄，缩窄
consultant	顾问	会诊医生
consultation	商量，协商	会诊
consumption	消费，消耗	肺结核，结核病，痨病
consumptive	消费的，消耗性的	肺病患者，患结核病的
contact	接触，交往，熟人，门路	（传染病）接触人
contagion	蔓延，传播，歪风，腐败势力	接触传染，接触传染物，传染病毒，感染
contract	承包，订约	感染，得病，使收缩
contraction	收缩	收缩，挛缩，牙弓内缩
control	控制	控制，调节，节制，对照
convolution	卷绕	卷曲，回旋，脑回
convulse	震动，震惊	使痉挛，抽搐
convulsion	震动，骚动，突变，大笑（复数）	（常用复数）惊厥，抽搐痉挛
convulsive	震动的，（笑）使人前仰后合的	惊厥，抽搐的，引起痉挛的
coordination	协调，配合	协调，共济（官能），共济器官
cortex	外皮	皮质
course	过程，经过，一道菜，跑道	病程，月经（复数），疗程
cramp	夹，钳，扣钉，约束	痛性痉挛
crisis	危机，决定性时候	危象，骤退，临界，极期
critical	批评的，对……不满的，关键性的	危象的，临界的，极期的
crop	作物，收获	（鸟）嗉囊，（crops）分批出现（疹）
crust	面包皮，硬外壳	痂；壳
cuboid	立方形的	骰骨（的）
culture	文明，文化，教养，栽培	培养；培养物
cup	杯子，杯状物，奖杯	骨臼
cushion	坐垫，缓冲器	缓解病痛的药物或治疗
defecate	澄清，净化	通大便
deferent	传送的，输送的	输出的，输精的
deficiency	短缺，不足之处	营养缺乏症
deformation	变形，变丑	变形，畸形
degeneration	退化，堕落	变质，变性，退化
dejection	沮丧	排粪，排泄物，粪便
deletion	删除（部分）	中间缺失（染色体）

deliver	发送，交付，发表，释放	给（产妇）接生，使分娩
delivery	投递，陈述，交货	分娩，生产；除去
demoralize	使士气低落	使丧失功能
deplete	排除，减轻	排除，减少……体液，放去……的血
depression	沮丧，压抑	抑郁症，机能降低，凹，窝，衰退
descend	下降，下斜	遗传
detector	察觉者	检波器，探测器，指示器
determinant	决定因素，行列式	定子，决定因素
discharge	释放，解雇，放电	排出物，（使）病人出院
dislocate	使离开原来位置，打乱正常秩序	使关节脱位，脱臼
dislocation	离开原位	脱臼，脱位
disorder	混乱，骚动	（身心机能）失调，小病，紊乱
displacement	取代，移置，撤换	移位，置换，渗漉
distort	歪曲，弄歪，把……弄得不正常	变形，畸变
disturbance	骚动，打扰	障碍，失调，紊乱
disintegrate	崩溃，使瓦解	分解，分裂，蜕变
dominant	支配的，占优势的	显性的，优性的
donor	赠与人	供体，供（血、皮肤、器官）者
drain	排去	引流管，引流物，泄水，导液
drainage	排水，排水设备，排出的水	引流（法），导液（法）
dress	穿衣，装饰	包扎，敷裹
dressing	穿衣，化妆，修饰	敷裹，敷料
drip	水滴，（使）滴下	滴注（法）
echo	回声	回波，反射波
effusion	流出，溢出	渗漏，渗漏积液，渗漏物
egg	蛋	卵（细胞）
ejection	驱逐，排斥	排出，射出，排出物
elevation	高度，提高	上升，（皮肤上的）隆凸
embed	栽种，埋置	包埋，植入
embolism	（历法中的）加闰（日）	栓塞，
eminence	卓越，显赫，高处	隆凸，隆起
emission	散发，发射，发射物	发射，遗精
emollient	使（皮肤、组织）柔软的	润滑剂，润肤剂
enamel	搪瓷，珐琅	（牙）釉质
enlarge	扩大	增大，肿大
enrichment	丰富，加肥	强化（食品）；增菌法
entail	必需，使承担，限定……的继承人	把（疾病等）遗传给
entity	存在，实体	实体，实在，本质，病（种）
envelope	封套，信封	膜，包膜
epidemic	传播，流行	流行性的，流行病
episode	情节，插曲	（急性）发作
erosion	腐蚀，侵害	糜烂，齿质腐损
erupt	火山（喷泉）喷发	发疹，牙齿冒出
essential	本质的，必要的	特发的，原发的
evacuate	撤离，撤退，疏散	排泄，排空，大便，小便
excise	割去，切去，删去	切除，切口
excision	删掉，切去	切除术
exclusion	排斥，被排除在外的事物	排除，分离术
exhaustion	耗尽，枯竭，精疲力竭	衰竭，虚脱，疲惫，排除，
exhibit	陈列，展出	投药，用药
expire	满期，终止	呼出；断气，死亡

extern	走读生	医学实习生
extract	萃取物，榨出物，提取（蜜等），摘录	提取，浸膏，浸出物
extremity	末端，极度，绝境	肢，手或足
factor	因素，因子	因素，因子，要素
failure	失败，缺乏，不足，破产	衰竭
fatality	命运，火祸	死亡，致命性
fertility	肥沃，丰产，（思想等）丰富	生育力
filling	装填，填料，馅子	填补物（尤指补牙的材料），充填，灌注
film	薄层，胶片	薄膜；（眼的）薄翳
fission	分裂，裂变	分裂，原子核裂变，裂殖（法）
fit	使适合，使适应，适合，符合	发作
flap	拍打，轻拍声，振翅，扑动	（手术遗下或移植用的）片，瓣，皮瓣
flood	洪水，水灾	子宫出血
flora	植物群	菌丛
fluid	流体，液体	液体，流质的
focus	焦点，（活动）中心	病灶
follow-up	补充的报导，把……探究到底	诊治后定期复查或医患保持联系
foreign	外国的，外地的，不相干的	异质的，外来的
formula	公式，方程式	处方，配方
formulary	公式汇编	配方书，处方集
fortify	筑堡，设防，强化	增强体力，在食物中增加维生素
fracture	破裂，断裂	骨折，折断
frame	构架，框架，机构	骨架，骨骼，支架
frank	坦白的，真诚的	症状明显的
fullness	充分，丰富，充实	圆胖，丰满，发胀
fulminate	使爆炸，怒喝	（疾病）严重突发
fur	毛皮，皮衣	舌苔
galactic	乳汁的，银河的	催乳的
gall	瑕疵，弱点，磨损，恼怒	胆汁，没食子，肿痛
gas	气体，煤气	毒气
gasp	热望，渴望	喘息
gather	（使）聚集，采集	化脓，（脓疮）出头
gauze	薄纱，薄雾	纱布
genealogy	家谱，系谱图，系谱学	血统；家系学
general	一般的，总的	全身性的，广泛的
generalize	使一般化，笼统地讲	泛化，扩散 generalized 扩散的，全身的
generate	发生，产生，引起，导致	生殖，生育
generation	产生，代，世代	生殖，生育
genesis	起源，发生，创始	生殖，发生
genetic	创始的，发生的	生殖的，遗传的
genuine	真正的，名副其实的，真诚的，坦率的	纯血统的
germ	起源，萌芽	微生物，芽胞，胚芽，胚，病菌
germinal	原始的，初期的	胚的，生发的
giddiness	眼花缭乱，轻浮	眩晕，头晕
glandular	天生的，固有的，肉体的	含腺的，腺的，有腺的
graft	嫁接	移植物，移植片
granulate	使成颗粒，使表面粗糙	（伤口愈合时）长出肉芽，肉芽形成
granule	颗粒，细粒	粒剂
grip	紧握，夹持，掌握	（=grippe，法语）流感
gripe	握紧，抓住	肠绞痛（复数，口语）

gross	总的，显著的	肉眼能见的
growth	生成，成长	生长，赘生物，瘤
guard	守卫，防护装置	对……配用矫正剂
gum	树胶，口香糖	龈，树胶
gut	肚子，内容	（复数）内脏，肠，肠线
habit	习惯，习性，举止，行为	习惯，瘾，癖，体型
habituation	成为习惯	（对麻醉品的）适应，毒瘾
hack	劈砍，砍痕	（断续的）干咳
halo	晕轮，光环	乳晕
heal	使和解，调停	（伤口）愈合，痊愈
heartburn	妒忌，不满	胃灼热
heat	热，热度，热辐射	热，发情，（雌动物）性欲冲动
heave	举起，起伏	喘息，呕吐
hectic	（因患病）发热的，兴奋的，激动的	肺病的，潮热的，痨病的（热）
helix	蜗牛	耳轮，螺旋线
heritable	可继承的	可遗传的
heritage	继承物，传统，遗产	遗传性
heroic	英雄的，崇高的	剂量大的
hip	臀部，屋脊	髋部
history	历史	病历，病史
hollow	中空的，空虚的	凹，穴；空腹的，
hoop	箍，箍状物，篮圈，发呼呼声	（百日咳患者的）咳嗽（声）
hopeless	没有希望的，绝望的	医治不好的
host	主人，节目主持人	宿主
hot	热的，激动的，辣的	强放射性的
humor,humour	幽默，诙谐，情绪	体液，液
iconography	插图，肖像学	影像学，影像塑造术
immune	免除的，不受影响的	免疫的，免疫者
impaction	装紧，撞击	嵌塞，嵌入，阻生（牙）
implant	插入，嵌入，灌输，注入	移植物，移植片
implantation	插入，嵌入，灌输，注入	植入法，移植法，埋入（药物）法
impotent	无力的，软弱无能的	阳萎的，无能力的
impregnable	坚不可摧的，毫不动摇的	不会受孕的
impregnate	使充满，使饱和，充满	使怀孕，使受精；浸渗
impulse	推动，冲动	冲动，搏动
inactivate	使不活动，撤销（军队，机构）	灭活
inborn	生来的，天生的	先天的，遗传的
incapacity	无能力，无资格	机能不全
incidence	发生，影响的方式，程度或范围，发生率	发生率，发病率
incision	切入，切开	切口，切开
incisive	锋利的，透彻的	切牙的，门牙的
incitant	刺激因素，刺激的，兴奋的	兴奋剂，提神剂
incompatibility	不能共存，不能溶成一体	不（能）配合，配伍禁忌
incompatible	不相容的	配伍禁忌的
incontinence	无节制，不能自制	失禁，无节制
increase	增加，增长	增加，繁殖
incrustation	用硬壳包，硬壳状物	结痂，痂
incubate	使发展，把……酝酿成熟，孵化	孵育，孵化，潜伏
indication	指示，象征	指示，指征，适应症
indicator	指示者，指示物	指示剂，食指伸肌
indisposition	无意，厌恶	不舒服，小病

503

infertile	不肥沃的，不结果实的	不生育的，不繁殖的
infest	侵扰	寄生于，（动物）传染
infiltration	渗入	浸润
infirmity	懦弱，薄弱	衰弱，疾病
inflammation	点火，激动	炎（症）
inflammatory	激动的，煽动性的	炎（症）性的
infuse	注入，使充满，鼓舞，泡	输注，泡制（药）
infusion	输注	输注，浸渍，浸剂
ingest	咽下，吸取	摄食，吞咽，吸收
inheritance	继承，遗产，继承权	遗传，遗传的特征
inhibit	禁止，阻止	抑制
inhibitor	禁止者	抑制剂，抑制物
inject	注入，插进	注射
injection	充满，注满	注射，注射液，注射剂，充血
inlet	水湾，小港，进口	入口，进[水]口
innate	生来的，天赋的，固有的	先天的，遗传的
inscription	碑文，标题，注册	划，药量记载
inseminate	播种	使受孕，施人工授精
inside	里面，内部，内心	肚子，肠胃（用于口语）
insidious	阴险的，暗中害的	（疾病）在不知不觉中加剧的
inspect,inspection	检查，调查，视察	检查，监督，望诊
instillation	灌输	滴注法，滴注物，滴剂
insufficiency	不充分，不足	机能不全，闭锁不全，关闭不全
insult	侮辱，凌辱	（对身体一部分的）损害
intake	吸入，纳入	摄入量
integration	综合，一体化	同化，整合（作用）
intention	意图，意向，意旨	愈合
intercourse	交际，往来	性交
internal	内部的，内在的，固有的	体内的，内服的，（复数）内脏，内部器官
interposition	插嘴，提出异议	插补术，补植
intractable	难驾驭的，难对付的	难治的，顽固的
introversion	内向，内倾	内翻，（精神）内向
intussusception	吸收，接受，内填	肠套迭
invagination	反折，凹入，反折处	套迭，折入，凹陷
invasion	入侵，侵袭	侵袭，发病
inversion	倒转，转化	转化，内翻，反向，倒向，性欲反向
invert	使颠倒，倒转，反向，转换	性欲反向者，转化的
investment	投资，投资额	包埋料，围模料，包埋法
invigorator	鼓舞者	补药，强壮剂
involution	卷入，纠缠，使陷入，乘方	退化，复旧，内转，功能衰退
involve	使卷入	累及
inward	里面，内心，实质	向内的，（复数）内脏，肠胃
iris	鸢尾，蝴蝶花	虹膜
irradiation	照耀，阐明，幅照，幅照度	照射（法），扩散，光渗
irrigate	灌溉，滋润	冲洗（伤口等）
irritable	易怒的，急躁的	应激性的，过敏的
irritate	激怒，（使）兴奋	刺激，（使）发炎/疼痛
irritation	激怒，刺激物	疼痛，发炎，刺激作用
island	岛屿	脑岛，胰岛
itch	渴望	痒，痒病，疥疮

itchy	渴望的	痒的，生疥疮的
jerk	急拉，猛推	反射，（复）肌肉抽搐，痉挛
jerky	急拉的，不平稳的	抽筋的，痉挛的
joint	接合，接合处	关节
jugate	共轭的，联锁的	有隆突的
jump	跳跃	（复）神经性颤搐，舞蹈病
jumpy	跳动的，急剧变化的，心惊肉跳的	神经紧张的，神经过敏的
juncture	交界处，时机，关头	接合（点）
junk	旧货，假货，冒充物，废话	骨折衬垫，麻絮敷料
kidney	性格，脾气	肾
killer	杀手，凶手	致死疾病；止……药
kink	纽结，纠缠，怪念头	纽结，（颈、背等处）肌肉痉挛
knit	编织	接合折骨
knitting	编结（法），编结物，针织品	骨愈合
knuckle	脚圈，钩爪	指节，膨出部
label	贴标签于，做标记	标签，使（元素/原子）示踪
labo[u]r	体力劳动，努力	分娩，生产
laceration	撕裂	撕裂伤口
lachrymal	泪的，满是泪水的	泪腺的，泪腺
lake	湖泊，沉淀染料，胭脂红	血细胞溶解，成深红色
latency	潜伏物，潜在因素	潜伏期，潜伏，隐伏
lesion	损害	（因受伤、疾病引起的）身体上的损害
liable	倾向于……，易于……，习惯于……	常患……
light	轻的，不重要的	清淡的（食物），易消化的
liner	画线的人或工具，衬里	（denture～）托牙分离剂
litter	乱扔的东西	担架
lobe	耳垂	（脑、肺、肝的）叶
loosen	解开，放松	使肠通畅，使咳出痰来
lump	团，块，隆起	肿块
malignance	恶意，恶毒，邪恶	恶性，恶性肿瘤
malignant	恶意的，邪恶的	恶性的
mass	团，群，众多，物质	质，块，团块，肿块；质量
masticator	割碎机	咀嚼器官
maternity	母性	产院
matter	物质，要紧事，麻烦事	物质，脓
maturate	（使）成熟	（使）成熟，（使）化脓
median	中部，中线，中数，中值	正中动脉，正中静脉，正中神经
medium	中间，媒质，手段，工具	培养基
member	成员，会员	肢，肢体
membrane	羊皮纸	膜
meniscus	新月，新月形物	半月板
menstrual	每月一次的	月经的
mild	温和的，味淡的，和缓的	轻微的，轻度的
miscarriage	失败，误送（邮件）	流产
modifier	修改者，修饰语	更改因子，修饰因子
moist	潮湿的，多雨的，含泪的	湿性的，有分泌物的
molar	磨的，（体积）克分子的	磨牙；臼齿的，[胎]块的
mole	克分子量，鼹鼠，防波堤	胎块，痣，克分子
mortality	致命性	必死性，死亡率
mortification	禁欲，节食	坏疽
motor	原动力，内燃机，摩托，马达	运动的，运动原，传动器

multiple	复合的，多样的，多重的	多发性的
multiplication	增加，倍增	增殖，繁殖
multiply	增加，增多，使相乘	繁殖
mumps	愠怒	流行性腮腺炎
murmur	咕哝，怨言	心脏杂音
nebula	星云	角膜翳，薄翳，尿混浊，喷雾剂
negative	否定的，负的，消极的	阴性的
neutral	中性的，不带电的	被阉过的，生殖器发育不全的
node	（故事的）曲折，纠纷，结，节	结，节
nonproductive	不能生产的，非生产性的	干的（~cough 干咳）
normal	正常的，中性的，标准的	正常的，当量的，精神健全的
oaf	蠢人，笨汉	畸形儿，痴儿
obsolete	已废弃不用的，陈腐的	（器官）不明显的，不发育的
obstruct	阻塞，阻挡	梗阻
occlude	闭塞，堵塞	牙合，咬合，闭合，关闭
occlusion	闭塞，堵塞	牙合，咬合，闭塞，闭锁症
onset	攻击，袭击，起始	发作
ooze	淤泥	渗出，渗出物，分泌物
operate	运转，起作用	动手术
operation	操作，运转	手术
operative	操作的，实施中的，起作用的	手术的
opponent	对手，敌手，反对者	对抗肌
oral	口头的，口述的	口的
organism	有机体，生物体	细菌
orgasm	极度兴奋	性乐，性欲高潮
outbreak	突然发生，突然蔓延	暴发
outgrowth	长出，副产品，结果	赘疣
output	产品，产量，输出，输出量	排出量，输出量，排出物
overflow	（使）泛滥，过剩	溢流，溢出，溢出物
overgrowth	生长过度，蔓延	生长过度，肥大
overhang	悬垂物，伸出量，悬于……上	悬突
pacemaker	定步速者，标兵	起搏点，起搏器
pack	包，包裹，背包	[包]裹法，塞子，填塞物
pad	印色盒，便笺簿，（用软物）填塞	垫，托，衬垫，护垫
pain	疼痛，痛苦	（复）分娩阵痛
paint	绘画，油漆，着色于……	涂剂，搽伤口，搽药
palating	宫殿的，宫廷官吏的	腭的
palliative	减轻的，缓和的	姑息的，治标的，姑息剂，治标剂
palpable	摸得出的，容易感觉到的	可触知的，触诊可感觉到的
pandemic	流行的	大流行的，大流行病
paralyse	使无能力，使气馁	使麻痹，使瘫痪
paralysis	完全无力，停顿	麻痹，瘫痪
parasitism	寄生（现象，状态，习惯）	寄生（生活），寄生物感染
passage	段落，通过，通路	道，通道，继代移种[法]，（大小便）排出
pasty	面糊似的	苍白的，病态的
patient	忍耐的，（美容院的）顾客	病人
pearl	珍珠，珍珠色，珍品	珠剂，白内障（用于方言）
pectoral	主观的	胸的，祛痰的，舒胸的
period	时期，句号	月经期
periodic	周期的，定期的，循环的	间歇的，周期性的

periodicity	周期性，频率，周波	间发性
peripheral	周围的，边缘的	周围的，末梢的
periphery	周围，边缘	（神经）末梢区域
pernicious	有害的，有毒的，致命的	恶性的
pestilent	有危害的，致命的，烦人的	传染性的，致疫的
phlegm	迟钝，冷漠，不动感情	痰，粘液，粘痰
pill	弹丸，讨厌而必须忍耐的事	丸剂，药丸，把……做成药丸
pilot	引导的，导向的	（小规模）试验的，试点的
pipe	管子，管乐器，嗓子，声带	呼吸器官，管状官
plant	栽种，播种	移植
plantation	种植园，大农场，栽植	（牙、其他组织的）植入，再植
plaque	饰板，襟上饰物	斑块，血小板，板
plasma	等离子体	浆，血浆，原生质
plate	盘	托基（牙），培养皿，板
plethora	过多，过剩	多血症
pollution	玷污，亵渎	污染，遗精
pool	池塘，备用物资贮存处	郁滞，郁血
population	人口，总数	（生物）种群，菌群
portal	入口，大门	肝门的，门静脉的
potent	强有力的，有势力的，有效力的	有性交能力的
precursor	先驱者，先锋	先质，前体（产物母体）
predispose	预先安排，使先倾向于	使易感染
predisposition	倾向	素因，素质，易感受性
premature	早熟的，过早发生的事物	早产婴儿
preparation	准备	制备，制剂，制品，标本
prescribe	命令，指示，建议	开处方，开药
prescription	命令，指示，规定	处方，药方，医嘱
presentation	呈现，表述，演示	（胎）先露，表象（心理）
prevalence	流行，盛行，普遍	流行
preventive	预防的，预防法，预防措施	预防剂，预防药，预防措施
primary	首要的，主要的，第一级的，初级的	原发的，初生的，原生的
private	私人的，个人的，隐蔽的，不宜公开的谈论的	（复数）阴部，外生殖器
productive	生产性的，多产的	分泌粘液的，生痰的
propagate	传播，宣传，普及，繁殖，增殖	繁殖，传播，蔓延，遗传（特征）
propagation	传播，宣传，普及，繁殖，增殖	传播，繁殖，持续培养
proprietary	所有人，业主，所有权	专卖药，专利药
protoplast	原物，原型	原质型（原生质体），细胞
protractor	拖延者，量角器	牵引肌，异物取除器，钳取器
protrusion	伸出，突出	前突，突出
puff	一喷，一吹，一阵	吹气音，疏松部（染色体）
pulp	肉质，果肉，纸浆	髓质，髓，牙髓
pulse	有节奏的跳动或拍打，激动，情绪	脉搏，脉冲，脉动
pupil	小学生，未成年人	瞳孔
purgation	净化，清洗，洗罪	通便，催泻
purgative	净化的，清洗的	催泻的，泻剂
purge	净化，清除	催泻，泻剂
queer	怪人，同性恋者，奇怪的	眩晕的，身体不适的，想呕吐的
radial	半径的，径向的，光线的，射线的	桡骨的，辐射的，放射状的
raise	升起，筹款，饲养，养育	隆起，起水泡
rash	一下子大量出现的事物，急躁的	皮疹，疹

raw	生的，未加工，不成熟的	（伤口）露肉的，擦掉皮的；擦伤处
receptor	感受器	（在细胞中）受体，感觉器官
recipient	接受者，容器	受血者，受体
recover	恢复，复原	痊愈
recovery	恢复	康复
referral	工作分派	治疗安排；转诊病人
regimen	政体，社会制度，制度	摄生法，生活制度
reject	拒绝，抵制，驳回	呕出，排泄
rejection	拒绝，否决	呕出物，排泄物
relax	放松，松懈	弛缓，舒张，通便
remedy	补救，赔偿，修补，矫正	药物，治疗，治疗法
remission	宽恕，赦免	缓和，减轻
remit	宽恕，赦免	缓解
removal	移动，迁居	切除，除掉
remove	移动，调动，把……免职	切除
residency	住处	（医学专业毕业后）实习阶段
resident	居民，驻外政治代表	住院医师
residual	剩余，残留，记忆痕迹	后遗症
resolve	（使）分解，解体，解决，溶解	消散，解析
restorative	营养食品	促恢复的，恢复药
retention	保持，保留	停滞，潴留
rib	玩笑，戏谑，罗纹	肋骨
rickety	摇晃的，东倒西歪的	佝偻病的
rupture	（使）破裂，（使）断绝	破裂，疝
salutary	有益的，有效的	有治疗作用的，有益健康的
salve	安慰，缓和物，抢救	软膏，油膏，药膏，止痛药
sanatory	有助健康的	促进健康的
sand	沙，沙滩	沙状结石
scale	计数法，音阶，天平	鳞屑，刻度，（眼中）翳障
scan	细看，审视	扫描
scrub	擦洗，剔除	（手术前）洗手消毒
secondary	第二位的，从属的	继发的，次级的
secrete	隐匿	分泌
secretion	隐匿	分泌（作用），分泌物
section	切面，部分，部门	切面，切片，节，切开术
sedimentation	沉积（作用）	沉淀（作用）（erythrocyte～血沉）
seed	种子，种子选手	精液，种子形小管，接种（细菌），子瘤
segmentation	分割，切断	（细胞）分裂，分节
seizure	抓住，夺取	发作，癫痫发作
semeiology	符号学	症状学
sensitivity	敏感性，感受性，灵敏度	过敏
sensitize	（使对某事物）敏感起来	致敏，使过敏
sensitizer	激活剂，增感剂	抗体，致敏物
sensory	传递感觉的	感觉的
septic	引起腐烂的	脓毒性的，败血病的
sequel	继续，续集，结果	后遗症，后发病，遗患
shock	冲击，震惊，电击	休克，震荡，震扰
shunt	分路，转轨	分流器，分流术（外科）
sigmoid	乙状的，S形的	乙状结肠[的]
sign	符号，记号，招牌	病症，体征

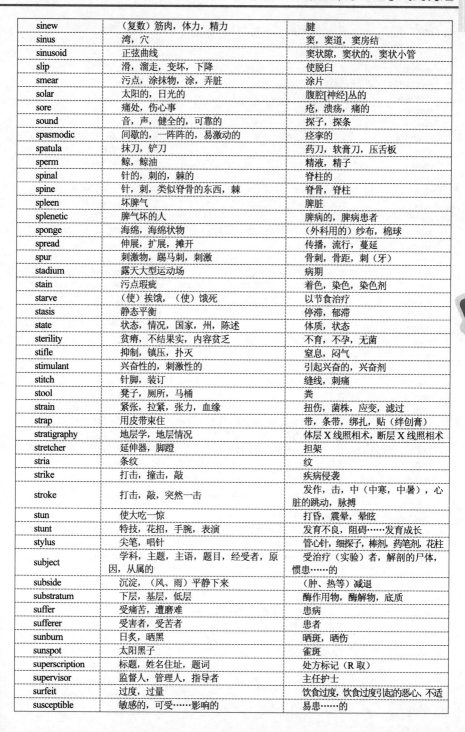

sinew	（复数）筋肉，体力，精力	腱
sinus	湾，穴	窦，窦道，窦房结
sinusoid	正弦曲线	窦状隙，窦状的，窦状小管
slip	滑，溜走，变坏，下降	使脱臼
smear	污点，涂抹物，涂，弄脏	涂片
solar	太阳的，日光的	腹腔[神经]丛的
sore	痛处，伤心事	疮，溃疡，痛的
sound	音，声，健全的，可靠的	探子，探条
spasmodic	间歇的，一阵阵的，易激动的	痉挛的
spatula	抹刀，铲刀	药刀，软膏刀，压舌板
sperm	鲸，鲸油	精液，精子
spinal	针的，刺的，棘的	脊柱的
spine	针，刺，类似脊骨的东西，棘	脊骨，脊柱
spleen	坏脾气	脾脏
splenetic	脾气坏的人	脾病的，脾病患者
sponge	海绵，海绵状物	（外科用的）纱布，棉球
spread	伸展，扩展，摊开	传播，流行，蔓延
spur	刺激物，踢马刺，刺激	骨刺，骨距，刺（牙）
stadium	露天大型运动场	病期
stain	污点瑕疵	着色，染色，染色剂
starve	（使）挨饿，（使）饿死	以节食治疗
stasis	静态平衡	停滞，郁滞
state	状态，情况，国家，州，陈述	体质，状态
sterility	贫瘠，不结果实，内容贫乏	不育，不孕，无菌
stifle	抑制，镇压，扑灭	窒息，闷气
stimulant	兴奋性的，刺激性的	引起兴奋的，兴奋剂
stitch	针脚，装订	缝线，刺痛
stool	凳子，厕所，马桶	粪
strain	紧张，拉紧，张力，血缘	扭伤，菌株，应变，滤过
strap	用皮带束住	带，条带，绑扎，贴（绊创膏）
stratigraphy	地层学，地层情况	体层X线照相术，断层X线照相术
stretcher	延伸器，脚蹬	担架
stria	条纹	纹
strike	打击，撞击，敲	疾病侵袭
stroke	打击，敲，突然一击	发作，击，中（中寒，中暑），心脏的跳动，脉搏
stun	使大吃一惊	打昏，震晕，晕眩
stunt	特技，花招，手腕，表演	发育不良，阻碍……发育成长
stylus	尖笔，唱针	管心针，细探子，棒剂，药笔剂，花柱
subject	学科，主题，主语，题目，经受者，原因，从属的	受治疗（实验）者，解剖的尸体，惯患……的
subside	沉淀，（风、雨）平静下来	（肿、热等）减退
substratum	下层，基层，低层	酶作用物，酶解物，底质
suffer	受痛苦，遭磨难	患病
sufferer	受害者，受苦者	患者
sunburn	日灸，晒黑	晒斑，晒伤
sunspot	太阳黑子	雀斑
superscription	标题，姓名住址，题词	处方标记（R取）
supervisor	监督人，管理人，指导者	主任护士
surfeit	过度，过量	饮食过度，饮食过度引起的恶心、不适
susceptible	敏感的，可受……影响的	易患……的

suture	缝合，缝线	缝，骨缝，缝术
swab	拖把，擦洗	药签，拭子，（用拭子取下的）化验标本
swallow	淹没，耗尽，忍受，压制	吞咽
sympathetic	同情的，和谐的，同感的	交感神经的
sympathy	同情，怜悯，慰问，吊唁	交感作用，感应
symptom	症候，征兆	症状
syncope	中略，切分音	晕厥
syndrome	同时存在的事物	综合征，征群，综合症状
syringe	喷水器	注射器，注射管
systemic	系统的	全身的，影响全身的
table	桌，台，表	[骨]板
taint	污点，玷污	遗传素质，腐败，污斑，沾染
take	取，拿	愈合，奏效，服（药）
tea	茶	茶剂，浸剂
temple	庙宇，寺院	太阳穴，颞部
temporal	暂时的	太阳穴的，颞的
tender	柔嫩的	触痛的
tent	帐篷，暂时居住	塞条，将塞条嵌进伤口，看护
term	期限，学期，界，范围，名词	足月，足孕
terminal	末端的，末，端	晚期的
test	测验，考查	检验，化验
theatre	剧院	手术室
throe	垂死的挣扎	剧痛
tie	绳，带，领带，系，打结	（手术时打的）结
tissue	薄绢，织物	组织
tolerate	容许，忍受	有耐药力
tone	音，音调	紧张，增强身体
tonic	声调的，有兴奋作用的	滋补的，强身的，补药；强直的
topography	地形（测量）学，局部记载	局部解剖图，局部解剖学
topology	地志学，拓扑学	局部解剖学，胎位与产道关系
touch	与……有关，涉及，触，接触	触觉，触诊，指诊
tract	地带	束，道，系统
tractor	拖拉机，牵引机	牵引器
trait	微量，少许，品质，性格	遗传特性，特征，特性
tranquilizer	起镇定作用的人	止痛药，镇定药
transfusion	灌输，倾注	输血，输液
transmission	传送，传导	遗传，传递（神经），传播，传染
transmit	传送，传达，发射，播送	传播，传染
transmitter	传送者，传达人	介质，传递质，传递器，疾病传播者
transplant	迁移，移植，移居者	移植，移植物，移植片
travail	辛劳，痛苦	分娩
treatment	待遇，处理	治疗
triad	三人组合，三价元素，三种事物的组合	三征，三联，三联症
trolley	手推车，四轮车	担架车
trunk	树干	躯干，大血管，神经干
tubercle	（植物）小块茎	结节，小结，结核结节
turn	顺次，轮流	转变，转变期，倒转（胎）
twig	细枝，嫩枝	小支（神经或动脉）
twin	成对的	双胞，双生儿
twitch	骤然一抽，急速拉动	颤搐（肌肉等）

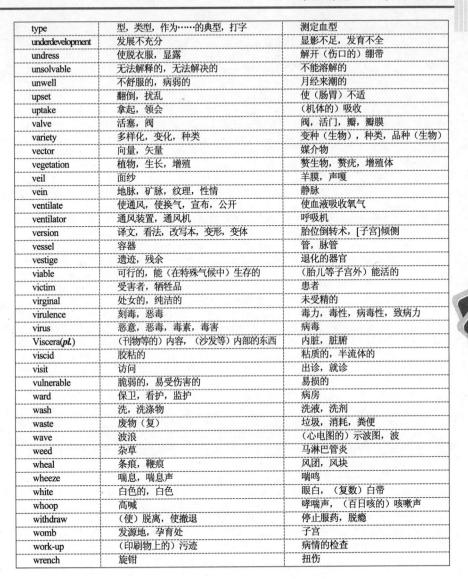

type	型，类型，作为……的典型，打字	测定血型
underdevelopment	发展不充分	显影不足，发育不全
undress	使脱衣服，显露	解开（伤口的）绷带
unsolvable	无法解释的，无法解决的	不能溶解的
unwell	不舒服的，病弱的	月经来潮的
upset	翻倒，扰乱	使（肠胃）不适
uptake	拿起，领会	（机体的）吸收
valve	活塞，阀	阀，活门，瓣，瓣膜
variety	多样化，变化，种类	变种（生物），种类，品种（生物）
vector	向量，矢量	媒介物
vegetation	植物，生长，增殖	赘生物，赘疣，增殖体
veil	面纱	羊膜，声嘎
vein	地脉，矿脉，纹理，性情	静脉
ventilate	使通风，使换气，宣布，公开	使血液吸收氧气
ventilator	通风装置，通风机	呼吸机
version	译文，看法，改写本，变形，变体	胎位倒转术，[子宫]倾侧
vessel	容器	管，脉管
vestige	遗迹，残余	退化的器官
viable	可行的，能（在特殊气候中）生存的	（胎儿等子宫外）能活的
victim	受害者，牺牲品	患者
virginal	处女的，纯洁的	未受精的
virulence	刻毒，恶毒	毒力，毒性，病毒性，致病力
virus	恶意，恶毒，毒素，毒害	病毒
Viscera(*pl.*)	（刊物等的）内容，（沙发等）内部的东西	内脏，脏腑
viscid	胶粘的	粘质的，半流体的
visit	访问	出诊，就诊
vulnerable	脆弱的，易受伤害的	易损的
ward	保卫，看护，监护	病房
wash	洗，洗涤物	洗液，洗剂
waste	废物（复）	垃圾，消耗，粪便
wave	波浪	（心电图的）示波图，波
weed	杂草	马淋巴管炎
wheal	条痕，鞭痕	风团，风块
wheeze	喘息，喘息声	喘鸣
white	白色的，白色	眼白，（复数）白带
whoop	高喊	哮喘声，（百日咳的）咳嗽声
withdraw	（使）脱离，使撤退	停止服药，脱瘾
womb	发源地，孕育处	子宫
work-up	（印刷物上的）污迹	病情的检查
wrench	旋钳	扭伤

511

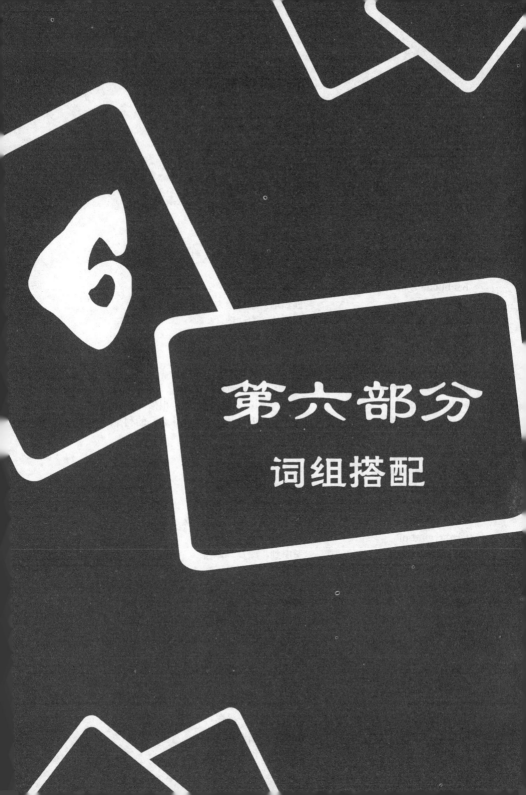

第六部分

词组搭配

A

abandon oneself to	沉溺于
with abandon	放任地，放纵地，纵情地
abide by	遵守，履行
to the best of one's ability	尽自己最大努力
keep abreast of	与……齐头并进，了解……的最新情况
be absent from…	缺席，不在
absence of mind	心不在焉
in the abstract	抽象地，在理论上
in abundance	充足，大量
be abundant in	富有，富于
by accident	偶然地，意外
of one's own accord	自愿地，主动地
with one accord	一致地
in accord with	与……一致，与……相符
out of one's accord with	同……不一致
in accordance with	与……一致，依照，根据
according to	据……所说，按……所载；根据，按照
on one's own account	为了某人的缘故，为了某人自己的利益；自行负责；依靠自己
on account	赊账
give sb. an account of	说明，解释（理由）
of no account	不重要的
on account of	为了……的缘故，因为，由于
on no account	绝不，绝对不；不论什么原因
take account of	考虑到，顾及，体谅
take into account	考虑到，顾及，体谅
be accustomed to	习惯于
be acquainted with	了解；熟悉
act as	扮演
act on	遵照……行动，奉行；作用于，影响
in the act of	正做……的过程中
add up	加起来；说得通
add up to	合计达，总括起来意味着
in addition	另外，加之
in addition to	除……之外（还）
adhere to	黏附；坚持，遵循
adjacent to	毗邻的，临近的
in advance	在前面；预告，事先

have an advantage over	胜过
have the advantage of	胜过，处于有利条件
have the advantage of sb.	知道某人所不知道的事
take advantage of	利用，占……的便宜
again and again	再三地，反复不止地
in agreement with	同意，一致
in the aggregate	总共，总地来说
ahead of	比……提前，比……更早
in the air	流传中；不肯定，不具体
off the air	停播
on the air	广播
up in the air	悬而未决的
on the alert	警戒着，随时准备着，密切注意着
above all	首先，尤其是
after all	毕竟，终究，究竟
all but	几乎，差不多；除了……都
all in all	从各方面说，总地来说
all over	到处，遍及
at all	（用于否定句）丝毫，一点
for all	尽管，虽然
in all	总共，合计
allow of	容许，容许有……的可能
make allowance (s) for	考虑到，顾及；体谅，原谅
leave alone	不打扰，不惊动
let alone	不打扰，不惊动；更别提
along with	和……一道，和……一起
angle for	谋取，猎取
one after another	一个接一个，相继
one another	互相
answer for	对……负责任，保证，符合
in answer to	作为对……的回答
anything but	绝对不
for anything	（否定句中）无论如何
apart from	除……之外
to all appearances	就外表看来，根据观察推断
on approval	（商品）供试用的，包退包换的
apologize to sb. for sth.	为……向……道歉
appeal to sb. for sth.	为某事向某人呼吁
appeal to sb.	对某人有吸引力
apply to sb. for sth.	为……向……申请
apply to	与……有关；适用于
approve of	赞成

515

arise from	由······引起
arm in arm	臂挽臂
as for / to	至于，关于
as it is	实际上
as it were	可以说，宛如，好像
be ashamed of	以······为羞耻
aside from	除······之外
assert oneself	坚持自己权利（或意见），显示自己的权威（或威力）
assure sb. of sth.	向······保证，使······确信
attach to	缚，系，结
make an attempt at doing sth. (to do sth.)	试图做······
attend to	注意，照顾；侍候，照料
attribute ... to...	把······归因于，认为······是······的结果
avail oneself of	利用
on (the / an) average	按平均值，通常
be aware of	意识到，知道

B

back and forth	来回地，反复地
in back of	在······的后面/背后
be on one's back	卧病不起
at one's back	支持，维护
have sb. at one's back	有······支持，有······做后台
turn one's back on sb.	不理睬（某人），背弃某人，抛弃
back out	退出，撒手
back up	（使）倒退；支持
behind sb's back	背着某人，暗中
know...backwards	对······及其熟悉
go from bad to worse	每况愈下
in the balance	（生命等）在危机状态下，（命运等）未定
off balance	不平衡
behind bars	在狱中
bargain for / on	企图廉价获取；预料，指望
drive a hard bargain	杀价，迫使对方接受苛刻条件
barge in	闯入，干预
keep / hold sth. at bay	使无法近身
bear down on	施加压力，冲向
bear on / upon	对······有影响，和······有关
bear out	证实
bear up	撑持下去，振作起来
bear with	忍受，容忍

have a **bearing** on	对……有影响，与……有关
beat down	（太阳等）强烈地照射下来；打倒，平息
beat at	打赢
beat it	跑掉，走开，溜走
beat up	痛打，打（蛋），抬（价），搅拌
become of	使遭遇，发生于
beg off	恳求免除（某种义务）
on / in **behalf** of	代表，为了
for the **benefit** of	为了……的利益（好处）
come into **being**	出现，形成
beyond **belief**	难以置信
beside oneself	极度兴奋，对自己的感情失去控制
at **best**	充其量，至多
get / have the **best** of	战胜
had **best**	应当，最好
make the **best** of	充分利用
better off	境况好的，生活优越的
get / have the **better** of	战胜，在……中占上风
in **between**	在中间，介乎两者之间
fill the **bill**	出类拔萃
kill two **birds** with one stone	一箭双雕，一举两得
by **birth**	在出生上，论出身，按照血统
do one's **bit**	做自己分内的事
in **black** and white	白纸黑字
be to **blame**	该受责备的，应承担责任的
blame sth. on sb.	把……推在某人身上
(at) full **blast**	大力地，全速地
blaze a trail	开拓道路，作先导
turn a **blind** eye (to)	（对……）视而不见
block off	封锁，封闭
block up	堵塞，垫高
in cold **blood**	残忍地
in (full) **blossom**	正开着花
blow up	爆炸；大怒；充气
come to **blows**	动手打起来，开始互殴
out of the **blue**	出乎意外地，突然地
across the **board**	包括一切地，全面地
above **board**	光明正大地，公开地
board up	用木板封闭（或覆盖）
on **board**	在船（车或飞机）上
boast of / about	吹嘘
in the same **boat**	处境相同，面临同样的危险

boil down to	意味着，归结为
a **bolt** from / out of the blue	晴天霹雳，意外事件
have a **bone** to pick with	与……争辩
make no **bones** about	对……毫不犹豫，对……直言不讳
book in	预订，办理登记手续
by the **book**	按规则，依照惯例
be **bound** up in	热衷于，忙于
be **bound** up with	与……有密切关系
know no **bounds**	不知限量，无限
pick sb's **brains**	（自己不下工夫）向……请教，占用别人脑力劳动成果
rack sb's **brains**	绞尽脑汁，苦苦地动脑筋
branch out	扩充，扩大活动范围
break away	突然离开，强行逃脱
break down	损坏；（健康等）垮掉，崩溃
break in	非法闯入；打断，插嘴
break into	非法闯入，强行进入
break off	中断，突然停止
break out	爆发，突然出现；逃脱，逃走
break through	突围，冲破；取得突破性成就
break up	打碎，粉碎；散开，驱散；终止
make a clean **breast** of	彻底坦白，把……和盘托出
catch one's **breath**	喘息，气喘；呼吸；屏息
hold one's **breath**	屏息
out of **breath**	喘不过气来
take sb's **breath** away	使某人大吃一惊
in **brief**	简言之，简单地说
bring about	导致，引起
bring around / round	说服；使恢复知觉（或健康）
bring down	使落下，打倒；降低，减少
bring forth	产生，提出
bring forward	提前；提出，提议
bring off	使实现，做成
bring out	出版；使显出；激起，引起
bring through	使（病人）脱险，使安全度过
bring to	使恢复知觉
bring up	养育，教养；提出
on the **brink** of	濒临，处于……边缘
brush aside	不理，不顾
brush off	刷去，打发掉
brush up	重温，再练
buck up	使振奋，使打起精神
build in	使成为固定物，使成为组成部分

build on / upon	建立于，指望
build up	逐步建立；增强；集结
in bulk	大量，大批
bump into	偶然遇见，碰见
bundle up	把……捆扎（或包）起来；使穿得暖和
burn down	烧毁；火势减弱
burn out	烧光，烧毁……的内部；熄灭
burn up	烧掉，烧毁；烧起来
burst in on	突然出现（或到来）
burst into	闯入；突然……起来
burst out	大声喊叫，突然……起来
beat around / about the bush	转弯抹角，旁敲侧击
get down to business	认真着手办事
go out of business	歇业
have no business to do / doing sth.	无权做某事，没有理由做某事
in business	经商，经营
mind your own business	管好你自己的事，少管闲事
on business	因公，因事
mean business	是认真的
but for	要不是，倘没有
can not but	不得不；不禁要
last but one	倒数第二
on the button	击中下颌；准确地，准时地
buy off	出钱摆脱；向……行贿
buy out	买下……的全部股份
by and by	不久，迟早
by and large	大体上，总地来说
by the bye	顺便提一句

C

a piece of cake	容易的事
call back	回电话
call for	叫（某人）来；要求，需要
call in	叫……进来，召来
call off	取消
call on / upon	访问，拜访，号召，要求
call up	打电话；召集；使人想起
be capable of	有……能力的；有……可能的
care for	照顾，照料；喜欢
take care	当心，注意
carry forward	结转
carry off	拿走，夺走

carry on	继续进行，坚持
carry out	实行，执行；完成，实现
carry over	（使）继续下去，将延后
carry through	实现，完成；使渡过难关
a case in point	有关的事例，例证
in any case	无论如何，不管怎样
in case	假使，以防万一
in case of	假如；防备
in no case	无论如何不，绝不
cast about / around for	到处寻找，试图找到
cast aside	消除，废除，去掉
cast off	抛弃，丢弃
cast out	赶出，驱逐
catch at	试图抓住，拼命抓
catch on	流行起来；懂得，理解
catch out	发觉……有错误（或做坏事）
catch up with	赶上
be cautious of	谨防
center one's attention on	把某人的注意力集中在……上
be certain of	有把握，一定
for certain	肯定地，确切地
by chance	偶然，碰巧
by any chance	万一，也许
chance on / upon	偶然找到，偶然遇到
stand a chance of	有……的希望（可能）
take a chance	冒险，投机
chance of a lifetime	千载难逢的良机，一生中唯一的机会
for a change	换换环境（花样等）
in character	（与自身特性）相符
out of character	（与自身特性）不相符
in charge (of)	管理，负责
take charge	开始管理，接管
charge sb. with	控告某人犯有……
check in	（在旅馆、机场等）登记，报到
check out	结账离去，办妥手续离去
check up (on)	检查，核实
in check	受抑制的，受控制的
cheer on	为……鼓气，为……喝彩
cheer up	（使）高兴起来，（使）振作起来
chew over	深思，玩味
under no circumstances	无论如何不，绝不
in the circumstances	在这种情况下，既然如此

520

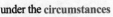

under the circumstances	在这种情况下，因为这种情况
clamp down (on)	（对……）进行压制（或取缔）
clean out	把……打扫干净
clean up	把……收拾干净；清理，清除（犯罪现场等）
clear away	把……清除掉，收拾
clear off	离开，溜掉
clear out	清除，把……腾空；走开，赶出
clear up	清理；澄清，解决；（天）放晴
round the clock	日夜不停地
close by	在近旁，在旁边
close down	关闭，歇业
close in (on)	包围，围住
close up	堵住，关闭
come / draw to a close	渐近结束
in collaboration with	与……合作，与……勾结
come about	发生，产生
come across	偶然碰见，碰上
come along	出现，发生；进步，进展
come apart	破碎，崩溃
come around / round	苏醒，复原；顺便来访
come at	攻击，冲向；达到，了解
come between	分开，离间；妨碍（某人做某事）
come by	得到，获得；访问，看望
come down	（物价等）下跌，落魄，潦倒
come down to	可归结为
come in for	受到，遭到
come on	（表示鼓励、催促等）快，走吧；进步；发生
come out	出现，显露；出版，发表；结果是
come through	经历……仍活着，安然度过
come to	苏醒；总数为，结果是；涉及，谈到
come up	出现，发生；走上前来
come up against	突然（或意外）碰到（困难、反对等）
come up with	提出，想出，提供
commit oneself to	使自己承担
commit sb. to prison	把某人送进监狱
in common	共用的，共有的
be common to sb.	是与某人所共有的
keep company with	和……常来往
keep to one's own company	独自一人
beyond / without compare	无与伦比
by / in comparison	相比之下
in comparison with	与……比较

521

compensate for	补偿，赔偿，弥补
comply with	遵守，依从
be composed of	由……组成
as / so far as … be concerned	就……而言
in concert	一起，一致
conceive of	想象，设想
be concerned with / about	与……有关
concern oneself about / with	关心
condemn sb. to	判决
on condition that	如果
out of condition	健康不佳
confide in	对……讲真心话，依赖
in confidence	私下地，秘密地
take into one's confidence	把……作为知己
confine … to…	把……限制在某范围内
confirm sb. in	使某人更坚定（信念）等
conform to	符合，遵照，遵守；服从
be confronted with	面对，面临
congratulate sb. on	祝贺
in conjunction with	与……共同，连同
in connection with	关于，与……有关
in (all / good) conscience	凭良心，公平地
be conscious of	觉察，知道
on one's conscience	引起某人悔恨（或内疚）
consent to	同意
in consequence	因此，结果
in consequence of	由于，因为……的缘故
under consideration	在考虑中
in consideration of	考虑到，由于；作为对……的报酬
on no consideration	无论如何也不
take into consideration	考虑到，顾及
consist of	由……组成的
consist in	主要在于
be consistent with	与……一致
be consistent in	一贯的
consult sb. on / about sth.	向……征求……方面的意见，就……向……请教
be content with	满足于
be content to do sth.	愿意做某事
contrary to	与……相反
on the contrary	正相反
to the contrary	相反地
by / in contrast	对比之下

in contrast to / with	与……对比起来
contribute to	有助于
in control (of)	掌握着，控制着
out of control	失去控制
under control	处于控制之中
at one's convenience	在方便的时间或地点
be convenient to / for	对……方便
convince sb. of	使某人确信；劝说某人做某事
cool down / off	冷却，使冷静下来
cope with	应付，处理
to the core	彻底地，彻头彻尾地
around / round the corner	临近，在附近
turn the corner	出现转机
correspond to	对应于
correspond with	符合，一致
at all costs	不惜任何代价，无论如何
at the cost of	以……为代价
keep one's own counsel	将意见（或计划）保密
count against	（被）认为对……不利
count down	（发射火箭等）倒数数
count in	把……算入
count on / upon	依靠，指望
count up	算出……总数，共计
in the course of	在……期间，在……过程中
of course	当然，自然
a matter of course	理所当然的事
as a matter of course	当然地，自然地
cover up	掩盖，掩饰；盖住，裹住
take cover	隐蔽
under cover	秘密地，暗地里
crack down on / upon	对……采取严厉措施，镇压
crack up	（精神）崩溃
like crazy	疯狂地，拼命地
on credit	赊购
with credit	以优异成绩
to sb.'s credit	在（某人）名下，（某人）值得赞扬
to one's credit	使某人感到光荣
do sb. credit	使……感到光荣
be critical of	爱挑毛病的，批评的
crop up	突然发生，突然出现
cross off / out	划掉，勾掉
cry out for	迫切需要

523

take one's cue from	学……的样，听……的劝告
cure sb. of	治好某人的疾病
curl up	卷起，撅起（嘴唇等）；使卷曲
cut across	抄近路穿过
cut back	急忙返回；削减，缩减
cut down	削减；砍倒，杀死
cut in	插嘴，打断；超车抢道
cut off	切断；使分离
cut out	切去，删去；戒除

D

a danger to	对……的危险
be in danger (of)	处于……危险中
be out of danger	脱离危险
dash off	迅速离去；迅速写（或画）
out of date	过时的
up to date	新式的，时兴的
date back to	可追溯到
date from	从某时期开始（有）
dawn (up) on	被理解，被想到
call it a day	今天到此为止
day and night	夜以继日
day in, day out	日复一日
to a / the day	恰好，一天不差
turn a deaf ear to	不愿听，充耳不闻
deal in	经营
deal with	处理，对付；论述，涉及
put to death	杀死，处死
to death	极，非常
in debt	欠债，负债
in sb.'s debt	欠某人的人情
decide on / upon	决定，选定
on the decline	在衰退中，在减少中
in decline	下降
deep down	实际上，在心底
in defiance of	违抗，无视
by degrees	渐渐地，逐渐地
to some degree	有点儿，稍微
take a delight in	以……为乐
to one's delight	令某人感到高兴
in demand	非常需要的，受欢迎的
demand sth. of sb.	向某人要求（非物质的东西）

demand sth. from sb.	向某人要求（物质的东西）
on demand	一经要求
deprive of	剥夺
derive... from	从……取得，由……来的
derive from	起源于
despair of	对……感到绝望
in despair	绝望
in depth	深入地，彻底地
out of one's depth	非……所能理解，为……所不及
go into detail (s)	详细叙述，逐一说明
in detail	详细地
deviate from...	偏离，不按……办
die down	变弱，逐渐消失
die out	逐渐消失，灭绝
on a diet	节食
differ from... in	与……的区别在于……
in difficulties	有困难，处境困难
make a difference	有影响，起重要作用
dig up	挖掘出，找出
dine out	外出进餐（尤指在餐馆）
dip into	随便翻阅，浏览；稍加研究
discharge sb. (from) ...	因……解雇，开除
in disguise	伪装，假扮
dish out	给予，分发
on display	陈列 at sb.'s
disposal	任某人处理，供某人使用
dispose of	处理掉
in dispute	在争论中，未决的
in the distance	在远处
keep sb. at a distance	对某人冷淡，同某人疏远
be distinct from	与……截然不同
distinguish between	辨别
distinguish ... from...	把……与……区别开
do away with	废除，去掉；杀掉，镇压
do for	毁坏，使完蛋
do up	系；修缮；打扮
have...to do with	与……有关系
do with	想要；对待；与……有关；以……对付过去
do without	没有……也行，用不着，将就
out of doors	在户外
beyond (a) doubt	无疑地，确实
in doubt	不能肯定的，可怀疑的

no doubt	很可能，无疑是
without doubt	无可置疑地
down with	打倒，不要
drag on / out	（使）拖延
draw in	（天）渐黑，（白昼）渐短；到站
draw on	吸，抽（烟）；利用；接近
draw up	起草，拟订；（使）停住
dress up	穿上盛装；装饰，修饰
drink in	吸入，吸收；倾听，陶醉于
drive at	想说，打算
drop by / in	顺便（或偶然）拜访
drop out	退出，退学
drum up	竭力争取（支持），招揽（生意等）
dry out	（使）干透
dry up	（使）干透，（使）枯竭
due to	因为，由于
in due course	到时候，在适当时候
off duty	下了班的，不在值班的
on duty	在上班的，在值班的
be in duty bound to	有义务
dwell on / upon	老是想着，详述

E

be eager for	想得到，盼望
by ear	凭记忆，不看乐谱
have an ear for	对……听觉灵敏，对……有鉴赏力
early on	在初期，早先
in earnest	认真地（的），坚定地（的）
on earth	究竟，到底
at ease	安适，不拘束
ease off / up	减轻，减缓
with ease	容易，不费力
take it easy	不慌不忙；别紧张
economize on	节省
on edge	紧张不安，烦躁
bring / carry / put into effect	实行，实现，使生效
come / go into effect	开始实施，开始生效
be in effect	有效
in effect	开始实行；实际上，实质上
take effect	生效，起作用
to the effect that	大意是，以便
or else	否则，要不然

end in	以……为结果
end up	结束，告终
no end	非常，极其
on end	连续地
enter into	参加，成为……的一个因素
enter on / upon	着手做，开始，占有
in essence	实质上，基本上
even as	正当，恰恰在……的时候
at all events	不管怎样，无论如何
in the event	结果，到头来
in the event that	万一，倘若
in the event of	万一，倘若
every now and then	时常，间或
every other	每隔……
in evidence	明显地，显眼地
make an example of	惩罚……以警戒他人
except for	除去；要不是
take exception to	反对，表示异议
with the exception of	除去……，除……以外
in excess of	超过
to excess	过度，过分，过量
exclusive of	除……外，不计算在内
in excuse of	作为……的借口
exert … on…	对……施加……
exert oneself	努力，尽力
make an exhibition of oneself	出洋相，当众出丑
in existence	存在，现有
come into existence	开始存在，成立
at the expense of	由……付费；以……为代价
explain away	为……辩解，把……解释过去
be exposed to	面临，遭受，暴露于
beyond expression	无法形容，难以表达
to a certain extent	在一定程度上
go to extreme	走极端
in the extreme	非常，极其
catch one's eye	被某人看到，引起某人注意
close / shut one's eyes to	不理会，视而不见
in the eyes of	在某人看来，在某人眼里，在……的心目中
in one's eye	在某人看来，在某人眼里
look sb. in the eye	正视，打量某人
keep and eye on	照看，密切注意
see eye to eye	看法完全一致

527

F

face to face	面对面地
face up to	勇敢地对付（或接受）
in the face of	在……面前；尽管，不顾
on the face of it	表面看来，从表面判断
without fail	必定，一定，无疑，务必
in good faith	真诚地，善意地，老实地
keep faith with	对……守信用
lose faith in	对……失去信心
on faith	毫无怀疑地，依赖地，单凭信仰
fall back	后退，退却
fall back on	借助于，依靠
fall behind	落后
fall for	受……的骗；倾心，爱上
fall in with	同意，符合；与……交往
fall on / upon	袭击，攻击；由……承担
fall out	吵架，失和；脱落
fall short of	没达到，低于
fall through	落空，成为泡影
fall to	开始，着手
be familiar with	熟悉，了解
have a fancy for	（没有道理地）喜欢，想要
take a fancy to	喜欢上，爱上
by far	到目前为止，……得多
far and wide	到处，广泛地
far from	远远不，完全不
in so far as	到……程度，就……，至于
so far	迄今为止；到某个程度
in fashion	时兴，流行
after the fashion (of)	依照……
at fault	有责任，出毛病，感到困惑
find fault	抱怨，找茬
in favor of	支持，赞同
be in favor with	受宠，受偏爱
in one's favor	对……有利
be out of favor with	失宠，不受宠
for fear of	以防，由于怕
in fear of	担心
for fear that	生怕，以免
feed (sb.) on sth.	靠吃……，用……喂养
be fed up with	厌烦，腻了

feel like	想要，心想
on the fence	抱骑墙态度，保持中立
few and far between	稀疏的，稀少的，彼此距离很远
fit as a fiddle	非常健康
figure out	想出，理解，明白
on file	存档
fill in	填满，填写
fill in for	替代
fill out	填写；长胖，变丰满
find out	找出，查明，发现
keep one's fingers crossed	祈求成功
catch (on) fire	着火，开始燃烧
on fire	起火，着火
play with fire	玩火，轻举妄动
set fire to	使燃烧，点燃
set the world / flames on fire	有突出成就
first of all	首先
at first sight	乍一看，一见
for the first time	第一次
in the first place	首先，第一
fit into	刚好放入
fit in with	符合，适应
be fit for	适合
fix on	决定，确定
fix up	安排，安顿，照应
flatter oneself	自以为是，自鸣得意
in the flesh	本人，亲身，以肉体形式
focus on	集中在……上
as follows	如下
follow through	把……进行到底，完成
follow up	追究，追查；采取进一步的行动
be fond of	喜欢，喜爱
fool about / around	虚度光阴，闲荡
make a fool of	愚弄，使出丑
by force	靠武力，强行
force... on...	把……强加给……
first and foremost	首要的是，首先
and so forth	等等
be fortunate in	幸运，有好运气
for free	免费
set free	释放
be friends with	与……友好相处，跟……做朋友

529

make friends with	与……交朋友，和睦
in full	全部地，不省略地
for / in fun	取乐，闹着玩
make fun of	拿……开玩笑，取笑
make a fuss of / over	关怀备至，过分注意，大惊小怪
in future	今后，从今以后
in the future	在将来

G

gain on	赶上，逼近
gamble away	赌掉，输光
take a gamble	冒风险
give the game away	不慎泄露秘密，露出马脚
gear up	使准备好，使做好安排；使换快挡
in general	一般说来，大体上
get about	走动，（消息等）传开
get across	使被了解，将……讲清楚
get ahead	获得成功，取得进展
get along	前进，进展；过活，生活
get along with	与……相处融洽
get around / round	走动；克服，设法回避（问题等）
get around / round to	抽出时间来做（或考虑）
get at	够得着；意指；查明；指责
get away	离开，逃脱，走开
get away with	做了坏事而逃避责罚
get back	回到；取回，恢复
get back at	对……报复
get by	通过；过得去，（勉强）过活
get down	从……下来，写下；使沮丧
get down to	开始认真处理，着手做
get in	进入，抵达；收获
get in with	对……亲近
get into	对……发生兴趣；卷入；使进入
get off	从……下来；动身；结束工作；逃脱惩罚
get on	登上，骑上；进展，过活
get on to	靠近，接近；识破，明白过来
get on with	与……相处融洽；继续
get out	使离开，退出，泄露；生产，出版
get over 从……	恢复过来；克服，讲清楚
get through	完成；度过；使通过考试，使获得通过；讲清楚；打通电话
get together	相聚，聚集

530

get up	起立；起床
give away	赠送，泄露
give back	归还
give in	认输，交上，呈上
give off	发出（光、声音等）；散发出（气味）
give out	分发；用完；发出（光、声音等）
give over to	留作，把……留作特定用途，沉溺于
give up	停止，放弃
give up oneself	自首
at a glance	一看就，即刻
at first glance	乍一看，一看就
be glued to	粘到……上，胶着在……上，盯住不放
go about	着手做，处理，忙于
go about with	常与……交往
go after	追赶，追求
go against	反对，违背；对……不利
go ahead	进行，开始
go along	进行，进展
go along with	赞同
go around / round	四处走动；流传；足够分配
go around / round with	常与……交往
go at	攻击，着手做，努力做
go back on	违背（诺言等）
go by	（时间）过去；遵守，依据
go down	下降；沉没，日落
go down with	生……病
go for	想要获得；袭击；喜爱；适用于
go in for	从事，爱好；参加
go into	进入，参加；开始从事；调查
go off	爆炸，开火；（电等）中断；不再喜欢
go on	继续；进行，发生；（时间）过去；灯亮
go out	外出；过时；退潮，熄灯；送出，公布
go over	仔细检查，查看；复习
go through	仔细检查，详细讨论；经历；获得通过
go through with	将……干到底
go under	失败，破产；沉没
go up	上升；正在建设中；烧毁，炸毁
go with	跟……匹配；与……相伴；附属于
go without	没有
as good as	和……几乎一样
do sb. good	对……有好处
for good	永久地

531

good and…	非常地，完全地
in good time	早早地（做完，到达等）
make the grade	达到规定目标，成功
take for granted	认为……是理所当然；因视为理所当然而对……不予重视
be grateful to sb. for sth.	因……感谢某人
come to grief	失败，遭受不幸
grin and bear it	无怨言地接受（或承受）
grind out	生拼硬凑地写出，用功做出
come / get to grips with	揪扭，认真处理
fall to the ground	（计划，希望等）失败，落空
gain ground	进展，占优势
get off the ground	开始，（使）取得进展
on (the) ground (s) of	根据……，以……为理由
grow on	越来越被……喜爱
grow out of	产生于；长大得……与不相称，因长大而不再做
grow up	长大，成熟；形成，发展
guard against	警惕，防止
off (one's) guard	没有提防地
on (one's) guard	站岗，值班；警惕，提防
be guilty of	犯有……罪或过失

H

break sb. of (a habit)	使某人改掉某习惯
get / fall into the habit of	养成了……的习惯
in the habit of	有……的习惯
get in sb.'s hair	惹恼某人
make sb.'s hair stand on end	使某人毛骨悚然
in half	成两半
go halves	均摊费用
come to a halt	停止；停住
at hand	近在手边，在附近
by hand	用手，用体力
change hands	转手，转换所有者
hand in glove (with)	狼狈为奸，密切合作
hand in hand	同时并进地，密切关联地
hand on	把……传下去
hand out	分发，散发
hand over	交出，移交
have one's hand full	忙得腾不出手来
in hand	在进行中，待办理；在控制中
in sb's hand	在某人掌握中，在某人控制中

join hands	联手，携手
lend sb. a hand	帮助某人，协助某人
live from hand to mouth	勉强度日，现挣现吃
on hand	在手边，在近处
out of hand	无法控制；脱手；告终；立即
take / have a hand in	参与，插手，干预
wash one's hand of	对……不再负责，洗手不干
hang about / around	闲荡，闲待着
hang on	坚持，抓紧；等待片刻，不挂断电话；有赖于
hang on to	保留（某物）；紧紧抓住
hang together	同心协力；一致，相符
hang up	挂断（电话）；悬挂，挂起
come to no harm	未受到伤害
in harmony (with)	与……协调一致，与……和睦相处
talk through one's hat	胡说八道，吹牛
have had it	受够了，累极了；完了，没有了
have it in for	想伺机惩罚（或伤害），厌恶
have on	穿着，戴着
above / over one's head	难以理解
come to a head	达到危急的关头
head for	向……方向前进
head over heels	头朝下；完全地，深深地
keep one's head	保持镇静
lose one's head	慌乱，仓皇失措
put one's head together	集思广益，共同策划
at heart	内心里，本质上
break sb.'s heart	使某人伤心
by heart	凭记性
from (the bottom of) one's heart	从心底
in one's heart of hearts	在内心深处；事实上
lose heart	失去勇气，丧失信心
set one's heart on	下决心做
take heart	鼓起勇气，振作起来
take ɪto heart	对……想不开，为……伤心
to one's heart's content	尽情地
with all one's heart	全心全意地，真心实意
the hell	到底，究竟
like hell	拼命地，极猛地
can / could not help	禁不住，忍不住
help out	帮助解决难题（或摆脱困境）
here and now	此时此地
here and there	各处

533

neither here nor there	离题的，不重要的
over the hill	在走下坡路，在衰退
hinder... from	阻碍，使……不能做
hinge on / upon	依……而定，以……为转移
hit on / upon	忽然想起，无意中发现
catch / get / take hold of	抓住，得到
hold back	阻挡，抑制；踌躇，退缩；保守秘密等
hold down	阻止（物价等）上涨；压制；保持住
hold forth	滔滔不绝地讲，提供
hold off	推迟，拖延；阻止，抵挡住
hold on	等一会，（打电话时）不挂断；坚持住
hold on to	仅仅抓住，坚持
hold out	伸出；维持；坚持
hold over	延缓，推迟
hold up	支持，支撑；延迟；展示；抢劫
hold with	赞成，赞同
at home	在国内；舒适；精通，熟悉
bring home to	使清楚，使明白
be honest in	诚实
in honor of	为了向……表示敬意，为纪念
on / upon one's honor	以名誉保证
hook up	用钩钩起，连接，通电
hook up to	将（或与）……连接起来
off the hook	脱离困境
hope for	希望（某事发生），希望有
on the horizon	即将发生的
to one's horror	令某人感到恐惧的是
on the hour	在整点时刻
keep house	管理家务
on the house	由店家出钱，免费
how come	怎么会……的

I

break the ice	打破僵局
on thin ice	如履薄冰，处境极其危险
be identical with	和……完全相同
be identified with	被视为与……等同
if only	要是……多好
be ignorant of	不知道
impose ... on	把……强加给
impress...on	给……留下印象

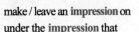

make / leave an impression on	给……留下印象
under the impression that	有……的印象,认为
improve on / upon	改进,胜过
be in for	一定会遇到(麻烦等);参加(竞争等)
in that	因为,原因在于
every inch	完全,彻底
be inclusive of	把……包括在内
on the increase	正在增加,不断增长
be independent of	独立的,不受约束的
be indicative of	表明,说明
be indifferent to	对……漠不关心,冷淡,不在乎
be inferior to	比……差
inform sb. of sth.	通知,告诉
be innocent of	无罪的,无辜的
inquire after	问起,问候
inquire into	调查,探究
inside out	里面朝外,彻底地
insist on	坚持要
for instance	例如,比如
insure... against...	保险……以防……
in the interest (s) of	为了……的利益
in the interim	在其间
interfere in	干涉
interfere with	打搅,干扰
at intervals	每隔一段时间(或距离),不时
intervene in	干预
be involved in	卷入,参加
iron out	消除(困难等)
of itself	自发,自然,自行,自然而然地
by itself	自动地,独自地
in itself	本质上,就其本身而言

J

be jealous of	妒忌
on the job	在工作,上班
jog sb.'s memory	唤起某人的记忆
out of joint	脱臼,出了问题,处于混乱状态
get the jump on	抢在……前面行动,较……占优势
just about	差不多,几乎
bring sb. to justice	把……交付审判,使归案受审
do justice to	公平地对待,公正地审判

535

K

be keen on	喜爱，渴望
keep a close watch on	密切注视
keep at	继续做
keep back	阻止，抑制；隐瞒，保留
keep down	压制，镇压；使处于低水平，控制
keep from	阻止，抑制
keep off	使让开，使不会接近
keep on	继续进行，继续下去
keep to	遵守，信守；坚持
keep up	使继续下去，信守；坚持
keep up with	跟上
kick about / around	被闲置于；到处游荡；非正式讨论
kick off	开始，开球
kick up	引起混乱，激起混乱
in kind	以实物偿付，以同样的办法
kind of	有点儿，有几分
of a kind	同类的
knock about / around	到处游荡；粗暴地对待
knock down	击倒，撞昏；杀价，降价；拆除
knock off	下班；迅速而不费力气地完成；减价
knock out	（拳击中）击倒，打昏
knock over	弄翻，打倒；使不知所措；完成，干完
know better than	很懂得，明事理而不至于……
to one's knowledge	据……所知

L

lap up	欣然接受
at large	逍遥法外地；一般来说，普遍地；详尽地
by and large	大体上，总的说来
lash out (at)	猛烈抨击
at (long) last	终于
at the latest	最迟
later on	以后，后来
laugh at	因……而笑；嘲笑
lay aside	把搁置一边；留存，储存
lay down	放下，交出；规定，制定
lay off	暂时解雇，停止做
lay out	摆出，铺开；布置，设计
leaf through	匆匆翻阅，浏览

536

turn over a new leaf	翻开新的一页，改过自新
at least	至少
least of all	最不，尤其不
not in the least	丝毫不，一点不
to say the least	退一步说
leave alone	让……独自待着；不打扰
leave behind	忘了带；把……撇在后面；遗留
leave off	停止，中断
leave out	遗漏，省略；把……排除在外
take (one's) leave of	向……告辞
not have a leg to stand on	（论点等）站不住脚
at leisure	有空，闲暇时；从容不迫地
lend itself to	适合于，有助于
at length	详尽地；最终，终于
go to great lengths	竭尽全力
let alone	更别提；不打扰；不惊动
let down	使失望；放下，降低
let go (of)	松手，放开
let off	放过，宽恕；开枪，放炮或焰火等；排放
let out	放走，释放；发出，泄漏，放出
let up	减弱，放松，停止
to the letter	严格地
be liable to	易于……的，应受
be liable for	对……应负责任的
lie in	在于
bring to life	使复活，给……以活力
come to life	苏醒过来，开始有生气
for life	一生，终生
bring to light	揭露，将……曝光
come to light	显露，暴露
in (the) light of	鉴于，由于
light up	照亮，点燃；容光焕发
throw / cast light on / upon	使人了解，阐明
in line	成一直线，成一排
in line with	与……一致，与……符合
line up	使排成行，使排队
on the line	随时可支付的；危险的
out of line	不成一直线；不一致，出格
listen in	收听，监听，偷听
live off	依赖……生活
live on	靠……生活，以……为食物
live out	活过（某一段时间）

live through	度过，经受住
live up to	遵守，实践；符合，不辜负
live with	与……在一起生活；忍受，忍耐
on loan	借贷
lock up	锁上，把……监禁起来
log in	进入计算机系统
log out	退出计算机系统
before long	不久以后
long for	渴望，希望得到
no longer	不再，已不
so long	再见
for long	很久，很长时间
in the long run	从长远来看；最后
look after	照料，照顾；注意，关心
look ahead	向前看，考虑未来
look at	朝……看；看待
look back	回头看
look back on	回顾，回忆
look down on / upon	看不起，轻视
look for	寻找，寻求；惹来，招来
look forward to	盼望，期待
look in	顺便访问，顺便看望
look into	调查，观察
look on	观看，旁观
look out (for)	注意，留神
look over	把……看一遍；查看，参观
look through	浏览；详尽核查
look to	照管，留心；指望，依靠
look up	好转；查找；看望，拜访
look up to	尊敬
at a loss	困惑，不知所措
cast / draw lots	抽签，抓阄
fall in love (with sb.)	爱上（某人）
in luck	运气好
out of luck	运气不好

M

in the main	大体上，基本上
be made up of	由……组成，由……构成
major in	主修（某课程）
make believe	假装，假扮
make for	走向；促成，有助于

make it	办成，做到；及时到达
make of	理解，推断
make off	匆忙离开；偷走，携……而逃
make out	辨认出；理解，了解；写出
make up	虚构；构成；化妆；补充；和解
make up for	补偿，弥补
many a	许多的（后接单数名词）
as matter of fact	事实上，其实
for that matter	就此而言，而且
by all means	当然可以；不惜一切
by means of	用，依靠
by no means	绝不，并没有
beyond measure	无可估量，极度，过分
meet with	会晤；偶然遇到；经历，遭遇
in memory of	纪念
mend one's ways	改过，改正错误
on the mend	好转，在康复中
mention sth. to sb.	向某人提起某事
not to mention	更不必说，不必提及
at the mercy of	任凭……摆布，完全受……支配
be in a mess	乱七八糟，处境困难
make a mess of	弄乱，打乱
mess about / around	瞎忙，闲荡；轻率地对待
mess up	把……弄乱/弄糟/弄脏
mess with	干预，介入
in the middle of	正忙于
in the midst of	在……之中，正当……的时候
bear / keep in mind	记住
bring / call to mind	使回想起
change one's mind	改变主意
have in mind	想到，考虑到
in one's mind's eye	在想象中
make up one's mind	下定决心，打定主意
never mind	不用担心；不要紧
to my mind	以我看，我认为
by mistake	错误地
mix up	混淆，弄混，弄乱
at the moment	此刻，目前
for the moment	暂时，目前
the moment that	一……就
gain / gather momentum	发展加快，势头增大
in the mood for	有情绪去做，有心境做

mop up	擦去；扫荡，肃清；完成
what is more	更重要的，更有甚者，而且
at most	至多，不超过
make the most of	充分利用，尽量利用
get a move on	赶快，加紧
move in on	移近，向……逼近
move on	继续前进；走开，不要停留
move up	（使）升级，提升
on the move	在活动，在行进
be not much of	不是很好的
much as	虽然，尽管
a multitude / multitudes of	许多，大量

N

nail down	确定
in the name of	以……的名义
name after	用……名字命名
be native to	所产的
by nature	天生的，生来
in nature	本质上
of necessity	无法避免地，必定
in the neighborhood of	在……附近，大约
get on one's nerve	惹得某人心烦
next to	紧靠……的旁边；几乎，近于
night and day	夜以继日
none but	除……之外，只有
none other than	不是别人，正是……
follow one's nose	笔直前进；凭直觉/本能行事
stick one's nose into	探问，探看；干预
compare notes	交换意见
take note of	注意，留神
for nothing	不花钱地；徒劳地
nothing but	只有，只不过
to say nothing of	更不用说
at short / a moment's notice	提前很短时间通知
do sth. at short notice	只给很少时间准备
until further notice	在另行通知前
take notice of	注意
(every) now and then / against	时而，偶尔
just now	现在；刚才，才不久
now (that)	既然，由于
get nowhere	使无进展，使不能成功

nowhere near	远远不，远不及

O

on / under oath	发誓
object to	反对
objection to	反对
on occasion (s)	有时，间或
occupy oneself with / in	忙于（某事）
it occurs to sb. that…	某人想到……
against all (the) odds	尽管有极大困难
at odds with	与……不和；与……不一致
odds and ends	零星杂物，琐碎物品
as often as not	往往，多半
every so often	有时，偶尔
more often than not	往往，多半
on and on	继续不断地，不停地
all at once	突然，忽然；同时，一起
at once	马上，立刻；同时，一起
once (and) for all	一劳永逸地，永远地
once in a while	偶尔，间或
(just) for once	就这一次
once more / again	再一次
once upon a time	从前
at one (with)	（与……）一致
one by one	一个一个地，一次地
(all) by oneself	独自（没有别人帮助）
only too	极，非常
in the open	在户外，在野外；公开地
open up	打开，开放；开发，开辟
operate on sb.	给某人做手术
bring / put into operation	实施，使生效，使运行
come / go into operation	施行，实行，生效
in operation	工作中；起作用，生效
be of the opinion	持有……的看法
be opposed to	反对
be opposite to	与……相反
in order	按顺序；整齐，处于良好状态
in short order	立即
on order	定购中，定制中
out of order	出故障的；不按次序；违反会议规程的
made to order	定做的（衣服）
out of the ordinary	不寻常的，非凡的

541

originate in / from	起源于，由……引起
on the outskirts (of)	在城郊
every other	每隔一个的
other than	不同于，非；除了
out of	由于；离开；缺乏；从……中
at / from the outset	开端，开始
at the outside	最多，充其量
outside of	在……外面；除……之外
all over again	再一次，重新
over and over (again)	一再地，再三地
over and above	除……之外（还），超过
owe …to…	把……归于……
owing to	由于，因为
hold one's own	坚守住；保持力量，不衰退
of one's own	某人自己的
on one's own	独自；独立地

P

keep pace (with)	（与……）并驾齐驱
set the pace	起带头作用
pack up 把……	打包
go to great pains	下工夫，努力
take pains	努力，尽力，下苦功
palm off	用欺骗手段把……卖掉
on paper	以书面形式；在理论上
for one's part	就个人来说，至于本人
in part	部分地
on the part of	在……方面，就……而言
part with	放弃，出让
participate in	参加
be particular about	讲究，挑剔（吃，穿）
in particular	特别，尤其
pass away	去世
pass by	经过，从……旁边过
pass off (as)	充作，被看做，被当做
pass on	传授，传递
pass over	对……不加考虑
pass up	放过（机会），放弃
pat on the back	赞扬，鼓励
patch up	解决；修补，草草修理
pay back	偿还；回报，向……报复
pay off	还清；偿清工资解雇（某人）；取得成功

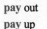

pay out	付钱，出钱
pay up	全部付清
at peace	处于和睦（或平静）状态
in peace	安静，平安
make peace	言和，和解
peel off	剥掉，脱去
be peculiar to	特有的，独具的
penalty for	对……的处罚，罚金
persist in	坚持，固执
in person	亲自，本人
pick at	吃一点点，无食欲地吃
pick on	找……岔子；挑选，选中
pick out	挑出；辨认出
pick up	拣起；用车接；获得；好转；继续
go to pieces	崩溃，垮掉
in place	在合适的位置
out of place	不在合适的位置；不适当的
take the place of	代替，取代
bring into play	使运转，启动
come into play	开始活动，投入使用
play at	玩，做游戏，假扮……玩
play back	放，播放
play down	降低……的重要性，贬低
play off… against…	使……相斗
play on	利用
play up	强调，突出
plug in	给……接通电源，连接
take the plunge	决定冒一次险，采取决定性步骤
in sb.'s pocket	在某人掌握之中，受制于某人
beside the point	离题的，不相关的
make a point of	特别注意，重视
on the point of	正要……之际/之时
point out	指出
to the point	切中要害，切题
come to the point	谈主要问题
there is no point in doing sth.	没必要做某事
be popular with / among	大众所喜爱的，拥戴
in the position of	处在……位置上
pour out	倾诉，倾吐
in practice	在实践中，实际上
out of practice	生疏的，荒废的
put in practice	实施，实行

bring / put … into practice	使……成为现实
prefer …to…	宁要，更喜欢
at present	现在，此刻
for the present	目前，暂时
preside over / at	主持（会议，业务等）
press on	加紧进行
presume on	（不正当地）利用；指望，过分依靠
prevail over	占优势，压倒，战胜
prevent … from	使……不，防止……做
be previous to	在……之前
at any price	不惜任何代价，无论如何
prick up one's ears	竖起耳朵注意听；立刻注意起来
take pride in	以……自豪
pride oneself on / upon	以……自豪
in print	以印刷的形式；已出版的，仍可买到的
out of print	已售完的，已绝版的
in principle	原则上
prior to	优先的，在前的
in private	在私下，秘密地
in all probability	十有八九，很可能
proceed from	由……出发，由……引起或产生
proceed with	继续进行
in progress	进行中
prohibit …from	禁止，阻止
in proportion to	与……成比例
protect … from…	阻止……不受，保护不受
be proud of	为……自豪
provide for	为……作准备
in public	公开地，当众
pull apart	把……拉开或拆开，被拉开或拆开
pull away	开走，（使）离开
pull down	拆毁
pull in	（车）停下/到站，（船）靠岸
pull off	（成功地）完成；扯下，脱去
pull out	拔出，抽出；驶出；（使）摆脱困境
pull over	驶到或驶向路边
pull through	渡过危机，恢复健康
pull together	齐心协力，团结起来
pull up	（使）停下
on purpose	故意
to the purpose	得要领的，中肯的
in hot pursuit	穷追不舍

push around	摆布，欺负
push on	匆忙向前，继续前进
put across / over	解释清楚，使被理解
put aside	储存，保留；暂不考虑
put away	放好，收好
put in	花费，付出；正式提出，申请
put off	推迟，拖延；阻止，劝阻
put on	穿上；上演；增加体重
put out	熄灭，关（灯）；出版；伸出；生产
put through	接通电话
put up	搭起；张贴；提高（价格等）
put up with	忍受，容忍
puzzle out	苦苦思索而弄清楚或解决

Q

be qualified in	在某种科目或学科上合格
be qualified for	在某种职业上合格
in quantity	大量
beyond (all) question	毫无疑问
call in / into question	对……提出疑问/异议
in question	正在谈论的
out of the question	毫不可能的
without question	毫无疑问，毫无异议
jump the / a queue	不按次序排队，插队
on the quiet	秘密地，私下地

545

R

at random	随便地，任意地
range over	范围包括
the rank and file	普通士兵，普通成员
at any rate	无论如何，至少
at this rate	照这种情形，既然这样
had / would rather than	宁愿……而不愿……
rather than	与其……倒不如……，不是……而是……
in the raw	处在自然状态的；裸体的
beyond the reach of	无法达到，无法得到，无法理解
out of reach of	无法够到
within reach of / within one's reach	够得到，能拿到
react to	对……作出反应
react on / upon	对……产生影响

react against	作出反抗或反对
at the ready	准备立即行动
for real	严肃的，认真的；真正的，确实的
in reality	实际上，事实上
bring up the rea	处在最后的位置，垫后
beyond all reason	没有道理的
by reasons of	由于
it stands to reason that…	……理所当然
within reason	理智的，合理的
reckon with	估计到；处理
on record	正式记录的，公开发表的
refer to…as…	把……称做/看做
with reference to	关于，就……而言
as regards	关于，至于
with / in regard to	关于，就……而论
give one's regards to sb.	向……问候
regardless of	不顾，不惜
in the region of	在……左右，接近
give (free) rein to	对……不加约束，放任
in relation to	有关，关于，涉及
relative to	有关，关于，涉及
be relevant to	与……有关的
to one's relief	令……感到放心的是
relieve…of…	解除，解脱；帮助拿；辞退
rely on	依靠，信赖
remark on / upon	对……发表评论
remedy for	对……治疗，补救，赔偿
remind sb. of	提醒某人，使某人想起
in good repair	处于良好状态
beyond reproach	不受责备的
resort to	诉诸……，求助于……
resort to force	诉诸武力
with respect to	关于，至于
in response to	作为对……的回应
rest on / upon	依靠，寄托
rest with	在……手中，是……的责任；由……决定；依靠
restrain…from	抑制……不……
restrict…to	把……限制于……
as a result	作为结果，因此
as a result of	作为……的结果，由于
result in	导致
with the result that	其结果是

in retrospect	回想起来，事后看来
in return (for)	作为报答（或回报、交换）
revolve around	以……为主要内容
get rid of	摆脱，除去，处理掉
ride out	安然度过，经受得住
by rights	按理说
in one's own right	凭本身的权利（或能力、资格等）
in the right	正确，有理
ring off	挂断电话
ring up	打电话给
run riot	胡作非为，撒野
give rise to	引起，导致，为……的原因
rise above	克服，不受……的影响
rise to	起而应付，证明能够应付
at risk	处境危险
at the risk of	冒着……的危险
run / take risk of	冒……的风险
on the road (to)	在去……的旅途中；在向……的转变中
root sth. out	根除，杜绝
rope in	用绳围圈起来，说服
go the round (s) (of)	传播，流行
round up	把……聚起来
in a row	一个接一个地，接连不断地
rub it in	反复提及令人不快的事
in ruins	成废墟，毁坏，毁灭
as a rule	通常，一般来说
rule out	把……排除在外，排除……的可能性
in the long run	从长远看，终究
in the short run	在不久的将来
on the run	忙碌，奔波；奔跑，逃跑
run across	撞见，碰见
run away with	战胜；偷走；与……私奔；轻易地赢得
run down	贬低；耗尽；减少；撞倒；查找出
run into	遭遇；撞在……上；偶然碰见；共计
run off	跑掉，逃跑；很快写出
run out	到期，期满
run out of	用完，耗尽
run over	在……上驶过；把……很快过一遍
run through	贯穿；匆匆阅读；排练
run to	跑向，达到，发展到；趋向
run up	积欠（账款、债务等）
run up against	遭遇，遇到

547

S

in safety	安全地
safe and sound	安然无恙
to be on the safe side	为了保险起见
sail through	顺利通过
set sail	起航
for the sake of	为了……起见
for sale	待售，供出售
on sale	出售；廉价销售
take ı with a salt / grain of salt	对……有保留，对……半信半疑
worth one's salt	胜任的，称职的，名副其实的
all the same	都一样；尽管如此，仍然
the same as	与……一致，与……相同的
be satisfied with	满意
save for	除……之外，除去
go without saying	不用说，不言而喻
I dare say	（我想）可能，（我想）是这样
to say nothing of	更不用说，何况
to say the least	至少可以说
on a ı scale	在……规模上
scale down	缩减
make oneself scarce	溜走，躲开
scarcely ı when	一……就……
behind the scenes	在幕后，不公开的
ahead of schedule	提前
be scheduled for	定在某时（进行）
on schedule	按时间表，及时，准时
on that score	在那一点上，就那一点来说
from scratch	从零开始，从头做起
up to scratch	合格，处于良好状态
put the screw (s) on	对……施加压力，强迫
screw up	拧紧；扭歪，把……弄糟
a sea of	大量，茫然一片
at sea	在海上；茫然，不知所措
in search of	寻找，寻求
in season	应时的，当令的，在旺季；及时的，适宜的
out of season	不当令的，不在旺季的
second to none	最好的
in secret	暗地里，秘密地
see about	办理，安排
see off	为……送行

548

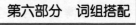

see out	坚持到……的终了，完成
see through	看透，识破
see to	注意，照料
see (to it) that	一定注意到，务必使
seeing (that)	鉴于，由于
go / run to seed	花开结籽，衰老，走下坡路
seize on / upon	利用
seize up	（机器等）卡住，停顿
sell off	廉价出售（存货）
sell out	售完，脱销
sell up	卖掉（全部家产等）
send away	把……打发走
send for	派人去请，召唤；函购，函索
send in	递送，呈报，提交
send off	邮寄，发送
send out	发送；发出
be senior to	比……年长
in sequence	按顺序，按先后次序
come to one's sense	恢复理智，醒悟过来；苏醒过来
in a sense	从某种意义上说
make sense	讲得通，有意义，言之有理
talk sense	说话有理
set about	开始，着手
set against	使敌视；使抵消
set apart	使与众不同；留出，拨出
set aside	留出，拨出；把……置于一旁，不理会
set back	推迟，阻碍；使花费
set down	写下，记下
set forth	阐明，陈述
set in	开始（并将继续下去）
set off	出发，起程；激起，引起
set on	袭击；唆使
set out	动身，开始；摆放；阐明，陈述
set up	创立，建立；竖立；开业
settle down	定居；平静下来；定下心来
settle for	勉强认可
settle in / into	在新居安顿下来；适应
settle on / upon	选定，决定
settle up	付清，结清
sew up	缝合；确保……的成功
shade in / into	逐渐变成
shake down	敲诈，勒索；彻底搜查

shake off	抖落；摆脱
shake up	打击；使震惊
in (good) shape	处于（良好）状态
shape up	发展顺利，表现良好
take shape	成形，形成
share in / have a share in	分摊，分担
on the shelf	被搁置
be shocked at / by	对……感到震惊
in sb's shoes	处于……的地位（或境地）
cut short	中断，打断
fall short of	达不到，不符合
for short	缩写，简称
go / be short of	缺乏
in short	简而言之，总之
like a shot	立即，飞快地
shoulder to shoulder	肩并肩地，齐心协力地
shout down	用叫喊声淹没（或压倒）
shove off	动身，离开
show off	炫耀，卖弄
show up	暴露，显露；来到，露面
shrug off	对……满不在乎，对……不屑一顾
shut away	把……藏起来，隔离
shut down	（使）关闭，（使）停工
shut in	把……关在里面，禁闭
shut off	切断，关掉，使停止运转
at the side of	在……旁边，与……相比
on the side	作为兼职或副业；暗地里
side by side	肩并肩地，一起
at first sight	乍一看，初看起来
at / on sight	一见（就）
catch sight of	发现，突然看见
in sight	看得见；在望，在即
lose sight of	忘记，忽略
know sb. by sight	与……只是面熟
out of sight	看不见，在视野之外
sign away / over	签字放弃
sign for	签收
sign in	签到，登记
sign off	停止播送，结束
sign on / up	签约雇佣/受雇
sign out	签名登记离开；登记携出（某物）
sink in	被理解，被理会

sit around	坐着没事干
sit back	在一旁闲着，袖手旁观
sit in on	列席会议，旁听
sit out / through	耐着性子看完（或听完），坐着捱到……结束
sit up	坐直；不睡，熬夜
size up	估计，判断
sketch out	简要地叙述
sleep off	以睡眠消除（疲劳等）
sleep through	未被吵醒
slow down / up	放慢，使减速
on the sly	秘密地，偷偷地
smell of	有……的气味
smooth over	缓和，减轻
snap out of	迅速从……中恢复过来
snap up	抢购；抢先弄到手
sniff out	发觉，发现
to be snowed under	忙得不可开交，被压倒
and so on / forth	等等
ever so	非常，极其
or something	诸如此类的什么
something of	在某种程度上，有点儿
would sooner	宁愿，宁可
of sorts / of a sort	马马虎虎的，较差的；各种各样的
out of sorts	身体不适，心情欠佳
sort of	有几分，有那么点儿
sort out	整理；弄清楚，解决
sound 1 out	试探，探询
space out	把……间隔开
to spare	过剩，有余
speak for	代表……讲话，为……辩护；证明，表明
speak ill of	说……的坏话
speak out / up	大声地说，大胆地说
speed up	加快速度
spell out	详细地说明
spin out	拖长……时间；使（钱）尽可能多维持一些日子
spit sth. out	吐出
split up	断绝关系，离婚；划分
sponge on / off	依赖他人生活
on the spot	在场，到场；立即，当场
spread out	（人群等）散开；伸展，延伸
on the spur of the moment	一时冲动之下，当即
square off	把……做成方形；摆好（架势）

square up	付清，结账
stab in the back	背后中伤，背叛
at stake	在危急关头，在危险中
stamp out	踩灭，消灭
stand by	袖手旁观；坚持，遵守；支持，帮助；做好准备
stand down	退出，（从某职位上）退下
stand for	是……的缩写，代表；主张，支持；容忍，接受
stand in	代替，代表，做替身
stand out	清晰地显出，引人入胜；杰出，出色
stand up	站起来；（论点、论据等）站得住脚
stand up for	支持，维护，保卫
stand up to	勇敢地面对，抵抗；经得起，顶得住
take a stand against	采取某种立场反对
take a stand for	采取某种立场支持
start off	出发，动身；（使）开始从事
start on	开始进行，着手处理
start out	出发，动身；本来想要
start up	创办；开动，发动
to start with	首先，一开始
stay put	留在原地
in step	齐步，合拍，协调
out of step	不合拍，不协调
step aside / down	让位，辞职
step by step	逐步地
step in	介入，开始参与
step up	加快，加速；增加，逐步提高
stick around	等在旁边，留下等待
stick at	继续努力做，坚持干
stick by	忠于，对……真心；坚持，维护
stick sth. on	把……贴在……上
stick out	坚持到底；突出，显眼
stick out for	坚持要求
stick to	粘贴；紧跟，紧随；坚持，忠于，信守
stick together	团结一致，互相支持
stick up for	支持，为……辩护
stick with	紧随；继续从事
stir up	激起，挑起
out of stock	无现货的，脱销的
take stock of	对……估价，判断
stop by	顺便造访，串门
stop off / over	中途停留
in store	储藏着，准备着；必将到来，快要发生

552

set store by	重视，尊重
straight away / off	立即，马上
in strength	大量地
on the strength of	基于，根据
at a stretch	不停地，连续地
be strict with	对……严格要求
take in one's stride	轻而易举地应付，轻松地胜任
be / go on strike	罢工
strike off	删去，除名
strike out	独立闯新路，开辟
strike up	开始（谈话、相识等）
as such	就其本身而论
suck up	吸收
all of a sudden	突然，冷不防
in sum	总而言之
sum up	总结，概括
in summary	总地来说，概括起来
be superior to	优于……，比……好
for sure	确切地，肯定
make sure	查明，弄清楚；务必
sure enough	果然，毫无疑问
be taken by surprise	使吃惊，感到意外；使措手不及
to one's surprise	使某人惊奇的是
suspect sb. of	疑心某人犯有……
be suspicious of	对……有疑心
swear by	极其信赖
swear in	使宣誓就职
swear off	保证戒掉，放弃
in full swing	正在全力进行中
switch off	（用开关）关掉
switch on	（用开关）开启

T

take aback	使吃惊，使困惑
take after	与……相像
take apart	拆除，拆开
be taken as	把……当作，认为
take away	减去
take back	收回（说错的话）；使回忆起
take down	拆，拆卸；记下；写下
be taken for	把……认为是，把……看成为
take in	接受，吸收；包括；领会，理解；欺骗

take off	脱下；起飞；匆匆离去
take on	开始雇用；呈现，具有；同……较量；承担，从事
take out	带……出去；除掉，毁掉
take out on	对……发泄
take over	接收，接管；承袭，借用
take the floor	起立发言
take to	开始喜欢；开始从事
take up	开始从事；把……继续下去；着手处理；占去
take up on	接受邀请或挑战
take up with	与……成朋友
talk back	回嘴，顶嘴
talk down to	以居高临下的口气说话
talk into	说服某人做某事
talk out of	说服某人放弃做某事
talk over	商议，商量，讨论
tangle with	与……争吵/或打架，与……有纠葛
be taken to task	指责，批评
taste of	有……味道
to (one's) taste	合……的口味，中意
in tears	流着泪，含着泪
tear at	撕，扯
tear away	使勉强离去
tear down	拆掉，拆除
tear into	攻击，抨击
tear up	撕毁
all told	总共，合计
tell apart	区分，辨别
tell… from	辨别，认出
tell off	责备；分派，指派，向……透露
lose one's temper	发脾气，发怒
be on good / bad terms with	关系好（不好）
in terms of	用……的话；按照
come to terms	妥协，和解
thanks to	由于，多亏
but then	但另一方面，然而
then and there / there and then	当场，当即
through thick and thin	不顾艰难险阻，在任何条件下
all things considered	从各方面考虑起来
for one thing	首先，一则
have a thing about	对……特别感兴趣或厌恶
make a thing of / out of	对……小题大作
think back to	回想，回忆

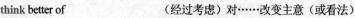

think better of	（经过考虑）对……改变主意（或看法）
think of	想出，提出；想起；考虑，关心
think of as	把……看做是，以为……是
think over	仔细考虑
think through	彻底地全面考虑
think up	想出，设计出
on second thoughts	再三考虑
at the thought of	一想到
on the threshold of	即将开始
be through with	做好，完成
through and through	完全，彻底
throw away	扔掉，抛弃；错过，浪费
throw in	外加，额外奉送
throw off	摆脱掉；轻易作出
throw out	扔掉；撵走
throw up	呕吐；产生（想法）
all thumbs	笨手笨脚
tick away / by	（时间一分一秒地）过去
tide over	使度过（困难时期）
tidy away	收起（某物），放好
tie down	限制，牵制
tie in with	与……一致，配合
tie up	拴住，捆牢；使（钱等）难以动用，阻碍
at full tilt	全速地，全力地
ahead of time	提前
all the time	一直，始终
at a time	每次，一次
at all times	随时，总是
at no time	从不，绝不
at one time	曾经，一度
at the same time	同时；然而，不过
at times	有时，间或
behind the times	过时的，落后的
behind time	迟到，晚点
for the time being	眼下，暂时
from time to time	有时，不时
in no time	立即，马上
once upon a time	从前
take one's time	不着急，不慌忙
together with	同……一起，连同
by the same token	由于同样原因，同样地
tone down	使缓和

555

on top	处于优势
on top of	除……之外
top up	装满，加满
in total	总共
in touch (with)	联系，接触
out of touch (with)	不联系，不接触
touch down	降落，着陆，底线得分
touch off	使爆炸，触发
touch on / upon	谈到，论及
touch up	润色，改进
in tow	被拖着，陪伴着
keep track of	与……保持联系
lose track of	失去与……的联系，不能跟上……的进展
track down	跟踪找到，追查到
trade in	以（旧物）贴换同类新物
trade on / upon	（为达到利己目的而）利用
trail along behind	没精打采地（跟在后面）走
by trial and error	反复试验，不断探索
a trifle	有点儿，稍微
trip up	把……绊倒；使犯错误
in trouble	陷入困境，倒霉
be true of	适合于
be true to	忠于
come true	实现，成为现实
trust…to	把……委托给
place / put / have trust in	依赖
in truth	的确，事实上
try on	试穿
try out	试验
tuck away	把……隐没在，把……藏起来；大吃
tuck in	痛快地吃；给……盖好被子；把……塞好
tuck up	给……盖好被子
tumble to	突然明白，领悟
in tune with	与……协调，与……一致
out of tune with	与……不协调，与……不一致；走调
to the tune of	达……之多，共计
tune in	收听，收看
by turns	轮流地，交替地
in turn	依次地，轮流地；转而，反过来
take turns	依次，轮流
turn around / round	转变，使转好
turn away	回绝，把……打发走

turn back	使折回，使往回走
turn down	关小，调低；拒绝
turn in	交还，上交；上床睡觉
turn out	结果是；关掉；制造；驱逐
turn over	翻过来；仔细考虑；交，移交
turn to	求助于，查阅
turn up	开大；出现，来到
be typical of	是……的特点

U

up against	面临（问题、困难等）
up to	胜任……的；是……义不容辞的责任；取决于……的
in use	在使用着的，在用的
make use of	利用
out of use	不被使用，废弃
put to use	使用
use up	用完，用光
as usual	像平常一样，照例
do one's utmost	竭力，尽全力

V

in vain	徒然，白费力
be valid for	对……有效的
a variety of	种种，多种多样的
on the verge of	接近于，濒临于
in the vicinity of	在……附近，与……接近
in view of	鉴于，考虑到
in the view of	按……的意思
with a view of	为了，为的是
by virtue of	借助，由于

W

in the wake of	紧紧跟随；随着……而来
wake (up) to	认识到，意识到
walk away / off with	轻易获胜；顺手带走，偷走
walk out	（为表示抗议而）突然离去；罢工
walk out on	抛弃，舍弃，不履行
ward off	防止，避开
warm to	对……产生好感；对……变得感兴趣
warm up	使暖起来；使活跃起来；使热身
wash up	洗餐具；洗手洗脸；（浪头）将……冲上岸

waste away	日趋消瘦，日益衰弱
be on the watch for	不断监视看有没有……
be on the watch against	不断监视为了防范……
watch out (for)	密切注意，提防，留神
all the way	一直，完全
by the way	顺便地，附带地说说
give way	让路；让步，屈服；塌陷，倒塌
go out of one's way	特地，不怕麻烦地
in a way	在某种程度上，从某一点上
in no way	绝不
in the / sb's way	挡某人的道，妨碍某人
make one's way	去，前往，行进
make way	让路，腾出地方或位置
no way	无论如何不，不可能
one way or another	以某种形式
out of the way	异常的，罕见的；偏远的
under way	在进行中
wear away	磨损，磨去；消磨，流逝
wear off	渐渐减少，逐渐消失
wear out	穿破，磨损，用坏；使疲乏
under the weather	不舒服，有病
carry weight	有分量，有影响
pull one's weight	干好本分工作
throw one's weight about / around	滥用权势，耀武扬威
just as well	没关系，无妨，不妨
may as well	还不如，不妨
all the while	始终
once in a while	偶尔
as a whole	作为一个整体，整个看来
on the whole	总地来说，大体上
go wild	狂怒，狂热
at will	任意，随意
with a will	有决心的
win over	说服，把……争取过来
in the wind	即将发生
wind up	上发条；结束，停止
in the wings	已准备就绪的，就在眼前的
wipe out	擦掉，擦净；彻底摧毁，消灭
at one's wits' end	智穷计尽
put in a (good) word for	为……说好话
in a word	总之
in other words	换言之

have a word with sb.	谈一谈
have words with sb.	争吵
have the last word	有决定权
keep one's word	遵守诺言
word for word	逐字地
work off	消除，去除
work at / on	从事于，致力于
work out	算出；理解；想出；解决；产生结果
work up	激发，激起；制订出，精心制作
in the world	究竟，到底
what is worse	更糟的是
at (the) worst	在最糟的情况下
be worthy of	值得，够得上，配得上
write down	记下
write off	取消，注销，勾销
go wrong	出错，犯错误；发生故障

Y

year after / by year	年年
yield to	对……屈服，投降，让

附　录

a matter of speculation	supposition	*phr.*	推断	account	explain	*v.*	说明
a solicitation of	an invitation of	*phr.*	恳求；恳请	accumulate	collect	*v.*	积累；聚集
abandoned	left	*a.*	被遗弃的	accumulate	pile up	*v.*	积累；聚集
aberrant	abnormal	*a.*	脱离常轨的	accurate	correct	*a.*	正确的
abort	quit	*v.*	夭折；中止	accurately	correctly	*ad.*	正确地
abruptly	suddenly	*ad.*	突然地；意外地	acknowledge	recognize	*v.*	承认
absorb	appeal	*v.*	吸收；被……吸引	actually	in fact	*ad.*	事实上
absorb	learn（学习）	*v.*	吸收	added	extra	*a.*	附加的；额外的
absorb	take in	*v.*	吸收；被……吸引	adept	skilled	*a.*	熟练的
abstract	not concrete	*a.*	抽象的；非实际的	adherent	supporter	*n.*	拥护者
absurd	ridiculous	*a.*	荒谬的；可笑的	adjacent	nearby	*a.*	毗连的
abundance	large amount	*n.*	大量	adjacent	neighboring	*a.*	毗连的
abundance	great number	*n.*	大量	adjust	modify	*v.*	调整；改变……以适应
abundant	affluent	*a.*	丰富的；大量的	admit	let in	*v.*	准许进入
abundant	ample	*a.*	丰富的；大量的	adopt	enact	*v.*	采用
abundant	numerous	*a.*	丰富的；大量的	advance	improvement	*n.*	发展；增长
abundant	plentiful	*a.*	丰富的；大量的	advent	arrival	*n.*	出现；到来
abundant	substantial	*a.*	丰富的；大量的	advent	beginning	*n.*	出现；到来

abundantly	plentifully	ad.	丰富地；大量地	affair	matter	n.	事件；事情
access	reach	v.	接近	afford	provide	v.	提供；给予
accessible	reachable	a.	可接近的	aggravate	increase	v.	加重；增剧
accessible	easy to reach	a.	易接近的	aggravate	annoy	v.	使恼火
accidental	unexpected	a.	意外的；偶然的	aggregate	overall	a.	聚集的；合计的
accommodate	provide for	v.	提供	aggregate	combined	a.	聚集的；合计的
accomplished	achieved	a.	完成的	agile	astute	a.	灵活的；敏捷的
accomplished	skilled	a.	熟练的	agile	clever	a.	灵活的；敏捷的
account	description	n.	说明	agile	quick and active	a.	灵活的；敏捷的
agile	move and act quickly	a.	灵活的；敏捷的	appreciable	noticeable	a.	相当可观的
air	feeling	n.	气氛	approach	method	n.	方法
alarm	sound	v.	警报	approach	move toward	v.	接近
alarm	warning	n.	警告	approximately	roughly	ad.	大约地
albeit	although	conj.	尽管；虽然	architecture	structure	n.	构造
albeit	even though	conj.	尽管；虽然	archive	record	v.	存档
allow	enable	v.	允许	archive	stock	v.	存档
allude	suggest	v.	暗示	archive	store	v.	存档
allude to	refer to	phr.	提到	arduous	difficult	a.	艰巨的
ally with	link to	phr.	结盟	arid	dry	a.	干旱的
alter	change to	v.	改变	arise	emerge	v.	出现
amazing	remarkable	a.	令人惊讶的，非凡的	arrangement	configuration	n.	安排；布置
ambiguous	vague	a.	不明确的	array	range	n.	一系列
ambivalent	mixed	a.	矛盾的	article	item	n.	物品
ample	plentiful	a.	充足的；丰富的	article	object	n.	物品
ample	spacious	a.	宽敞的	as a rule	in general	phr.	通常
anchor	hold in place	v.	使固定	assert	declare	v.	断言；宣称
ancient	old	a.	古老的	assertion	strong statement	n.	断言；主张
ancient	antique	a.	古老的	asset	advantage	n.	资产；有利条件

561

annihilate	destroy	v.	消灭	assimilate	combine	v.	同化
annihilate	completely remove	v.	消灭	assistance	help	n.	帮助；协助
annually	yearly	ad.	每年	assorted	various	a.	各式各样的
anomaly	irregularity	n.	异常的人或物	assume	believe	v.	假定；设想
antagonist	competitor	n.	对手；敌手	assume	suppose	v.	假定；设想
anticipate	expect	v.	预期	assume	take on	v.	承担
antiseptic	clean	a.	抗菌的	assumption	premise	n.	假设
antithesis	opposite	n.	对立面	astonishing	amazing	a.	惊人的
antler	horn	n.	鹿角	astute	clever	a.	敏锐的
anxiety	worry	n.	忧虑；担心	at random	without a definite pattern	phr.	随便地；任意地
apart from	exception	phr.	除了……之外	attachment to	preference for	phr.	依恋
apart from	except for	phr.	除了……之外	attain	achieve	v.	达到；获得
apparatus	equipment	n.	仪器；设备	attainment	achievement	n.	达到；获得
apparent	obvious	a.	显然的	attendant	accompanying	a.	伴随的
apparently	clearly	ad.	显然地	attest to	confirm	phr.	证实
appeal	attraction	n.	吸引力	attribute	accredit	v.	归于；认为
appealing	attractive	a.	有吸引力的	attribute	characteristic	n.	特点
appear	seem	v.	似乎	attribute to	credit with	phr.	归于；认为
appearance	rise	n.	出现	attribution	character	n.	属性
appearance	arrival	n.	出现	augment	increase	v.	增加；提高
appearance	showing up	n.	出现	available	obtainable	a.	可获得的
application	use	n.	应用	avenue	method	n.	途径；手段
avenue	means	n.	途径；手段	bulk	large part	n.	大部分
avid	enthusiastic	a.	热衷的	bulk	major part	n.	主体
barely	just	ad.	仅仅	bulk	large portion	n.	大部分
barge	boat	n.	泊船	bulk	great quantity	n.	大部分
barrier	obstacle	n.	障碍	burgeon	expand	v.	急速成长
barrier	impediment	n.	障碍	bustling	lively	a.	活跃的
battle	struggle	n.	搏斗；奋斗	camouflage	disguise	v.	伪装

incline	tend	*v.*	倾向	camouflage	hide	*v.*	伪装
be accustomed to	get used to	*phr.*	习惯	camouflage	decorate（装饰）	*v.*	伪装
be aware of	familiar with	*phr.*	了解	camouflage	blend with circumstances	*v.*	伪装
beforehand	foreordain	*v.*	预先	cardinal	fundamental	*a.*	基本的
be closer	be more like	*phr.*	非常相似	cargo	shipment	*n.*	船货；货物
be consistent with	be compatible with	*phr.*	一致的	celebrated	famous	*a.*	著名的
be entitled to	have the right	*phr.*	有……权利	central	essential	*a.*	主要的
beckon	invite	*v.*	召唤；引诱	certain	specified	*a.*	指定的
become extinct	die out	*phr.*	灭绝	chancy	risky	*a.*	冒险的
being	creature	*n.*	生命	channel	provide	*v.*	提供帮助
beneficial	advantageous	*a.*	有益的	channel	direct	*v.*	引导
blossom	flourish	*v.*	兴旺	channel	guide	*v.*	引导
blossom	thrive	*v.*	兴旺	chaotic	disorganized	*a.*	混乱的
boast	puff	*v.*	吹嘘	cherish	value	*v.*	珍爱
boast	exaggerate	*v.*	吹嘘	chief	major	*a.*	主要的
bombard	assail	*v.*	炮击；轰击	chisel	carve	*v.*	刻；凿
bombard	assault	*v.*	炮击；轰击	choose	opt	*v.*	选择
bombard	strike	*v.*	炮击；轰击	chronic	persistent	*a.*	长期的；不断的
boom	expansion	*n.*	激增；暴涨	chronic	confirmed	*a.*	长期的；不断的
boon	great benefit	*n.*	利益	chronic	habitual	*a.*	长期的；不断的
boost	raise	*v.*	增加；提高	chronic	inveterate	*a.*	长期的；不断的
boundary	periphery	*n.*	边界	chronically	constantly	*ad.*	长期地
branch	division	*n.*	分支	circuitous	indirect	*a.*	迂迴的
breed	reproduce	*v.*	繁殖；饲养	circumstance	condition	*n.*	环境；情况
brilliant	bright	*a.*	光辉的；明亮的	cite	quote	*v.*	引用
brittle	breakable	*a.*	脆弱的	cite	refer to	*v.*	引用
brittle	fragile	*a.*	脆弱的	classic	typical	*a.*	典型的
broad appeal	wide popularity	*phr.*	广泛的吸引力	clear	visible	*a.*	容易看见的

broadly	generally	*ad.*	大体上	clear	apparent	*a.*	显然的
broadly	extensively	*ad.*	大体上	cling to	attach to	*phr.*	附着
bulk	majority	*n.*	大部分	close	careful	*a.*	严密的；周密的
clue	hint	*n.*	线索	consecutive	successive	*a.*	连续的
coating	cover	*n.*	覆盖层	consequence	result	*n.*	结果；重要性
coincide with	be as the same time as	*phr.*	同时发生	consequence	importance	*n.*	结果；重要性
collaborate	cooperate	*v.*	合作	consequent	later	*a.*	随后的
collaboration	joint effect	*n.*	合作成果	consequent	resultant	*a.*	作为结果的
collect	gather	*v.*	收集	consequent	resulting	*a.*	作为结果的
collide	hit each other	*v.*	碰撞	consequential	significant	*a.*	重要的
collide with	run into	*phr.*	碰撞	consequently	therefore	*ad.*	因此
commemorate	celebrate	*v.*	庆祝；纪念	consequently	thus	*ad.*	因此
compact	concise	*a.*	紧密的；简明的	conserve	save	*v.*	保存
compact	compressed	*a.*	紧密的；简明的	consider	think as	*v.*	考虑；认为
comparable	equivalent	*a.*	可比较的	consider	view as	*v.*	考虑；认为
compel	push	*v.*	强迫	consider	think about	*v.*	考虑；认为
compelling	convincing	*a.*	令人信服的	considerable	substantial	*a.*	相当大的
compensate	reimburse	*v.*	赔偿；补偿	consist of	compose of	*v.*	由……组成
compensate for	balance	*phr.*	赔偿；补偿	consistent	regular	*a.*	一致的
complaint	protest	*v.*	抗议	consistently	regularly	*ad.*	一致地
complement	supplement	*n.*	补充物	conspicuous	notable	*a.*	明显的
complement	add to	*n.*	补充	constant	stable	*a.*	固定的；不变的
completely	totally	*ad.*	完全地	constantly	always	*ad.*	经常；不断地
complex	elaborate	*a.*	复杂的	constellation	collection	*n.*	一系列；一群
complex	system	*n.*	复合物；综合体	constellation	combination	*n.*	一系列；一群
complicated	complex	*a.*	复杂的	constitution	component	*n.*	构造
complicated	made things more difficult	*a.*	复杂的	constrain	restrict	*v.*	限制
component	constituent	*a.*	组成的	constraint	limit	*n.*	限制
composition	mixture	*n.*	合成物	constraint	restriction	*n.*	限制

comprehensive	understandable	*a.*	能理解的	consume	eat up	*v.*	消耗；吃；喝
comprehensive	complete	*a.*	全部的	consumed	used up	*v.*	消耗
comprise	form	*v.*	组成	contemplate	consider	*v.*	沉思
comprise	make up	*v.*	组成	contentious	disputed	*a.*	好争吵的
concern	interest	*v.*	感兴趣	continual	constant	*a.*	不间断的；连续的
conclusive	final	*a.*	最后的	continuous	uninterrupted	*a.*	连续的；持续的
conclusive	ultimate	*a.*	最后的	contrive	create	*v.*	发明
conducive	contributive	*a.*	有助于……的	contrive	invent	*v.*	发明
configuration	arrangement	*n.*	布局；结构	conventional	customary	*a.*	习惯的；惯例的
configuration	form	*n.*	布局；结构	conventional	traditional	*a.*	习惯的；惯例的
confine	limit	*v.*	限制	converging	concentrating	*a.*	收缩的；会聚的
confront	face	*v.*	面临	convert	transform	*v.*	使转变
congeal	solidify	*v.*	使凝结	convert into	change into	*phr.*	转变成
convict	condemn	*v.*	宣判	debate	argue	*v.*	辩论；争论
convict	sentence	*v.*	宣判	decimate	destroy	*v.*	大量毁灭
convict	doom（判决）	*v.*	宣判	decimation	destruction	*n.*	大量毁灭
conviction	belief	*n.*	相信；信念	degree	extent	*n.*	程度
conviction	strong belief	*n.*	坚定的信念	degree	measure	*n.*	程度
cope with	handle	*phr.*	应付；处理	delicate	dainty	*a.*	易碎的；精美的
cope with	deal with	*phr.*	应付；处理	delight	please	*v.*	使高兴
copious	plentiful	*a.*	丰富的；大量的	delight	pleasure	*n.*	高兴；愉快
core	center	*n.*	核心；要点	deluxe	lavish	*a.*	奢华的
correspondence	harmony	*n.*	一致	demand	need	*n.*	需要；需求
corroborate	confirm	*v.*	证实；确证	demise	extinction	*n.*	死亡
costly	expensive	*a.*	贵重的；昂贵的	demography	population	*n.*	人口统计
counsel	advise	*v.*	忠告	dense	crowded	*a.*	稠密的；密集的
counter	oppose	*v.*	反对	dense	thick	*a.*	稠密的；密集的
counter of	in the opposite of	*phr.*	相反的	depend	rely on	*v.*	依赖；依靠
counterpart	version（版本）	*n.*	复本；副本	dependable	reliable	*a.*	可信赖的

counterpart	similitude（类似物）	n.	复本；副本	depict	describe	v.	描述
counterpart	equivalent（同等物）	n.	复本；副本	depict	portray	v.	描写；描绘
countervail	compensate	v.	抵消；对抗	depletion	drain	n.	消耗；用尽
countervail	oppose	v.	抵消；对抗	deposit	accumulate	v.	沉积
couple	associate	v.	与……联系起来	deposit	lay down	v.	放下；放置
covered	included	a.	隐蔽的；有盖的	derive	arise	v.	源于；导出
crawl	move	v.	爬行；移动	design	create	v.	设计
create	invent	v.	创作；产生	designate	identify	v.	命名；指定
creative	inventive	a.	创造的	detractor	critic（批评者）	n.	诽谤者；恶意批评者
crest	peak	n.	顶峰	detrimental	harmful	a.	有害的；不利的
critical	crucial	a.	关键的	deviate	digress	v.	偏离
critical	essential	a.	关键的	deviation	departure	n.	背离
criticize	debate（争论；辩论）	v.	批评；责备	devise	create	v.	设计；发明
crucial	important	a.	重要的	devoid of	lack of	phr.	缺乏的
crucially	decisively	ad.	关键地	devoid of	without (prep.)	phr.	缺乏的
crushed	ground	a.	碾碎了的	devoid of	scant of	phr.	缺乏的
cumbersome	awkward	a.	笨重的；麻烦的	devoted	dedicated	a.	虔诚的；专心致志的
cumbersome	clumsy	a.	笨重的；麻烦的	devoted to	concentrated on	phr.	虔诚的；专心致志的
cumbersome	unwieldy	a.	笨重的；麻烦的	dictate	determine	v.	口授；命令
curb	control	v.	控制；遏止	dictate	order	v.	命令
current	present	a.	现在的	differential	uneven	a.	差别的；独特的
dam	block	v.	筑坝；控制	diffuse	travel	v.	扩散；散布
dangle	hang	v.	悬挂；吊	diffuse	spread (out)	v.	扩散；散布
daring	bold	a.	大胆的	diligent	industrious	a.	勤奋的
diligently	industriously	ad.	勤奋地	divest	get rid of	v.	剥夺
dilute	reduce	v.	稀释；使薄弱	domestic	home	a.	家庭的；国内的
dim	decrease	v.	变暗淡	dormant	hibernated	a.	休眠的；不活动的

disassemble	break apart	v.	拆开	dormant	inactive	a.	休眠的；不活动的
disassemble	break up	v.	拆开	dramatically	greatly	ad.	戏剧性地
disband	dismiss	v.	解散；遣散	drastic	extreme	a.	激烈的；极端的
discard	throw away	v.	摒弃；丢弃	drastically	obviously	ad.	大大地；彻底地
discard	throw up	v.	摒弃；丢弃	drastically	Severely（严重地）	ad.	大大地；彻底地
discernible	noticeable	a.	可辨别的	dual	double	a.	双的；双重的
discernible	discriminating	a.	可辨别的	duplicate	copy	v.	复制
discharge	release	v.	释放	duplicate	repeat	n.	复本
disentangle	disband	v.	解开	durable	lasting	a.	经久的；持久的
disgust	distaste	v.	厌恶	earn	acquire	v.	赚得；赢得
disintegrate	break apart	v.	分解；碎裂	ease	facilitate（使容易）	v.	使减轻；使缓和
disintegrate	fall apart	v.	分解；碎裂	eccentric	erratic	a.	古怪的；反常的
disintegrate	tear apart	v.	分解；碎裂	eccentric	strange	a.	古怪的；反常的
dismantle	demolish	v.	拆开；拆除	efface	eliminate	v.	消去
disorder	anarchy	n.	混乱	elaborate	detailed	a.	精巧的；详尽的
dispensable	not necessary	a.	非必要的	elaborate	dainty	a.	精巧的；详尽的
dispersal	distribution	n.	散布；驱散	elapsed	passed	a.	过去的；经过的
displace	move out of position	v.	迫使（人）离开	element	weather condition	n.	（恶劣的）天气
disposition	temperament	n.	性格；性情	eliminate	remove	v.	排除；消除
dispute	contention	n.	争论；争执	elusive	difficult to catch	a.	难懂的；难捉摸的
dispute	argument	n.	争论；争执	emanate	emerge	v.	散发；产生
dissipate	disperse	v.	驱散	embark	on start	v.	从事；着手
dissipated	dispersed	a.	分散的	embed	insert	v.	插入；植入
dissuade	discourage	v.	劝阻	embed	implant	v.	插入；植入
distinct	clear and recognizable	a.	清楚的；明确的	embed	enclose	v.	插入；植入
distinction	difference	n.	差别	emergence	appearance	n.	出现
distinction	honor	n.	荣誉	emergency	crisis	n.	紧急情况

567

distinction	excellence	*n.*	优秀；卓越	emergent	developing	*a.*	新兴的
distinctive	characteristic	*a.*	有特色的	employ	use	*v.*	利用
distinguish	notice from the difference	*v.*	区别；识别	enable	allow	*v.*	使能够
distribute	spread	*v.*	分配；散布	enactment	establishment	*n.*	制定
distribution	dispersion	*n.*	散布	encapsulate	state briefly	*v.*	概述
distribution	geographic range	*n.*	分布区域	encourage	stimulate	*v.*	激励；刺激
disturb	upset	*v.*	打乱；扰乱	endangered	not abundant	*a.*	濒临绝种的
diverse	distinct	*a.*	不同的	endeavor	enterprise	*n.*	努力
diversification	emergence of many varieties	*n.*	多样化	endow	bestow	*v.*	捐赠
diversity	variety	*n.*	多样性	engulf	swallow	*v.*	吞没
divest	deprive	*v.*	剥夺	enhance	improve	*v.*	提高；增强
enhance	intensify	*v.*	提高；增强	excavate	dig out	*v.*	挖掘
enjoy	experience	*v.*	经历	excavation	dug-out	*n.*	挖掘
enlist	obtain	*v.*	谋取（支持、赞助等）	exceed	surpass	*v.*	超越；胜过
enormous	great	*a.*	巨大的	exceed	beyond above	*v.*	超越；胜过
enrich	enhance	*v.*	使富足	exceedingly	extremely	*ad.*	极其；非常
ensue	result	*v.*	因……产生	excess	go beyond	*n.*	超越；胜过
ensuing	subsequent	*a.*	接着发生的	exclusively	only	*ad.*	专门地；独占地
ensure	guarantee	*v.*	保证；担保	excrete	expel	*v.*	排泄；分泌
entail	involve	*v.*	牵涉	exercise	use	*v.*	运用
enthusiastic	eager	*a.*	热情的	exhausted	tired	*a.*	精疲力竭的
environment	setting	*n.*	环境	exhausted	used up	*a.*	耗尽的；用完的
ephemeral	short-lived	*a.*	短暂的	exhibit	demonstrate	*v.*	展示；陈列
ephemeral	transient	*a.*	短暂的	exhibit	display	*v.*	展示；陈列
episode	event	*n.*	事件	expand	stretch	*v.*	展开；增长
equilibrium	balance	*n.*	平衡	expand	increase	*v.*	展开；增长
era	period	*n.*	时代；年代	expanse	area	*n.*	一大片区域
eradicate	remove completely	*v.*	根除；消灭	expansive	large	*a.*	广阔的

erect	build	v.	建立		expediency	convenience	n.	方便；利己
erratic	unpredictable	a.	不稳定的；古怪的		expediency	advantage（优势；利益）	n.	方便；利己
erratic	irregular	a.	不稳定的；古怪的		expedient	fitting	a.	权宜的；方便的
escalate	extend	v.	逐步扩大		expend	use	v.	耗尽
essential	crucial	a.	极重要的		explicit	obvious	a.	明确的；清楚的
established	qualified	a.	已制定的		explicitly	clear	ad.	明确地
establishment	Formation（构成）	n.	建立；创立		exploit	utilize	v.	利用
estimate	projection	n.	估计		exploit	take advantage of	v.	利用
estimation	evaluation	n.	估计		exploit	make use of	v.	利用
euphoric	extremely happy	a.	心情愉快的		explore	investigate	v.	探测；探索
evaluate	judge	v.	评价		expose to	subject to（遭受）	phr.	使经历
eventual	later	a.	最后的		express	communicate	v.	表达
eventually	later	ad.	最后		extant	existing	a.	现存的；尚存的
eventually	ultimately	ad.	最后		extant	remaining	a.	现存的；尚存的
evidence	proof	n.	证据		extant	not extinct	a.	现存的；尚存的
evident	apparent	a.	明显的		extend	stretch	v.	延伸
evident	obvious	a.	明显的		extend	reach	v.	延伸
evoke	arouse	v.	唤起；引起		extol	praise	v.	赞美
evoke	draw	v.	唤起；引起		extraneous	inessential	a.	无关的；外来的
evoke	produce	v.	唤起；引起		extraneous	from outside	a.	无关的；外来的
evoke	promote	v.	唤起；引起		extraordinary	exceptional	a.	异常的
evoke	stimulate	v.	唤起；引起		exude	release	v.	渗出；发散
evoke	create in the mind	v.	唤起；引起		exude	give off	v.	渗出；发散
exaggerate	overstate	v.	夸张；夸大		fabricate	produce	v.	制造
far-reaching	extensive	a.	深远的；广泛的		fragmentation	break	n.	破裂
far-reaching	broad	a.	深远的；广泛的		fragmentize	break up	v.	使成碎片

569

fascinating	extremely attractive	*a.*	迷人的	frankly	openly	*ad.*	坦白地
fashion	make	*v.*	形成；造	frankly	sincerely	*ad.*	真诚地
fashion	way	*n.*	样子；方式	friction	conflict	*n.*	争执；不合
fashionable	popular	*a.*	流行的；时尚的	function	operation	*n.*	效用；作用
feasible	achievable	*a.*	可实行的	function	utility	*n.*	效用；作用
feasible	practical	*a.*	可实行的	fundamental	basic	*a.*	基础的
feast	eating	*n.*	盛宴	funds	money	*n.*	资金
ferry	transport	*n.*	渡轮	furthermore	in addition	*ad.*	此外
fertile	reproductive	*a.*	肥沃的；多产的	gap	opening	*n.*	缺口；裂口
fertile	productive	*a.*	肥沃的；多产的	gear	adjust	*v.*	使适合
figure out	map（详细规划）	*phr.*	计算出；解决	generate	produce	*v.*	产生
finding	discovery	*n.*	发现	genuinely	actually	*ad.*	真诚地
first and foremost	above all	*phr.*	首先；首要地	get accustomed to	become used to	*phr.*	习惯
flake	fragment	*n.*	小薄片	give rise to	produce	*phr.*	引起
flattery	praise	*n.*	恭维	given	particular	*a.*	规定的；特定的
flee	run away from	*v.*	逃走	govern	regulate	*v.*	统治；管理
flexible	adaptable	*a.*	易适应的	govern	control	*v.*	统治；管理
float	stay on the top	*v.*	漂浮	grasp	understand	*v.*	领会；理解
float upward	rise	*phr.*	浮起	groom	clean	*v.*	装扮；使整洁
flourish	prosper	*v.*	繁荣；兴旺	groom	make up	*v.*	装扮；使整洁
flourish	thrive	*v.*	繁荣；兴旺	groundless	unfounded	*a.*	无根据的
flourishing	prosperous	*a.*	繁荣的	grounds	reasons	*n.*	根据；理由
flow	movement	*n.*	流动	groundwork	base	*n.*	基础
fluctuate	change	*v.*	变动	groundwork	basis	*n.*	基础
fluctuation	variation	*n.*	变动；起伏	groundwork	foundation	*n.*	基础
focal point	centre area	*phr.*	焦点	grudging	unenthusiastic	*a.*	勉强的
follow	track	*v.*	跟随	guarantee	ensure	*v.*	保证；担保
for instance	for example	*phr.*	例如	hallmark	characteristic	*n.*	戳记，标志

forage	feed	*n.*	饲料	hamper	district	*v.*	防碍；束缚
forage	search for food	*v.*	觅食	hamper	restrict	*v.*	防碍；束缚
formidable	excessive	*a.*	巨大的	hamper	make difficulty	*v.*	防碍；束缚
foster	encourage	*v.*	鼓励	handy	convenient	*a.*	便利的；灵活的
foster	urge	*v.*	培养；促进	haphazard	random	*a.*	随意的
foster	promote the develop- ment of	*v.*	培养；促进	harness	use	*v.*	利用
foul	pollute	*v.*	污染	harness	utilize	*v.*	利用
fragment	break up	*v.*	使成碎片	harsh	drastic	*a.*	严厉的；严酷的
hasty	hurried	*a.*	匆匆的；急忙的	immensely	extremely	*ad.*	非常
haul	pull	*v.*	拉	immigration	movement	*n.*	移居
have nothing to do with	in no relation to	*phr.*	不相干	immobile	fixed	*a.*	固定的；静止的
havoc	destruction	*n.*	浩劫	immobility	absence of motion	*n.*	固定；静止
hazard	danger	*n.*	危险	immoral	indecent	*a.*	不道德的
heed	notice	*v.*	留心；注意	immoral	improper	*a.*	不道德的
heighten	increase	*v.*	增加；提高	impermeable	impenetrable	*a.*	不能参透的
heir	inheritor	*n.*	继承人；后继者	impermeable	impervious	*a.*	不能参透的
hence	therefore	*ad.*	因此	impetus	stimulus	*v.*	刺激；促进
heritage	legacy	*n.*	遗产；传统	impetus	incentive	*n.*	刺激；促进
heritage	tradition	*n.*	遗产；传统	implausible	unbelievable	*a.*	难以置信的
heterogeneous	varied	*a.*	由不同种类组成的	implement	tool	*n.*	工具
hide	conceal	*v.*	隐藏	imply	indicate	*v.*	意味
hinder	interfere with	*v.*	妨碍	imposing	impressive	*a.*	给人深刻印象的
hint	clue	*n.*	暗示；迹象	imprecise	inexact	*a.*	不精确的
hint	implication	*n.*	暗示；迹象	improbable	unlikely	*a.*	不像会发生的
hint	indication	*n.*	暗示；迹象	in fact	actually	*phr.*	事实上
hint	lead	*n.*	暗示；迹象	in great demand	in popularity	*phr.*	普遍
hire	employ	*v.*	雇用	in respect to	in term of	*phr.*	就……而言

571

hobby	pastime	*n.*	嗜好	inaccessible	unreachable	*a.*	难接近的
hold	support	*v.*	支撑；保持	inadvertently	unintentionally	*ad.*	非故意地
hold	keep up	*v.*	支撑；保持	inadvertently	without knowing	*ad.*	非故意地
hollow	an empty space	*n.*	中空	inauspicious	unfavorable	*a.*	不吉利的
homogeneous	uniform	*a.*	同种的	incidentally	by the way	*ad.*	顺便一提
host	of great number	*n.*	大量	inclement	unfavorable	*a.*	（气候）严酷的
however	yet	*conj.*	然而	inconceivable	unimaginable	*a.*	难以置信的
hub	center	*n.*	中心	inconclusive	without result（毫无结果）	*a.*	不确定的
huge	large	*a.*	巨大的	incorporate	include	*v.*	包含
hurdle	fence	*v.*	用篱笆围	incorporate	merge	*v.*	吸收；并入
hypothetical	supposed	*a.*	假设的；假定的	incursion	invasion	*n.*	入侵
ice sheet	glacier（冰河）	*n.*	冰原	indicate	demonstrate	*v.*	指示；指出
identical	the same	*a.*	同样的	indigenous	native	*a.*	本土的；土生土长的
idiosyncrasy	peculiarity	*n.*	特性	indispensable	essential	*a.*	不可缺少的
ignite	set on fire	*v.*	点燃	indispensable	necessary	*a.*	不可缺少的
illusion	impression（印象）	*n.*	错觉；幻象	indispensable	needed	*a.*	不可缺少的
immediately	closest	*ad.*	接近；紧接着	indispensable	required	*a.*	不可缺少的
immense	great	*a.*	巨大的	indispensable	vital	*a.*	不可缺少的
immense	huge	*a.*	巨大的	indispensable	significant（重要的）	*a.*	必不可少的
immense	vast	*a.*	巨大的	induce	bring	*v.*	引起
induce	bring	*v.*	引起	induce	cause	*v.*	引起
ineffectively	without any result	*ad.*	无效地	inert	motionless	*a.*	迟缓的；惰性的
inert	motiveless	*a.*	迟缓的；惰性的	inevitable	unavoidable	*a.*	不可避免的
mundane	ordinary	*a.*	世俗的；平凡的	myriad	countless	*a.*	大量的；无数的
myriad	innumerable	*a.*	大量的；无数的	myriad	numerous	*a.*	大量的；无数的
narrow	limit	*v.*	使变窄	nature	character	*n.*	天性；本质

572

nearly	almost	*ad.*	几乎；差不多	necessary	required	*a.*	必要的
needless to say	obvious	*phr.*	不用说	nevertheless	however	*ad.*	然而；尽管
nevertheless	in spite of	*ad.*	然而；尽管	nocturnal	nighttime	*a.*	夜间的
notable	important	*a.*	显著的；重要的	notable	outstanding	*a.*	显著的；重要的
note	record	*v.*	记录	noticeable	obvious	*a.*	显而易见的
notwithstanding	despite	*prep.*	虽然；尽管	objective	purpose	*n.*	目标
oblige	force	*v.*	强迫	obscure	conceal	*v.*	使变暗；遮掩
obscure	hide	*v.*	使模糊	obscure	unclear	*a.*	模糊的
obscure	not clear	*a.*	模糊的	obsession	with fixation on	*n.*	痴迷；迷恋
obtain	acquire	*v.*	取得；获得	obvious	evident	*a.*	明显的
occasion	event	*n.*	重大活动	of legitimacy	lawful	*phr.*	合法的
of likelihood	probable	*phr.*	可能的	offset	compensate	*v.*	补偿；抵消
offset	balance	*v.*	补偿；抵消	offset	make up	*v.*	补偿；抵消
old male	aged male	*phr.*	老人	omit	exclude	*v.*	遗漏；删去
omit	neglect	*v.*	遗漏；删去	on the contrary	on the other hand	*phr.*	恰恰相反
on the contrary	whereas（然而；反之）	*phr.*	恰恰相反	on the whole	in general	*phr.*	大体上
ongoing	current	*a.*	进行的	onset	beginning	*n.*	开始
onset	start	*n.*	开始	opaque	impenetrable	*a.*	难理解的
optimal	most advantageous	*a.*	最佳的	option	choice	*n.*	选项；选择
orchestrate	stage-manage	*v.*	精心安排	orientation	perspective	*n.*	观点
orientation	introduction	*n.*	介绍	originally	at the first	*ad.*	起初
ornament	decorate	*v.*	装饰	ornamental	decorative	*a.*	装饰的
ornamentation	decoration	*n.*	装饰	outbreak	sudden increase	*v.*	爆发；突然发生
outcome	result	*n.*	结果	outermost	farthermost away	*a.*	最远的
overview	summary	*n.*	概要	overwhelming	powerful	*a.*	压倒性的
pacify	assuage	*v.*	使平静	paradox	contrary	*n.*	相反；矛盾
paradoxically	seemingly contradictory	*ad.*	似是而非地	parcel out	distribute	*phr.*	把……分成几份；分配

pare	away remove	*v.*	修掉；削减	partly	in some degree	*ad.*	部分地
patch	spot	*n.*	斑点	patch	area	*n.*	小块土地
peak	maximum	*n.*	高峰（期）	peak	highest point	*n.*	高峰（期）
peak time	of the greatest period	*phr.*	高峰（期）	peculiar	strange	*a.*	奇怪的；独特的
penetrate	enter	*v.*	穿入；穿透	perceptible	appreciable	*a.*	可感知的
perceptible	noticeable	*a.*	可感知的	peril	danger	*n.*	危险
perilous	dangerous	*a.*	危险的	perilous	risky	*a.*	危险的
perilous	hazardous	*a.*	危险的	perilous	toxic	*a.*	危险的
periodically	regularly	*ad.*	周期性地	periodically	from time to time	*ad.*	周期性地
perishable	easy to spoil	*a.*	易腐坏的	permanent	lasting	*a.*	永恒的
permeate	penetrate	*v.*	渗透；弥漫	permit	allow	*v.*	允许
perpetual	constant	*a.*	永久的；连续的	persist	continue	*v.*	坚持；持续
persist	last	*v.*	坚持；持续	persistent	long lasting	*a.*	耐久的
personality	character	*n.*	个性；性格	pertinent	relevant	*a.*	相关的
pervasive	widespread	*a.*	普遍的	phenomena[pl.]	events	*n.*	现象
phenomenal	extraordinary	*a.*	异常的	phenomenon	occurrence	*n.*	现象
phenomenon	observable fact	*n.*	现象	piecing	joining	*n.*	接合
pigment	color	*n.*	色素	pigmentation	coloring	*n.*	（生物的）天然颜色
pigmentation	dye	*n.*	染色	pinnacle	high point	*n.*	顶点；顶峰
pinpoint	precise	*a.*	精确的	pinpoint	describe precisely	*v.*	准确地解释或说明
pinpoint	identify	*v.*	准确地解释或说明	plausible	believable	*a.*	貌似有理的
plausible	paradoxical	*a.*	似是而非的	pledge	promise	*n.*	保证；誓言
plumage	feather	*n.*	羽毛	pocketbook	affordable	*a.*	负担得起的
popular	widespread	*a.*	流行的；广泛的	popular	broad appeal	*a.*	流行的；广泛的
pore	hole	*n.*	毛孔；细孔	pore	space（空间）	*n.*	毛孔；细孔
portion	part	*n.*	一部分	portion	constituent	*n.*	一部分
pose	place	*v.*	摆姿势；展现	pose	present	*v.*	摆姿势；展现

574

posit	propose	v.	断定；假定	posit	suggest	v.	断定；假定
posit	assume	v.	断定；假定	postulate	presume	v.	假定
postulate	hypotheses	v.	假定	potent	powerful	a.	有力的
potential	possible	a.	潜在的；可能的	practically	nearly	ad.	几乎；差不多
precarious	insecure	a.	不稳定的；危险的	precede	be beyond	v.	高于；超出
precede	come before	v.	在……之前	precious	valuable	a.	宝贵的
precipitate	bring about	v.	使……突然发生	precision	accuracy	n.	精确；正确
preclude	rule out	v.	排除；阻止	predicament	difficult situation	n.	尴尬的处境；困境
predicament	serious situation	n.	尴尬的处境；困境	prediction	prophecy	n.	预言
predominant	principal	a.	占优势的	predominant	most aggressive	a.	占优势的
predominant	very noticeable	a.	占优势的	predominantly	primitively	ad.	占优势地
predominately	mainly	ad.	主要地	preeminent	foremost	a.	卓越的；显著的
premise	assume	v.	假定	premise	assumption	n.	假定；前提
preoccupation with	concentration on	phr.	专注于	preordain	appoint	v.	预定；注定
preordain	foreordain	v.	预定；注定	preordain	ordain	v.	预定；注定
prerequisite	requirement	n.	必要条件	prerequisite	something required	n.	必要条件
prerequisite	something needed to happen	n.	必要条件	preserve	protect	v.	保存；保护
preserve	retain	v.	保存；保护	preserve	save	v.	保存；保护
presumable	probable	a.	可推测的；可能有的	prevailing	popular	a.	流行的
prevailing	dominant	a.	占优势的	prevalent	common	a.	普遍的；流行的
prevalent	prevailing	a.	普遍的；流行的	previous	past	a.	先前的；以往的
previously	before	ad.	以前；早先	primarily	mainly	ad.	主要地
primary	dominant	a.	主要的	primitive	early	a.	原始的
principal	essential	a.	主要的	principal	major	a.	主要的
principle	rule	n.	原则	principle	standard	n.	原则

prior	previous	*a.*	在先的；在前的	priority	preference	*n.*	优先
pristine	pure	*a.*	清新的；纯朴的	prized	valued	*a.*	有价值的
probe	explore	*v.*	探查；探测	process	purify（提纯；精炼）	*v.*	加工
procure	obtain	*v.*	获得；取得	procure	acquire	*v.*	获得；取得
profound	far-reaching	*a.*	深远的	programmed	determined	*a.*	计划……的
prohibitive	unaffordable	*a.*	抑止的	projection	estimate	*n.*	推测；估计
proliferation	increase	*n.*	增产；增加	prolifically	abundantly	*ad.*	多产地
prolong	extend	*v.*	延长	prominent	eminent	*a.*	显著的
prominent	outstanding	*a.*	卓越的；重要的	prominent	principal	*a.*	首要的；重要的
promote	encourage	*v.*	促进；增长	pronounced	clear	*a.*	明显的；显著的
pronounced	definite	*a.*	明显的；显著的	pronounced	notable	*a.*	明显的；显著的
propagate	multiply	*v.*	繁殖	propagate	reproduce	*v.*	繁殖
propel	push	*v.*	推进；激励	property	characteristic	*n.*	特性；属性
property	quality	*n.*	特性；属性	proponent	supporter	*n.*	拥护者
prosper	succeed	*v.*	成功；兴旺	prosperous	wealthy	*a.*	富有的；繁盛的
prototype	model	*n.*	原型	protrude	project	*v.*	伸出；凸出
protrude	extend	*v.*	伸出；凸出	protrude	stick out	*v.*	伸出；凸出
provoke	elicit	*v.*	激起；导致	prowess	expertise	*n.*	非凡的技能
prowess	ambition（雄心）	*n.*	英勇	proximity	closeness	*n.*	接近
proximity	nearness	*n.*	接近	proximity to	close to	*phr.*	邻近；靠近
pursue	chase	*v.*	追求；追赶	quarters	residences	*n.*	住处
radical	drastic	*a.*	彻底的；极端的	radical	extreme	*a.*	彻底的；极端的
radical	fundamental	*a.*	根本的	radically	completely	*a.*	根本地
Raise to	come about	*phr.*	引起；使出现	ramification	branch	*n.*	分枝；分派
ramification	consequence	*n.*	结果；衍生物	range	vary	*v.*	变化；变动
rare	scarce	*a.*	稀有的；罕见的	rate	classify	*v.*	评价；分等
rather than	instead of	*phr.*	而不是	readily	easily	*ad.*	容易地
ready	receptive（能接纳的）	*a.*	甘心的；情愿的	realm	area	*n.*	领域

rebellion	revolt	*n.*	反抗；叛乱	rebound	recovery	*n.*	重新振作
receptacle	receiver	*n.*	容器	receptivity to	openness to	*phr.*	接受
recharge	refill	*v.*	再充填	recur	repeat	*v.*	反复出现
refine	improve	*v.*	精炼	refined	decent	*a.*	精致的
refined	with high quality	*a.*	精致的	refreshing	unusual	*a.*	别具一格的
refuse	garbage	*n.*	垃圾	regardless	without considering	*ad.*	无论如何
regulate	adjust	*v.*	调整；调节	regulate	control	*v.*	管理；控制
reinforce	strengthen	*v.*	加强	relative	comparative	*a.*	比较的
relatively	comparatively	*ad.*	相对地；对比地	relatively	correspondingly	*ad.*	相对地；对比地
relatively	oppositely	*ad.*	相对地；对比地	relevant	applicable	*a.*	有关的；恰当的
relic	remain	*n.*	遗物；遗迹	relic	remnant	*n.*	遗物；遗迹
reluctant	disinclined	*a.*	不情愿的	remarkable	notable	*a.*	非凡的；卓越的
remarkable	incredible	*a.*	非凡的；卓越的	remedy	cure	*v.*	治疗
remnant	remaining	*a.*	残留的	remnant	remains	*n.*	残余
remote	distant	*a.*	遥远的	remote	isolated（孤立的）	*a.*	遥远的
render	make	*v.*	使得	rendering	presentation	*n.*	演奏；表演
renowned	famous	*a.*	有名的	repercussion	effect	*n.*	回响；影响
replica	copy	*n.*	复制品	repudiate	reject	*v.*	否定；驳斥
reputation	fame	*n.*	名声	reserve	save	*v.*	保存；保留
resident	inhabitant	*n.*	居民	residual	remaining	*a.*	残留的
resilient	easy to recover	*a.*	迅速恢复的	resilient	quick to recover	*a.*	迅速恢复的
restricted	limited	*a.*	受限制的	retain	keep	*v.*	保持；保留
retreat	recede	*v.*	撤退	retrieve	bring back	*v.*	找回
reveal	manifest	*v.*	展现；揭露	reveal	show	*v.*	展现；揭露
reveal	make known	*v.*	展现；揭露	revenues	income	*n.*	税收
revival	restoration	*n.*	恢复；再生	revival	resuscitation	*n.*	恢复；再生
revolution	dramatic change	*n.*	彻底改革	revolutionize	change dramatically	*v.*	彻底改革
rigidly	strictly	*ad.*	严厉地	rigorous	demanding	*a.*	严厉的

rigorous	harsh	*a.*	严厉的	rise	emerge	*v.*	出现
risk	danger	*n.*	危险	ritual	ceremonial	*n.*	仪式
rival	compete	*v.*	竞争；对抗	roam	wander	*v.*	漫游
robust	healthy	*a.*	强壮的；结实的	role	function	*n.*	作用
rotate	turn	*v.*	转动	roughly	approximately	*ad.*	大约地
roundabout	circuitous	*a.*	迂回的	route	path	*n.*	路径；途径
routinely	commonly	*ad.*	常规地	rudiment	basic	*n.*	基础
rudimentary	basic	*a.*	根本的	rudimentary	primitive	*a.*	根本的
rupture	burst	*v.*	破裂	sacred	holy	*a.*	神圣的
sample	example	*n.*	样本；例子	satisfied	fulfilled	*a.*	令人满意的
save for	except for	*prep.*	除……之外	scale	magnitude	*n.*	大小；等级
scant	minimal	*a.*	少量的	scatter	distribute	*v.*	使分散
scatter	disperse	*v.*	使分散	scented	fragrant	*a.*	有气味的
scope	horizon	*n.*	范围；程度	scope	extent	*n.*	范围；程度
scorching	exceedingly hot	*a.*	酷热的	score	a large number of	*n.*	大量的；许多的
scorn	despise	*v.*	轻蔑；嘲笑	scrap	fragment	*n.*	碎片
screen	filter	*v.*	过滤	scrutinize	examine	*v.*	详细审查
scrutiny	examination	*n.*	详细审查	sculpt	shape	*v.*	雕刻；造型
secrete	produce	*v.*	分泌	sedentary	settled	*a.*	久坐的；固定的
seething	excited	*a.*	激昂的	seething	active	*a.*	激昂的
segment	portion	*n.*	部分；片断	seize	take	*v.*	抓住
seldom	rare	*a.*	很少的	separate	different	*a.*	个别的；不同的
serene	calm	*a.*	平静的	serene	silent	*a.*	平静的
set in motion	start	*phr.*	开动	set off	begin	*phr.*	出发；动身；引起
settle	inhabit	*v.*	定居；安顿	severe	harsh	*a.*	严厉的；严酷的
shallow	not deep	*a.*	浅的	shatter	destroy	*v.*	打碎
sheer	absolute	*a.*	完全的	shield	protect	*v.*	保护
shift	change	*v.*	转换；转移	shift	move	*v.*	转换；转移
shiver	tremor	*v.*	发抖；颤抖	showcase	display	*v.*	陈列

shrink	contract	v.	缩水；收缩	shy away from	avoid	phr.	回避；躲避
significant	considerable	a.	重大的	significant	important	a.	重大的
significant	meaningful	a.	重大的	simulated	artificial	a.	假装的；仿造的
simultaneously	at the same time	ad.	同时地	singularly	particularly	ad.	非常；特别
sink	descend	v.	下沉；下陷	sink	drop to the bottom	v.	下沉；下陷
sink	pass out of sight	v.	下沉；下陷	site	locate	v.	选址；设置
size up	reckon up to	phr.	估计	skeptical	doubting	a.	怀疑的；多疑的
skeptical	suspected	a.	怀疑的；多疑的	slight	small	a.	轻微的；少量的
slightly	somewhat	ad.	稍微地	slope	incline	v.	倾斜
snap	break	v.	断裂	so far	until present	phr.	目前为止
so far	up to now	phr.	目前为止	so far	up to present	phr.	目前为止
soak	absorb	v.	吸收	sole	only	a.	单独的；唯一的
sole	unique	a.	单独的；唯一的	solicit	request	v.	恳求；请求
solitary	alone	a.	单独的；独自的	sophisticated	complex	a.	精致的；复杂的
sophisticated	elaborated	a.	精致的；复杂的	sophisticated	refined	a.	精致的；复杂的
sophistication	technology	n.	工艺	sort	kind	n.	品种；种类
sort	type	n.	品种；种类	sought-after	desired	a.	广受欢迎的
source	origin	n.	来源	span	period	n.	一段时间
spark	set off	v.	出发	sparse	not rich	a.	稀少的；零星的
spawn	create	v.	产卵；产生	spawn	produce	v.	产卵；产生
speak of	indicate	phr.	提及	speciation	evolution（演化）	n.	物种形成
specific	particular	a.	特殊的；特定的	specify	state	v.	详细说明
spectacular	impressive	a.	引人入胜的	spectator	beholder	n.	目击者
spectator	viewer	n.	目击者	spectrum	range	n.	范围；系列
speed	increase the rate of	v.	加速	spell	period of time	n.	一段时间
sphere	area	n.	范围；领域	splendor	magnificence	n.	光彩；壮丽
split	divided	a.	裂开的；分离的	spontaneous	impulsive	a.	自发的；非计划安排的

579

spontaneous	instinctive	*a.*	自发的；非计划安排的	spontaneous	unplanned	*a.*	自发的；非计划安排的
sporadic	irregular	*a.*	偶尔发生的	sporadic	intermittent	*a.*	偶尔发生的
sporadically	occasionally	*ad.*	偶尔	spot	catch	*v.*	看见；发现
spot	see	*v.*	看见；发现	spot	identify	*v.*	看见；发现
spottily	occasionally	*ad.*	缺乏连续性	spread	distribute	*v.*	散布
spur	stimulate	*v.*	刺激	stabilize	hold in place	*v.*	使稳定
staggering	overwhelming	*a.*	巨大的	staple	important	*a.*	主要的
staunch	loyal	*a.*	坚定的；可靠的	staunch	strong	*a.*	坚定的；可靠的
steadfast	firm	*a.*	坚定的；固定的	stealthily	silently	*ad.*	悄悄地
stem	arise	*v.*	起源于	stimulate	cause	*v.*	刺激；促使
stimulate	prompt	*v.*	刺激；促使	stockpile	store up	*v.*	储备；贮存
strictly	only	*ad.*	仅仅	stride	step	*n.*	大步；阔步
strike	come into contract with	*v.*	撞击；冲击	striking	dramatic	*a.*	惊人的
string	series	*n.*	一系列	stringent	strict	*a.*	严厉的
strip	remove	*v.*	剥去	sturdy	strong	*a.*	结实的；强壮的
stylus	pen	*n.*	钢笔	subject to	vulnerable to	*phr.*	易受……影响的
subjected to	dominated by	*phr.*	控制	subsequent	ensuing	*a.*	后来的；随后的
subsequent	later	*a.*	后来的；随后的	subsidiary	less important	*a.*	次要的
substantial	sturdy	*a.*	坚固的	substantial	significant	*a.*	重大的；真实的
substantial	actual	*a.*	重大的；真实的	substantial	essential	*a.*	重大的；真实的
substantially	importantly	*ad.*	重大地	substantiate	confirm	*v.*	证明；证实
substitute	replace	*v.*	代替	substitute	replacement	*n.*	代替物
succession	series	*n.*	一系列	suitable	appropriate	*a.*	合适的
suited	appropriated	*a.*	合适的	sumptuous	luxurious	*a.*	奢侈的；豪华的
sunk down	to the bottom	*phr.*	下陷的	supplant	substitute	*v.*	代替；取代
supplant	replace	*v.*	代替	suppress	stop by force	*v.*	制止；镇压
surmise	assumption	*v.*	推测；猜测	surmise	guess	*v.*	推测；猜测
surmise	infer	*v.*	推测；猜测	surplus	excess	*a.*	过剩的
surplus	extra	*a.*	过剩的	surveillance	careful observation	*n.*	监视；检查

susceptible to	prone to	*phr.*	易受……影响的	suspect	believe	*v.*	猜想；疑有
suspect	doubt	*v.*	猜想；疑有	suspend	hang	*v.*	悬挂
sustain	support	*v.*	支撑；支持	sustain	persist	*v.*	支持
sustenance	food	*n.*	生计；食物	sustenance	life	*n.*	生计；食物
sustenance	living	*n.*	生计；食物	swell	expand	*v.*	增大；肿胀
swell	enlargement	*n.*	增大；肿胀	swiftly	quickly	*ad.*	迅速地
symmetric	balance	*a.*	对称的；均衡的	synthesis	combination	*n.*	合成
tactual	textural	*a.*	触觉的	tailspin	total confusion	*n.*	混乱；失控
take	require	*v.*	需要	take place	occur	*phr.*	发生
tame	domesticate	*v.*	驯服；驯化	tangible	material	*a.*	有形的；实际的
tangible	physical	*a.*	有形的；实际的	tantalizing	anxious	*a.*	非常着急的
taper	diminish	*v.*	逐渐变小	task	work	*n.*	任务
technique	method	*n.*	手段；方法	teem with	be full of	*phr.*	充满；遍布
tempting	appealing	*a.*	吸引人的；诱人的	tend	care for	*v.*	趋于；照料
tendency	inclination	*n.*	倾向	tenet	belief	*n.*	原则；信条
tenet	principle	*n.*	原则；信条	tension	pressure	*n.*	紧张
terminal	final	*a.*	末端的；终点的	terrain	tract（大片土地）	*n.*	地形；地势
testify	give evidence	*v.*	作证	therefore	consequently	*ad.*	因此
therefore	in that purpose	*ad.*	因此	thoroughly	completely	*ad.*	完全地；彻底
threaten	endanger	*v.*	危及	threshold	limit	*n.*	界限；起始点
through	by	*prep.*	通过	thus	consequently	*ad.*	因此
tie	connection	*n.*	连接；关系	tie	relation	*n.*	连接；关系
timid	fearful	*a.*	胆怯的	toil	work	*v.*	辛勤劳动
tolerate	endure	*v.*	忍受	toxic	poisonous	*a.*	有毒的
track	follow	*v.*	跟踪；追踪	track	observe（观察；观测）	*v.*	跟踪；追踪
tracts (of land)	area	*n.*	大片土地	transfer	move	*v.*	转移；转变
transform	deform	*v.*	转变	transformation	conversion	*n.*	转化；转换

transformation	change	*n.*	转化；转换	transformation	rotation	*n.*	转化；转换
transformation	shuffle	*n.*	转化；转换	transforming	changing	*n.*	转化；转换
transitory	ephemeral	*a.*	短暂的	transitory	short-lived	*a.*	短暂的
transitory	temporary	*a.*	短暂的	transitory	transient	*a.*	短暂的
trappings	decorations	*n.*	装饰	trauma	damage	*n.*	损伤；精神创伤
traverse	cross	*v.*	横过；穿过	trend	movement	*n.*	趋势；走向
trend	tendency	*n.*	趋势；走向	tricky	difficult	*a.*	狡猾的；棘手的
trigger	start	*v.*	触发；引发	trigger	initiate	*v.*	触发；引发
truism	it was evidence that	*n.*	不言而喻的道理	turbulent	agitated	*a.*	激动的
turn	change to	*v.*	使变成	typical	ordinary	*a.*	平常的
ubiquitous	common	*a.*	到处存在的	ultimately	eventually	*ad.*	最终
ultimately	finally	*ad.*	最终	unadorned	not decorative	*a.*	未装饰的
unanimity	total agreement	*n.*	一致同意	undergo	experience	*v.*	经历；经受
underlying	inner	*a.*	潜在的；隐含的	underpinning	foundation	*n.*	基础；支柱；支撑
underpinning	support	*n.*	基础；支柱；支撑	underrate	underestimate	*v.*	低估；看轻
underrate	undervalue	*v.*	低估；看轻	underscore	stress	*v.*	强调
undertake	attempt（努力；尝试）	*v.*	承担；担任	undertaking	enterprise	*n.*	事业；企业
uneasy	unstable	*a.*	不稳定的	uniform	without variation	*a.*	统一的；一致的
uniformly	evenly	*ad.*	一致地	uniformly	consistently	*ad.*	一致地
unintendedly	occasionally（偶然地）	*ad.*	非计划中地	unique	distinct	*a.*	特有的
unique	sole（唯一的）	*a.*	特有的	unique to	only found in	*phr.*	特有的
universally	without exception	*ad.*	在各种情况下	unleash	release	*v.*	释放
unprecedented	initial	*a.*	空前的	unprecedented	new	*a.*	空前的
unprecedented	novel	*a.*	空前的	unprecedented	unique	*a.*	空前的
unqualified	complete	*a.*	不合格的；无条件的	unreceptive	unresponsive	*a.*	接受能力差的

unresolved	undecided	*a.*	未解决的	unrestricted	unlimited	*a.*	没有限制的
unsophisticated	simple	*a.*	简单的	unsuitable	inappropriate	*a.*	不适合的
unsurpassed	superior	*a.*	非常卓越的	unwieldy	cumbersome	*a.*	笨重的
urbane	cultivated	*a.*	文雅的	utilitarian	practical	*a.*	实用的
utilitarian	functional	*a.*	实用的	utterly	completely	*ad.*	完全
vagary	uncertainty	*n.*	难以预测的变化	vaguely	slightly	*ad.*	模糊的
vanish	disappear	*v.*	消失	variability	tendency to change	*n.*	可变性；反复不定
variation	difference	*n.*	变更；变化	varied	different	*a.*	不相同的
vast	immense	*a.*	巨大的	vast	extended	*a.*	辽阔的
vast	extensive	*a.*	辽阔的	vast	large number	*a.*	大量的
vastly	greatly	*ad.*	巨大地	vehicle	way	*n.*	手段；工具
vehicle	means	*n.*	手段；工具	vehicle	method	*n.*	手段；工具
versatile	adaptable	*a.*	多才多艺的	via	by means of	*prep.*	经过；凭借
via	by the way of	*prep.*	经过；凭借	vial	bottle	*n.*	小瓶
vibrant	vivid	*a.*	生气勃勃的	vigor	energy	*n.*	生气勃勃的
vigorous	strong	*a.*	精力旺盛的	vigorous	energetic	*a.*	精力旺盛的
virtually	nearly	*ad.*	差不多	virtually	almost	*ad.*	差不多
virtually	actually	*ad.*	事实上地	virtually	in fact	*ad.*	事实上地
visual barrier	obstacle to view	*phr.*	视觉阻碍	vital	essential	*a.*	极重要的
vivid	bright	*a.*	鲜明的	volume	quantity	*n.*	数额
vulnerable	susceptible	*a.*	易受伤害的	vulnerable	weak	*a.*	易受伤害的
vulnerable	open to attack	*a.*	易受伤害的	vulnerable	open to break	*a.*	易受伤害的
wanting	inadequate	*a.*	不够好的	warrant	justify	*v.*	使正当
warrant	authorize	*v.*	授权	wary	cautious	*a.*	小心的；谨慎的
way	station	*n.*	（长途旅行的）小站	whatever	in any case	*ad.*	不管怎样
whereas	however	*conj.*	然而	whereby	in which	*conj.*	凭借；如何
while	although	*conj.*	虽然	wholly	completely	*ad.*	完全地；全部
wield	exert	*v.*	行使	with respect of	in terms of	*phr.*	关于
within	inside	*ad.*	在里面	withstand	resist	*v.*	承受；经受住
withstand	tolerate	*v.*	承受；经受住	witness	observe	*v.*	目击
yearly	annual	*a.*	一年的	yearning	longing	*a.*	思念的；渴望的
yet	however	*conj.*	然而	yield	produce	*v.*	产生；提供
yield	provide	*v.*	产生；提供	zenith	peak	*n.*	顶点

高频词复习检测表

　　以下词汇按组规划，旨在为不同情况的考生提供一个更便捷高效的复习通道。这部分内容为高频词汇的精练版，既可以作为单词表检测自己的学习效果，同时也能作为复习工具按照规划内容按组复习。复习时看到英文能迅速反应出其英文意思即可，无须记住拼写。

第一组

pace 步伐	persist 坚持	pose 姿势	prime 首要的	property 财产
panic 恐慌	personnel 人事的	positive 正面的，积极的	primitive 原始的	proportion 比例
partial 部分的	perspective 角度	possess 拥有（动词）	principal 校长	protest 抗议
participate 参与	pessimistic 悲观的	possession 拥有，财物	principle 原则	provided 假如
particularly 尤其	phase 阶段	postpone 延迟	prior 在……前面	provision 提供，供应
partner 伙伴	phenomenon 现象	potential 潜在的	privilege 优势	provoke 激发
passion 激情	philosophy 哲学	practical 实际的	procedure 程序	psychological 心理的
passive 被动的	physical 物理的，身体的	pray 祷告	proceed 前进	publication 出版
peculiar 特殊的	physician 内科医生	precious 珍贵的	process 进程	publicity 公开，宣传
peer 同辈	physicist 物理学家	precise 精确的	procession 过程	publish 出版
penalty 惩罚	pill 药片	predict 预测	produce 产生	punch 打孔
penetrate 穿透	plot 情节	prejudice 偏见	profession 职业	punctual 按时的
pension 养老金	poisonous 有毒的	prescribe 诊断	profit 利润	purchase 购买
perceive 观察	polish 擦光	presence 出席，存在	progressive 进步的	purpose 目的
perception 观察	poll 民意调查	preserve 保留	prominent 突出的	pursue 追求
performance 表演，业绩	pollute 污染	pretend 假装	promote 提倡	puzzle 谜
permanent 永久的	portable 可携带的	prevail 显示	prompt 迅速的	
permission 允许	portion 部分	previous 以前的	proof 证据	

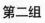

第二组

radical	激进的	relieve	解放	resume	简历
ratio	比率	religious	宗教的	retail	重播
rational	理性的	reluctant	情愿的	retain	滞留
raw	生的，未加工的	remain	保留	reveal	显示，表明
readily	有备地	remark	评论	revenue	岁入，税收
rebel	反叛	remarkable	显著的	revise	修改
recall	回忆，叙述	remedy	药方	reward	奖励，报酬
receipt	收据	remind	提醒	ridiculous	荒谬的
reception	接收，接待	remote	偏僻的，遥远的	rival	敌人
recession	退化	removal	挪移	rotate	旋转
reckon	思考	render	考虑	routine	路线
recognition	认出	repetition	重复	rumor	谣言
recommend	推荐（动词）	represent	代表	rural	郊区的
recommendation	推荐（名词）	representative	代表	restrain	限制，抑制（动词）
recovery	复苏	reputation	规范，规则	restraint	限制，抑制（名词）
recreation	娱乐	request	要求	restrict	限制
recruit	招收	rescue	挽救	relevant	相关
reference	参考	resemble	反映	reliable	可靠的
refine	精炼	reservation	保留	relief	解放
reflect	反映	resident	居民	responsible	负责任的
reform	改革	resign	辞职	restless	无休止的，补停歇的
refresh	新鲜	resist	抵制	restore	保留
refugee	避难	resort	求助，采用，度假胜地	reinforce	加强
refusal	拒绝	respectively	各自地，分别地	reject	反对
register	登记	respond	反馈	release	解放，发行
regulate	规范	responsibility	责任		

第三组

sacrifice	牺牲；祭品	spark	火花	surrender	投降
sake	目的；理由	specialist	专家	surround	周围

sample	样品，样本	species	种	survey	调查
sanction	批准；[常用复]制裁	specific	具体的	survive	幸免于
scandal	丑闻	specify	规定	suspect	怀疑
scarce	不足的；稀少的	spectacular	壮观的	suspend	吊起；暂停
scare	害怕	speculate	思索，投机	suspicion	怀疑
scatter	分散	sphere	球	sustain	支撑
scenery	风景	spill	使溢出	swallow	吞
schedule	日程，时间表	spoil	溺爱	sway	摇晃
scope	范围；眼界	sponsor	发起人，发起	swear	起誓
section	部分；部门	squeeze	压榨	swift	疾速的
sector	部分；断片	stable	稳定的	swing	挥舞
secure	安全可靠的；牢固的	stain	沾污	switch	开关；改变
security	安全	statistic	统计	symbol	符号
seek	寻找	status	状态	sympathetic	同情的
segment	部分	steady	稳定的	sympathize	同情
sensible	明智的；明显的	steer	驾驶	sympathy	同情
sensitive	有感觉的；敏感的	stiff	硬的，挺的	symptom	症状
sequence	顺序	stimulate	刺激，激发	systematic	系统的
shallow	浅的	stock	股票	superior	较高的；上级的
shelter	隐避处	strain	种，族	surgery	外科
shield	盾牌；屏	stroke	打击；中风	surplus	剩余
shift	替换；转移	structure	结构	sour	酸的
shrink	收缩	stuff	物品	source	来源
significant	有意义的	subject to	使……服从	span	跨度
sincere	真诚的	submit	提交	suicide	自杀
slice	片	subsequent	以后的	summit	顶点
slight	轻微的	substance	物质	superficial	表面的
smash	摔碎	substantial	实质的	somewhat	稍微
solar	太阳的	substitute	代替	sore	疼痛的
sole	仅有的；鞋底	succeed	成功	sorrow	悲痛
solve	解决	succession	连续		

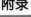

第四组

calculate 计算	classical 古典的	competent 有能力的，胜任的	conquest 征服	contradiction 矛盾
cancel 取消	classification 分类	competition 竞争	conscience 良心	contrary 相反的
candidate 候选人	classify 分类	competitive 竞争的	conscious 有意识到	contrast 对比
capture 捕获	client 沉默	complain 抱怨	consequence 结果	contribute 贡献
casual 偶然的	clue 线索	complete 完成	consequently 从而	controversy 辩论
category 种类	code 代码	complex 复杂的	conservative 保守的	convenience 方便
cautious 谨慎的	collapse 倒塌	complicated 复杂的	considerable 相当大的	convenient 方便的
cease 停止	collision 碰撞	component 成分	considerate 考虑周全的	convention 大会
certify 证明	column 圆柱，专栏	compose 组成	consist 由……组成	conversion 转变
chain 链（条）	combat 战斗	comprehensive 全面的	consistent 一致的	convey 表达
challenge 挑战	comedy 戏剧	comprise 包含	constant 一致的，不变的	conviction 深信
charity 慈善	comfort 安慰，舒适	concentrate 集中	constitute 制定	convince 使确信
chase 追赶	command 命令	concept 概念	construct 建构	crazy 疯狂的
chief 小偷	comment 评论	concrete 具体的	consult 咨询	create 创作
chill 寒意，寒冷的	commission 委任，佣金	condemn 谴责，判刑	consume 消费	credit 信任
choke 窒息，阻塞	commit（犯）错误	conference 会议	contact 接触	critical 重要的，危急的
chop 砍	community 团体，社会	confident 自信的	contain 包含	crucial 至关紧要的
circulate 循环	companion 同伴	confine 限制	contemporary 当代的	crush 粉碎
circumstance 情况	comparable 可比较的	confirm 确定	content 内容	cue 暗示
civil 市民的	comparative 比较的	conflict 冲突	contest 竞争	cultivate 培养
clarify 澄清	compass 罗盘，圆规	confront 使面临	context 上下文	curiosity 好奇心
clash 冲击	compel 强迫	confuse 搞乱	continue 继续	current 目前的
classic 杰作，一流的	compete 比赛	conquer 征服	contract 合同	curse 诅咒

第五组

abandon 放弃	alert 警惕	arrest 逮捕
aboard 在船（飞机、车）上	allowance 津贴	artificial 人工的
absent 缺少	ally 结盟	aspect 方面
absolute 绝对的	alter 改变	assemble 集合
absorb 吸收	alternative 选择性的	assess 估定
abuse 滥用	amateur 业余爱好者	asset 资产
academy 研究院，学会	amaze 使吃惊	assign 分配
accent 口音	ambition 雄心	assist 帮助
access 接近	ambulance 救护车	associate 交往
accommodate 供应，供给	amuse 使发笑	association 协会
accomplish 完成	analysis 分析	assume 假定
accordingly 于是	ancestor 祖先	assumption 假定
account 账户	ancient 古代的	assure 保证
accumulate 积累	anniversary 周年纪念	astonish 使吃惊
accurate 精确的	annoy 使烦恼	atmosphere 气氛
accuse 控告	annual 每年都	attach 附上
accustomed 通常的	anticipate 期望	attack 攻击
acknowledge 承认	anxiety 焦虑	attain 获得
acquaintance 相识，熟人	anyhow 无论如何	attempt 尝试
acquire 获得	anyway 无论如何	attend 参加
acquisition 获得	apparent 显然的	attitude 态度
adapt 使适应	appeal 吸引	attract 吸引
addition 加	appliance 用具	attraction 吸引
adequate 足够的	application 应用	attractive 吸引人的
adjust 调整	apply 申请	attribute 属性
admire 羡慕	appoint 指定	audience 观众
advocate 支持	appointment 约会	authority 权威
affect 影响	approach 方法	automatic 自动的
affection 影响	appropriate 适当的	available 可用的
afford 提供	approve 赞成	average 平均的
agency 代理处	approximate 大约	avoid 避免
agenda 日程	architect 建筑师	award 奖
agent 代理人	arise 出现，发生	aware 意识到的

aggressive 好斗的	arouse 引起	awful 可怕的
alarm 警报		awkward 笨拙的

第六组

badly 严重地	data 数据	detect 侦查	effect 效果	evaluate 评价
bankrupt 使破产	dawn 黎明	determination 决定	effective 有效的	eventually 最终
banner 旗帜，标语	deadline 最终期限	devise 设计	efficiency 效率	evidence 证据
bare 赤裸的，空的	deal 交易	devote 投入于	efficient 有效率的	evident 明显的
bargain 议价	debate 争论	dimension 尺度	elaborate 精心制作的	evolution 进化
barrier 障碍	debt 债务	diplomatic 外交的	elegant 文雅的	evolve（使）发展
bearing 轴承	deceive 欺骗	directly 径直地	elementary 初步的	exaggerate 夸张
behalf 代表	decent 正派的	discipline 纪律	eliminate 出去	exceed 超越
behave 举动	declaration 宣布	discuss 讨论	embarrass 使困窘	exchange 交换
belong 属于	decline 下降	disguise 假装	embrace 拥抱	exclaim 惊叫
beloved 心爱的	decorate 装饰	dismiss 解散	emerge 出现	exclude 排出
bend 弯曲的	defeat 打败	display 陈列	emergency 紧急事件	exclusive 排外的
beneficial 有利的	defect 缺点	disposal 处理	emit 发出	execute 执行
blame 责怪	defend 防御	dispute 争论	emotion 情绪	exhaust 用尽
bleed 流血	definitely 明确地	distinct 清楚的	emphasis 强调	exhibit 展示
blend 混合	delegate 代表	distinguish 区别	employ 雇佣	existence 存在
bloom 花开	delete 删除	distress 悲痛	enclose 装入	exit 出口
boast 夸大	deliberate 故意的	disturb 打扰	encounter 遇到	expand 扩展
boil 沸腾	delicate 精巧的	diverse 不同的	endure 忍受	expectation 期望
bold 大胆的	delight 高兴	divorce 离婚	enforce 强迫	expense 花销
bomb 炸弹	deliver 递送	document 文档	engage 从事	expert 专家
boom 繁荣	democracy 民主	domestic 国内的	enhance 提高	exploit 开拓
boost 推进	demonstrate 示范	dominant 支配的	enormous 巨大的	explore 探测
border 边界	deny 否认	dominate 支配	ensure 保证	explosion 爆炸
bore 令人厌烦的人	deposit 存放	donation 捐款	entertain 娱乐	export 出口
boring 令人厌烦的	depress 使沮丧	draft 草稿	entitle 给……授权	expose 使暴露
bounce 弹起	depression 沮丧	drag 拖	envy 嫉妒	exposure 暴露
bound 跳跃	derive 起源	drain 消耗，排水	episode 插曲	extend 扩充
boundary 边界	descend 下降	dramatic 戏剧性的	equation 等式	extent 广度，范围
bow 弓	deserve 值得	drift 漂流	equip 设备	extraordinary 非凡的

589

broadcast 广播	despair 失望	drip 水滴	equivalent 相等的	extreme 极端的
broom 扫帚	desperate 不顾一切的	durable 持久的	erect 直立的	
budget 预算	despite 尽管	dynamic 动态的	essential 基本的	
burden 负担	destruction 毁灭	ease 安心，悠闲	establishment 确立	
burst 爆炸	detail 细节	economical 节约的	estimate 估计	

第七组

facility 设施	frequency 频率	harness 马具	infect 传染	interval 间隔
factor 因素	frustrate 挫败	harsh 粗糙的	infer 推断	interview 面试
faculty 全体教员	fulfill 完成	haste 匆忙	inferior 下等的	intimate 亲密的
fade 减弱下去	function 功能	hatred 憎恨	infinite 无限的	invade 侵略
faint 晕倒	fund 资金	hazard 冒险	inflation 通货膨胀	invasion 入侵
faith 信任	fundamental 基础的	heading 标题	influence 影响	invest 投资
faithful 信任的	furnish 供应	headline 大字标题	influential 有影响的	investigate 调查
fantastic 幻想的	gain 获得	heal 治愈	inform 通知	invitation 邀请
fascinating 迷人的	gap 裂开，隔阂	hedge 树篱	ingredient 成分	involve 卷入
fasten 扎牢	gaze 凝视	heel 脚后跟	inhabitant 居民	isolate 孤立
fatal 致命的	gene 基因	hesitate 犹豫	inherit 继承	issue 发行
fatigue 疲劳	generate 产生	highlight 突出	initial 初步的	jealous 妒忌的
faulty 有过失的	generous 大方的	hostile 敌对的	initiative 主动	joint 连接
favorable 讨人喜欢的	genuine 真正的	humble 卑下的	injure 受伤	journal 杂志
favorite 喜爱的	germ 细菌	identical 同一的	innocent 无辜的	junior 年少的
feasible 可行的	gesture 手势	identify 识别	insert 插入	justice 正义
feature 特征	glance 扫视	identity 同一性，身份	insight 见识	justify 证明……正义的
feedback 反馈	glimpse 一瞥	ignore 忽略	inspect 检查	keen 热心的，渴望的
fertile 肥沃的	glow 发光	illustrate 阐释	inspire 鼓励	label 标签
fiction 虚构	govern 统治	image 形象	install 安装	lag 落后

fierce 凶猛的	grab 抢夺	imagination 想象	instance 实例	landscape 风景
figure 轮廓	gradual 逐渐的	imagine 想象	instant 立即	launch 下水
file 文件	graduate 毕业	imitate 模仿	instinct 本能	laundry 洗衣店
finance 财务	grant 同意	immense 无边的	institute 学院	leak 泄漏
flame 火焰	grasp 抓住	impact 影响	instruction 指示	lease 租借
flash 动画	grateful 感激的	implement 执行	insult 侮辱	legislation 立法
flexible 灵活的	gratitude 感激	implication 暗示	insure 确保	leisure 空闲
flourish 繁荣	greedy 贪婪的	imply 暗示	integrate 整合	lest 以免
fluent 流利的	grind 磨碎	impose 强加，征税	intellect 智力	liable 有义务的
focus 焦点	grip 紧握	impress 印，留下印象	intelligence 聪明	license 许可证
fond 喜爱的	gross 总的	improve 提高	intend 想要	limitation 限制
forbid 禁止	guarantee 保证	in(en)quire 询问	intense 强烈的	literary 文学的
forget 忘记	guidance 指导	incident 事件	intensity 强烈	loan 贷款
forgive 原谅	guideline 方针	incline 使倾向于	intention 意图	local 当地的
format 格式	guilty 有罪的	indicate 表明	interaction 交互作用	logic 逻辑
formula 公式	halt 停止	indifferent 无所谓的	interfere 干涉	lower 降下
fragment 部分	handle 处理	indispensable 不可缺少的	interior 内部的	loyal 忠实的
frame 框架	handy 便利的	individual 个人的	interpret 解释，口译	luxury 奢侈
freight 货运	harmony 和谐	inevitable 不可避免的	interrupt 打断	

第八组

machinery 机器	myth 神话	outcome 结果	transform 转换	vanish 消失
magnificent 华丽的	namely 即	outlet 出口	translation 翻译	variable 可变的
maintain 维持	nationality 国籍	outline 轮廓	transmission 传播	variety 多样性
manual 手册	neglect 忽略	outlook 前景	transmit 传播	vary 改变
manufacture 制造	negotiate 谈判	output 输出	transparent 透明的	vast 巨大的
margin 页边的空白	nest 巢	outstanding 突出的	transport 运输	vehicle 交通工具

591

marvelous 非凡的	neutral 中立的	qualification 资格	trash 垃圾	version 版本
massive 大量的	nevertheless 然而	qualify 具有资格	treatment 对待	via 通过
mature 成熟	normal 正常的	quality 质量	treaty 条约	victim 受害人
maximum 最大的	noticeable 引人注意的	quantity 数量	tremble 颤抖	vigorous 精力旺盛的
mechanic 机械的	notify 通知	quotation 引用	tremendous 巨大的	violate 违犯
mechanism 机制	notion 概念	tackle 处理	trend 趋势	violence 暴力
media 媒体	novel 小说	tag 标签	trim 修整	virtual 实质的
medium 媒体，中间的	numerous 大量的	talent 天才	triumph 胜利	virtue 美德
membership 成员资格	objection 异议	tame 驯服	troop 部队	virus 病毒
mend 改进	objective 目标	target 目标	tropical 热带的	visible 可见的
mental 神经的	obligation 义务	technique 技术	twin 双胞胎	visual 视觉的
mention 提及	oblige 强迫	tedious 单调的	twist 扭曲	vivid 生动的
mercy 仁慈	observe 观察	temper 脾气	typical 典型的	volume 卷，量
mere 仅仅的	obstacle 障碍	temporary 临时的	ultimate 最终的	voluntary 自愿的
merit 有点	obtain 获得	temptation 诱惑	uncover 揭开	volunteer 志愿者
mess 混乱	obvious 明显的	tend 趋向	undergo 经历	vote 投票
mild 温和的	occasion 场合	tendency 趋向	unique 独一的	wage 工资
minority 少数	occasional 偶尔的	tender 温柔的	unity 团体	wander 徘徊
miracle 奇迹	occupation 职务	tense 紧张的	universal 普遍的	weed 野草
mirror 镜子	occupy 占领	terminal 终点	upright 垂直的	welfare 福利
miserable 痛苦的	occur 发生	terror 恐怖	upset 不安的	whereas 然而
mislead 误导	occurrence 发生	textile 纺织品	up-to-date 最新的	wipe 擦
mission 使命	odd 奇怪的	theme 主题	urban 城市的	withdraw 撤销
mobile 移动的，手机	offend 冒犯	theoretical 理论的	urge 促进	withstand 抵挡
mode 模式	offensive 进攻性的	therapy 治疗	urgent 紧急的	witness 证据
moderate 适中的	omit 忽略	thirst 渴	utilize 利用	worship 崇拜
modest 谦逊的	operate 操作	thrive 繁荣	utter 发出声音	worth 价值
modify 修改	opportunity 机会	tissue 薄的纱织品	vacant 空的	worthwhile 值得做的

592

motion 运动	opposite 相反地	toast 土司	vacuum 真空的	worthy 值得的
motivate 激发	optical 光的	tolerate 忍受	vague 模糊的	wound 创伤
motive 动机	optimistic 乐观的	tough 强硬的	vain 徒然的	wreck 残骸
mount 爬上	option 选项	trace 痕迹	valid 有效的	yield 产出
multiple 多重的	organ 机构	tragedy 灾难	valuable 有价值的	zeal 热情
mutual 相互的	origin 起源	transfer 迁移	value 价值	